Lehrbuch der
Inneren Medizin
für Pflegeberufe

6. Auflage

Mike Toohey

Lehrbuch der Inneren Medizin für Pflegeberufe

Herausgegeben von Stephen R. Bloom

Übersetzt von Eva-Susanne Neville

6., völlig neu bearbeitete deutsche Auflage

187 Abbildungen, 16 Tabellen

Ferdinand Enke Verlag Stuttgart 1996

Titel der Originalausgabe

Toohey's Medicine
A Textbook for Students in the Health Care Professions
Edited by Stephen R. Bloom
15th Edition 1995

This translation of Toohey's Medicine – A Textbook for Students in the Health Care Professions, Fifteenth Edition is published by arrangement with Churchill Livingstone, London

Herausgeber

Stephen R. Bloom, MA, MD, DSc, FRCP, FRCPath
Deputy Director of Medicine and Professor of Endocrinology
Royal Postgraduate medical School, Hammersmith Hospital, London

Übersetzerin

Dr. med. Eva-Susanne Neville
Grüntal 21, 81925 München

Die Deutsche Bibliothek – CIP-Einheitsaufnahme

Toohey, Mike: Lehrbuch der Inneren Medizin für Pflegeberufe : 16 Tabellen /
Mike Toohey. Hrsg. von Stephen R. Bloom. Übers. von Eva-Susanne Neville.
– 6., völlig neu bearb. dt. Aufl.
– Stuttgart : Enke, 1996
Einheitssacht.: Medicine for nurses <dt.>
Orig.-Ausg. auch u.d.T.: Toohey, Mike: Medicine
ISBN 3-432-95636-3

Wichtiger Hinweis

Wie jede Wissenschaft ist die Medizin ständigen Entwicklungen unterworfen. Forschung und klinische Erfahrung erweitern unsere Erkenntnisse, insbesondere was Behandlung und medikamentöse Therapie anbelangt. Soweit in diesem Werk eine Dosierung oder eine Applikation erwähnt wird, darf der Leser zwar darauf vertrauen, daß Autoren, Herausgeber und Verlag große Sorgfalt darauf verwandt haben, daß diese Angabe dem **Wissensstand bei Fertigstellung des Werkes** entspricht.

Für Angaben über Dosierungsanweisungen und Applikationsformen kann vom Verlag jedoch keine Gewähr übernommen werden. **Jeder Benutzer ist angehalten,** durch sorgfältige Prüfung der Beipackzettel der verwendeten Präparate und gegebenenfalls durch Konsultation eines Spezialisten festzustellen, ob die dort gegebene Empfehlung für Dosierungen oder die Beachtung von Kontraindikationen gegenüber der Angabe in diesem Buch abweicht. Eine solche Prüfung ist besonders wichtig bei selten verwendeten Präparaten oder solchen, die neu auf den Markt gebracht worden sind. **Jede Dosierung oder Applikation erfolgt auf eigene Gefahr des Benutzers**. Autoren und Verlag appellieren an jeden Benutzer, ihm etwa auffallende Ungenauigkeiten dem Verlag mitzuteilen.

Geschützte Warennamen (Warenzeichen®) werden *nicht* immer besonders kenntlich gemacht. Aus dem Fehlen eines solchen Hinweises kann also nicht geschlossen werden, daß es sich um einen freien Warennamen handelt.

Satz und Druck: Druckhaus Götz GmbH, D-71636 Ludwigsburg
Filmsatz 9/10 Times, CCS-Textline (Linotronic 630)

5 4 3 2 1

Vorwort des Verlages zur 6. deutschen Auflage

Gerade in einer Zeit, in der das Wissen auf dem Gebiet der Medizin ständig und noch dazu rasant wächst, besteht dringender Bedarf für ein Lehrbuch, das das Wesentliche in verständlichen Worten herausstellt und die großen Zusammenhänge aufzeigt.

Diese Forderungen erfüllt ohne Zweifel unser „Lehrbuch der Inneren Medizin für Pflegeberufe" von TOOHEY. Das Lehrbuch wurde nach der 15. englischen Auflage neu übersetzt und inhaltlich vollständig aktualisiert.

Bei der Neuauflage haben wir besonderen Wert auf eine didaktisch gute Wissensvermittlung gelegt: Neben den bekannten sehr anschaulichen Abbildungen sind jetzt viele einprägsame, rot unterlegte Merksätze und mit einem Randstreifen hervorgehobene Pflegehinweise und praktische Tips enthalten, die das Lernen erleichtern.

Wir wünschen allen Lesern viel Freude beim Lernen und alles Gute für die praktische Arbeit!

Im Herbst 1995
FERDINAND ENKE VERLAG
Dr. med. Renate Reutter

Vorwort zur 15. englischen Auflage

Für alle, die im Gesundheitswesen tätig sind, sind grundlegende Kenntnisse in der Inneren Medizin von Bedeutung. In der Neuauflage dieses Lehrbuchs wurden alle neueren medizinischen Erkenntnisse und Therapiekonzepte aufgenommen. Das Lehrbuch handelt alle wichtigen und häufiger vorkommenden Erkrankungen in gut verständlicher Weise ab. Das Buch ist selbstverständlich auch zum Nachschlagen und zur Examensvorbereitung bestens geeignet.

Einige im Berufsleben stehende junge Menschen haben bei der Überarbeitung bestimmter Kapitel mitgeholfen, unter ihnen Pflegekräfte, Ärzte und Pharmazeuten. An dieser Stelle gilt mein besonderer Dank *Helen Steele, Rohit Kulkarni, John Griffiths, John Wilding, Dominic Withers, Karim Meeran, Donal O'Shea, William Bennet, Sarah Bloom, Peter Hammond, Praveen Anand* und *Jo Howells.*

Schließlich möchte ich an dieser Stelle Herrn Dr. *Arnold Bloom,* Autor der vergangenen acht englischen Ausgaben, der inzwischen leider verstorben ist, gedenken. Er trat stets für eine menschenwürdige Medizin ein. Obgleich er immer mit seinem großen Können dem medizinischen Fortschritt folgte, vergaß er doch nie, daß kranke verunsicherte Menschen Hilfe und Zuspruch brauchen. Er fand immer Zeit hierfür.

1994 S.R.B.

Inhalt

1 Klinische Beobachtungen

Der erste richtige Kontakt zwischen einer Krankenschwester bzw. einem Krankenpfleger findet auf der Station des Krankenhauses statt. Dabei zeigt sich, daß sie bzw. er idealerweise Mitglied eines Teams ist, dessen gemeinsame Aufgabe das Wohl des Patienten darstellt. Manche Kliniken sind groß und häßlich, manche sind alt und wirken abweisend, andere sind neu und unpersönlich. Allen gemeinsam ist, daß sie von den Menschen geprägt werden, die in ihnen arbeiten. Pförtner und Geistliche, Gärtner und Ärzte, Angestellte der Klinikwäscherei und der Telefonzentrale, die Verwaltung und das Küchenpersonal sowie die Pflegekräfte spielen alle eine wichtige Rolle in einer guten Klinik, indem sie helfen, eine freundliche und ermutigende Atmosphäre zu schaffen.

Die heutige Medizin ist so komplex, daß der Arzt oder die Schwester allein keine Diagnose stellen und keine Behandlung durchführen können, ohne die Mithilfe ihrer Kollegen bzw. der paramedizinischen Hilfsdienste in Anspruch zu nehmen. Für die Diagnosestellung wird z. B. der Radiologe oder der Pathologe gebraucht, der wiederum von seinen technischen Assistenten abhängig ist. Bei der Behandlung wirken außer dem Arzt und der Schwester beispielsweise die Krankengymnastin, der Geistliche, die Logopädin, evtl. der Chiropraktiker, die Diätassistentin oder der Sozialarbeiter mit.

In erster Linie ist der Arzt jedoch von der Kooperation mit den Pflegekräften abhängig, da die Krankenschwester am meisten dazu beitragen kann, dem Patienten ein körperliches und seelisches Wohlbefinden zu vermitteln und die geplante Therapie zu überwachen. Angesichts einer vollen Station fällt es oft schwer, nicht zu vergessen, daß jeder der Patienten ein Individuum darstellt, mit Familie und Freunden und auch mit Ängsten, die mit der Krankheit selbst, den Kindern, dem Beruf oder der Zukunft zusammenhängen. Die Krankenschwester beobachtet, wie der Patient auf seine Krankheit und seine Umgebung reagiert und wie er sich darauf einstellt, so daß sie ihm helfen und ihre Beobachtungen dem Arzt mitteilen kann (Abb. 1.1).

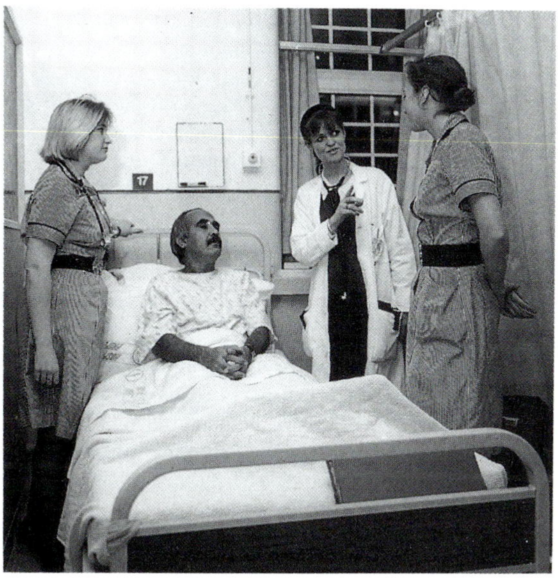

Abb. 1.1 Während der Visite

1.1 Schwester-Patient-Beziehung

Unsere Patienten kommen aus allen Lebensbereichen mit ganz unterschiedlichem Hintergrund. Einige erfahren in einem Krankenhaus einen Luxus, den sie vorher nicht gekannt haben; für andere bedeutet der Klinikaufenthalt einen erschreckenden Verlust an Privatsphäre und einen Angriff auf individuelle Ansprüche. Einige Patienten fürchten sich vor der Atmosphäre und der Größe des Krankenhauses und vor ihrer Krankheit; andere haben vielleicht schon mehrere Klinikaufenthalte hinter sich und genießen es, für eine Weile den Kämpfen und Unbequemlichkeiten des täglichen Lebens zu entfliehen. Natürlich können nicht alle Patienten gleich behandelt werden, wir sollten jedoch versuchen, unser Bestes zu tun, um allen zu helfen. Dies setzt **Verständnis** und ein **Gefühl für die Bedürfnisse anderer Menschen** voraus.

Es ist leicht, liebevoll und hilfsbereit zu Patienten zu sein, die angenehme Menschen sind und unsere Bemühungen zu schätzen wissen. Viel schwieriger fällt der Umgang mit Patienten, die verdrießlich, aggressiv und undankbar sind. Wir sollten uns um Verständnis für solche Verhaltensweisen bemühen, so daß wir sinnvoll helfen und beruhigen können, wo es nötig ist. Manchmal ist die Aggression eines Patienten ein Zeichen für tieferliegende Ängste, manchmal liegt die Erklärung eher im familiären Bereich, in der Unsicherheit des Patienten bezüglich der Art seiner Erkrankung oder seiner Zukunft. Oft hilft ein kurzes Gespräch über die persönliche Situation und die Erkrankung des Patienten weiter. Die Hintergründe für sein Verhalten werden so oft klarer, und es ergeben sich Möglichkeiten, dem Kranken zu helfen, seine Selbstachtung wiederzuerlangen. Nur wenige Patienten behalten ihre Feindseligkeit bei, wenn sie spüren, daß die Pflegenden bereit sind, ihnen zu helfen.

Erklärungen und Rückversicherungen über die Schwere einer Erkrankung sind im wesentlichen Aufgabe des behandelnden Arztes. Die Krankenschwester sollte mit medizinischen Ratschlägen oder Erklärungen vorsichtig sein, vor allem, wenn diese von denen des Arztes abweichen. Trotzdem kann die Schwester viel dazu beitragen, den Patienten zu beruhigen, z. B. vor einer Magen-Darm-Passage mit Barium oder einer Leberbiopsie. Sie kann ihm in einer beruhigenden Art und Weise klarmachen, wie diese Routineuntersuchungen durchgeführt werden und so die Angst vor dem Unbekannten und Unerwarteten mildern. Das Eintreffen des Rollstuhls, mit dem der Patient etwa zur Röntgenabteilung gebracht werden soll, ist für alle im Krankenhaus Tätigen ein Routinevorgang, kann jedoch für einen unvorbereiteten Patienten ein Anlaß von Streß und Angst sein.

1.2 Krankenernährung

In den meisten Kliniken wird das Essen heute in Zentralküchen vorbereitet und in Verteilungswagen auf die Station gebracht. In einigen modernen Häusern kann der Patient seine Essenswünsche einen Tag vorher auf einer Menükarte angeben, jede individuell zusammengestellte Mahlzeit wird dann in einem Warmhaltewagen mit Fächern für die verschiedenen Tabletts von der Zentralküche auf die Station gesandt. Der Nachteil dieses Systems ist seine mangelnde Flexibilität. Wenn ein Patient eine unerwartete Komplikation bekommt, kann das am Tag zuvor bestellte Essen in dieser veränderten Situation völlig unpassend sein. Nicht auf jeder Station gibt es dann die Möglichkeit, ein leichtes Mahl herzustellen.

Für den Patienten ist es sehr wichtig, daß das Essen möglichst **ansprechend angerichtet** ist. Außerdem sollte es weder lauwarm sein noch auf kalten Tellern serviert werden. Die Krankenschwester sollte den **Appetit** des Patienten überwachen und berichten, ob in der Regel das meiste gegessen wird oder noch größere Reste auf dem Teller bleiben. Natürlich ist es vor allem wichtig, den Patienten beizustehen, die so krank sind, daß sie nicht selbst essen oder trinken können. Die Krankenhausverpflegung hat heute einen guten Standard erreicht, und die Krankenschwester sollte der Küche bzw. den Diätassistenten die Kommentare der Patienten weitergeben, die lobenden wie die kritischen.

Spezielle Diäten werden fast immer von einer Diätassistentin überwacht. Die Krankenschwester sollte wissen, welche Patienten eine spezielle Diät erhalten und auf „hilfreiche" Freunde und Verwandte, die Extras mitbringen, achten. Ein Diabetiker sollte z. B. nicht der Versuchung von Schokolade ausgesetzt sein.

1.3 Nikotin

Rauchen ist eine Angewohnheit, die die Gesundheit ernsthaft gefährdet und die Lebenserwartung herabsetzt. Patienten sollten vom Rauchen abgehalten werden, insbesondere, wenn Nichtraucher hierdurch belästigt werden. Wenn möglich, sollte es Bereiche auf einer Krankenstation geben, in denen Rauchen absolut untersagt ist. In einigen Kliniken gibt es ein generelles Rauchverbot. Auch Besuchern ist Rauchen dann nicht erlaubt.

1.4 Ältere Patienten

Die Bevölkerung wird immer älter, z. T. aufgrund der Verbesserung der Ernährung und der sozialen Bedingungen, z. T. aufgrund der verbesserten medizinischen Versorgung. Die allermeisten Rentner leben heute unabhängig, entweder in eigenen Wohnungen oder bei ihren Familien. Diese Gruppe benötigt jedoch am häufigsten Krankenhauspflege, wenn plötzliche Gesundheitsprobleme auftreten.

Die medizinische Behandlung und Pflege älterer Menschen wird **Geriatrie** genannt. Manche Kliniken haben heute spezielle geriatrische Abteilungen. Diese reichen jedoch bei weitem nicht aus. Die meisten älteren Menschen, die ins Krankenhaus müssen, werden akut in einer Abteilung für Innere Medizin oder Chirurgie aufgenommen. Das bedeutet, daß ein hoher Prozentsatz der Patienten in einer inneren Abteilung heute über 65 Jahre alt ist.

Abgesehen von den Besonderheiten der speziellen Erkrankung des Patienten entstehen bei der Pflege und der medizinischen Versorgung älterer Menschen viele besondere Probleme.

Die vorrangigen Behandlungsziele müssen die Mobilisation und Rehabilitation der Patienten sein.

Bettlägerigkeit ist für alte und schwache Patienten potentiell gefährlich. Sie fördert die Entwicklung einer Blasen- und Mastdarminkontinenz, von Dekubitalgeschwüren abhängiger Partien und kann zu Apathie und Muskelatrophie führen und so zu einer Verschlechterung des Allgemeinzustandes.

Die Krankenhauseinweisung eines älteren Patienten sollte deshalb stets als der erste Schritt zu seiner Rückkehr in sein normales Leben betrachtet werden. Ein potentiell möglicher Entlassungstermin sollte schon bald nach der stationären Aufnahme ins Auge gefaßt werden, so daß Angehörige und Freunde entsprechend planen können. Man sollte auch die Hilfe zusätzlicher Fachkräfte in Anspruch nehmen. Die Diätassistenten können z. B. Essenspläne für zahnlose Patienten machen. Die Krankengymnastin kann bei der Mobilisation des Patienten durch entsprechende Übungen behilflich sein. Ein Beschäftigungstherapeut kann die Fähigkeiten des Patienten abschätzen, die Aufgaben des täglichen Lebens zu verrichten und, wenn nötig, mit Patienten üben, die z. B. durch einen Schlaganfall behindert sind. Sozialarbeiter können einen Bericht verfassen, in dem der familiäre Hintergrund und die zur Verfügung stehenden Erleichterungen, die den Patienten bei seiner Entlassung erwarten, beschrieben sind. In fraglichen Fällen kann der Patient auch erst einmal probeweise für einen Tag oder ein Wochenende nach Hause entlassen werden, um zu sehen, wie er zurechtkommt, und ob unvorhergesehene Schwierigkeiten auftauchen, die vor seiner endgültigen Entlassung beseitigt werden sollten.

Es gibt auch Möglichkeiten, ältere Menschen zu Hause zu versorgen, etwa durch **Gemeindeschwestern**. Die Gemeindeschwester kann z. B. Verbände wechseln und Spritzen verabreichen. Sie ist über den Fortschritt des Patienten informiert und kann dem Hausarzt darüber berichten. Sie kann auch Spezialgeräte wie Gehhilfen oder Nachtstühle besorgen.

Wenn es in der Gemeinde Sozialarbeiter gibt, die sich mit Einrichtungen und Hilfen für Ältere auskennen, können sie den Patienten zu Hause besuchen, um zu prüfen, ob Hilfe notwendig ist, und um Hinweise auf spezielle Einrichtungen für ältere Menschen zu geben. Außerdem gibt es die Möglichkeit, Haushaltshilfen in Anspruch zu nehmen, die auch Besorgungen machen und manchmal sogar Gesellschaft leisten.

1.5 Klinische Befunde

Die Pflegekräfte sind für die Ermittlung verschiedener klinischer Befunde zuständig. Dabei hängt viel von der **gewissenhaften Aufzeichnung** der Befunde ab.

1.5.1 Temperatur

Die Temperaturkurve ist für den behandelnden Arzt außerordentlich wichtig. Bei Infektionskrankheiten bedeutet ein Temperaturabfall, daß die Behandlung erfolgreich verläuft und die Infektion besiegt ist. Ein Temperaturanstieg macht den Arzt dagegen auf die Möglichkeit einer unerwarteten bakteriellen Infektion aufmerksam.

Das Thermometer wird unter die Zunge gelegt, die Lippen sollten geschlossen sein, die Zeit von mindestens zwei Minuten eingehalten werden.

Die normale Körpertemperatur liegt etwa bei 36,9 °C.

Eine künstlich erhöhte Temperatur kann gemessen werden, wenn der Patient gerade etwas Heißes getrunken hat. Die Temperatur ist im Normalfall am Abend etwas höher als morgens. Bei Frauen vor dem Klimakterium ist die Temperatur nach dem Eisprung, also in der zweiten Zyklushälfte, höher. Diese Besonderheit wird in den Ovulationstests bei einer Amenorrhoe ausgenutzt. Bei einem komatösen oder unkooperativen Patienten kann die Temperatur auch in der Achselhöhle gemessen werden, wobei der Arm des Patienten fest an der Seite fixiert wird. Die so gemessene Temperatur ist niedriger als die oral gemessene, sie liegt nach einer zweiminütigen Messung bei etwa 36,7 °C.

Wenn sehr niedrige Körpertemperaturen (Hypothermie) erwartet werden, wie das bei älteren Menschen in ungeheizten Räumen im Winter vorkommen kann, sollte die Temperatur im Rektum mindestens zwei Minuten lang gemessen werden.

Eine erhöhte Temperatur wird als **Fieber** oder Pyrexie bezeichnet. Sie ist, von wenigen Ausnahmen abgesehen, mit einer erhöhten Pulsfrequenz (Tachykardie) verbunden.

Fieber ohne Tachykardie deutet meist auf eine fehlerhafte Messung hin. Neurotische Patienten versuchen gelegentlich, die Aufmerksamkeit auf sich zu lenken, indem sie das Thermometer in einem heißen Getränk oder mit anderen Mitteln erwärmen und so eine falsch hohe Temperatur erzeugen.

Ein **plötzlicher Temperaturanstieg** kann die Folge einer Ausbreitung von Bakterien im Blut (Bakteriämie) sein und wird von **Schüttelfrost** begleitet. Ein Patient mit Schüttelfrost friert und zittert heftig und wird manchmal in seinem Bett richtiggehend geschüttelt. Mit weiter steigender Temperatur klingt der Schüttelfrost ab, der Patient schwitzt stark und entledigt sich oft seiner Bettdecke. Schüttelfrost ist charakteristisch für eine Sepsis („Blutvergiftung“) und wird auch bei Malaria beobachtet.

1.5.2 Puls

Das Herz ist eine kraftvolle Pumpe. Bei jeder Kontraktion sendet es einen Blutstrom durch alle Arterien. Der arterielle Druck steigt bei jedem Herzschlag an und läßt zwischen den Kontraktionen nach. Die Arterie wird bei jedem Herzschlag ausgedehnt, und die dabei entstehende Welle wird als Puls gemessen.

Den Puls kann man in jeder größeren leicht zugänglichen Arterie messen. In der Regel wird die Pulsmessung an der A. radialis durchgeführt. Hier kann der Puls leicht und ohne Umstände für Schwester und Patient ertastet werden.

Die A. brachialis läßt sich an der Ellbeuge tasten, sie sollte beim Blutdruckmessen identifiziert werden, damit das Stethoskop an der richtigen Stelle aufgesetzt wird.

Der Karotispuls kann an beiden Halsseiten ertastet werden. Dies kann hilfreich sein, wenn der Patient kollabiert und der Radialispuls nur schwer tastbar ist.

Die Temporalarterien, die vor den Ohren zu tasten sind, werden gern von den Anästhesisten bei Operationen zur Pulsmessung benutzt, wenn andere Arterien nicht zugänglich sind.

Die Femoralarterien kann man etwa in der Mitte der Leistengegend ertasten. Wenn dies nicht gelingt, muß der Verdacht auf eine gestörte Blutversorgung der Beine erhoben werden. Wenn die A. femoralis teilweise verlegt ist, hört man manchmal mit dem Stethoskop ein lautes Geräusch, das durch das in dem verengten Lumen strömende Blut entsteht.

Zwei Pulse können normalerweise an den Füßen palpiert werden: die A. dorsalis pedis am Fußrücken und die A. tibialis posterior hinter dem Innenknöchel.

Die Pulsmessung ist ein sehr wichtiger klinischer Befund, da sie viel über die Herzaktion verrät. Die Herzfrequenz, der Herzrhythmus und das Volumen des Pulses sollten bei allen Patienten routinemäßig kontrolliert werden.

Herzfrequenz

Eine schnelle Herzfrequenz wird als **Tachykardie** bezeichnet, eine langsame als Bradykardie.

Bei den meisten gesunden Menschen liegt die Herzfrequenz in Ruhe bei 70–80 Schlägen in der Minute.

Es gibt Abweichungen nach unten und nach oben, die durchschnittliche Frequenz liegt zwischen 50 und 90 Schlägen in der Minute. Die Herzfrequenz wird nerval beeinflußt und richtet sich nach den Bedürfnissen des Körpers. Sie wird schneller bei Anstrengung und langsamer in Ruhe. So findet man eine schnellere Frequenz nach Aufregung oder körperlicher Betätigung und eine langsamere im Schlaf.

Für eine Tachy- oder Bradykardie gibt es viele Ursachen (s. S. 80 ff).

Herzrhythmus

Normalerweise ist der Puls gleichmäßig wie eine Uhr. Bei Kindern und jungen Erwachsenen wird er jedoch bei der Inspiration schneller und bei der Exspiration langsamer.

Besonders bei älteren Menschen sind **Extraschläge** nicht selten, doch der Basisrhythmus ist gleichmäßig. Vollkommen unregelmäßig ist der Rhythmus bei Vorhofflimmern (s. S. 81). Hierbei kann der Herzschlag so schnell sein, daß nicht alle Herzaktionen zu den Pulsen weitergeleitet werden. Die einzige Möglichkeit, in solchen Fällen über die Herzaktion Aufschluß zu bekommen, besteht im Abhören mit dem Stethoskop. Die Differenz zwischen der Herzaktion und den Pulsschlägen wird als **Pulsdefizit** bezeichnet.

Volumen

Dies ist die Bezeichnung für die Stärke und die Art des Pulsschlags. Er kann voll und kräftig oder schwach und fadenförmig sein und gibt Aufschluß über den Kreislaufstatus. Nach einem starken Blutverlust oder einem Herzinfarkt kann das Volumen z. B. so niedrig sein, daß der Radialispuls kaum tastbar ist.

1.5.3 Atmung

Ein Erwachsener hat eine Atemfrequenz von 16–20/Minute. Diese kann beobachtet und notiert werden, während die Temperatur gemessen wird.

Als **Dyspnoe** wird eine erschwerte oder schmerzhafte Atmung bezeichnet, wie man sie beispielsweise bei Pleuraerkrankungen sieht, wo jeder Atemzug und jedes Husten Schmerzen verursacht. Der Begriff Dyspnoe wird aber auch häufig verwendet, um einen schnellen Atem oder Atemnot zu bezeichnen (s. Kap. 5 u. 6).

Eine **Orthopnoe** kommt vor allem bei einer Herzinsuffizienz vor und bedeutet, daß der Patient nur bequem durchatmen kann, wenn er aufrecht sitzt. Orthopnoeische Patienten fühlen sich normalerweise in einem hohen Lehnstuhl wohler als im Bett.

Die Atmung kann leise oder geräuschvoll sein. Bei Asthma-Patienten ist die Ausatmung (Exspiration) keuchend. Nach einem Schlaganfall kann die Schnarchatmung entstehen. Bei einer Verstopfung der oberen Luftwege kann man einen **Stridor** hören – ein rauhes krähendes Geräusch bei der Einatmung (Inspiration).

1.5.4 Blutdruck

Der Blutdruck ist eine sehr wichtige Größe. Er kann manchmal schwer zu bestimmen sein, z. B. bei einem kollabierten Patienten.

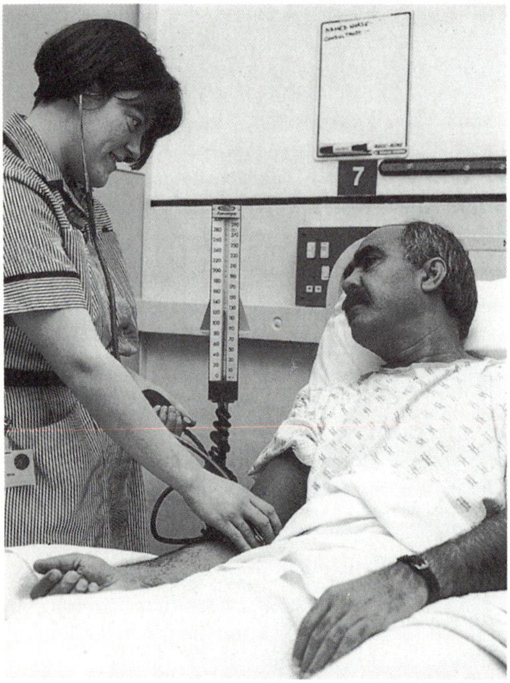

Abb. 1.2 Blutdruckmessung

Man sollte die Bluckdruckmessung deshalb üben, bis man sie komplett beherrscht.

Der Blutdruck wird mit einem Sphygmomanometer gemessen. Dieses besteht aus: 1. einer aufblasbaren Manschette, die um den Oberarm gewickelt wird, 2. einem Quecksilbermanometer, das durch einen Schlauch mit der Manschette verbunden ist und den Druck in der Manschette mißt (Abb. 1.2).

Der Arm sollte bis zur Schulter entblößt werden, so daß nach dem Anlegen der Manschette um den Oberarm noch genügend Platz bleibt, um das Stethoskop auf die A. brachialis aufzusetzen. Wenn die Manschette gut befestigt und mit dem Manometer verbunden ist, muß der Brachialispuls identifiziert werden, am besten mit dem Daumen der rechten Hand. Die Membran des Stethoskops wird nun auf den Brachialispuls unterhalb der Manschette aufgesetzt und die Manschette so weit aufgepumpt, daß die arterielle Pulsation unterdrückt wird. Dann wird der Manschettendruck durch Aufdrehen der Schraube langsam abgelassen. Sobald man das Pulsieren der Arterie mit dem Stethoskop hört, wird der Druck auf dem Manometer abgelesen. Dieser Wert ist der **systolische Druck**. Der Manschettendruck wird dann noch weiter abgelassen, bis die Pulsationen schwächer werden. Der zu diesem Zeitpunkt abgelesene Wert ist der **diastolische Druck**.

Der systolische Blutdruck in der Arterie zeigt den Spitzendruck in dem Moment an, in dem sich der Ventrikel kontrahiert hat. Der diastolische Druck ist der niedrigste, er wird erreicht, wenn sich der Ventrikel vor dem nächsten Herzschlag entspannt.

Der normale systolische Blutdruck in Ruhe liegt bei Erwachsenen bei ca. 110–140 mmHg auf dem Manometer. Der diastolische Druck variiert zwischen 60 und 80 mmHg.

Ein gesunder junger Erwachsener kann beispielsweise einen Blutdruck von 120 mmHg systolisch und 70 mmHg diastolisch haben. Dies wird notiert als RR 120/70 (RR nach Riva-Rocci, dem Erfinder des klassischen Blutdruckmeßgerätes). Der Blutdruck steigt mit dem Älterwerden und der Verhärtung der Arterien oft an. Ein 70jähriger bei guter Gesundheit kann etwa einen Blutdruck von 170/90 haben.

Normalerweise ist der Blutdruck am niedrigsten, wenn der Patient sich psychisch wohlfühlt, sowie in Wärme und im Liegen. Er steigt im Sitzen oder Stehen etwas an. Bei Patienten jedoch, die wegen eines Hypertonus in Therapie sind, fällt oft der Blutdruck im Stehen und steigt im Liegen an. Daher ist es empfehlenswert, nicht nur den Meßwert zu notieren, sondern auch die **Position des Patienten** beim Messen: sitzend, liegend oder stehend. Bei Patienten, die intravenöse Flüssigkeiten erhalten, ist es besonders wichtig, nicht nur den arteriellen, sondern auch den **venösen Blutdruck** zu messen. Der venöse Druck kann durch Inspektion der V. jugularis am Hals geschätzt werden. Wenn der Patient sich in halbliegender Position befindet, mit Kopf und Schultern etwa 30° über der Horizontalen, kann man die Pulsation der V. jugularis eben oberhalb der Klavikula sehen. Bei einer Herzinsuffizienz, wenn das Herz den Kreislauf nicht komplett versorgen kann, leert sich der rechte Ventrikel nicht bei jedem Schlag und der Venendruck steigt entsprechend an. Die Venen am Hals sind erweitert, und die venöse Pulsation oberhalb der Klavikula ist kräftiger.

Eine präzise Messung des venösen Drucks kann bei intravenös ernährten Patienten notwendig sein, da bei einem schwachen Herzen der Kreislauf überlastet werden kann. Hierzu wird ein Katheter in die V. jugularis eingeführt und an ein Wassermanometer mit bis zu 10 cm Wassersäule angeschlossen. Der abgelesene Wert wird **zentraler Venendruck** (ZVD) genannt. Er kann bei der Dosierung der intravenösen Flüssigkeitsmenge hilfreich sein.

1.5.5 Husten und Sputum

Husten ist ein Reflexmechanismus, der dazu dient, irritierende Substanzen, Fremdmaterial und Sekrete aus dem Respirationstrakt zu entfernen. Ältere oder entkräftete Patienten mit einer Bronchopneumonie sind oft zu schwach, um adäquat abzuhusten. Die kleineren Bronchioli können so durch dickes Sekret verstopft werden. Atemgymnastik und das Absaugen mit einer Pumpe können notwendig werden, um die Luftwege zu reinigen. Andererseits kann ein Husten aber auch die Folge einer Irritation der Schleimhaut des oberen Respirationstraktes sein und keinem sinnvollen Zweck dienen, da kein Material zum Abhusten da ist. Ein trockener Husten dieser Art kann den Patienten wachhalten und unnötige Unruhe verursachen. In solchen Fällen ist ein Antitussivum hilfreich.

Ein **produktiver Husten** ist mit dem Aushusten von Sputum verbunden. Spezielle Behälter mit Schraubverschlüssen sollten zum Sammeln des Sputums am Bett sein. Diese Behälter, die leicht verbrannt werden können, erlauben eine Inspektion des Sputums, wodurch wertvolle Informationen über die Art der Atemwegserkrankung gewonnen werden können.

Die **Art** und die **Menge** des ausgehusteten Sputums sollten notiert werden. Wenn nur eine banale Infektion vorliegt, ist das Sputum normalerweise mukoid: d.h. klar, zähflüssig und wenig ergiebig. Wenn eine ausgeprägte Infektion vorhanden ist, wird das Sputum purulent (eitrig): es kann sehr reichhaltig sein und fötide (faulig) riechen, was z.B. bei Bronchiektasen oder Lungenabszessen vorkommt. Es kann auch runde Kleckse bilden, wie etwa das sog. münzenartige Sputum der Lungentuberkulose. Die Menge und die Art des Sputums (z.B. ob es sich um eitriges Sputum handelt) geben dem Arzt Hinweise auf die Entwicklung der Erkrankung und den Behandlungserfolg.

Bluthusten wird **Hämoptoe** oder Hämoptyse genannt und kommt vor allem bei der Tuberkulose und dem Bronchialkarzinom vor. Er ist die Folge einer Ruptur kleiner Gefäße in der Umgebung des Krankheitsprozesses. Häufiger als pures Blut ist Sputum mit Blutanteilen als Folge einer Entzündung der Bronchialwand und manchmal als Folge eines anstrengenden Hustens (s. S. 120).

Sputum kann aus zwei wichtigen Gründen ins Labor gesandt werden:

1. um eine Bakterienkultur anzulegen, so daß die Art der Infektion bestimmt und ein entsprechendes Antibiotikum verschrieben werden kann,
2. um beim Verdacht auf ein Bronchialkarzinom mikroskopisch nach malignen Zellen zu forschen.

1.5.6 Urin

Eine wichtige Routinemaßnahme stellt die Untersuchung des Urins bei jedem neu aufgenommenen Patienten dar. Sie ist leicht durchführbar und liefert wertvolle Informationen.

Volumen

Die produzierte Urinmenge wird beeinflußt durch die getrunkene Flüssigkeitsmenge und den Flüssigkeitsverlust durch Schwitzen, über die Atmung und den Darm.

Die tägliche Urinausscheidung eines gesunden Erwachsenen liegt bei 1200 ml.

Sie kann aber zwischen 400 ml und 3000 ml variieren. Eine erheblich vermehrte Urinmenge wird als **Polyurie**, eine verminderte als **Oligurie** und eine fehlende Ausscheidung als **Anurie** bezeichnet.

Insbesondere bei schwerkranken Patienten oder nach intravenösen Infusionen müssen **Einfuhr** und **Ausfuhr** kontrolliert werden. Hierzu werden die gesamte Flüssigkeit, die peroal oder intravenös aufgenommen wird, und die Flüssigkeit, die durch Urin, Erbrechen und über den Stuhlgang ausgeschieden wird, 24 Stunden lang notiert. Normalerweise übersteigt die Einfuhr die Ausfuhr um ca. 500 ml, da der Flüssigkeitsverlust über den Schweiß und die Atmung nicht kontrolliert werden kann.

pH-Wert

Der Urin ist normalerweise leicht sauer und färbt blaues Lackmuspapier rot. Bei der Zufuhr von zuviel Alkali oder wenn der Urin infiziert ist oder zu lange gestanden hat, wird die Reaktion alkalisch, und rotes Lackmuspapier färbt sich blau.

Spezifisches Gewicht

Das spezifische Gewicht des Urins hängt von den darin gelösten Substanzen im Vergleich zu Wasser ab. Das spezifische Gewicht von Wasser beträgt 1000, das des Urins im Normalfall zwischen 1012 und 1024, in einem Hydrometer gemessen. Nach der Aufnahme großer Flüssigkeitsmengen ist der Urin unverdünnt und hat ein niedriges spezifisches Gewicht. Wenn die Flüssigkeitszufuhr eingeschränkt ist, sollte der Urin konzentriert sein und ein hohes spezifisches Gewicht haben, vorausgesetzt, die Nierenfunktion ist intakt. Bei einem Diabetes mellitus ist das spezifische Gewicht bei einer hohen Urinmenge jedoch hoch, was mit der vermehrten Zuckerausscheidung zusammenhängt.

Normale Sedimente

Urin von Gesunden kann Ablagerungen (Bodensatz) aufweisen, wenn er gestanden hat. Dies kann die Folge einer mukösen Sekretion oder ernährungsbedingt sein (Urate oder Phosphate). Die Ablagerungen verschwinden, wenn Säure zugefügt wird.

Protein (Albumin)

Gelegentlich findet man Protein (Albumin) im Urin von gesunden jungen Erwachsenen nach körperlicher Anstrengung oder längerem Stehen. Dies bezeichnet man als **orthostatische Proteinurie**. Im Normalfall ist der glomeruläre Filter (s. S. 271) jedoch zu fein, um Proteinmoleküle hindurchzulassen, so daß der Nachweis von Albumin im Urin an eine Nierenerkrankung denken läßt. Da die Urinuntersuchung den ersten Hinweis auf eine Nierenerkrankung liefern kann, ist sie von großer Bedeutung. Kommerzielle Test-Sticks ermöglichen heute einen einfach durchzuführenden, schnellen und zuverlässigen Proteintest. Das Ende des Teststreifens wird in den Urin eingetaucht und die Farbe mit der Vorlage verglichen. Je mehr Protein der Urin enthält, desto stärker färbt sich der Teststreifen grün.

Zucker (Glukose)

Jede noch so kleine Spur von Glukose im Urin muß an einen Diabetes mellitus denken lassen.

Ältere Menschen mit Diabetes weisen oft keine Krankheitssymptome auf, so daß die Erkrankung manchmal nur festgestellt wird, weil bei einer Routineuntersuchung des Urins Glukose entdeckt wurde. Kommerzielle Sticks erlauben einen spezifischen Glukose-Test. Das Ende des Teststreifens wird in den Urin getaucht. Wenn Glukose vorhanden ist, verändert das angefeuchtete Ende seine Farbe in 10 Sekunden. Wenn der Streifen unverändert bleibt, ist keine Glukose im Urin vorhanden. Der Test ist nützlich zum Nachweis oder Ausschluß von Glukose, erlaubt aber keine zuverlässige quantitative Aussage über das Ausmaß der Erkrankung. Nach 30 Sekunden kann der Zuckergehalt geschätzt werden, indem die Farbe des Teststreifens mit der Vorlage verglichen wird.

Ketonkörper (Aceton)

Aceton entsteht durch das abnorme oder schnelle Verbrennen von Fett. Es erscheint im Urin, wenn es im Übermaß produziert wird. Dies geschieht nach Hungerperioden (z. B. bei Abmagerungskuren) oder nach wiederholtem Erbrechen. Auch bei einem Diabetes mellitus kann man Aceton im Urin finden, wenn der Diabetes schlecht eingestellt ist, und eine diabetische Ketoazidose vorliegt (s. S. 321). Auch hier gibt es einen kommerziellen Teststreifen zum Nachweis von Ketonen. Das Ausmaß der Färbung hängt vom Grad der Ketose ab.

Weitere Tests

Auch für Blut, Galle und Eiter gibt es Tests, diese werden jedoch in den entsprechenden Kapiteln abgehandelt. Mit einem zusammengesetzten Urin-Teststreifen kann man mehrere Tests gleichzeitig durchführen.

1.5.7 Faeces

Die Inspektion der Stühle kann wertvolle Informationen über den Zustand des Darms liefern.

Bei einer schweren **Obstipation** (Verstopfung) kann der Darm manchmal nur durch ein Zäpfchen oder einen Einlauf geleert werden. Die Stühle bestehen dann oft aus kleinen harten Bällen, die man als Skybala bezeichnet. Diese sammeln sich im Rektum gern bei älteren dehydrierten Patienten an. Manchmal kann nur die manuelle Ausräumung durch den Arzt oder die Schwester den Patienten von seinem Elend befreien.

Als **Diarrhoe** (Durchfall) werden häufige, dünne Stühle bezeichnet. Wenn diese als Folge einer Darminfektion auftreten, sind sie wäßrig. Beim Malabsorptionssyndrom (s. S. 180) entstehen reichhaltige, schwere und blasse Stühle. Bei der Thyreotoxikose (s. S. 330) sind die Darmentleerungen zwar häufig, die Stühle sind jedoch klein und normal geformt.

Blut in den Faeces wird als **Melaena** bezeichnet. Wenn die Blutungsquelle im Magen oder Duodenum liegt, wird das Blut bei seiner Passage durch den Darm verändert, so daß es schwarz und klebrig wird (sog. **Teerstuhl**). Ein charakteristischer Geruch nach Blut kann vorhanden sein. Man sollte jedoch nicht vergessen, daß auch Eisenpräparate, die bei einer Anämie verordnet werden, den Stuhl schwarz färben und mit Melaena verwechselt werden können. Wenn die Blutungsstellen tiefer liegen, z. B. im Rektum beim Rektumkarzinom oder bei Hämorrhoiden, ist das Blut hellrot oder erscheint als streifenartige Blutauflagerung auf den Faeces.

Bei der Colitis ulcerosa kann die Diarrhoe sehr stark sein, die Stühle können dünn oder wäßrig sein und Blut und Schleim enthalten.

Die normale **Braunfärbung des Stuhls** kommt durch das Sterkobilin, ein Abbauprodukt der Galle, zustande. Wenn der Abfluß der Galle in den Darm gestört ist, z. B. bei Gallensteinen oder einer schweren Hepatitis, können Stühle farblos oder kreidefarben sein.

Auch nach Würmern sollte im Stuhl gefahndet werden. Fadenwürmer, Spulwürmer und Bandwürmer können vorkommen (s. S. 182).

2 Krankheitsursachen

2.1 Allgemeine Krankheitsursachen

Die Lehre von den Erkrankungsursachen wird als Ätiologie bezeichnet.

Manchmal liegt die Krankheitsursache in der Umwelt, d. h. die Krankheit wird durch außerhalb des Körpers liegende Faktoren hervorgerufen. So kann z. B. infiziertes Essen eine Enteritis (Darmentzündung) verursachen und sehr starke Kälte kann zu Frostbeulen führen. In anderen Fällen ist die Erkrankung erblich bedingt oder die Folge einer genetischen Störung. Diese Krankheiten können sich in der Kindheit oder erst im späteren Leben manifestieren. Einige Leiden sind teilweise vererbt und teilweise durch äußere Umstände bedingt. So kann die Veranlagung zu einem Diabetes mellitus vererbt sein, die Krankheit sich jedoch erst nach einer langen Periode von Fehlernährung und Adipositas manifestieren. Tatsächlich besteht eine enge Beziehung zwischen der Umgebung und körperlichen Verfassung eines Menschen. Viele soziale und Umweltfaktoren spielen bei der Entwicklung einer Krankheit eine Rolle. Ein älterer Mann in schlechtem Ernährungszustand, der in schlecht beheizten Räumen lebt, ist z. B. anfälliger für eine bakterielle Infektion als ein junger Mensch in komfortabler Umgebung. Luftverschmutzung kann zu Atemwegserkrankungen wie Asthma und Bronchitis beitragen.

Der Körper ist mit einem komplexen System ausgestattet, das dazu dient, schädlichen Einflüssen entgegenzuwirken und sie zu beseitigen. Dieses nennt man **Immunsystem**. Krankheiten können auftreten, wenn das Immunsystem nicht richtig funktioniert.

Etwas vereinfachend kann man die Krankheiten wie folgt klassifizieren:

1. **Erbliche (hereditäre) Erkrankungen**
2. **Erkrankungen durch Einwirkung physischer oder chemischer Agenzien**:

- Drogen, Nikotin, Alkohol
- Extreme Hitze- oder Kälteeinwirkung
- Elektrizität und radioaktive Substanzen
- Verletzungen (mechanische Ursache)

3. **Unkontrolliertes Wachstum von Zellen, das zu einer Krebserkrankung führt**
4. **Infektion durch lebende Organismen (Mikroben)** (s. Kap. 3)

- Bakterien
- Viren
- Pilze (Fungi)
- Parasiten (Protozoen und Helminthen)

5. **Immunologische Störungen**
6. **Metabolische Erkrankungen (Stoffwechselerkrankungen)**

- hormonell
- Unterernährung und Vitaminmangel (s. Kap. 12)

2.2 Erbfaktoren

Eltern geben bestimmte Merkmale an ihre Kinder weiter, so daß ein Kind von jedem Elternteil Eigenschaften erbt. Diese phänotypischen (im Erscheinungsbild sichtbaren) und genotypischen (genetischen) Merkmale werden durch die Keimzellen nach der Teilung des männlichen Spermiums und der weiblichen Eizelle übertragen. Spermium und Eizelle enthalten jeweils 23 Chromosomen.

Chromosomen und Gene

Chromosomen liegen im Zellkern (Nukleus) jeder menschlichen Zelle. Sie stellen Bänder aus Basismaterial dar, das als DNS (Desoxyribonukleinsäure) oder DNA (englisch: desoxyribonucleic acid) bezeichnet wird. Auf jedem Chromosom befindet sich eine Reihe von Genen, die für die phänotypischen und genotypischen Merkmale eines Menschen verantwortlich sind (Abb. 2.1).

Ein verändertes Gen kann zu einer genetischen Erkrankung führen.

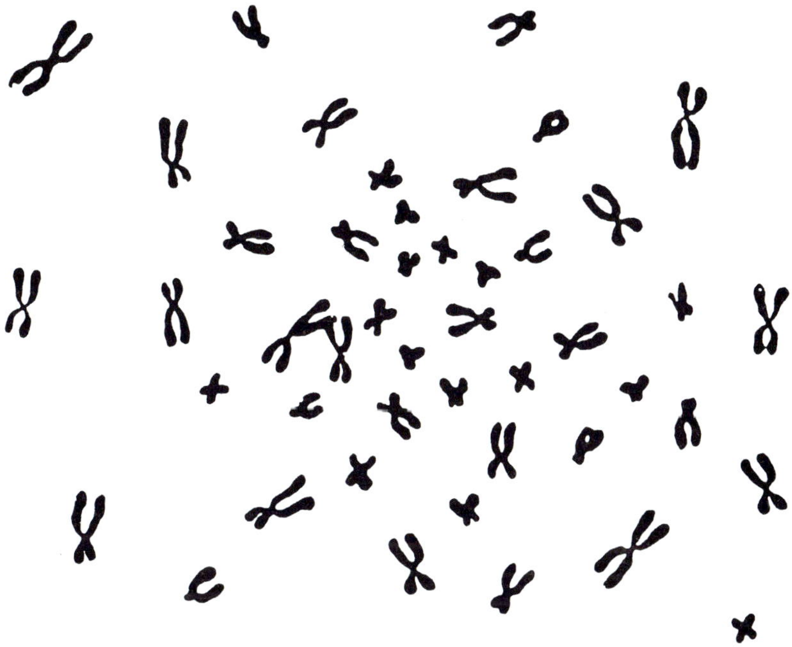

Abb. 2.1 Chromosomenbild (ausgebreitet und fotografiert unter einem stark vergrößernden Mikroskop)

Die befruchtete Eizelle (Ovum) enthält 46 Chromosomen, d. h. zwei Sätze von je 23 Chromosomen, einen Satz vom Spermium und einen eigenen Satz. Dieses befruchtete Ovum mit den Chromosomen und Genen beider Eltern ist die „Blaupause", von der alle Zellen des wachsenden Fötus abstammen.

Eins von den 23 Chromosomen der Eizelle ist ein **Geschlechtschromosom**, auch als X-Chromosom bezeichnet. Das Spermium hat ebenfalls ein Geschlechtschromosom, das ein X-Chromosom (wie im Ovum) oder ein kleineres Y-Chromosom sein kann. Das Geschlecht des Nachkommen hängt davon ab, welche Verbindung zustandekommt: XX oder XY.

Spermium X + Eizelle X = weiblich Spermium Y + Eizelle X = männlich

Gelegentlich gibt es **Anomalien der Geschlechtschromosomen**. Die Eizelle kann ein zusätzliches X-Chromosom enthalten, XX. Wenn es zu einer Vereinigung mit einem Spermium, das ein Y-Chromosom enthält, kommt, entsteht XXY. Männliche Kinder mit dieser Chromosomenkombination sind steril, haben kleine Genitalien und können geistig retardiert sein.

Die übrigen Chromosomen werden auch **Autosomen** genannt. Sie sind durch bestimmte radioaktive Methoden und Färbetechniken identifiziert und numeriert worden. Es ist heute bekannt, daß bestimmte Erkrankungen des Menschen mit Anomalien der Autosomen assoziiert sind. So ist z. B. das Down-Syndrom (Trisomie 21, s. S. 245) die Folge eines zusätzlichen Chromosoms. Zum Konzeptionszeitpunkt hat die Eizelle 47 statt 46 Chromosomen. Im wachsenden Fötus zeigt jede Zelle diese Anomalie, später wird ein geistig behindertes Kind mit klassischen physischen Symptomen geboren.

Viele verschiedene **metabolische** und **Bluterkrankungen** sind die Folge verschiedener Genanomalien. Gene kontrollieren die Bildung von Proteinen aus Aminosäuren. Die normale Blutgerinnung z. B. erfordert die Anwesenheit eines speziellen Proteins, das als Faktor VIII bekannt ist. Bei der Hämophilie (Bluterkrankheit) wird dieses Protein als Folge eines vererbten Defekts nicht gebildet. Es resultiert eine Erkrankung, bei der es schon nach den kleinsten Verletzungen zu massiven Blutungen kommt. Diese können fatal sein, wenn der fehlende Faktor VIII nicht verabreicht wird.

Es gibt viele weitere genetische Erkrankungen, einige kommen häufig vor, andere selten. Die meisten von ihnen entstehen nicht neu, sondern werden vererbt. Ein defektes Gen kann entweder von einem Elternteil oder von beiden an die Kinder weitergegeben werden, und zwar von Generation zu Generation. Solche hereditären Defekte treten gehäuft bei **Inzucht** auf, also z. B. wenn Cousin und Cousine heiraten. Der Grund hierfür ist, daß viele der durch Generationen weitergegebenen Defekte **rezessiv** sind, d. h. ruhend oder schlafend. Ein solches Gen führt nur dann zu einer Erkrankung, wenn es sich bei der Befruchtung mit einem ähnlichen rezessiven Gen vom anderen Elternteil verbindet. Die Verbindung zweier rezessiver Gene ist bei Verwandten mit den gleichen Eltern oder Großeltern sehr viel wahrscheinlicher.

Andere hereditäre Gene werden **dominant** genannt, da eine einzige Kopie des Gens zu einer Erbkrankheit führen und bei Geschwistern vorkommen kann, ohne daß ein zweites rezessives Gen hierzu notwendig wäre.

Einige alltägliche Erkrankungen scheinen einen genetischen Faktor als Teil der Ätiologie zu haben. Diese Leiden kommen dann in Familien gehäuft vor. Beispiele hierfür sind der Diabetes mellitus, die Hypertonie und das peptische Ulkus. Wenn beide Eltern an Diabetes leiden, erkranken die Kinder mit einer höheren Wahrscheinlichkeit als Kinder von gesunden Eltern. Dennoch bekommen Kinder von Eltern mit Diabetes mellitus nur in einem Viertel der Fälle selbst einen Diabetes, so daß auch nicht genetische Faktoren bei der Entstehung eine wichtige Rolle spielen müssen.

2.3 Physikalische und chemische Krankheitsursachen

2.3.1 Medikamente

Medikamente werden verschrieben:

1. zur Behandlung oder Vorbeugung von Erkrankungen
2. zur Linderung von Schmerzen und Unwohlsein sowie zur Behandlung von Ängsten, Depressionen und Schlafstörungen.

Andere Mittel, die ebenfalls unter den Oberbegriff Medikamente eingeordnet werden, ersetzen Substanzen, die normalerweise im Essen vorhanden sind, z. B. Vitamine, oder die vom Körper selbst produziert werden, wie z. B. Hormone. Vitamine und Hormone können außerdem unterstützend bei anderen Erkrankungen eingesetzt werden.

Medikamente werden sehr häufig verschrieben. Viele Menschen haben ein so großes Vertrauen in Arzneien, daß sie sich betrogen fühlen, wenn sie bei einem Arztbesuch keine erhalten. Es ist wichtig, die Patienten darüber aufzuklären, warum sie kein Rezept erhalten, wenn keine Notwendigkeit dazu besteht. Bei einer banalen Erkältung etwa erwarten viele Patienten, daß sie Antibiotika erhalten. In diesem Fall sollte man ihnen erklären, daß Antibiotika gar nicht helfen, da die Erkrankung durch Viren bedingt ist und ohnehin nach wenigen Tagen eine Besserung zu erwarten ist.

Richtig verschrieben und eingenommen, spielen Medikamente eine wichtige Rolle bei der Behandlung von Krankheiten und der Erleichterung von Leiden. Man sollte jedoch beachten, daß jeder Mensch unterschiedlich auf Medikamente reagiert, und daß Medikamente Wirkungen auf den Organismus ausüben, die von den therapeutisch erwünschten Wirkungen abweichen (**Nebenwirkungen**).

Da die meisten Medikamente leicht erhältlich sind, ist eine absichtliche oder versehentliche **Überdosierung** ein häufiger Aufnahmegrund im Krankenhaus. Daraus ergibt sich, daß Medikamente, obgleich sie Krankheiten bekämpfen, gleichzeitig ein häufiger Krankheitsauslöser sein können.

Bevor ein neues Medikament zum Verkauf freigegeben wird, muß es harten Tests unterzogen werden, zunächst an Tieren. Werden keine ungünstigen Wirkungen gefunden, führt man als nächstes große klinische Untersuchungen durch, in der Regel an Patienten, die an der Erkrankung leiden, die durch das entsprechende Medikament geheilt werden soll. Wenn sich bei diesen Untersuchungsreihen herausstellt, daß das Medikament sicher und effektiv ist, muß es vom Bundesgesundheitsministerium zugelassen werden, bevor es zum generellen Gebrauch freigegeben wird.

Eine durch Medikamente induzierte Erkrankung wird manchmal als iatrogen (d. h. durch ärztliche Maßnahmen entstanden) bezeichnet und kann auf verschiedene Ursachen zurückzuführen sein.

Medikamenten-Empfindlichkeit

Nicht alle Patienten reagieren auf ein Medikament gleich.

Die meisten Menschen vertragen Penicillin, einige reagieren jedoch mit einem Hautausschlag. Diese Art von Überempfindlichkeit wird bei einer erneuten Gabe der gleichen Substanz in der Regel noch heftiger. Deshalb muß ein Patient, der auf ein bestimmtes Medikament überempfindlich reagiert, darauf aufmerksam gemacht werden, daß er diese Substanz in Zukunft meiden sollte. Die Überempfindlichkeitsreaktion betrifft die Blutzellen. Viele Medikamente können auf das Knochenmark, wo die Blutzellen hergestellt werden, toxisch wirken. Als **aplastische Anämie** bezeichnet man die komplette Unterdrückung (Suppression) der Blutzellenproduktion. Sie endet tödlich, wenn das Knochenmark sich nicht erholt. **Agranulozytose** nennt man die Suppression nur der weißen Blutkörperchen. Sie führt zu vermehrten Infektionen.

Viele derzeit gebräuchliche Medikamente können diese Blutbildungsstörungen verursachen. Ihre Verschreibung ist bei der Behandlung schwerer Erkrankungen gerechtfertigt, zumal diese Überempfindlichkeitsreaktionen selten vorkommen. Der Arzt muß entscheiden, ob die Vorteile durch das Medikament die mögliche Gefahr der Überempfindlichkeitsreaktion überwiegen.

Auf jeden Fall sind Vorsichtsmaßnahmen erforderlich, wenn er eine entsprechende Substanz verschrieben hat. Natriumaurothiomalat, ein goldhaltiges Antirheumatikum, führt gelegentlich zu einem Nierenschaden. Vor jeder Verabreichung muß daher der Urin des Patienten auf Protein untersucht werden. Wird eine Proteinurie nachgewiesen, sollte die Therapie abgebrochen bzw. geändert werden.

Nebenwirkungen

Kein Medikament hat nur eine einzige pharmakologische Wirkung.

Auch wenn es nur zu einem einzigen Zweck verschrieben wird, kann es viele unerwünschte Wirkungen zeigen. Aspirin läßt sich wirkungsvoll zur Schmerzbekämpfung einsetzen, erzeugt manchmal jedoch ein Magenulkus. Manche Diuretika beheben Ödeme, greifen aber gleichzeitig in den Kaliumhaushalt ein. Kortison wirkt entzündungshemmend, verursacht aber auch Osteoporose, Adipositas und Infektionen, wenn es länger angewandt wird. Hieraus ergibt sich, daß der Arzt bei der Verschreibung eines Medikamentes die möglichen Nebenwirkungen in Betracht ziehen und ausreichende Maßnahmen zu ihrer Minimierung ergreifen muß.

Überdosierung

- **Unfall**: Die meisten Haushalte haben irgendwelche Medikamente vorrätig. Manchmal werden sie sorgfältig für Notfälle in einem Schrank verschlossen aufbewahrt, häufiger stehen sie nachlässig in halbvollen oder vergessenen Flaschen herum. Diese sind ein gefährlicher Anziehungspunkt für kleine **Kinder**. Kinder werden häufig ins Krankenhaus eingeliefert, nachdem sie eine hohe Dosis der Tabletten ihrer Eltern genommen haben. Die Pflegekräfte haben daher auch die Pflicht, Eltern in bezug auf Medikamente an ihre Verantwortung zu erinnern.

Behälter mit Medikamenten sollten fest verschlossen außerhalb der Reichweite von Kindern aufbewahrt werden.

Abgesehen von Verschreibungsfehlern ist ein häufiger Grund für die Überdosierung von Medikamenten die **Vergeßlichkeit älterer Menschen**. Sie können vergessen, daß sie eine Schlaftablette genommen haben und eine weitere Dosis einnehmen. Wenn ein älterer Mensch eine regelmäßige Medikation erhält, ist es ratsam, diese jeden Morgen für den Tag bereitzustellen.

- **Vorsätzliche Überdosierung (akute Vergiftung) mit gefährlichen Medikamenten**: Sie kommt insbesondere bei Teenagern häufiger vor, und Tranquilizer werden gern bei Angstzuständen, Verfolgungswahn und Depressionen verschrieben. Gerade diese Patienten sind suizidgefährdet. Nicht alle jedoch, die eine Überdosis einnehmen, wollen Selbstmord begehen. Häufiger wollen sie anderen Menschen demonstrieren, welch tiefes Elend und welche Verzweiflung sie erfahren. Die am häufigsten eingenommenen Medikamente sind Aspirin, Barbiturate und verschiedene Tranquilizer, die alle leicht durch ein Rezept erhältlich sind bzw. im Fall von Aspirin sogar rezeptfrei. Fast jede Substanz, die in großer Menge eingenommen wird, soll der Selbstzerstörung dienen.

Atemwege frei halten

Bei
- normaler Atmung
- guter Hautfarbe
- Hustenreflex:

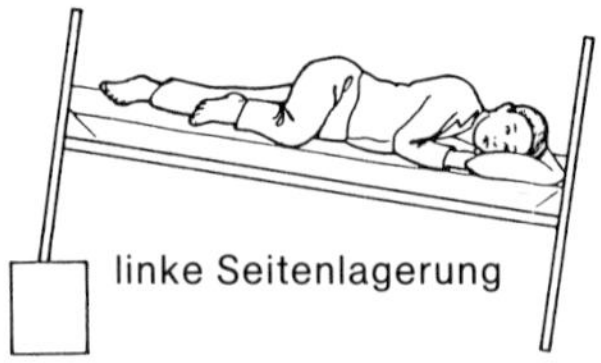

Wenn Hustenreflex fehlt:

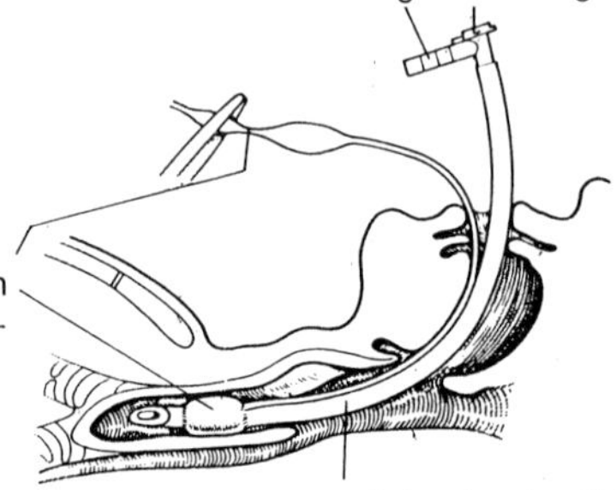

Nach eingenommenem Medikament oder Giftstoff suchen

Magenspülung

besonders, wenn große Mengen innerhalb der letzten vier Stunden eingenommen wurden.

1. Spülung: 500 ml
- so lange wiederholen, bis die Spülflüssigkeit klar bleibt.

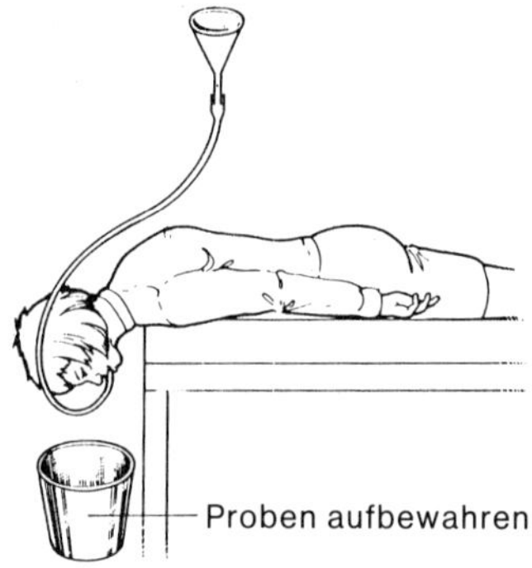

Intravenöse Flüssigkeitszufuhr
und
forcierte Diurese

(vor allem bei Salizylatvergiftung)

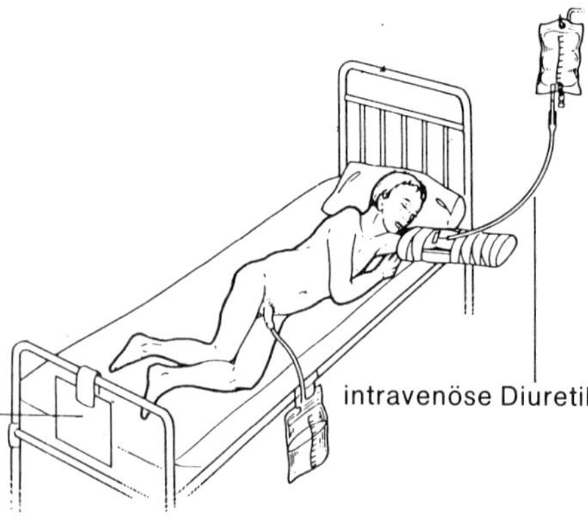

Abb. 2.2 Behandlung der Medikamentenüberdosierung

Alle Substanzen, die gefährlich sein können, können auch von Verzweifelten oder Irregeführten eingenommen werden, so auch Paraffin, Bleichmittel, Kosmetika oder Unkrautvernichtungsmittel. Verbreitet sind Kombinationen von Medikamenten mit Alkohol.

- **Kohlenmonoxidvergiftung**: Kohlegas enthält Kohlenmonoxyd und war ein häufiger Grund für versehentliche oder absichtliche Vergiftungen, als es noch zum Heizen und Kochen verwendet wurde. Seit Kohlegas im Haushalt durch natürliches Gas ersetzt wurde, sind die entsprechenden Risiken deutlich gesunken. Eine Gefahr besteht jedoch immer noch in schlecht belüfteten Garagen, da die Auspuffgase Kohlenmonoxyd enthalten. Kohlenmonoxyd bildet im Blut mit Hämoglobin Carboxyhämoglobin, wodurch der Sauerstofftransport im Blut behindert wird.

Therapie einer akuten Vergiftung und Medikamentenüberdosierung

(Abb. 2.2)

1. Bei Freunden oder Verwandten muß unbedingt nach der **Art der eingenommenen Substanz** geforscht werden. Häufig bringen die Sanitäter leere Flaschen mit, die neben dem Bett gelegen haben. Die Etiketten können jedoch irreführend sein.
2. Die **Luftwege müssen freigehalten werden**. Zahnersatz wird entfernt und der Mund von Schleim oder Erbrochenem gesäubert. Wenn der Patient nicht zyanotisch aussieht und die Atmung normal ist, kann er in die linke Seitenlage gebracht und die Füße können angehoben werden, um zu verhindern, daß Schleim oder Erbrochenes inhaliert wird. Falls die Atmung behindert oder erschwert erscheint oder der Patient bewußtlos ist und sich aus diesen Gründen nicht durch Husten erleichtern kann, ist es meist notwendig, den Patienten zu intubieren. Sauerstoff kann durch den Schlauch zugeführt werden, die Sekrete in den Atemwegen lassen sich mit Hilfe eines Unterdrucks absaugen (Abb. 2.3).
3. **Magenspülung**: Der Magen sollte so früh wie möglich entleert werden, um eine weitere Aufnahme der Tabletten oder der giftigen Substanzen zu vermeiden.

   Die Magenspülung wird durchgeführt, um noch nicht resorbierte Tabletten zu entfernen. Ein Schlauch (Jacques) mit einem Durchmesser von 30 Gauge wird mit flüssigem Paraffin gleitfähig gemacht und dann behutsam in den Magen geschoben. Bei einem Erwachsenen beträgt die Distanz ca. 50 cm. Warmes Wasser (500 ml) wird durch den Schlauch in den Magen geleitet und dann sofort wieder abgesaugt, indem man den Trichter am Ende des Schlauchs umdreht und auf eine niedrigere Höhe bringt. In der ersten Spülung sind in der Regel die meisten Drogen- oder Giftreste enthalten, deshalb sollte diese zur Untersuchung aufbewahrt und von den weiteren Spülungen getrennt werden. Die Spülungen werden dann mit jeweils 300 ml Wasser fortgesetzt, bis 2–3 Liter verbraucht sind.

   Die gesamte Spülflüssigkeit (die erste Spülung separat) muß mit dem Namen des Patienten, dem Datum und der Uhrzeit versehen und zur Analyse ins Labor geschickt werden.
4. **Aktivkohle** kann manche Substanzen binden, z. B. trizyklische Antidepressiva.
5. **Forcierte Diurese**: Insbesondere bei einer Barbiturat- oder Salizylatvergiftung kann durch die forcierte Diurese die Substanz beschleunigt aus dem Blut entfernt werden. Alkalische Flüssigkeiten werden zusammen mit einem Diuretikum intravenös verabreicht. Hierdurch kommt es zu einer gesteigerten Ausfuhr über die Niere. Die Infusionsrate kann durch Messung des Urinvolumens und des ZVD kontrolliert werden. (Wenn der ZVD zu stark ansteigt, muß die Infusion gedrosselt werden.)

Folgende Substanzen werden häufiger in einer Überdosierung eingenommen:

- Salizylate (Aspirin): Die Hauptsymptome sind Übelkeit, Erbrechen, Tinnitus (Ohrensausen), Tachypnoe und Schwitzen. Blut zur Untersuchung des Salizylatgehalts sollte abgenommen werden.
- Paracetamol: ist besonders gefährlich, da schon eine kleine Dosis einen irreversiblen Leberschaden verursachen kann.
- Kohlenmonoxyd: Der Patient ist oft blaß oder zyanotisch und zeigt eine Atemdepression. Die Blutuntersuchung ist bewei-

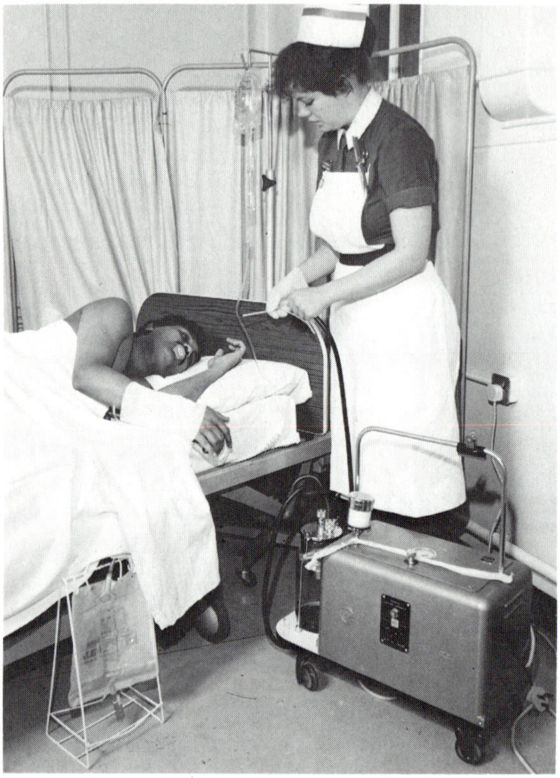

Abb. 2.3 Freihalten der Atemwege bei einem bewußtlosen Patienten

send durch den Nachweis von Carboxyhämoglobin.

- Morphium: Winzige Pupillen, niedriger Puls, oberflächliche Atmung, Zyanose und Hypotension.

2.3.2 Nikotinkonsum

Rauchen reduziert die Lebenserwartung und schadet der Gesundheit (Abb. 2.4). Raucher inhalieren folgende Substanzen in die Lunge:

1. **Nikotin**, eine abhängig machende Droge mit einem milde stimulierenden Effekt. Es führt zu einer Verengung der kleinen Blutgefäße und steigert den Blutdruck.
2. **Karzinogene Teere.** Diese wurden isoliert von Zigarettenrauch in Tierexperimenten untersucht und zeigten hier eine krebserzeugende Wirkung.
3. **Kohlenmonoxyd.** Raucher haben erhöhte Blutspiegel an Carboxyhämoglobin. Wenn die Mutter während der Schwangerschaft raucht, findet man das Carboxyhämoglobin auch im fötalen Kreislauf.

Bei Rauchern treten folgende Erkrankungen häufiger auf:

- **Bronchialkarzinom.** Die wissenschaftlichen Beweise dafür, daß Lungenkrebs durch Rauchen verursacht wird, sind überwältigend.

Starke Raucher erkranken 30mal häufiger an einem Bronchialkarzinom als Nichtraucher.

- **Bronchitis und Emphysem.** Rauchen führt nach längerer Zeit zu progressivem Husten und Atemnot, die im Endeffekt eine Ateminsuffizienz hervorrufen.
- Die **koronare Herzkrankheit** (s. S. 86) und die **arterielle Verschlußkrankheit** (s. S. 109) sind bei Rauchern wahrscheinlicher.

Magen- und Duodenalulzera heilen bei Rauchern langsamer.

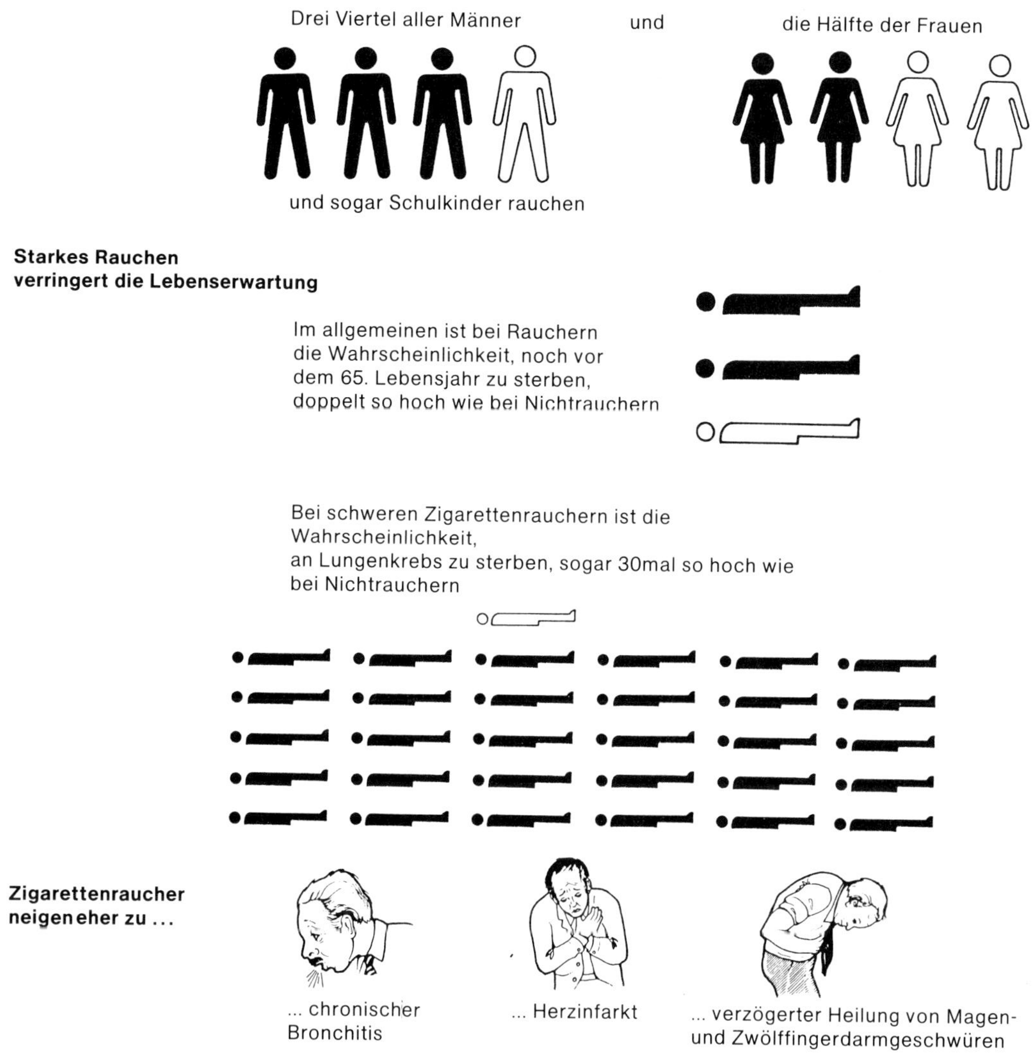

Abb. 2.4 Risiken durch das Rauchen

Schwangere, die rauchen, bekommen kleinere Kinder als Nichtraucherinnen. Die Häufigkeit fötaler Anomalien ist größer.

2.3.3 Alkohol

Alkohol ist die Grundsubstanz von Wein, Bier und Spirituosen. Ein mäßiger Alkoholkonsum in Kombination mit einer Mahlzeit oder in Gesellschaft kann zu den schönen Seiten des Lebens gehören. Sogar das Herzinfarktrisiko kann durch mäßigen Alkoholgenuß, insbesondere durch Rotwein, gesenkt werden. Aber wie mit jeder Droge sind auch mit Alkohol Gefahren verbunden.

Wieviel Alkohol kann als ungefährlich angesehen werden? Alkohol läßt sich in „Einheiten" messen, wobei eine Einheit etwa einem viertel Liter Bier, einem kleinen Glas Wein oder einem Schnapsglas voll Spirituosen entspricht. Die zur Zeit empfohlenen sicheren Obergrenzen liegen bei 20 Einheiten pro Woche für Männer und bei 15 Einheiten pro Woche für Frauen.

Alkohol wird sehr schnell aus dem Magen und dem Dünndarm resorbiert und erscheint bald danach im Blut. Da das Blut durch die Lungen zirkuliert, diffundiert Alkohol in den lufthaltigen Alveolarraum. Je höher die Alkoholkonzentration im Blut, desto höher ist sie auch in der Atemluft.

Dies ist die Basis für die **Atemanalyse-Tests**, die die Polizei bei Fahrern durchführt, die alkoholisiert erscheinen. Alkohol kann auch im Blut gemessen werden. Er wird von der Leber in einer Geschwindigkeit von etwa einer Einheit pro Stunde metabolisiert (abgebaut).

Abgesehen von den Gaumenfreuden, die er verursacht, ist einer der sozialen Gründe für den Alkoholgenuß, daß er Schüchternheit und Zurückhaltung mindert. Die Urteilsfähigkeit ist jedoch ebenso herabgesetzt wie technische Fähigkeiten, die auf Genauigkeit und Koordination beruhen. Dies ist besonders gefährlich beim Autofahren. Bei Verkehrsunfällen hat sich schon oft gezeigt, daß selbst ein mäßiger Alkoholkonsum die Fähigkeit des Fahrers, auf Unerwartetes zu reagieren, sehr beeinträchtigen kann.

Viele Männer und Frauen kommen mit Problemen und Schicksalsschlägen nicht zurecht. Alkohol lädt zu einer temporären Flucht und einer Verdrängung von Depressionen und Streß ein. Unglücklicherweise gehört Alkohol jedoch zu den **Suchtmitteln**, so daß mit der Zeit für die gleiche Wirkung immer mehr konsumiert werden muß. **Alkoholiker** wird eine Person genannt, die von Alkohol abhängig geworden ist. Der Alkoholismus stellt ein ernstes Gesundheitsproblem dar. Seine Entwicklung ist schleichend, er führt zu einem Zerfall der Persönlichkeit und zu einem verschlechterten physischen Gesundheitszustand.

Ein **Delirium tremens** („Entzugsdelir“) bei einem Alkoholiker kann durch einen kontinuierlichen hohen Spirituosenkonsum oder durch plötzlichen Alkoholentzug ausgelöst werden. Seine Charakteristika sind Wahnvorstellungen, die bedrohliche Ausmaße annehmen können, Unruhe und Tremor. Die Patienten können aggressiv und gewalttätig werden.

Auf lange Sicht kann Alkoholismus zu folgenden Erkrankungen führen:

- **Psychose (Korsakoff-Syndrom).** Die Erkrankung entwickelt sich allmählich und zeigt folgende Symptome: Auffallendes Benehmen, Konfabulieren (Erzählungen von eingebildeten Ereignissen, die plausibel erscheinen), Desorientiertheit (Unsicherheit über Ort und Zeit), Halluzinationen und emotionale Störungen.
- **Polyneuritis**
- **Leberzirrhose** (s. S. 195).

Therapie

Die Behandlung des Alkoholismus ist schwierig und erfordert den Willen des Patienten zur Mitarbeit. Eine Hospitalisierung ist in der Regel während der Zeit des Alkoholentzugs notwendig, da Tranquilizer zur Behandlung unkontrollierbarer Symptome eingesetzt werden müssen. Eine konsillarische Behandlung durch einen Psychiater und einen Sozialarbeiter ist vor der Entlassung notwendig.

Die Selbsthilfegruppe „Anonyme Alkoholiker“ (AA) kann eine wichtige Rolle bei der Wiederherstellung des Vertrauens und der Selbstachtung des Patienten spielen.

2.3.4 Drogenabhängigkeit

Viele häufig verschriebenen Medikamente können, über einen längeren Zeitraum regelmäßig eingenommen, zu Abhängigkeit führen. Hierzu gehören Sedativa, Tranquilizer, Appetitzügler, Aufputschmittel (Stimulantien), Schmerz- und Schlafmittel. Bei der Verschreibung dieser oft hilfreichen Medikamente muß man daher sehr aufpassen, daß der Patient sie nicht über einen längeren Zeitraum einnimmt bzw. nur unter medizinischer Aufsicht. Wenn ein Patient von einem Medikament abhängig wird, fühlt er einen überwältigenden Drang, die Substanz weiter einzunehmen und findet alle möglichen Vorwände, um mehr davon zu bekommen. Er wird physisch und psychisch abhängig und zeigt **Entzugssymptome**, wenn er die Substanz nicht erhält. Häufig findet eine kontinuierliche Dosissteigerung statt, um den Zustand erträglicher zu machen. Dies führt zur allmählichen Zerstörung des körperlichen und geistigen Gesundheitszustandes. Insbesondere Ärzte, Zahnärzte und Angehörige der Pflegeberufe sind gefährdet, abhängig zu werden, da sie besseren Zugang zu solchen Substanzen haben.

Unglücklicherweise ist das Drogenproblem in den letzten Jahren erheblich angewachsen, nicht als Resultat der medizinischen Versorgung, sondern durch die Verfügbarkeit des Stoffes und die Einnahme aus nichtmedizinischen Gründen. Alkohol und Tabak sind zwei weit verbreitete, gesellschaftlich akzeptierte Drogen, obgleich sie ernstliche Gesundheitsprobleme verursachen können. Viele andere Drogen werden illegal eingenommen, häufig von jungen Leuten und mit tragischen Folgen.

Zu diesen Drogen gehören:

1. **Morphium, Heroin und Kokain.** Diese sind bekannt als Narkotika oder „Harte Drogen“ und bilden den Kern des Drogenproblems. Opium, das aus Morphium hergestellt wird, ist eine Mixtur aus Substanzen des Mohnsamens. Es ist ein sehr wirksames Schmerzmittel, erzeugt aber daneben eine Benommenheit, die manche Menschen angenehm finden, andere jedoch nicht. Eine Morphiumabhängigkeit entsteht bald nach der regelmäßigen Einnahme dieser Droge. Wenn die Droge entzogen wird, entstehen unerträgliche Symptome, z. B. Zittern, Laufen der Nase und der Augen, Magenkrämpfe, heftiges Erbrechen, Diarrhoe, Zukkungen und schließlich ein kompletter körperlicher und seelischer Kollaps. Eine längere Einnahme führt zu einem organischen Hirnschaden und zu einem Zerfall der Persönlichkeitsstruktur. Der Süchtige wird unzuverlässig und ist besessen von dem Drang, die nächste Dosis zu erhalten. Süchtige, die harte Drogen einnehmen, sterben im Regelfall jung.

   Kokain ist ein Derivat aus den Blättern der Coca-Pflanze und wirkt als Stimulantium. Von Abhängigen wird es in der Regel zusammen mit Heroin injiziert, erst subkutan, später intravenös. Da die meisten Süchtigen sich nicht um Sterilität kümmern, kommt es häufig zu Infektionen. Kokain kann auch inhaliert werden (Crack).

2. **Cannabis indica**, auch unter dem Namen **Haschisch** bekannt, wird aus der Blüte der indischen Hanfpflanze gewonnen, die in vielen Ländern wächst. Es wird normalerweise in Zigarettenform geraucht, den sog. „Joints“, der Verkauf ist illegal. Haschisch erzeugt ein Gefühl von Erregung und Unwirklichkeit. Eine Abhängigkeit entsteht seltener als bei harten Drogen, die Gesundheitsgefahren sind geringer. Die Hauptgefahr liegt darin, daß es nur illegal erhältlich ist und dort auch Zugang zu den härteren Narkotika besteht.

Viele Heroinsüchtige haben mit Cannabis begonnen.

3. Die Gruppe der **Amphetamine** wird eingenommen, weil sie die Stimmung hebt und zu einer scheinbaren Beschleunigung im Denken und Handeln führt, was in der Realität jedoch nicht der Fall ist. Unter dem Einfluß von Amphetaminen kann das Verhalten sprunghaft und unverantwortlich werden. Nach einiger Zeit entwickelt sich eine emotionelle Abhängigkeit von der Droge, höhere Dosen können notwendig werden, um den gewünschten Effekt zu erreichen.

4. **Lysergsäure** oder **LSD** hat einen halluzinogenen Effekt. Abhängige Personen sehen ihre Umgebung in einer erhöhten und verzerrten Weise, so daß normale Umstände eine ungewöhnliche Bedeutung bekommen. Diese Erfahrung („Trip“), die in ihrem Ablauf uneinheitlich ist, kann mehrere Stunden anhalten und zu selbstzerstörerischen Handlungen führen.

Therapie

Viele, wenn nicht die meisten Drogenabhängigen haben eine instabile Persönlichkeitsstruktur und nehmen Drogen, weil sie unfähig sind, die Probleme und den Druck des alltäglichen Lebens zu ertragen. Häufig haben sie nicht die Absicht, sich behandeln zu lassen und verlangen nur nach einer regelmäßigen Drogenzufuhr. Wenn diese Drogen auf legalen Wegen nicht erhältlich sind, sucht der Süchtige Zugang zu dem Netz der skrupellosen „Dealer“, die Drogen aus Profitgründen verkaufen. Es gibt spezielle Kliniken für die Behandlung von Drogensüchtigen, die registriert werden müssen, damit eine Therapie durchgeführt werden kann.

Die Behandlung umfaßt zwei Bereiche: Zunächst wird die Droge vorsichtig entzogen, häufig, indem man den Süchtigen an eine Alternativdroge wie das synthetische Narkotikum Methadon gewöhnt. Dieses kann als Getränk genommen und leichter kontrolliert werden. Zusätzlich muß versucht werden, eine psychische Rehabilitation (z. B. durch eine Gruppentherapie) und eine soziale Wiedereingliederung in die Gesellschaft zu erreichen. Leider ist die Erfolgsrate der zur Zeit gebräuchlichen Methoden nicht besonders hoch. Weitere Forschung ist deshalb dringend erforderlich, bevor das Problem erfolgreich angegangen werden kann.

2.3.5 Auswirkungen von Hitze oder Kälte

Starke Hitze oder Kälte über einen längeren Zeitraum kann zu schweren Stoffwechsel- und Elektrolytstörungen führen.

2.3.5.1 Hitzschlag

Hiervon sind am häufigsten Personen betroffen, die plötzlich hohen Temperaturen ausgesetzt sind. Ein Hitzschlag kann z. B. durch längere körperliche Arbeit oder dicke Kleidung, die den Schweiß nicht hindurchläßt, provoziert werden.

Der Patient wird rastlos und verwirrt, Krämpfe treten auf. Die Haut ist heiß und trocken. Die orale Temperatur übersteigt 41 °C, der Puls ist schnell, das Pulsvolumen niedrig.

Therapie

Ein wirksames Abkühlen des Betroffenen ist entscheidend, wobei man in der Regel den Körper mit Wasser besprüht und mit Fächern eine Luftbewegung erzeugt. Der durch Schwitzen entstandene Salzverlust sollte durch intravenös verabreichte Salzlösungen (Infusionen) ausgeglichen werden.

2.3.5.2 Hypothermie

Eine starke Erniedrigung der Körpertemperatur ist, wie man heute weiß, eine häufige Ursache von Bewußtseinsstörungen wie Stupor oder Koma und kommt insbesondere bei älteren Patienten in den Wintermonaten vor. Das normale Fieberthermometer zeichnet Temperaturen unter 35 °C nicht auf. Daher sollte jede Station ein Spezialthermometer besitzen, mit dem im Verdachtsfall die Rektaltemperatur registriert werden kann.

Bei älteren Leuten, insbesondere bei Alleinstehenden, prädisponieren folgende Umstände zu einer Hypothermie:

- Schlecht beheizte Räume, zu geringe Nahrungsaufnahme, unzureichende Kleidung und kaltes Wetter.
- Immobilisierung, z. B. nach einer Fraktur oder einem Schlaganfall, wodurch keine Hilfe herbeigerufen werden kann.
- Überdosierung von Drogen oder Alkohol und Einschlafen in einem unbeheizten Raum und ohne Decke. Ein Bewußtloser verliert sehr schnell Wärme.
- Myxödem (s. S. 331).

In den frühen Kältestadien wird die Haut weiß, die Extremitäten kalt, und der Patient zittert. Dann folgt Muskelsteifigkeit, das Zittern hört auf und ein stuporöses Stadium schließt sich an. Die Atmung verlangsamt sich und wird oberflächlich, der Blutdruck fällt. Zu diesem Zeitpunkt kann die Rektaltemperatur unter 30 °C liegen. Wenn sie noch mehr fällt, verliert der Patient das Bewußtsein und fällt ins Koma.

Vorbeugung

Armut, schlechte Wohnverhältnisse und ein unzureichendes Heizungssystem können nicht ohne weiteres beseitigt werden, aber es kann hilfreich sein, wenn die lokalen Behörden oder Sozialarbeiter sich des Problems bewußt sind. Eine Unterstützung in Form von regelmäßigen Besuchen, Wohngeld oder Sozialhilfe, Versorgung mit Essen und Anleitung zum Heizen kann notwendig werden.

Therapie

Der Patient sollte auf keinen Fall rasch erhitzt werden, da dann die Hautgefäße dilatieren können und ein Flüssigkeitsverlust aus dem allgemeinen Kreislauf resultiert. Am besten wickelt man den Patienten in einem Krankenhaus oder einem warmen Raum in ein Hitze-reflektierendes Laken oder in Decken und mißt regelmäßig die rektale Temperatur. Da die Patienten oft dehydriert sind, sollte eine intravenöse Infusion mit 5 % Dextrose angelegt und langsam infundiert werden.

2.3.6 Elektrizität

Ein elektrischer Unfall ereignet sich am häufigsten zu Hause oder bei der Arbeit durch ein fehlerhaftes elektrisches Gerät, das unzureichend geerdet ist. Die Passage der Elektrizität durch den Körper verursacht Hautverbrennungen. Wenn der Strom stark genug ist, kann er zu einem Herzstillstand führen.

2.3.7 Strahlung

Natürliche Strahlung kommt zu einem kleinen Teil in der Atmosphäre vor, z. T. als kosmische Strahlung aus Sonne und Sternen, z. T. als Erdstrahlung aus radioaktivem Material im Boden. Die vom Menschen erzeugte Strahlung resultiert aus Produkten der Kernkraft und aus der Anwendung von Röntgenstrahlen und Strahlentherapie.

Eine zu starke Strahlung kann zu irreparablen Schäden an Geweben führen und zu einer Krebserkrankung prädisponieren. Besonders betroffen sind die Haut, die Haare, das blutbildende System und die Fortpflanzungsorgane.

Deshalb müssen alle, die in radiologischen Instituten arbeiten oder diese besuchen, durch strikte **Sicherheitsmaßnahmen** geschützt werden, um langfristig Schäden zu vermeiden. Es wurden auch Techniken entwickelt, die die Strahlenexposition der Patienten verringern, insbesondere weil einige Untersuchungen, z. B. eine Magen-Darm-Passage mit Barium, lange dauern und manchmal wiederholt werden müssen. Die Anwendung von Sicherheitsmaßnahmen ist in allen Röntgeninstituten zur Routine geworden.

Die **Strahlentherapie** wird zur Behandlung des Wachstums maligner Tumoren eingesetzt. Die Zellen eines wachsenden Tumors sind besonders anfällig für den zelltötenden Effekt der tiefen Röntgenstrahlung (ultraharte Röntgenstrahlung, Cobalt-Gamma-Strahlung), während das umgebende gesunde Gewebe relativ unberührt bleibt. Eine oberflächliche Strahlentherapie kann zur Behandlung maligner Hauterkrankungen angewandt werden.

Radioaktive Formen der chemischen Elemente werden ebenfalls bei der Behandlung verschiedener Erkrankungen angewandt. Radioaktives Jod wird, z. B. oral verabreicht, von der Schilddrüse aufgenommen. Es unterdrückt den Metabolismus einer überaktiven Schilddrüse und kann so bei der Therapie von Schilddrüsenerkrankungen eingesetzt werden (s. S. 331).

2.4 Tumorentstehung

Die verschiedenen Organe und Gewebe des Körpers wachsen und erneuern sich in einer geordneten und geregelten Art und Weise.

Als Tumor bezeichnet man das abnorme Wachstum eines Gewebes ohne sinnvolle Funktion.

Einige Tumoren werden als **gutartig (benigne)** bezeichnet, weil ihr Wachstum begrenzt und lokal stattfindet. Sie können lokal expansiv wachsen und auf Nachbarstrukturen Druck ausüben, aber sie dringen nicht in sie ein. Beispiele für benigne Tumoren sind Warzen, Lipome unter der Haut, Papillome in der Nase oder dem Darm und Myome des Uterus.

Im Gegensatz dazu nehmen **bösartige (maligne)** Tumoren kontinuierlich an Größe zu, dringen in Nachbarstrukturen ein und zerstören diese. Maligne Tumorzellen dringen in die Lymph- und Blutgefäße ein und werden so in Lymphknoten und andere Organe transportiert. Diese Zellen, die sich in andere Organe ausgebreitet haben, bilden ähnliche Tumoren und werden **Filiae** oder **Metastasen** genannt (Abb. 2.5).

Maligne Tumoren werden gewöhnlich als **Krebs** bezeichnet. Ein maligner Tumor aus epithelialen Zellen nennt man **Karzinom**, ein maligner Tumor aus Binde- und Stützgewebe wie Knochen oder Muskulatur, heißt **Sarkom**. So sprechen wir z. B. von einem Bronchialkarzinom und einem Sarkom des Femurs. Der maligne Prozeß wird auch als **Neoplasie** bezeichnet, eine Krebserkrankung als **Neoplasma** (neues Wachstum). Die Wissenschaft vom Umgang mit malignen Tumoren nennt man **Onkologie**, der in diesem Gebiet spezialisierte Arzt heißt **Onkologe**.

Der Grund für eine Tumorentstehung ist in den meisten Fällen unbekannt. Bei einigen Krebserkrankungen weiß man jedoch, daß sie durch folgende Faktoren **gefördert** werden:

1. **Strahlung** (s. oben).
2. Verschiedene industrielle **Chemikalien** und Teere, einschließlich Zigaretten.
3. Bestimmte **Virusarten** können vermutlich Krebserkrankungen bei Tieren hervorrufen, evtl. auch bei Menschen.

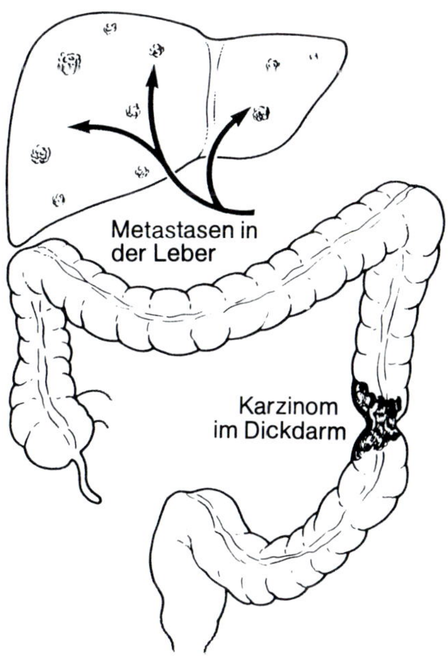

Abb. 2.5 Dickdarmtumor mit Lebermetastasen

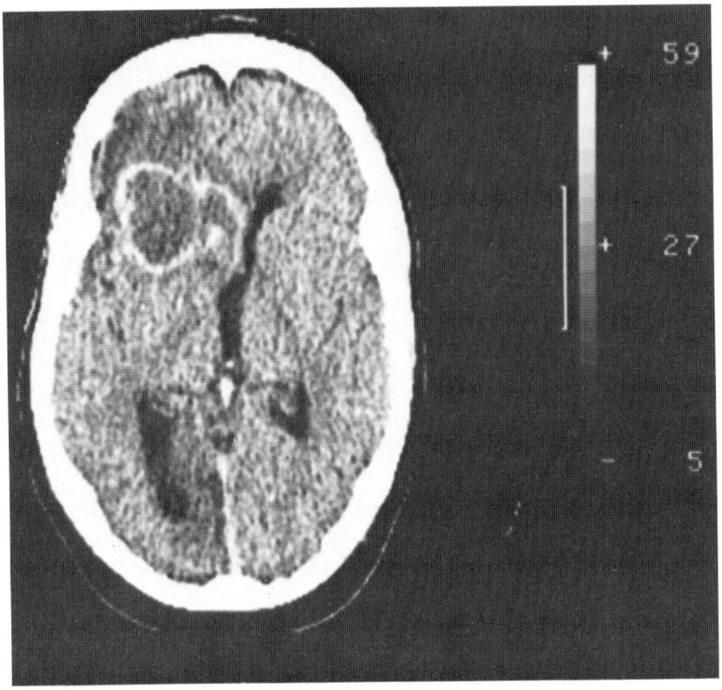

a

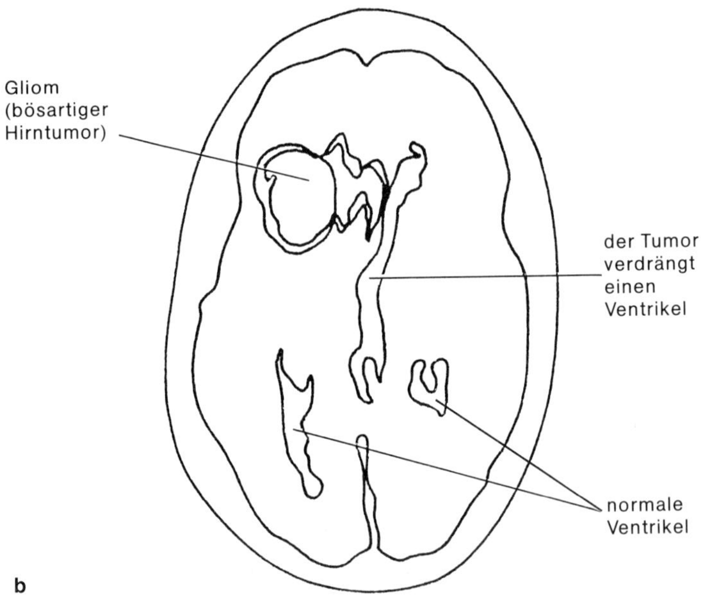

b

Abb. 2.6 a, b Computertomographie des Gehirns (CT). Darstellung eines malignen Hirntumors (**a** CT, **b** Skizze)

4. Die **Veranlagung** für einige Tumorerkrankungen wird vererbt (z. B. für die multiple endokrine Neoplasie).

Malignes Wachstum richtet auf verschiedenen Wegen Schaden an:

– durch das Eindringen und die Zerstörung von Nachbarstrukturen, einschließlich der Blutgefäße und Nerven (Abb. 2.6);
– durch die Ausbreitung in weiter entfernt gelegene Organe und Gewebe. Maligne Zellen

dringen in Blut- und Lymphgefäße ein und setzen sich in anderen Körperregionen fest. Diese Absiedlungen (Metastasen) beginnen ebenfalls zu wachsen und zerstören lokale Strukturen. So kann ein Bronchialkarzinom z. B. Metastasen in der Leber und im Gehirn zur Folge haben;

- durch die Produktion von toxischen Substanzen, die das ZNS schädigen (sowohl das Gehirn als auch die peripheren Nerven);
- durch die Produktion von Hormonen wie ACTH (s. S. 339), die als Folge des überschießenden hormonellen Effekts zu Krankheitszeichen führt;
- durch die Entstehung von metabolischen Veränderungen und einem generellen Unwohlsein, von Auszehrung und Erschöpfung. Dieser Zustand wird als Kachexie bezeichnet.

Therapie maligner Erkrankungen

Der Behandlungserfolg hängt bei den meisten bösartigen Tumoren von einer frühen Diagnosestellung und Therapie ab.

Als Therapie kommen primär die **operative Entfernung** des Tumors und/oder die **Strahlentherapie** in Frage. Eine medikamentöse Behandlung (**Chemotherapie**) wird insbesondere dann in Erwägung gezogen, wenn die Entfernung des Tumors durch die chirurgische Therapie nicht gelungen ist. Die hierfür eingesetzten Medikamente werden als **Zytostatika** bezeichnet.

3 Infektion, Immunität und antibiotische Therapie

3.1 Infektionen

Viele Arten lebender Organismen können in den Körper eindringen und diesen schädigen:

1. **Bakterien**: Diese sind einzellige Lebewesen, die man unter dem Mikroskop sehen kann. Sie kommen überall vor, in der Atmosphäre, im Essen, auf unserer Haut, im Mund und im Darm. Meist sind sie nicht schädlich oder krankheits-

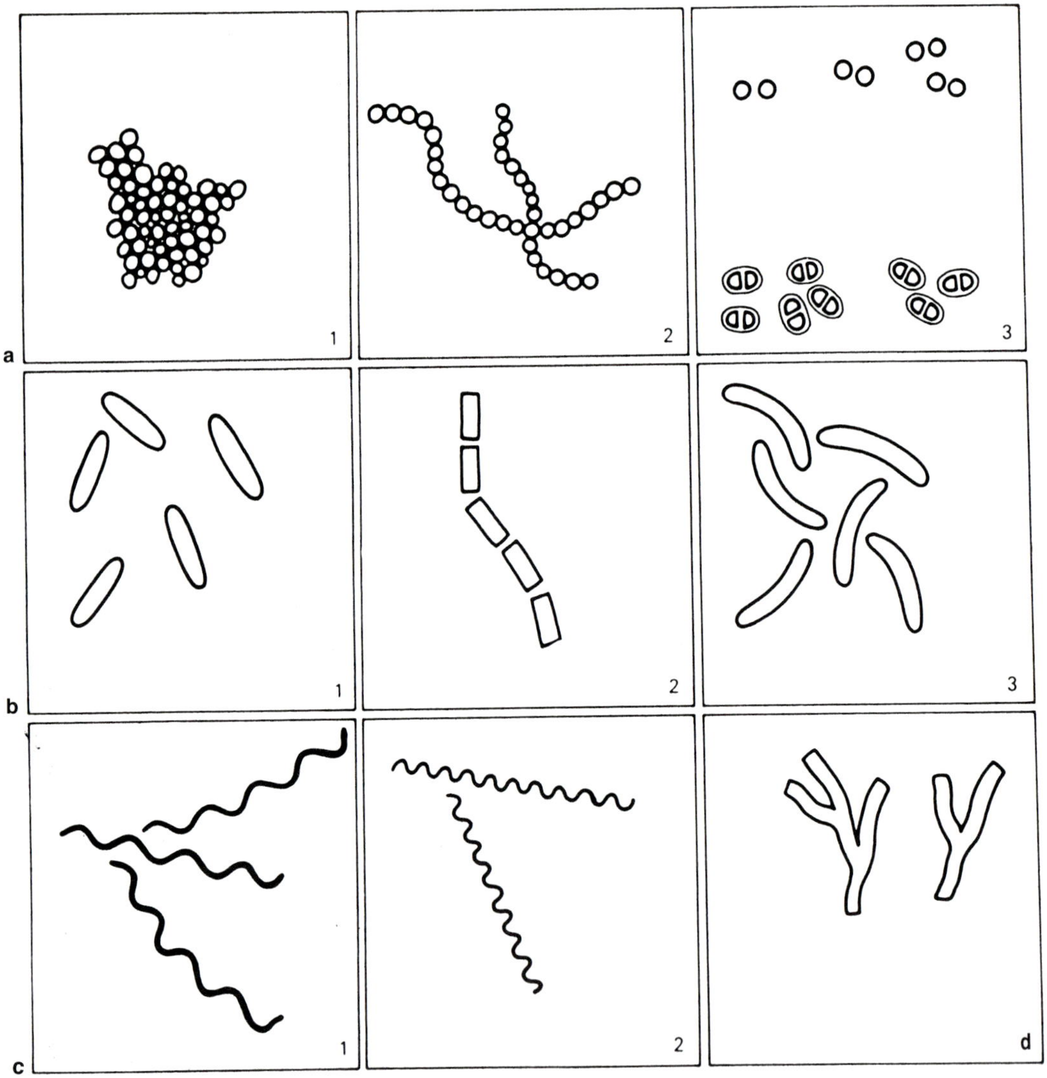

Abb. 3.1 a–d Klassifikation der Bakterien nach ihrer Form. **a** Kokken (kugelförmige Bakterien) 1. Staphylokokken 2. Streptokokken 3. Diplokokken **b** (1-3) Bazillen (Stäbchen) **c** (1,2) Spirochäten **d** Aktinomyzeten

erregend (pathogen), manchmal sind sie sogar nützlich. Die normalen Darmbakterien können das Wachstum pathogener Organismen verhindern und helfen mit, Vitamine zu produzieren.

2. **Viren**: Sie sind so klein, daß man sie unter dem Mikroskop nicht sehen kann. Viren können nur in lebenden Zellen überleben, da sie für ihr Wachstum und ihre Vermehrung die Ernährung durch die Wirtszelle brauchen. Viren sind gegenüber Antibiotika resistent.
3. **Pilze** (Fungi): Im Erdboden, in verwelkenden Pflanzen und in den Exkrementen von Vögeln kommen zahlreiche Pilze vor. Pilze können als eine Form von Vegetation betrachtet werden. Sie wirken manchmal dem Wachstum von Bakterien entgegen. Penicillin stammt z. B. von einem solchen Schimmelpilz ab. Andere Pilze können die Haut infizieren und Mykosen verursachen. Auch die Mundschleimhaut oder die Lunge können befallen sein (Candidamykose oder Soor).
4. **Protozoen**: Hierbei handelt es sich um einzellige Parasiten, die größer sind als Bakterien und die ihre Form während ihres Lebenszyklus verändern. Malaria und Amöbenruhr sind zwei weit verbreitete tropische Erkrankungen, die durch Protozoen hervorgerufen werden.
5. **Metazoen**: Diese Organismen sind Vielzeller, die meisten von ihnen können mit bloßem Auge gesehen werden. Hierzu gehören Parasiten wie Läuse, Milben und intestinale Würmer (s. S. 182).

3.1.1 Bakterien

Man kennt eine große Zahl verschiedener Bakterientypen. Einige haben in der Medizin eine größere Bedeutung als andere, bezüglich der Schwere und der Häufigkeit der von ihnen erzeugten Erkrankungen. Nur die häufigsten und wichtigsten Erreger sollen hier besprochen werden.

Bakterien werden in der Regel nach ihrem Aussehen in Kokken, Bazillen (Stäbchen) und Spirochäten eingeteilt (Abb. 3.1).

Kokken

Kokken sind kugelförmige Organismen, die je nach der Art, in der sie wachsen, in verschiedene Familien unterteilt werden. Wenn sie in Haufen

Tab. 3.1 Kokken

Name	Pathologische Wirkung	Erkrankungen
Staphylokokken	Akute Entzündung mit Eiterbildung; die Herde bleiben meist lokal begrenzt, Entwicklung von Abszessen	Hautkrankheiten: Furunkel, Karbunkel, Impetigo, Knocheninfekte: Osteomyelitis, Otitis media, Meningitis, Pneumonie, akute bakterielle Endokarditis, Sepsis
Streptokokken – Hämolysierende	Akute Entzündung mit Eiterbildung, Tendenz zur Ausbreitung	Hautkrankheiten: Zellulitis, Erysipel, Impetigo, akute Tonsillitis, Scharlach, Otitis media, Meningitis, Pneumonie, akute bakterielle Endokarditis, Sepsis
– Nicht hämolysierende	Subakute Entzündung	Subakute bakterielle Endokarditis
Pneumokokken	Akute Entzündung mit Eiterbildung	Broncho- und Lobärpneumonie, Otitis media, Meningitis, Peritonitis
Meningokokken	Akute Entzündung mit Eiterbildung	Meningitis
Gonokokken	Akute und chronische Entzündung mit Eiterbildung	Gonorrhoe mit akuter Urethritis, Epididymo-Orchitis, Prostatitis bei Männern; Akute Urethritis, Vaginitis, Salpingitis bei Frauen; Konjunktivitis beim Neugeborenen; Arthritis

Tab. 3.2 Bazillen (Stäbchen)

Name	Pathologische Wirkung	Erkrankungen
Tuberkelbakterien	Spezifische Entzündung, subakut und chronisch; Tuberkelbildung, diese können verkäsen; Ulzeration mit Kavernenbildung; Heilung in Form einer Fibrose	Tuberkulose, diese befällt viele Organe und Gewebe; besonders wichtig: Lungen-Tbc, tuberkulöse Meningitis, Tuberkulose der Lymphknoten, Knochen (bes. Wirbelsäule), Gelenke, Nieren, Haut
Koliforme Bakterien	Akute und chronische Entzündung mit Eiterbildung	Pyelitis, Zystitis, Peritonitis, Cholezystitis, Meningitis, Wochenbettsepsis
Bordetella pertussis	Spezifisches akutes infektiöses Fieber mit Lungenbeteiligung	Keuchhusten (Pertussis)
Diphtheriebakterien (Korynebakterien)	Spezifischer lokalisierter Herd – diphtherische Membran – und ein starkes Toxin mit ausgedehnter Wirkung	Diphtherie mit Membranen in Hals, Nase oder Larynx; das Toxin verursacht eine Albuminurie, eine akute Myokarditis und Neuritis
Salmonella typhi und Salmonella parathyphi	Spezifisches infektiöses Fieber mit akuter Entzündung und Ulzeration; generelle Ausbreitung im Körper, auch im Blutstrom, aber abgegrenzte lokale Veränderungen im Dünndarm	Typhus und Paratyphus
Shigellen	Spezifische akute Entzündung des Intestinaltraktes mit Ulzeration, Exotoxinproduktion	Akute Bakterienruhr (Shigellenruhr)
Weitere Salmonellenarten	Akute Entzündung des Intestinaltrakts	Lebensmittelvergiftung
Haemophilus influenzae	Akute Entzündung mit Eiterbildung	Influenzameningitis
Brucella abortus und **Brucella melitensis**	Spezifische Entzündung vom subakuten Typ mit Befall vor allem der Lymphknoten und der Milz	Undulierendes Fieber (Brucellose)
Clostridium tetani	Produktion eines starken Toxins mit selektiver Wirkung auf Nervenzellen	Tetanus

Tab. 3.3 Spirochäten

Name	Pathologische Wirkung	Erkrankungen
Treponema pallidum	Chronische Entzündung mit Fibrose und Ulzeration; im Körper verbreitete Herde mit Beteiligung insbesondere des Herzens, der Arterien und des ZNS	Syphilis (Lues)
Leptospira icterohaemorrhagiae	Toxin, welches insbesondere die Leber angreift mit der Folge von Hepatitis und Gelbsucht	Morbus Weil
Borrelia vincentii	Akute Entzündung und Ulzeration von Rachen und Zahnfleisch	Angina Plaut-Vincent

wachsen, werden sie als **Staphylokokken** bezeichnet. **Streptokokken** bilden dagegen Ketten, und **Diplokokken** wachsen paarweise.

Diese Untergruppen werden nach verschiedenen Gesichtspunkten in weitere Klassen eingeteilt. Gewisse Streptokokkenarten z. B. zerstören oder hämolysieren rote Blutkörperchen, wenn sie auf bluthaltigem Nährboden wachsen. Sie heißen hämolysierende Streptokokken, um sie von anderen Formen zu unterscheiden, die keine Hämolyse verursachen.

Einige Kokken werden nach der Krankheit benannt, die sie verursachen. Eine Lungenentzündung (Pneumonie) ist häufig die Folge einer Infektion mit Pneumokokken. Einige Kokken und Bazillen verursachen eine eitrige Entzündung und werden daher als pyogene Organismen bezeichnet. Zu den wichtigsten pyogenen Organismen gehören Staphylokokken, Streptokokken, Pneumokokken, Meningokokken und Kolibakterien.

In Tabelle 3.1 sind die Namen, die pathologischen Veränderungen und die häufigsten durch Kokken erzeugten Krankheiten zusammengestellt.

Bazillen (Stäbchen)

Bazillen sind nicht rund, sondern stabförmig und werden hauptsächlich nach den Erkrankungen, die sie hervorrufen, klassifiziert. Tabelle 3.2 zeigt eine Einteilung der häufigsten Bazillen und der von ihnen hervorgerufenen Erkrankungen.

Spirochäten

Die dritte wichtige Gruppe von Bakterien ist die der Spirochäten. Sie sind größer als Kokken und Bazillen, ihre Körper sind spiralig geformt. Durch Spirochäten werden weniger Krankheiten erzeugt als durch die Erreger der beiden anderen Gruppen. Eine wichtige durch Spirochäten erzeugte Krankheit beim Menschen ist die Syphilis. Tabelle 3.3 zeigt die wenigen gut bekannten Krankheiten, die durch Spirochäten hervorgerufen werden.

3.1.2 Viren

Viren sind für so weit verbreitete Erkrankungen wie Grippe und Erkältung verantwortlich. Auch viele akute fieberhafte Infektionskrankheiten wie Masern, Röteln, Mumps und Windpocken sind die Folge einer Virusinfektion. Zu den ernsteren viralen Erkrankungen zählen die Poliomyelitis, Enzephalitis und die Viruspneumonien.

Im Gegensatz zu bakteriellen Infektionen reagieren Viruserkrankungen nicht auf Antibiotika oder Sulfonamide, so daß es keine effektive Therapie für diese Leiden gibt. Glücklicherweise wird die Virusinfektion in den meisten Fällen durch das körpereigene Immunsystem selbst geheilt. Hin und wieder nehmen jedoch einzelne widerstandsfähige Viruslinien überhand, was fatale Folgen hat, so z. B. bei der schweren Grippeepidemie im Jahr 1918.

Die **AIDS-Erkrankung** (**a**quired **i**mmuno**d**eficiency **s**yndrome), die zuerst 1981 in den USA erkannt wurde, wird durch das HIV-Virus hervorgerufen (**h**uman **i**mmunodeficiency **v**irus), das 1983 isoliert werden konnte. Das Virus greift die Lymphozyten an, die bei der Infektionsabwehr notwendig sind. Ein hohes Erkrankungsrisiko haben besonders Homosexuelle, Drogensüchtige (bei intravenöser Injektion) und Hämophile (Bluter). Es gibt bislang keine Heilung für AIDS. Die Therapie zielt darauf ab, das HIV-Virus zeitweise zu unterdrücken und die bakteriellen Superinfektionen, die durch die herabgesetzte Immunität entstehen, zu bekämpfen.

Die **Diagnose** der meisten viralen Infektionskrankheiten läßt sich aus den typischen klinischen Zeichen und Symptomen leicht stellen.

> Bei bakteriellen Infektionen ist die Zahl der weißen Blutkörperchen im Blut in der Regel stark vermehrt (Leukozytose), bei viralen Erkrankungen fehlt dieser Anstieg.

Die Diagnose einer Virusinfektion ist viel schwieriger und dauert länger als bei einer bakteriellen Erkrankung.

Viren aus infiziertem Material zu kultivieren, erfordert Spezialtechniken. Virale Antikörper im Blut können zwar nachgewiesen werden, doch dauert dies normalerweise mehrere Wochen.

3.1.3 Probengewinnung für bakteriologische Untersuchungen

Das vorrangige Ziel der bakteriologischen Untersuchungen besteht darin, den Krankheitserreger zu isolieren. Um dies möglich zu machen, muß der Organismus aus dem Körper gewonnen werden. Wenn der Verdacht auf eine bakterielle Infektion besteht, stehen bestimmte Methoden zur Verfügung, um geeignete biologische Flüssigkeiten oder Proben zu gewinnen. Die Kenntnis der

Pathogenese der Erkrankung bzw. des Organsystems, das von der Krankheit befallen ist, hilft bei der Entscheidung, welche Gewebe zur Untersuchung eingeschickt werden sollten.

Rachenabstrich

Ein Abstrichtupfer ist ein Stäbchen mit einem mit steriler Watte umwickelten Ende. Das sterile Ende wird über die Oberfläche, von der die Probe gewonnen werden soll, gestrichen. Frische Abstriche sollten so bald wie möglich ins Labor gebracht werden.

Beim Verdacht auf folgende Erkrankungen werden in der Regel Rachenabstriche gewonnen:

- Akute Tonsillitis bzw. jede Art von Halsentzündung
- Diphtherie
- Scharlach
- Rheumatisches Fieber

Nasenabstrich

Ein Nasenabstrich ist weniger wichtig als ein Rachenabstrich, er wird jedoch beim Verdacht auf eine nasale Diphtherie abgenommen.

Sputum

Wenn Sputum abgehustet wird, sollte dieses für bakteriologische Untersuchungen gesammelt werden. Dies ist besonders wichtig bei:

- Lungentuberkulose
- Pneumonie

Die Sputumuntersuchung auf Mycobacterium tuberculosis, den Erreger der Tuberkulose, ist von größter Wichtigkeit. Erstens kann man hierdurch die Diagnose einer aktiven Lungentuberkulose bestätigen, zweitens muß der Patient wegen der Ansteckungsgefahr unmittelbar nach der Diagnosestellung isoliert werden.

Faeces

Viele Bakterien verursachen Krankheitsherde im Intestinaltrakt. Die Erreger können in solchen Fällen im Stuhl nachgewiesen werden. Bei folgenden Erkrankungen sind Stuhluntersuchungen wichtig:

- Alle Fälle von akuter Diarrhoe
- Shigellenruhr und chronische Diarrhoen
- Lebensmittelvergiftung
- Typhus und Paratyphus
- Tuberkulose des Intestinaltrakts

Urin

Der Urin wird häufig bakteriologisch untersucht und muß unter sterilen (aseptischen) Bedingungen gewonnen werden. Dazu gehört, daß die Genitalien zuvor mit Wasser und Seife gewaschen werden und der zuerst gewonnene Urin verworfen wird (Gewinnung von sog. **Mittelstrahlurin**). Bei folgenden Erkrankungen ist die bakteriologische Untersuchung des Urins wichtig:

- Akute Pyelonephritis und Zystitis (Harnblasenentzündung)
- Akute Urethritis
- Tuberkulose des Harntraktes

Blut

Wenn Bakterien im Blut vermutet werden – ein Zustand, den man **Septikämie** nennt – wird eine kleine Menge Blut, in der Regel 2–3 ml, in eine Spezialflasche abgefüllt, die als **Blutkulturflasche** bezeichnet wird. Hierin ist ein spezielles Nährmedium enthalten, meist eine Nährbouillon, die ein Bakterienwachstum ermöglicht. Das Blut sollte unter streng aseptischen Bedingungen abgenommen werden, da die Ergebnisse sonst durch eine Kontamination mit anderen Erregern verfälscht werden. Eine frische sterile Spritze ist für jede Blutabnahme notwendig.

Bei folgenden Erkrankungen werden in der Regel Blutkulturen entnommen:

- bei jedem Verdacht auf eine Septikämie
- Bakterielle Endokarditis
- Typhus und Paratyphus
- bei allen Patienten mit einem anhaltenden Fieber ungeklärter Ursache.

Pleuraflüssigkeit

Wenn sich im Pleuraraum Flüssigkeit ansammelt (Pleuraerguß), wird häufig eine Punktion durch die Brustwand durchgeführt, um eine Probe zur Isolierung eines möglichen Erregers zu gewinnen. Bei den dabei gefundenen Bakterien kann es sich um Pneumokokken, Streptokokken, Staphylokokken oder Tuberkelbakterien handeln. Diese Erreger rufen häufig eine Pneumonie mit Beteiligung der Pleura und Exsudation von Flüssigkeit in die Pleurahöhle hervor.

Zerebrospinaler Liquor wird durch eine **Lumbalpunktion** gewonnen. In allen Verdachtsfällen von Meningitis (entzündliche Erkrankung der Hirnhäute) wird der Liquor auf Bakterien untersucht. Unter den häufig gefundenen Bakterien findet man Meningokokken, Pneumokokken und Mykobakterien (Tuberkulose).

Abstriche aus der Genitalregion

Bei einem Ausfluß aus der Vagina oder der Urethra wird ein Abstrich zur bakteriellen Untersuchung gemacht, der insbesondere zur Abklärung einer Gonokokkeninfektion (Gonorrhoe) dient. Wenn eine Wunde an den Genitalien entdeckt wird, wird ein Abstrich zur Untersuchung auf Spirochäten (Syphilis) angefertigt.

Augenabstriche

Augenabstriche sind bei den meisten Entzündungen im Augenbereich und vor Operationen an den Augen notwendig. Bevor Augenoperationen durchgeführt werden, muß sichergestellt sein, daß keine pathogenen Organismen in den Konjunktivae (Bindehaut) vorhanden sind.

3.1.4 Methoden zur Identifizierung von Mikroorganismen

Nach der Materialgewinnung für bakteriologische Untersuchungen werden die Proben ins Labor gesandt, wo man mit unterschiedlichen Methoden versucht, die Erreger zu identifizieren.

Färben von Ausstrichen

In einigen Fällen wird das gewonnene Material auf Objektträgern ausgestrichen und gefärbt. Es gibt verschiedene Färbemethoden, um den Mikroorganismus sichtbar zu machen. In Abhängigkeit von der Farbe, die sie aufnehmen, kann man bestimmte Mikroorganismen voneinander unterscheiden. Ein wichtiges Beispiel ist die häufig angewandte **Färbung nach Gram**. Nach ihren Färbeeigenschaften kann man die meisten Mikroorganismen in zwei Gruppen einteilen:

- grampositive Bakterien werden nach Zugabe der Farbe blau,
- gramnegative Bakterien werden rot.

Kokken sind in der Regel grampositiv (mit Ausnahme der Meningokokken und der Gonokokken), viele der wichtigen Bazillen sind gramnegativ (nicht jedoch das Mycobacterium tuberculosis und das Corynebacterium diphtheriae).

Durch Auswaschen der Farbe mit Säure können die meisten Erreger von **Tuberkelbakterien** differenziert werden, da diese der Wirkung der Säure widerstehen und deshalb auch als **säurefeste Stäbchen** bezeichnet werden.

Kulturen

Die meisten gewonnenen Proben werden auf einem speziellen Nährboden aufgetragen, der geeignetes Material wie Blut in einem festen Agar-Gel enthält. Darauf können die Mikroorganismen wachsen. Der Nährboden wird in einem speziellen Behälter, der als Inkubator bezeichnet wird, bei 37 °C aufbewahrt (die meisten Mikroorganismen wachsen gut bei Körpertemperatur). Nach 24 bis 48 Stunden wird geprüft, ob ein Wachstum stattgefunden hat. Diese Methode der Erregeridentifizierung nennt man Isolierung durch Kulturverfahren. Ausstriche oder Filme werden dann von dem Nährboden gewonnen, gefärbt und unter dem Mikroskop betrachtet. Die Nährbodenkultur liefert wertvolle Hinweise auf die Identität der verschiedenen Mikroorganismen in Abhängigkeit von ihrem Wachstumsmuster. Hämolysierende Streptokokken z. B., wichtige Erreger mehrerer Krankheiten, führen zur Hämolyse eines bluthaltigen Nährbodens, die von nichthämolysierenden Streptokokken nicht erzeugt wird.

Agglutinationsreaktion

Eine Agglutinationsreaktion kann gut am Beispiel der Widal-Reaktion erklärt werden. Diese dient zur Diagnose von Typhus. Ein Patient, der an Typhus erkrankt ist, entwickelt **Antikörper** gegen die Typhusbakterien. Dies ist Teil eines Schutzmechanismus des Körpers zur Bekämpfung der Erkrankung. Wenn das antikörperhaltige Patientenserum in einem Teströhrchen mit Typhusbakterien gemischt wird, ballen sich die Bakterien als Folge der Reaktion mit den Antikörpern zusammen (Agglutination). Keine Agglutination entsteht, wenn Patientenserum und andere Erreger als Salmonella typhi gemischt werden.

Die Agglutinationsreaktion kann zur Diagnose verschiedener Erkrankungen eingesetzt werden. Sie ist besonders wichtig, wenn die Erregerisolierung Schwierigkeiten bereitet und kommt vor allem bei der Diagnostik (entzündliche Darmerkrankungen, Typhus und Paratyphus) zum Einsatz.

> Eine Agglutinationsreaktion wird erst nach einer Krankheitsdauer von ca. einer Woche positiv, da die Antikörper etwa 7–10 Tage benötigen, um sich im Blut des Patienten zu entwickeln.

3.1.5 Wie Bakterien in den Körper eindringen (Epidemiologie)

Bakterien müssen in den Körper eindringen, um eine Krankheit zu erzeugen (Abb. 3.2).

Der Begriff **Epidemiologie** bezeichnet die verschiedenen Arten, auf die dies geschieht (Ausbreitungsmechanismus).

- **Tröpfcheninfektion**. Wenn sich in den oberen Luftwegen Erreger befinden, können diese beim Sprechen, Niesen oder Husten ausgestoßen und leicht von anderen Personen inhaliert werden. Eine Infektion kann sich somit durch engen Kontakt zu einem Infizierten leicht verbreiten. In einigen Fällen enthalten die kontaminierten Tröpfchen Staubpartikel, die inhaliert werden und so eine Infektion erzeugen.

  Glücklicherweise sterben die meisten Erreger außerhalb des Körpers ab, eine wichtige Ausnahme stellt jedoch das Tuberkelbakterium dar, das in Staub monatelang überleben kann.

Die meisten akuten Infektionskrankheiten, z. B. Masern, Keuchhusten, Diphtherie usw., werden über den Respirationstrakt durch Tröpfcheninfektion übertragen.

- Eine Infektion kann auch über **infizierte Gegenstände** wie Kleider, Bettlaken, Spielzeug, Schreibstifte usw. (Ansteckungsträger) übertragen werden. Nachlässigkeit beim Händewaschen kann zur Ausbreitung einer Infektion beitragen.
- Der Infektionserreger kann in **Nasensekreten, Faeces** und **Urin** vorkommen. Mangelnde Hygiene nach Toilettengängen kann eine Kontamination (Verunreinigung) von Nahrung oder Wasser zur Folge haben. Undichte Rohre sind ein potentieller Grund für eine Kontamination von **Trinkwasser**, die zu Epidemien führen kann. **Fliegen**, die sich von Exkrementen ernähren, können ebenfalls Nahrungsmittel verunreinigen. Durch eine Kontamination von Nahrung, Milch oder Wasser entstehen insbesondere Infektionen des Verdauungstraktes. Hierzu gehören die Lebensmittelvergiftung, die Ruhr und der Typhus.
- Einige Mikroorganismen, insbesondere Gonokokken und Spirochäten, die Erreger der Syphilis, können nur durch **direkten Körperkontakt** mit einem Infizierten übertragen werden.
- Ein anderer Übertragungsweg findet über blutsaugende **Insekten** statt. So übertragen z. B. weibliche Stechmücken (Anopheles) die Malariaplasmodien und Läuse den Typhuserreger.
- Schließlich kann auch eine Übertragung vom **Tier zum Menschen** stattfinden, z. B. bei Tollwut (Rabies) von Hunden und beim Milzbrand (Anthrax) von Schafen.

3.1.6 Wie Bakterien Krankheiten hervorrufen (Pathogenese)

Obgleich Bakterien überall vorkommen, erzeugen sie doch nicht immer Erkrankungen. Bestimmte Kriterien sind notwendig, um nach einem bakteriellen Befall eine Krankheit hervorzurufen:

1. Die Erreger müssen in ausreichender **Anzahl** vorhanden sein.
2. Sie müssen **virulent** sein, d. h., einen ausreichenden Aktivitätsgrad besitzen.
3. Sie müssen über die **richtige Eintrittspforte** in den Körper gelangt sein, damit sie die für sie optimale Umgebung für Wachstum und Entwicklung ihrer Virulenz vorfinden. Gonokokken, z. B. werden zerstört, wenn sie peroral in den Körper gelangen, während Dysenteriebakterien ihre Virulenz nur auf diesem Weg entwickeln.
4. Die infizierte Person muß dem Mikroorganismus gegenüber **anfällig** sein, d. h., sie darf nicht resistent (immun) sein.

Unter den genannten Bedingungen vermehren sich die in den Körper eingedrungenen Mikroorganismen und produzieren Toxine, das sind Substanzen, die an spezifischen Zielgeweben und Zellen angreifen (Diphtherietoxin z. B. an Nerven und am Herzen). Die Art der Reaktion ist bei den einzelnen Bakterienarten unterschiedlich. Einige rufen eine akute oder chronische Entzündung hervor, andere führen zu einer Zelldegeneration.

3.1.7 Wie der Körper die Infektion bekämpft (Immunität) (Abb. 3.3)

Bis jetzt wurden die Isolierung und Identifikation von krankheitserregenden Bakterien, ihr Eintrittsmechanismus in den Körper und die Bedingungen zur Entwicklung einer bakteriellen Erkrankung behandelt.

Eine der notwendigen Voraussetzungen dafür, daß Bakterien Krankheiten hervorrufen, ist die

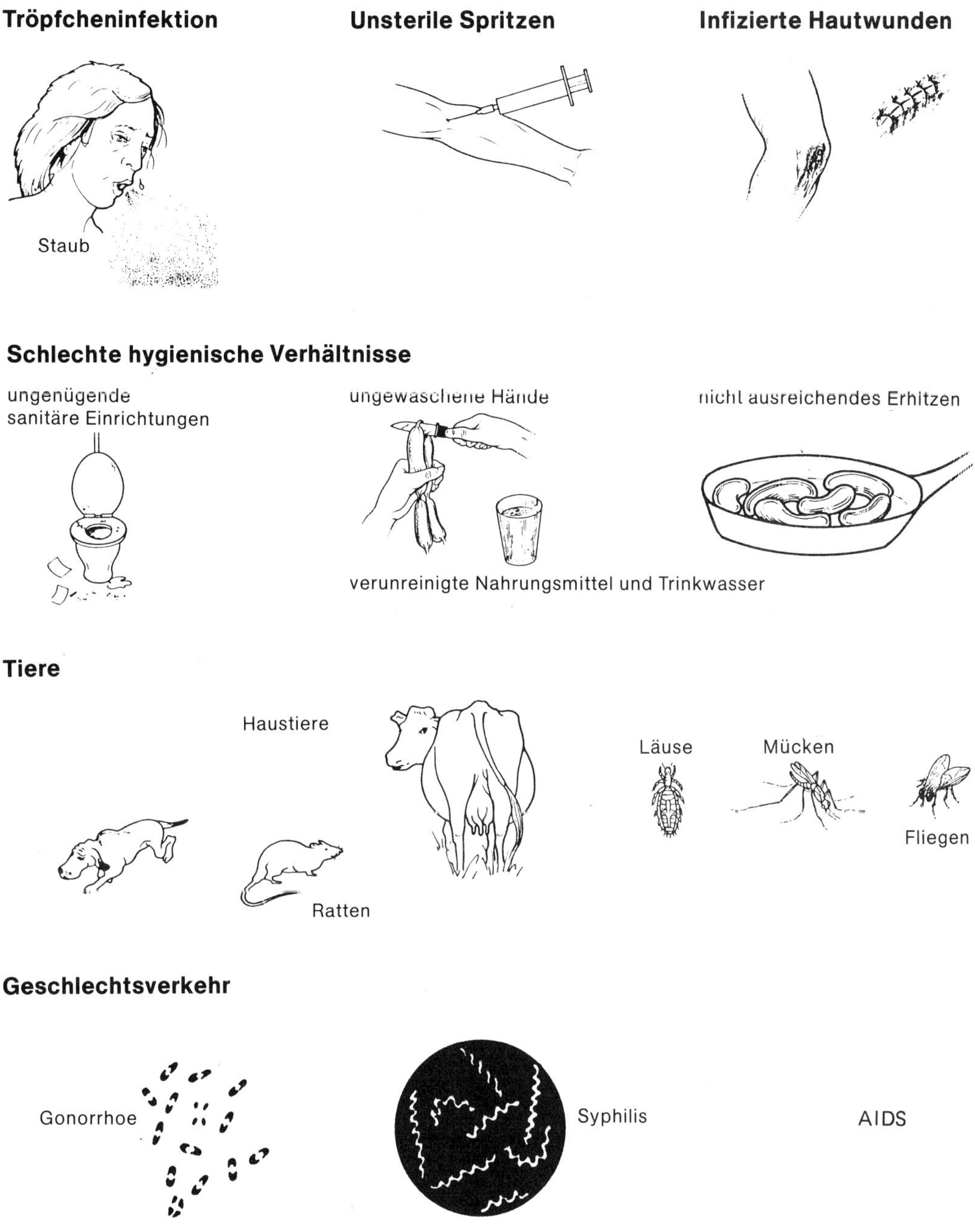

Abb. 3.2 Einige häufige Infektionsarten

Sensibilität bzw. die Anfälligkeit des Wirtsorganismus. In vielen Fällen steckt sich eine infizierte Person jedoch nicht an, obgleich sie Bakterienträger ist. Sie wird dann als **immun** gegenüber der Erkrankung bezeichnet.

Eine Immunität gegenüber einer bestimmten Erkrankung kann auf natürlichem Wege oder durch eine freiwillige künstliche Immunisierung (Impfung!) erworben werden (Abb. 3.3).

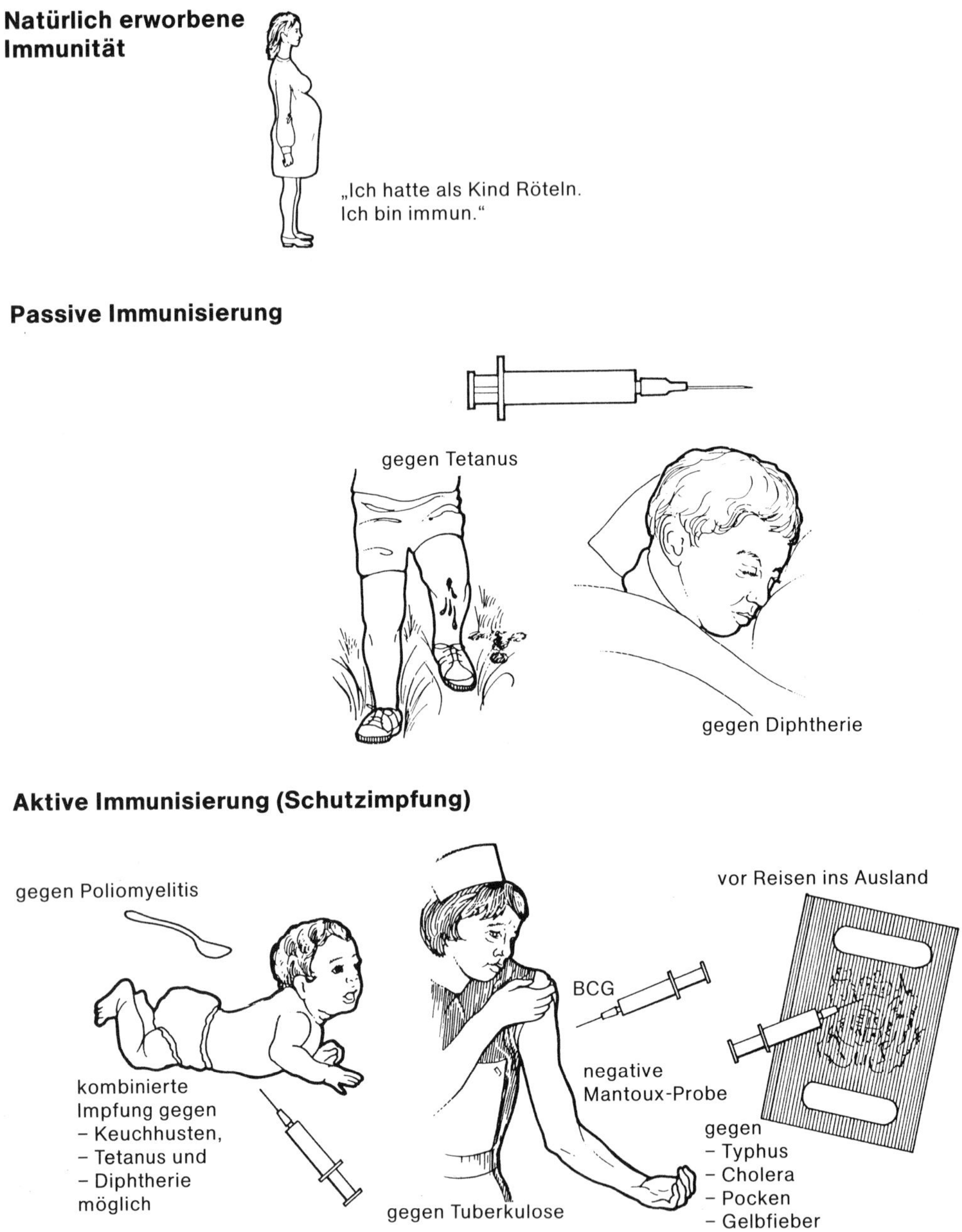

Abb. 3.3 Einige Formen von Immunität

3.2 Infektionsabwehr

Der Körper wehrt sich gegen bakterielle oder virale Infektionen sowohl durch eine lokale als auch durch eine allgemeine Reaktion. Die lokale Antwort auf eine Infektion ist die Entzündung, die allgemeine erfolgt durch das Immunsystem.

3.2.1 Entzündung

Eine Entzündung ist die **lokale Reaktion** des Gewebes auf eine Infektion.

Eine **akute Entzündung** ist durch eine Rötung (Rubor), Schwellung (Tumor) und erhöhte Temperatur (Calor) der betroffenen Region charakterisiert. Häufig bestehen auch starke Schmerzen (Dolor) und eine Einschränkung oder ein Verlust der Funktion (Functio laesa).

Diese Erscheinungen werden durch die Erweiterung der kleinen Blutgefäße mit Flüssigkeitsaustritt ausgelöst. Bei der **chronischen Entzündung** werden durch den Gewebeschaden schon früh weiße Blutkörperchen (polymorphkernige Leukozyten) in der Region aktiviert. Sie beginnen, **Lymphokine** auszuschütten, die weitere Leukozyten aktivieren. Die von der entzündeten Region angelockten Leukozyten (diesen Vorgang nennt man Chemotaxis) nehmen das Fremdmaterial bzw. die Bakterien auf. Ein Überschuß an toten Blut- und Gewebezellen führt zur Bildung eines **Abszesses**.

Die Lymphozyten produzieren **Antikörper**, die die vorhandenen Toxine neutralisieren und eine Ausbreitung der Bakterien verhindern. Fibrozyten produzieren dichte bindegewebige Stränge, die einen Wall um die infizierte Region bilden und zur Narbenbildung führen. Wenn dieser Prozeß überhand nimmt, kann eine narbige Ausziehung oder Deformierung des entsprechenden Gebiets die Folge sein.

Die Art und das Ausmaß der Entzündung hängen vor allem davon ab, welcher Reiz oder welches Bakterium als Ursache zugrunde liegt. Einige Erkrankungen, wie die Tuberkulose, entwickeln allmählich eine chronische Entzündung, andere, z. B. Staphylokokkeninfektionen, führen akut zu einer schweren Entzündung. Manchmal tritt in Entzündungsgebieten Flüssigkeit (**Exsudat**) aus, die serös, eitrig oder hämorrhagisch sein kann.

1. **Serös**
   Bei einer Entzündung der Pleura oder des Peritoneums wird eine klare gelbe Flüssigkeit abgesondert.
2. **Eitrig (purulent)**
   Das Exsudat enthält infektiöse Mikroorganismen, Massen polymorpher Leukozyten und Überreste abgestorbener Zellen.
3. **Hämorrhagisch**
   Ein blutig tingiertes Exsudat kommt manchmal bei bakteriellen Erkrankungen vor, ist jedoch in der Regel ein Zeichen für malignes Wachstum (Karzinome).

Heilung
Wenn die Entzündung mild verläuft, können die Abwehrmechanismen des Körpers die Krankheit in den Griff bekommen, und die Erkrankung kann mit einem sehr geringen Folgeschaden in der betroffenen Region heilen. Bei einer stärkeren Entzündung entstehen oft bleibende Veränderungen, vor allem Narbenbildung oder Fibrose. Eine sehr ausgedehnte Narbenbildung kann die Funktion des entsprechenden Körperteils beeinträchtigen. Wenn ein lebenswichtiges Organ betroffen ist, kann daraus eine schwere Behinderung, u. U. mit schwerwiegenden Folgen, entstehen. Eine chronische Herzklappenentzündung z. B. kann für eine schwere narbige Deformierung der Herzklappen verantwortlich sein, die zu einer Fehlfunktion und im Lauf der Jahre zu einer chronischen Herzinsuffizienz führt.

3.2.2 Immunität (Abb. 3.3)

Die meisten Mikroorganismen, wenn auch nicht alle, führen nach ihrem Eintritt in den Körper zu einer Stimulation der Lymphozyten. Letztere bilden Substanzen, die mit den eingedrungenen Fremdstoffen reagieren und diese zerstören. Die Substanzen werden **Antikörper** oder **Antitoxine** genannt. Die Bakterien wirken als **Antigene**, die die Produktion von **Antikörpern** anregen (**humorale Immunität**). Sie können auch Zellen zu Antikörpern umformen (**zelluläre Immunität**).

Diese Antikörper oder Antitoxine entfalten eine spezifische Wirkung (z. B. bei der Diphtherie) gegen einen Mikroorganismus oder ein Toxin. Obgleich Antikörper nicht unbegrenzt überleben, werden einige von den weißen Blutkörperchen über Jahre hinweg produziert, andere dagegen nur wenige Wochen oder Monate.

Antikörper sind Proteine, die auch als Gammaglobuline oder Immunglobuline bekannt sind. Sie werden von den Lymphozyten und den Plasmazellen, die zu den weißen Blutkörperchen gehören, gebildet. Verschiedene Zellgruppen bilden unterschiedliche Antikörper, die mit verschiedenen Antigenen, die ins Blut eintreten, reagieren. Eine wichtige Rolle bei der Entwicklung dieser Zellen beim Fötus spielt die Thymusdrüse. Beim Erwachsenen sind die Lymphknoten, die Milz und der Gastrointestinaltrakt an der Aktivierung der Lymphozyten beteiligt.

3.2.2.1 Natürlich erworbene Immunität

Die **Haut** ist eine wichtige natürliche Barriere und dient als **erste Abwehrlinie** gegen eindringende Bakterien.

Eine natürliche Immunität gegenüber bestimmten Erkrankungen kann auf verschiedenen Wegen erworben werden:

1. Das Individuum wird plötzlich von der Krankheit befallen. Wenn die Infektion in den Körper eindringt, werden zum Schutz **Antikörper** von den Lymphozyten produziert, die die Krankheitserreger angreifen und neutralisieren. Antikörper schützen nur gegen den speziellen Mikroorganismus, an den sie sich binden können, d. h., gegen den Erreger, dem die Lymphozyten vorher schon ausgesetzt waren. Wenn die Antikörperstimulation stark genug ist, ist der Patient auch in Zukunft vor einem Befall durch die gleichen Erreger geschützt. Nicht alle Infektionen führen jedoch zu einer anhaltenden Immunität. In diesen Fällen kann ein erneuter Befall mit dem gleichen Erreger möglich sein.
2. Das Individuum wird nicht plötzlich, sondern wiederholt von der Krankheit befallen. Bei einer **wiederholten Stimulation des Immunsystems** durch banale Infektionen, die zu kurz sind, um eine richtige Erkrankung hervorzurufen (subklinische Infektionen), kann sich nach einiger Zeit eine Immunität entwickeln. Sie verhindert dann eine spätere akute Infektion mit dem gleichen Erreger. Diese Art der Immunitätsentwicklung erklärt, warum manche Menschen gegenüber einer Krankheit immun sind, ohne jemals an dieser akut erkrankt gewesen zu sein.
3. Resistenz kann auch übertragen werden. Ein Kleinkind kann z. B. eine Zeitlang immun sein, weil es mütterliche **Antikörper über die Plazenta** oder die Muttermilch erhalten hat.
4. Bestimmte **Tiere** besitzen außerdem eine natürliche Immunität gegenüber Krankheiten wie Syphilis und Gonorrhoe, während andere hoch empfindlich sind. Schafe und Kühe können z. B. an Milzbrand erkranken, während Hunde und Ratten dagegen praktisch immun sind.

3.2.2.2 Künstlich erworbene Immunität

> Die künstliche Immunität entsteht als Folge eines absichtlichen und erfolgreichen Versuchs des Körpers, gegen einen infektiösen Mikroorganismus Antikörper zu entwickeln.

Die Geschichte der Entdeckung dieses Vorgangs hilft dabei, das Phänomen der Immunität zu verstehen. 1796 beobachtete der englische Arzt *E. J. Jenner*, daß Menschen, die an den harmlosen Kuhpocken erkrankten, die man sich von Kühen zuziehen kann, selten an den ernsteren und oft tödlichen Pocken erkrankten. Wenn sie überhaupt Pocken bekamen, verlief die Krankheit in der Regel milde. Hiervon leitete er ab, daß die Kuhpocken zu irgendeiner Form von Resistenz oder Immunität bei der betreffenden Person führten. Er glaubte, daß der Erreger der Kuhpocken mit dem der Pocken fast identisch war, jedoch in seiner Wirkung milder. *Jenner* impfte einen Jungen mit Kuhpocken. Nachdem dieser seine leichte Erkrankung überstanden hatte, zeigte *Jenner*, daß er sich nicht an Pocken anstecken konnte. Dieser Versuch führte zur Entwicklung von Impfstoffen.

Ein weiterer wesentlicher Fortschritt bei der Entwicklung der künstlich erworbenen Immunität war *Pasteurs* Entdeckung (1885), daß bestimmte Bakterien durch verschiedene Verfahren verändert und in eine harmlose Form übergeführt werden konnten, so daß sie ohne große Gefahr injiziert werden konnten. Obgleich diese Bakterien keine Krankheiten mehr hervorriefen, behielten sie ihre Fähigkeit bei, die Bildung von Antikörpern zu stimulieren. So erzeugte die Infektion einer Person mit einem modifizierten Erregertypus eine Immunität, ohne eine richtige Erkrankung zur Folge zu haben. *Pasteur* begann, die Virulenz („Infektionskraft“) eines Mikroorganismus durch Erhitzen, durch Zugabe eines Antiseptikums oder durch vorherige Infektion eines Tieres abzuschwächen. Wenn zunächst ein Tier infiziert wird, werden die Erreger so verändert, daß sie nicht länger fähig sind, eine schwere Krankheit beim Menschen hervorzurufen. Sie können jedoch trotzdem eine Immunität erzeugen.

Tab. 3.4 Impfplan

Alter	Arztbesuche	Impfung	Intervalle
2–12 Monate	3	DTP, Schluckimpfung (Polio) und Hämophilus influenzae B (HiB) dreimal	6–8 Wochen und 4–6 Monate
12–24 Monate	1	Masern, Mumps und Röteln	
Erstes Schuljahr	1	Auffrischimpfung DT und Polio	
10–13 Jahre	1	BCG bei Tuberkulinnegativen	
Mädchen 11–13 Jahre	1	Rötelnimpfung	
15–19 Jahre oder beim Schulabgang	1	DT und Polio	

Vakzine (Impfstoff) nennt man eine Suspension aus abgeschwächten Mikroorganismen. Der Vorgang heißt **Impfung** oder Vakzination (Immunisierung).

Auch von Mikroorganismen produzierte **Toxine** können ausreichend abgeschwächt bzw. inaktiviert und für eine Immunisierung verwendet werden. Das bei Impfungen verwendete veränderte Toxin wird als **Toxoid** bezeichnet.

Die beschriebene Form der künstlich erzeugten Immunität nennt man **aktive Immunisierung**. Die passive Immunisierung wird auf Seite 47 abgehandelt.

Klinische Anwendung

Bei bestimmten schweren und weit verbreiteten Infektionskrankheiten werden Impfungen durchgeführt, um eine Immunität zu erzeugen.

Zur Vorbeugung gegen **Typhus** werden z. B. tote Typhusbakterien zur Herstellung einer Vakzine verwendet. Nach der Impfung bildet der Körper Antikörper, die über ein Jahr lang vor Typhus schützen. In Gegenden, in denen Typhus grassiert, muß die Impfung in bestimmten Zeitabständen wiederholt werden, um die Antikörperbildung zu erneuern. Diese Art der Immunisierung wird **aktiv** genannt, weil sie von der körpereigenen Aktivität der Lymphozyten bei der Produktion der geeigneten Antikörper abhängt.

Krankheiten, bei denen die aktive Immunisierung (Impfung) von Nutzen ist, sind:

- Diphtherie
- Cholera
- Tuberkulose
- Typhus
- Tetanus
- Keuchhusten
- Poliomyelitis
- Röteln

Nach einer überstandenen Infektionskrankheit zirkulieren spezifische Antikörper im Blut. Im Rekonvaleszenzstadium nach einer Masernerkrankung hat ein Kind z. B. überreichlich Antikörper gegen das Masernvirus im Blut. Einem solchen Kind kann Blut abgenommen und das die Antikörper enthaltende Serum (Rekonvaleszentenserum) einem anderen Kind, das Kontakt mit einem Maserkranken hatte, injiziert werden, um die Erkrankung zu verhindern. Da die Antikörper nicht aktiv von dem entsprechenden Kind produziert werden, spricht man von einer **passiven Immunität**.

Antitoxin-haltige Seren können vor folgenden Krankheiten schützen:

- Diphtherie
- Tetanus

Rekonvaleszentenserum wird heute nicht mehr zur Vorbeugung von Masern verwendet, da die Gefahr besteht, gleichzeitig andere Krankheiten zu übertragen. Statt dessen wird das die Antikörper (Gammaglobuline) enthaltende Protein aus dem Serum isoliert, gereinigt und für künftige Fälle aufbewahrt.

Bei der **Diphtherie** dient das Pferd als Quelle für die Antitoxingewinnung. Nach wiederholten Übertragungen von inaktivierten Diphtheriebazillen, die zur Bildung einer ausreichenden Menge an Antitoxin notwendig sind, wird dem Pferd Blut abgenommen, das Serum sterilisiert und für Notfälle mit schwerer Diphtherie aufbewahrt (s. S. 52).

Normale Immunglobuline vom Menschen können bei Masern und Hepatitis A verabreicht werden, während spezifische Immunglobuline vom Menschen bei Windpocken, Hepatitis B, Tetanus und Tollwut zur Verfügung stehen.

3.3 Organtransplantation

Der Kontakt mit Bakterien oder anderem Fremdmaterial (Antigene) führt also zur Produktion von Antikörpern, hauptsächlich durch die Lymphozyten. Diese Antikörper blockieren die Wirksamkeit des Antigens.

> Jedes in den Körper eingebrachte Material verhält sich wie ein Antigen, außer wenn es sich um einen natürlichen Bestandteil des Körpers oder um eine sehr ähnliche Substanz handelt, die von einem körpereigenen Produkt nicht unterschieden werden kann.

Eine **Bluttransfusion** von einem anderen Menschen z. B. ruft eine schwere Unverträglichkeitsreaktion hervor, wenn das Blut nicht zur gleichen Blutgruppe gehört. Diese spezifische Fähigkeit des Körpers, Fremdmaterial zu erkennen und mit Hilfe von Antikörpern zu zerstören, erschwert die Organtransplantation. Eine **Nierentransplantation** von einem Unfallopfer auf einen niereninsuffizienten Patienten etwa ist technisch einfach. Wenn die Niere jedoch nicht von einem eineiigen Zwilling des Patienten stammt, werden vom Empfänger Antikörper gebildet, die mit der Transplantatniere reagieren und über eine Antigen-Antikörper-Reaktion zur **Abstoßung** des Spenderorgans führen (Abb. 3.4).

Auf mehreren Wegen wurde versucht, die Abstoßungsreaktion zu bekämpfen:

1. **Steroide** wie Prednison helfen, die Abstoßungsreaktion zu verhindern. sie müssen jedoch in hohen Dosen gegeben werden. **Cyclosporin** wirkt ähnlich.
2. Bestimmte **zytotoxische Medikamente**, insbesondere Azathioprin, verhindern die Produktion von Antikörpern (dies wird als Immunsuppression bezeichnet). Sie besitzen toxische Eigenschaften und müssen deshalb vorsichtig dosiert werden.

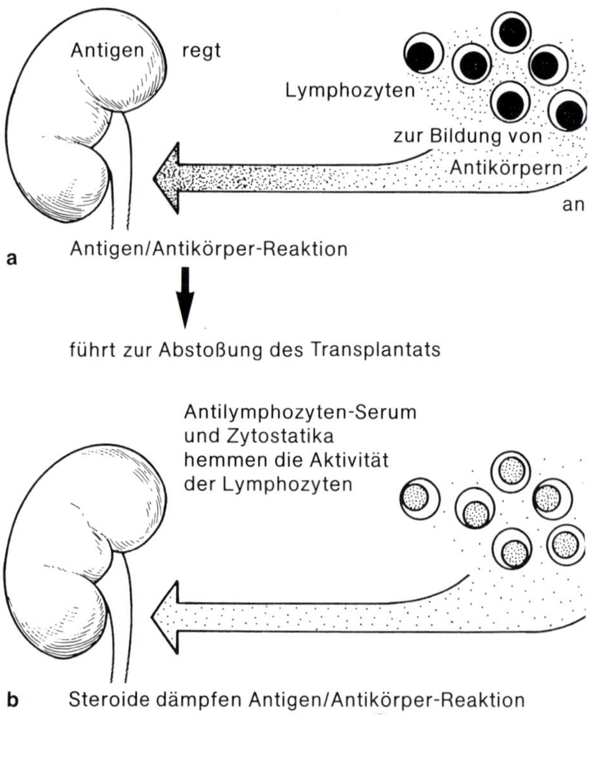

Abb. 3.4 a, b Organtransplantation **a** Ursachen der Abstoßung **b** Prävention der Abstoßung (Vorbeugung)

3. **Antilymphozytenserum** kann zur Unterdrükkung der Antikörper produzierenden Lymphozyten gegeben werden. Wenn menschliche Lymphozyten z. B. einem Pferd injiziert werden, kommt es zur Produktion von Antikörpern gegen die menschlichen Lymphozyten im Serum des Pferdes. Daraus kann man Antilymphozytenserum gewinnen. Zur Vermeidung einer Abstoßungsreaktion nach einer Transplantation wird dem Patienten Antilymphozytenserum injiziert und eine Behandlung mit Prednison und Azathioprin begonnen.

Mit diesen Maßnahmen können transplantierte Organe eine Zeitlang gut funktionieren (d. h. Toleranz zeigen). Vorübergehende Erfolge wurden bei Transplantationen von **Niere**, **Leber**, **Pankreas**, **Lunge** und **Herz** beschrieben. Viele Probleme müssen jedoch noch gelöst werden, bevor diese Operationen routinemäßig durchgeführt werden können. Derzeit muß ein Transplantatorgan kurze Zeit nach dem Tod des Spenders entnommen werden, da keine Methode bekannt ist, mit der ein Organ mehrere Stunden lang ohne Funktionseinschränkung konserviert werden kann.

3.4 Anaphylaxie, Serumkrankheit, Hypersensibilität und Allergie

Alle diese Begriffe beschreiben ähnliche Zustände und sind oft gegeneinander austauschbar. Dies trifft besonders auf die Bezeichnung **Allergie** zu. Um diese Krankheitszustände, die sehr schwer zu verstehen sind, zu erklären, beschreibt man am besten, wie sie im klinischen Alltag zu erkennen sind.

Anaphylaxie

Bei einer Seruminjektion, die nach 10–14 Tagen wiederholt wird, kann es zu einer schweren Reaktion kommen, die als **Anaphylaxie** bezeichnet wird. Die Hauptsymptome dieser Reaktion sind Spasmen der glatten Muskulatur und eine Erweiterung der Kapillaren, was Atemnot und einen Kreislaufkollaps zur Folge hat und manchmal zum Tode führt.

Diese Veränderungen entstehen aufgrund eines Fremdproteins im Serum, das nach der ersten Injektion zu einer hohen Antikörperproduktion führt. Bei der zweiten Injektion kommt es zu einer schweren Antigen-Antikörper-Reaktion, die für die heftigen Symptome verantwortlich ist. Wenn die zweite Injektion jedoch vor Ablauf von 10 Tagen verabreicht wird, entwickelt sich keine anaphylaktische Reaktion. Dies läßt sich dadurch erklären, daß das Fremdprotein noch keine ausreichende Antikörperproduktion bewirkt hat. Anaphylaxie ist sehr selten. Als Therapie ist die sofortige Injektion von Adrenalin (0,5–1 ml in einer Verdünnung von 1:1000) notwendig. Bei allen Seruminjektionen sollte Adrenalin bereitgehalten werden.

Serumkrankheit

Etwa 7–14 Tage nach der Injektion größerer Mengen Serum (z. B. bei Bluttransfusionen) kann es zu einer urtikariellen Reaktion der Haut (Quaddeln), zu Gelenkschmerzen, Fieber und vergrößerten Lymphknoten kommen. Diese Symptome können schon nach einer einmaligen Injektion entstehen. Wie bei der Anaphylaxie sind sie auf eine Sensibilisierung des Körpers gegen ein Fremdprotein im Serum zurückzuführen. Die Serumkrankheit verläuft jedoch im Gegensatz zur anaphylaktischen Reaktion niemals tödlich. Antihistaminika mildern die Symptome häufig, auch Adrenalin, intravenös verabreicht, ist sinnvoll. Bei einem Versagen dieser Maßnahmen wird in der Regel Kortison oder ein anderes Kortikosteroid verschrieben.

Hypersensibilität und Allergie

Auch Anaphylaxie und Serumkrankheit gehören zum Typ der Hypersensibilitätsreaktionen, jedoch werden diese Bezeichnungen für die Folgen von Seruminjektionen verwendet. Viele Menschen sind aber auch gegenüber einer ganzen Reihe von Fremdproteinen sensibel, die in Nahrungsmitteln, Staub, Pflanzen, Medikamenten usw. enthalten sind. Bei einem Kontakt mit diesen Substanzen durch Nahrungsaufnahme, Inhalation und Berührung entwickeln sie bestimmte charakteristische Reaktionen wie:

- erschwerte Atmung (Asthma)
- Hautausschlag (Urtikaria)
- Erbrechen und Durchfall
- Starke Sekretion aus Nase und Auge
- Fieber.

Diese Menschen haben eine vererbte Veranlagung dazu, mit solchen Substanzen zu reagieren. Sie werden als **„allergisch“** bezeichnet. Erkrankungen wie Asthma, Urtikaria, Heuschnupfen und Ekzeme sind oft die Folge einer Sensibilität gegenüber Pflanzen, Medikamenten, Nahrungsmitteln etc. und heißen deswegen **allergische Erkrankungen**.

Das Protein, das die Allergie hervorruft, wird als **„Allergen"** bezeichnet.

3.5 Medikamente zur Infektionsbekämpfung

Bakterielle Infektionen werden mit Medikamenten behandelt, die Bakterien zerstören oder ihre Vemehrung unterdrücken.

Die erste Gruppe, die erfolgreich bei der Infektionsbekämpfung eingesetzt wurde, waren die Sulfonamide, die nicht zur Gruppe der Antibiotika gehören. Sie wirken durch eine Verhinderung des Wachstums eingedrungener Bakterien und erlauben so den Abwehrmechanismen des Körpers, die Bakterien zu bekämpfen. Leider sind Sulfonamide gegen viele Bakterienarten unwirksam.

Ein großer Fortschritt in der Infektionsbekämpfung war die Entdeckung des Penicillins. Seitdem können erheblich mehr Bakterienarten bekämpft werden. Penicillin ist keine chemische Droge, sondern das Produkt eines lebenden Pilzes. Es gehört zu den **Antibiotika** und entfaltet seine Wirkung, indem es entweder die Synthese der Bakterienzellwand verhindert oder andere Teile der Zellfunktion wie die Zellteilung oder bakterielle Enzyme (z. B. die Transpeptidase) lahmlegt.

Heute gibt es viele Antibiotika. Streptomycin war das erste Mittel, das gegen Tuberkulose wirkte, Chloramphenicol kann gegen die Gruppe der Typhusbazillen eingesetzt werden. Die Tetracycline haben das Therapiespektrum stark erweitert.

Eines der großen Probleme der Antibiotikatherapie ist jedoch die **zunehmende Resistenz der Bakterien** bei der wiederholten Anwendung der Mittel. Z. B. sind inzwischen Staphylokokken in Krankenhäusern in der Regel gegenüber Penicillin resistent.

3.5.1 Sulfonamide

Die ursprünglich verwendeten Sulfonamide hatten viele toxische Nebenwirkungen. Inzwischen wurden jedoch verträgliche Präparate entwickelt. Es gibt heute viele verschiedene Sulfonamide mit unterschiedlichen Eigenschaften. Manche wirken besser in den Nieren, andere im Darm, manche sind schwächer wirksam und können daher länger verabreicht werden.

Sulfonamide sind billiger als Antibiotika und werden in der Regel in Form von Tabletten oder flüssigen Suspensionen oral verabreicht.

Sulfadimidin und Sulfadiazin

Diese Sulfonamide werden bei akuten systemischen Infektionen eingesetzt, z. B. bei einer Pneumonie, Meningokokkensepsis, Streptokokkenangina und Pyelonephritis. Die hohe Initialdosis von 2–3 g wird später auf 1–1,5 g herabgesetzt und alle 4 bis 8 Stunden verabreicht. Bei einer erfolgreichen Behandlung fällt die Temperatur sehr schnell, und der Zustand des Patienten bessert sich sichtlich. Die Behandlung sollte über mehrere Tage fortgeführt werden, im Hinblick auf die Nebenwirkungen jedoch nicht länger als eine Woche. Dies gilt um so mehr, wenn die Therapie wirkungslos bleibt. Sulfadiazine passieren auch die Blut-Hirn-Schranke und sind daher zur Behandlung der Meningokokkenmeningitis geeignet.

Sulfafurazol und Sulfamethizol

Diese Präparate werden in den Nieren sehr rasch angereichert und sind daher zur Behandlung renaler Infektionen geeignet. Eine längere Behandlung mit niedrigen Dosen kann notwendig werden.

Sulfaguanidin und Phythalsulfathiazol

Diese Substanzen werden im Darm nur gering resorbiert, so daß sie ihre Wirkung im Intestinaltrakt selbst entfalten. Sie können deshalb bei Darminfektionen wie Ruhr oder Enteritis in hohen Dosen verabreicht werden (z. B. 2 g alle 4–6 Stunden). In der Regel sinkt die Temperatur, und die Diarrhoe hört innerhalb weniger Tage auf.

Cotrimoxazol

Dies ist eine Kombination von Trimethoprim und dem Sulfonamid Sulfamethoxazol. Trimethoprim verstärkt die antibakterielle Wirkung der Sulfonamide. Das Medikament wirkt gegen ein weites Spektrum grampositiver und gramnegativer Bakterien. Es wird besonders bei der Behandlung der Bronchopneumonie bei älteren Patienten eingesetzt sowie bei allen Lungen- und Niereninfektionen. Es wird in der Regel in Tablettenform zweimal täglich verabreicht, steht aber auch als intravenöse Infusion bei schwerkranken Patienten zur Verfügung. Bei der intravenösen Gabe muß es unverdünnt und als Infusion gegeben werden.

Nebenwirkungen der Sulfonamide

Bei einigen Patienten können Sulfonamide Übelkeit (Nausea) und Erbrechen hervorrufen, auch ein Hautausschlag ist möglich. Selten kann nach einer längeren Behandlung oder nach höheren Dosierungen eine Agranulozytose entstehen, bei der die weißen Blutkörperchen reduziert sind, was weitere Infektionen zur Folge hat.

3.5.2 Antibiotika

Penicillin wurde zum ersten Mal 1943 zur Infektionsbekämpfung eingesetzt. Seitdem ist eine Reihe weiterer Antibiotika entdeckt worden. Einige Bakterienarten sind von Anfang an resistent gegenüber Penicillin, während andere im Laufe einer längeren Behandlung resistent werden können. In solchen Situationen muß auf andere Antibiotika ausgewichen werden.

Der erste Schritt bei der Infektionsbehandlung ist die Isolierung und **Identifizierung des Erregers**.

Der Erreger kann kultiviert und seine Empfindlichkeit gegenüber verschiedenen Antibiotika getestet werden. Das entsprechende bakteriologische Material (Sputum, Urin, Rachenabstriche, Eiter, Blutkulturen, Liquor etc.) wird ins Labor eingeschickt und der Mikroorganismus durch Inkubation in einem geeigneten Medium kultiviert. Kleine Scheiben Filterpapier, die mit den einzelnen Antibiotika bzw. mit Sulfonamiden imprägniert sind, werden auf die Kulturplatten gelegt. Wenn der Erreger gegenüber einer Substanz empfindlich ist, hört er in der unmittelbaren Umgebung der Antibiotika-getränkten Scheibe auf, zu wachsen. Wenn er resistent ist, wird sein Wachstum nicht beeinträchtigt (Abb. 3.5 und 3.6).

Leider benötigt man einige Tage, um diese Empfindlichkeitstests durchzuführen. Wenn der Patient sehr krank ist, kann man deshalb nicht auf die Resultate warten. Der Arzt muß daher nach der Wahrscheinlichkeit des Erregers und der Schwere der Erkrankung ein Antibiotikum aussuchen. Wenn es offensichtlich ist, daß der Patient auf die Behandlung nicht anspricht, kann das Antibiotikum nach Abschluß der Empfindlichkeitstests gewechselt werden.

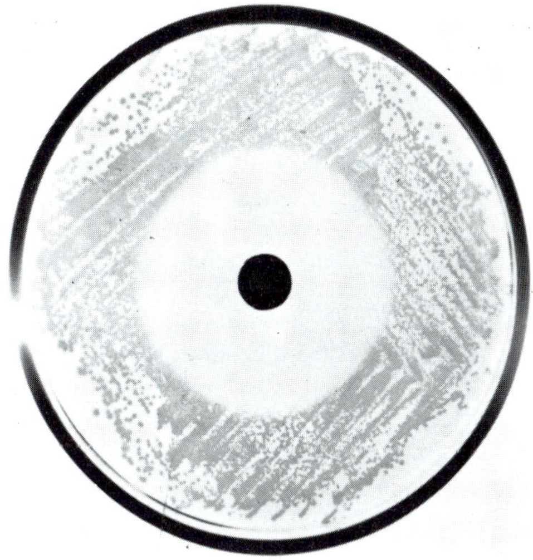

Abb. 3.5 Penicillin-empfindliche Staphylokokken, die als irreguläres Wachstum auf der Oberfläche der Nährgelplatte sichtbar sind. In der Nähe der Penicillin-imprägnierten Scheibe im Zentrum der Platte findet kein Wachstum statt

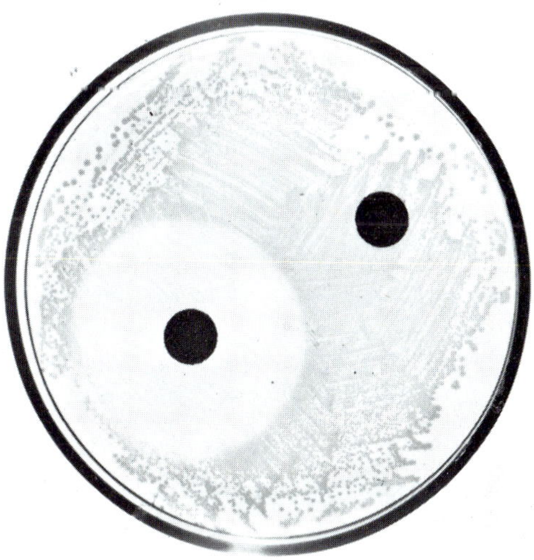

Abb. 3.6 Penicillin-resistente Staphylokokken, die jedoch empfindlich gegenüber Erythromycin sind. Die Papierscheibe rechts wurde mit Penicillin, welches das Wachstum der Mikroorganismen nicht verhindert hat, imprägniert. Um die Erythromycin-imprägnierte Scheibe links ist jedoch eine freie Region zu erkennen, in der die Erreger nicht weitergewachsen sind

Antibiotika können nach ihrer Wirkung auf Bakterien in zwei Typen eingeteilt werden.

Bakteriostatische Antibiotika behindern das Wachstum und die Vermehrung der Bakterien, während **bakterizide Antibiotika** die Bakterien bei ihrer Vermehrung zerstören.

Tetracycline sind bakteriostatisch wirksam, Penicillin dagegen bakterizid. Beide Mittel sollten nicht zusammen verabreicht werden, da die Wirkung der Tetracycline die Bakterien vor Penicillin schützt.

Manche Antibiotika (z. B. Penicillin) sind vor allem gegen grampositive Bakterien wirksam, andere (z. B. Streptomycin) gegen gramnegative. Bei schwerkranken Patienten mit noch unbekanntem Erreger kann man beide Medikamente zusammen einsetzen.

Die Kenntnis der Wirkungsweise des Antibiotikums und des Infektionstyps hilft dem Arzt bei der Entscheidung, welche Substanz er verschreiben soll. Bei der **Auswahl eines Antibiotikums** spielen heute auch die Kosten (einige Substanzen sind sehr teuer), die Nebenwirkungen und die Sensibilität des Patienten gegenüber einer bestimmten Substanz eine Rolle. Wenn ein Patient z. B. in der Vergangenheit eine Überempfindlichkeitsreaktion gegenüber Penicillin hatte, muß ein anderes Antibiotikum verordnet werden.

3.5.2.1 Penicillin

Penicillin behindert das Wachstum der Bakterien und zerstört sie. Seine Wirkung ist bei den einzelnen Bakterienarten unterschiedlich, bei einigen ist es hocheffektiv und bei anderen wirkt es überhaupt nicht.

Anwendung

Tabelle 3.5 zeigt die wichtigsten Erkrankungen und ihre Erreger, für die Penicillin verschrieben wird.

Penicillin hat nur wenig oder gar keinen Effekt:

1. bei den Erregern von Typhus, Paratyphus, Ruhr und Lebensmittelvergiftungen,
2. bei der Gruppe der E. coli-Bakterien, die häufig für Infektionen des Urogenitaltrakts (Pyelitis, Zystitis) und für einige Fälle von septischer Peritonitis verantwortlich sind,
3. bei Tuberkelbakterien,
4. beim Keuchhustenbazillus,
5. bei Viren, die zu akuten fieberhaften Infektionskrankheiten führen (z. B. Masern, Poliomyelitis, Windpocken, Pocken).

Dosierung und Verabreichungsform

Im Handel sind verschiedene Penicillinpräparate. Die häufigsten sollen hier näher besprochen werden.

- **Kristallines Benzylpenicillin**: Dies ist das normale Natrium-(oder Kalium-)Salz, das normalerweise mit Penicillin gemeint ist. Es wird sehr schnell vom Blut aufgenommen, jedoch auch sehr schnell von den Nieren ausgeschieden. Innerhalb gewisser Grenzen gilt: Je höher die verabreichte Penicillindosis ist, desto länger hält der therapeutische Effekt an. Wahrscheinlich werden sogar sehr hohe Dosen innerhalb von 8 Stunden wieder ausgeschieden. Die verabreichte Penicillindosis hängt sowohl von der Schwere als auch von der Häufigkeit der Infektionen ab. Heute werden oft große Dosen in Intervallen verabreicht.

Tab. 3.5 Erkrankungen (und ihre Erreger), für die Penicillin hauptsächlich verschrieben wird

Erkrankungen	Erreger
Septische Infektionen (Wundabszesse), Osteomyelitis, Septikämie	Streptokokken und Staphylokokken
Akute Angina tonsillaris, bakterielle Endokarditis, Augeninfektionen (Konjunktivitis)	Streptokokken
Pneumonie	Pneumokokken, Streptokokken, Staphylokokken
Syphilis	Treponema pallidum
Gonorrhoe	Gonokokken

Bei mäßig schweren Allgemeininfektionen werden 500000 Einheiten im 12-Stunden-Abstand gegeben; bei ernsteren Infektionen jedoch und besonders, wenn der Krankheitserreger nicht hochempfindlich gegenüber Penicillin ist, können höhere Dosen eingesetzt werden.

Bei einem Pleuraempyem (Eiter in der Pleurahöhle) kann man Penicillin direkt in die Pleurahöhle injizieren.

- **Procain-Benzyl-Penicillin**: (Dieses Präparat wird normalerweise als Procain-Penicillin bezeichnet.) Wenn Procain mit kristallinem löslichem Penicillin kombiniert wird, erfolgt die Resorption verzögert, so daß eine effektive Blutkonzentration für längere Zeit aufrechterhalten werden kann. Auf diese Weise können weniger Injektionen im 12- oder 24-Stunden-Intervall gegeben werden. Wegen der langsamen Resorption erreicht man jedoch mit Procain-Penicillin keine höheren Konzentrationen. Schwere systemische Infektionen werden deshalb in der Regel mit kristallinem Benzylpenicillin behandelt.

  Procain-Penicillin wird hauptsächlich bei der Behandlung von lokalen oder weniger schweren Allgemeininfektionen verwendet. Die normale Dosis liegt bei 300000 bis 600000 Einheiten in 12- oder 24 Stunden-Intervallen. Für die Sofortwirkung wird kristallines Penicillin (100000 Einheiten) häufig mit Procain-Penicillin kombiniert.

  Benzathin-Penicillin ist ein Penicillin mit einer über 3 bis 4 Wochen anhaltenden Wirkung. Es kann zur Prophylaxe des Rheumatischen Fiebers bei Patienten, die orale Medikamente nicht verläßlich einnehmen, eingesetzt werden.

- **Phenoxymethylpenicillin (Penicillin V)**: Diese Zusammensetzung ist, oral verabreicht, voll wirksam. Dies steht im Gegensatz zu den meisten anderen Penicillinen, die durch die Magensäure weitgehend zerstört werden. Außer bei schweren Allgemeininfektionen ist die orale Therapie mit Penicillin V normalerweise ausreichend und macht häufige intramuskuläre Injektionen überflüssig. Besonders bei der Behandlung von Kindern ist dies ein wichtiger Aspekt.

  Phenoxymethylpenicillin wird in 60–125 mg-Dosen 4–6stündlich verabreicht. Die letzte Tagesdosis kann verdoppelt werden, um den Patienten nachts nicht wecken zu müssen.

Die genaue Struktur des Penicillinmoleküls wurde vor einigen Jahren aufgedeckt. Viele der neueren Penicillinformen helfen auch bei Erregern, die gegen Penicillin selbst resistent sind.

3.5.2.2 Ampicillin

Ampicillin wirkt, oral gegeben, gegen ein breites Spektrum an bakteriellen Infektionen. Es ist als 250 mg-Kapsel erhältlich und kann alle 6 Stunden verabreicht werden. Die Dosis hängt vom Typ und von der Schwere der Infektion ab. Da die Aufnahme vom Darm ins Blut unterschiedlich ist, sollte es vor den Mahlzeiten eingenommen werden. Für schwere Infektionen stehen intramuskuläre Injektionen oder intravenöse Infusionen zur Verfügung. Wie Penicillin kann es zu urtikariellen Hautveränderungen (Quaddeln) führen.

Amoxycillin ist dem Ampicillin ähnlich, wird jedoch besser resorbiert und ist auch wirksam bei Typhus.

3.5.2.3 Cloxacillin

Einige Bakterien produzieren das Enzym Penicillinase, das die Wirkung von Penicillin verhindern kann. Cloxacillin wird von der Penicillinase nicht angegriffen und wirkt somit auch gegen Erreger, die dieses Enzym bilden. Es muß intramuskulär in Dosen von 250 mg alle 6 Stunden verabreicht werden.

Flucloxacillin ist dem Cloxacillin sehr ähnlich, kann jedoch oral verabreicht werden. Eine 250 mg-Kapsel sollte viermal täglich etwa eine Stunde vor den Mahlzeiten eingenommen werden.

3.5.2.4 Tetracycline

Diese Gruppe umfaßt Tetracycline, Oxytetracycline und Doxycycline. Das Wirkungsspektrum ist sehr breit – sie werden daher häufig als **Breitspektrum-Antibiotika** bezeichnet. Es umfaßt Streptokokken, Staphylokokken, Pneumokokken, Meningokokken, Gonokokken und E. coli. Außerdem helfen Tetracycline bei Rickettsien-Erkrankungen und bestimmten viralen Infekten.

Tetracycline und Oxytetracycline werden in der Regel oral in 250 mg-Dosen alle 6 Stunden verabreicht. Demethylchlortetracyclin hat eine längere Wirkdauer, so daß 300 mg zweimal täglich meist ausreichend sind. Wenn der Patient schwer erkrankt ist und Medikamente nicht peroral einnehmen kann, können Tetracycline, Erythromycin und Oxytetracycline auch als intramuskuläre oder intravenöse Injektion gegeben werden. Da eine lokale Reizung und Schmerzen dann jedoch häufig vorkommen, sollte so bald wie möglich mit der peroralen Gabe begonnen werden.

Tetracycline werden auch lokal angewandt, z. B. als einprozentige Salbe zur Behandlung von Hauterkrankungen wie Impetigo und Bartflechte.

Nebenwirkungen

Nicht selten kommt es, besonders nach einer intensiven und langen Therapie, zu Übelkeit, Erbrechen und Diarrhoe. Tetracycline verursachen in der Regel gastrointestinale Beschwerden.

Bei längerer Behandlungsdauer kann es zu einem exzessiven Wachstum von Mikroorganismen wie Pilzen und Staphylokokken im Darm kommen, so daß eine gastrointestinale Infektion entsteht. Eine akute Entzündung des Darms (Ileokolitis) mit einer schweren Diarrhoe und Fieber kann die Folge sein.

Als weitere Nebenwirkung bei hohen Dosen oder längerer Therapie kann ein Vitaminmangelzustand, insbesondere der Vitamine B und K, auftreten. Dies ist eine Folge der veränderten Darmflora. Wenn Tetracycline länger als einige Tage eingenommen werden, sollten Vitamin B-Komplex-Präparate verschrieben werden. Tetracycline bilden Komplexe mit Kalzium und werden im wachsenden Knochen und Zähnen abgelagert. Sie sollten deshalb bei Kindern und Schwangeren nicht eingesetzt werden.

3.5.2.5 Chloramphenicol (Chloromycetin)

Chloramphenicol ähnelt in seiner Wirkungsweise den Tetracyclinen, ist jedoch darüber hinaus auch ein sehr wirksames Medikament bei der Typhusbehandlung. Es wird in Abständen von 6 Stunden in einer Dosierung von 500 mg verabreicht.

Chloramphenicol kann in Augentropfen und Augensalben zur Behandlung eitriger Konjunktividen eingesetzt werden.

Die Nebenwirkungen sind denen der Tetracycline ähnlich. Zusätzlich kann durch Chloramphenicol als ernste Komplikation eine schwere aplastische Anämie auftreten. Diese kann tödlich enden. Sie wurde am häufigsten bei Kindern nach langer Therapie und bei hohen Dosierungen beobachtet. Chloramphenicol wird deshalb hauptsächlich zur Behandlung des Typhus oder von Infektionen empfohlen, die auf Penicillin oder Tetracycline nicht ansprechen.

3.5.2.6 Erythromycin

Erythromycin wirkt gegen Streptokokken, Staphylokokken und Pneumokokken. Seine Wirkungsweise ähnelt in vielen Bereichen dem Penicillin. Der wichtigste Anwendungsbereich stellt die Behandlung von Staphylokokkeninfektionen dar, die gegenüber Penicillin und anderen Antibiotika resistent sind. Erythromycin wird peroral in Tablettenform in einer Dosierung von 200–300 mg alle 6 Stunden verabreicht. Ernste Nebenwirkungen sind bisher nicht beobachtet worden. Die normale Darmflora wird nicht verändert, so daß keine Diarrhoen oder Vitaminmangelerscheinungen auftreten. Leider können Erbrechen sowie ein krampfartiger abdomineller Schmerz aufgrund einer direkten Wirkung auf die glatte Muskulatur vorkommen. In neueren Präparaten sind diese Nebenwirkungen geringer.

3.5.2.7 Neomycin

Neomycin ist ein Antibiotikum mit einem sehr breiten Spektrum. Es wird niemals injiziert, da es zu toxisch ist und schwere Nierenschäden und Taubheit verursachen kann.

Anwendungsbereiche:

- Neomycin wird vor allem zur Lokaltherapie bei bakteriellen Hautinfektionen wie Impetigo und infizierten Ekzemen eingesetzt. Anders als bei Penicillin entsteht selten eine Resistenz gegenüber Neomycin.
- Bei bakteriellen Augeninfektionen ist Neomycin-Salbe sehr wirkungsvoll.
- Neomycin wird nicht leicht aus dem Magen-Darm-Trakt resorbiert, und Nebenwirkungen sind bei der oralen Einnahme selten, so daß es sich zur Behandlung der Gastroenteritis bei Kindern eignet.
- Orales Neomycin wird auch vor gastrointestinalen Operationen verabreicht.
- Bei einer schweren Leberzirrhose mit ZNS-Symptomen wird Neomycin zur Sterilisierung des Darmes gegeben, um die Toxinresorption zu vermindern.

3.5.2.8 Lincomycin

Lincomycin wirkt besonders gegen pyogene (eiterbildende) grampositive Erreger, die gegenüber Penicillin resistent sind. Es ist wertvoll bei der Behandlung von Knocheninfektionen (Osteomyelitis) und kann bei leichteren Erkrankungen oral

(500 mg alle 8 Stunden) und in schweren Fällen intramuskulär (600 mg zweimal täglich) gegeben werden.

Clindamycin ist ein ähnliches Präparat. Es wird peroral (300 mg alle 6 Stunden) zur Behandlung chronischer Wundinfektionen, die auf Penicillin nicht ansprechen, verabreicht.

3.5.2.9 Cephalosporine

Diese Breitspektrumantibiotika haben eine ähnliche Struktur wie das Penicillin. Hierzu gehören Cephlosporine und Cephaloxin. Cephaloxin wirkt gegen gramnegative Mikroorganismen wie E. coli und wird zur Behandlung therapieresistenter Harnwegsinfektionen und Bronchitiden eingesetzt. Es kann peroral verabreicht werden (250 mg alle 6 Stunden).

3.5.2.10 Gentamycin

Gentamycin wirkt gut gegen gramnegative Erreger und gegen Bakterien, die auf andere Antibiotika nicht mehr ansprechen. Es muß injiziert werden. Bei einer zu hohen oder zu langen Dosierung kann es zu Taubheit und Schwindel führen. Dies muß besonders bei Patienten mit eingeschränkter Nierenfunktion gefürchtet werden. Es ist ratsam, den Dosisverlauf durch die Messung der Blutspiegel genau zu beobachten. Wenn die für den Gehörnerv toxischen Dosen im Blut erreicht sind, sollte die Behandlung unterbrochen werden.

3.5.2.11 Streptomycin

Streptomycin wurde als erstes Medikament erfolgreich bei der Tuberkulose eingesetzt und ist immer noch sehr verbreitet. Es gibt heute jedoch viele andere wirksame Medikamente für die Tuberkulosetherapie (s. S. 137).

Streptomycin muß intramuskulär injiziert werden. Es ist gegen viele gramnegative Bakterien wirksam. Wie Gentamycin wirkt es auf den Gehörnerv toxisch und kann Schwindel, Tinnitus (Ohrensausen) und Taubheit hervorrufen.

Andere Tuberkulostatika werden bei der Behandlung der Lungentuberkulose besprochen.

3.5.2.12 Quinlone

Die aus dieser Gruppe am häufigsten verwendete Substanz ist Ciprofloxacin. Diese Antibiotika sind zwar teuer, aber sehr wirksam gegen grampositive und gramnegative Keime. Sie haben wenig Nebenwirkungen.

3.5.3 Weitere Medikamente zur Infektionsbekämpfung

3.5.3.1 Harnwegs-Antiseptika

Nitrofurantoin und **Nalidixinsäure** werden im Urin in aktiver Form ausgeschieden. Sie sind deshalb bei der Behandlung chronischer Harnwegsinfektionen von Nutzen (s. S. 285).

3.5.3.2 Fungizide

Einer der Nachteile der Antibiotikatherapie ist, daß sie das Wachstum von Pilzen begünstigt. Erstaunlicherweise sind jedoch viele Antibiotika, die selbst aus Pilzen gewonnen wurden, bei der Therapie von Pilzinfektionen hilfreich.

- **Imidazole und Thiazole**: Zu dieser Gruppe gehören u. a. Clotrimazol, Econazol und Retoconazol. Sie werden bei der vaginalen Candidiasis (Soor) und bei Pilzinfektionen der Haut (durch Dermatophyten) z. B. an Sportlerfüßen lokal angewandt. Flucanzol ist auch peroral gegeben wirksam und wird bei systemischen (d. h. den Gesamtorganismus betreffenden) Pilzinfektionen verordnet.
- **Nystatin**: Candida albicans ist ein häufig vorkommender Pilz, der den Mund (Soor), den Darm und die Vagina befallen kann. Nystatin gibt es als orale flüssige Suspension, als Tabletten für den intestinalen Befall und als Pessar für die vaginale Infektion. Dieses wirkungsvolle Medikament kann bei Patienten, die eine Langzeit-Antibiotikatherapie erhalten, auch als Vorbeugung vor Pilzinfektionen eingesetzt werden.
- **Amphotericin B**: Dieses kann bei den seltenen systemischen Pilzinfektionen angewandt und muß als intravenöse Infusion verabreicht werden.
- **Griseofulvin**: Dieses orale Antibiotikum hilft bei Kopfflechten und anderen Infektionen von Haut, Nägeln und Haaren. Es sollte viermal täglich eingenommen werden (250 mg). Damit es wirkt, muß die Behandlung über mehrere Monate fortgesetzt werden.

3.5.3.3 Gegen Protozoen wirksame Medikamente

Wirksame Medikamente, sowohl zur Vorbeugung als auch zur Behandlung der **Malaria**, sind auf dem Markt (s. S. 75).

Medikamente wie Emetin und Metronidazol (s. S. 64) werden mit Erfolg bei der Heilung der **Amöbenruhr** angewandt.

3.5.3.4 Anthelmintika

Diese Medikamente werden bei der Behandlung von **Wurmerkrankungen** verwandt (s. S. 183).

3.5.3.5 Virostatika

Für die meisten Virusinfektionen gibt es keine wirksame Therapie.

Acyclovir und **Idoxuridin** können lokal beim Herpes zoster (Gürtelrose) und beim Herpes simplex angewandt werden, um Erleichterung zu verschaffen. Wenn sie rechtzeitig eingesetzt werden, kann sich die Dauer der Symptomatik verkürzen. Gegen Windpocken (Varizellen-Zoster-Virus) sind beide Substanzen ebenfalls wirksam.

Ganciclovir ist hilfreich bei Infektionen mit dem Zytomegalie-Virus.

Amantadin wurde in Epidemien zur Vorbeugung von Influenza-Infektionen angewandt.

Zitovudin, früher als Azidothymidin (AZT) bekannt, dient zur Behandlung bei AIDS.

4 Infektionskrankheiten (akute fieberhafte Infekte, Tropenkrankheiten, Hautkrankheiten, sexuell übertragbare Erkrankungen)

4.1 Akute fieberhafte Infekte

Der Ausdruck „akute fieberhafte Infekte" kann zur Beschreibung jeder bakteriellen oder viralen Infektion angewendet werden. In der Praxis wird er jedoch für eine Gruppe von Erkrankungen verwendet, die leicht von Mensch zu Mensch übertragen werden, häufig Epidemien verursachen und bei Säuglingen und Kleinkindern vorkommen. In den Industrieländern führen diese Erkrankungen inzwischen nicht mehr zu einer hohen Sterberate bei Kindern. Hierfür sind folgende Gründe verantwortlich:

- **Besserer Ernährungsstandard**: Kinder erhalten heute eine bessere Nahrung und sind deshalb auch widerstandsfähiger gegenüber Krankheiten.
- **Verbesserte öffentliche und private Hygiene**: Sauberes Trinkwasser, ein hoher Standard beim Verkauf und bei der Versorgung mit Lebensmitteln, ordentliche sanitäre Verhältnisse zu Hause, in öffentlichen Einrichtungen und am Arbeitsplatz, ein effizientes Abwassersystem sowie bessere Methoden der Abfallbeseitigung tragen dazu bei, die Infektionsausbreitung zu hemmen.
- Schutz der Kinder durch ein **organisiertes Impfprogramm** gegen häufige Infektionskrankheiten: Erkrankungen wie Diphtherie, Pocken, Poliomyelitis, die früher der Grund für eine hohe Säuglings- und Kindersterblichkeit waren, sind inzwischen als Folge der Impfungen fast ausgerottet.
- Die Einführung der **Antibiotikatherapie** zur Behandlung der verschiedenen Komplikationen dieser Infektionskrankheiten.

Der Ausdruck akute fieberhafte Infekte ist normalerweise für die Krankheiten reserviert, die die folgenden Merkmale aufweisen:

1. Die Erkrankung beginnt und ist mit einem Temperaturanstieg verbunden.
2. Sie wird durch ein bestimmtes Bakterium oder Virus hervorgerufen.
3. Sie läuft in einer bestimmten Form ab und führt häufig zu Epidemien.
4. Sie ist sehr infektiös (d. h. sie kann sich z. B. leicht von Mensch zu Mensch verbreiten).
5. In den meisten Fällen entsteht nach dem ersten Befall eine Immunität gegenüber weiteren Infektionen. (Es gibt jedoch auch Ausnahmen!)

Folgende Begriffe werden häufig in Zusammenhang mit fieberhaften Infekten verwendet:

Epidemie: Eine große Zahl von Erkrankungsfällen zur gleichen Zeit, die in eine Periode mit wenigen oder keinen Neuerkrankungen übergeht.

Endemie: Wenn neue Erkrankungsfälle in einer bestimmten Region in regelmäßigen Zeitabständen auftreten. **Sporadisches Auftreten**: Wenn vereinzelte Krankheitsfälle beobachtet werden.

Pandemie: Wenn die Erkrankung auf der ganzen Welt verbreitet ist.

Isolierung und Isolationszeit: Bei den meisten Infektionskrankheiten werden die Erkrankten isoliert, um eine Ausbreitung auf andere Menschen zu verhindern. Die benötigte Isolationszeit ist von Krankheit zu Krankheit unterschiedlich, sie dauert jedoch im allgemeinen so lange an, wie der Patient den Erreger beherbergt. Bei einigen Menschen können sich bestimmte Erreger allerdings unbegrenzt halten, selbst wenn eine vollständige Rekonvaleszenz stattgefunden hat. Solche Menschen werden als **Träger** oder **Ausscheider** des Erregers bezeichnet, da sie virulente Mikroorganismen, die sich auf andere ausbreiten können, in sich tragen und ausscheiden. Diese Menschen können auch Erreger beherbergen, ohne je an der entsprechenden Krankheit erkrankt zu sein, wenn sie eine natürliche Resistenz oder Immunität gegenüber der Erkrankung besitzen.

Inkubationszeit: Als Inkubationszeit bezeichnet man den Zeitraum, der zwischen der Infektion und dem Auftreten der ersten Symptome liegt. Sie ist von Krankheit zu Krankheit unterschiedlich lang.

Quarantäne: Quarantäne nennt man die Einschränkung der Aktivitäten von Menschen, die in Kontakt mit einer Infektionskrankheit waren, bis zu dem Zeitpunkt, an dem man weiß, ob sie sich angesteckt haben. Die Quarantänezeit ist etwas länger als die Inkubationszeit. Strenge Quarantänemaßnahmen sind nur bei schweren Infektionskrankheiten wie Pocken oder Typhus erforderlich. Bei anderen Infektionskrankheiten werden die Kontaktpersonen, die bekannt sind, medizinisch überwacht, so daß sie isoliert werden können, wenn die ersten Symptome auftreten. In den meisten Fällen reicht eine engmaschige Überwachung, zusammen mit der sofortigen Isolierung der erkrankten Person aus, um die Ausbreitung einer Infektionskrankheit unter Kontrolle zu halten.

Meldepflichtige Erkrankungen: Bestimmte Krankheiten, vor allem Infektionskrankheiten, müssen den Gesundheitsämtern gemeldet werden. Die Behörden können so Vorsichtsmaßnahmen ergreifen, um eine Ausbreitung der Erkrankung zu verhindern. Manche Erkrankungen müssen nur zu bestimmten Zeiten gemeldet werden, z. B. wenn sie überhandnehmen oder zu einer großen Epidemie geführt haben.

Allgemeine Symptome

Infektionskrankheiten beginnen mit Fieber, einem allgemeinen Unwohlsein, mit Kopfschmerzen, Appetitverlust oder Erbrechen, einem Trokkenheitsgefühl im Mund, heißer, trockener Haut und einer herabgesetzten Urinmenge. Bei Röteln erscheint am ersten Tag ein Hautausschlag, bei Masern tritt er nicht vor dem vierten Tag auf. Bei Erwachsenen kann eine schwere Infektionskrankheit mit Schüttelfrost beginnen (s. S. 4), bei Säuglingen kann ein Krampf oder ein Anfall das erste Symptom sein.

Allgemeine Pflegeprinzipien

Bei der Versorgung von Patienten mit Infektionskrankheiten müssen **Vorsichtsmaßnahmen** ergriffen werden, damit sich die Krankheit nicht ausbreitet:

- Der Patient sollte in einem separaten Raum liegen, insbesondere bei infektiösen Darmerkrankungen.
- Einmalgeschirr und -bettpfannen sollten verwendet werden. Wenn keine vorhanden sind, sollten die vom Patienten verwendeten Gegenstände gekennzeichnet und nach der Benutzung sachgemäß sterilisiert werden.
- Alle Personen, die mit dem Patienten in Kontakt kommen, sollten Handschuhe und Kittel tragen und vor dem Verlassen des Raumes die Hände waschen.

Die meisten fieberhaften Erkrankungen von **Kindern** können zu Hause behandelt werden. Eine Krankenhauseinweisung kann jedoch bei schweren Infekten oder ungenügenden häuslichen Verhältnissen notwendig werden.

4.1.1 Masern

Ursache

Infektion mit dem Masernvirus

Infektionsübertragung

Die Infektionsausbreitung erfolgt durch direkten Kontakt mittels Tröpfcheninfektion beim Husten oder Niesen. Die Ansteckungsgefahr ist groß, insbesondere im katarrhalischen Stadium vor dem Auftreten des Ausschlags. Die Erkrankung tritt vorzugsweise im Alter von 8 Monaten bis 5 Jahren auf. Im Winter und Frühling sind Erkrankungen häufig, dann können auch weitverbreitete Epidemien vorkommen.

Inkubationszeit

10–14 Tage

Symptome

1. Die Erkrankung beginnt in aller Regel akut mit folgenden **katarrhalischen Symptomen**:

– Erkältungszeichen
– Konjunktivitis
– Lichtscheu
– Bronchitis

Mit diesen Symptomen wird das Kind meist dem Arzt vorgestellt. Die Nase läuft, die Augen tränen, es hustet und niest. In einigen Fällen besteht eine Laryngitis mit Heiserkeit.

2. Vor dem Auftreten des Ausschlags zeigen sich bei vielen Patienten die typischen **Koplikschen Flecken**, die charakteristisch für Masern sind. Es handelt sich um kleine weiße Stippchen auf der Mundschleimhaut neben den Backenzähnen. Sie verschwinden häufig dann, wenn sich der Ausschlag zurückbildet.
3. Die **Temperatur** steigt am ersten Tag an, oft auf 37,8 bis 39,4 °C. Meist ist sie am dritten

Tag niedriger, um dann am vierten Tag mit dem Erscheinen des Ausschlags wieder anzusteigen.

4. Der **Ausschlag** tritt am vierten Tag der Erkrankung auf, zuerst an der Stirn und hinter den Ohren, dann breitet er sich über Gesicht und Körper aus. Die Hautveränderungen sind dunkelrot und fleckig und führen zu einem aufgedunsenen geschwollenen Erscheinungsbild des Gesichtes.
5. Der Ausschlag wird nach und nach schwächer und verschwindet innerhalb einer Woche, während das Fieber langsam fällt. Die Schwere dieser Infektionskrankheit ist unterschiedlich. Es gibt sowohl leichte Fälle als auch schwerkranke Patienten.

Komplikationen

- Die Bronchopneumonie, die besonders bei kleinen Kindern auftritt, ist eine häufige Komplikation der Masern.
- Eine akute Gastroenteritis kann insbesondere bei Kleinkindern bis zu 2 Jahren auftreten.
- Konjunktivitis, Augenlidentzündungen und Hornhautgeschwüre.
- Otitis media (Mittelohrentzündung) und Mastoiditis.
- Stomatitis.
- Eine Entzündung von Gehirn und Rückenmark (Enzephalomyelitis) ist wie bei den meisten anderen Infektionskrankheiten eine seltene Komplikation.
- Bei Unterernährung können Masern die Entstehung eines Krankheitszustandes beschleunigen, der Kwashiorkor genannt wird (Protein-Mangelernährung).

Therapie/Pflege

- Der Patient muß in **strenger Isolation** in einem gut belüfteten Raum behandelt werden.
- Die Krankenpflege umfaßt die Maßnahmen, die bei der allgemeinen Behandlung von fieberhaften Erkrankungen besprochen wurde (s. S. 46). Hierbei müssen die **Ernährung**, der **Stuhlgang** und der **Schlaf** beobachtet werden.
- Wegen der Gefahr einer Konjunktivitis, von Hornhautgeschwüren und einer Stomatitis sollte den **Augen** und dem **Mund** besondere Aufmerksamkeit gewidmet werden. Bei einer Flüssigkeitsabsonderung aus den Augen werden diese mit warmem Wasser gebadet. Eine direkte Sonnenbestrahlung auf die Augen sollte vermieden werden.
- Die **Atmung** muß sorgfältig beobachtet werden, da ein Ansteigen der Atemfrequenz häufig den Beginn einer Bronchopneumonie anzeigt. Beim Verdacht auf eine Pneumonie oder eine andere bakterielle Komplikation sollte Penicillin oder ein anderes Antibiotikum verabreicht werden.
- Eine Otitis media oder eine Mastoiditis werden durch Schmerzen im **Ohr**, eine Absonderung aus dem Ohr oder eine Schwellung hinter dem Ohr angezeigt. Zur Behandlung sind Antibiotika erforderlich. Wenn sich die Beschwerden nicht rasch bessern, muß das Trommelfell durchstochen werden (Parazentese), um eine gute Drainage herzustellen.
- Der Patient muß **Bettruhe** einhalten, bis die Temperaturen einige Tage lang normal gewesen und keine Symptome von seiten der Lunge mehr vorhanden sind. In schweren Fällen kann dies mehrere Wochen dauern.
- Wie bei jeder Infektionskrankheit müssen am Ende der Erkrankung alle Kleider, Bettücher und andere Gegenstände **desinfiziert** werden.

Vorbeugung

Aktive Immunisierung: Eine Lebendimpfung gegen Masern ist heute auf dem Markt und bietet einen wirksamen Schutz. Eine Ampulle enthält das Trockenpulver für eine Einzeldosis, das für die Injektion in Aqua dest. aufgelöst wird. Es kann zu einer leichten Temperaturerhöhung führen und sollte bei Kindern unter einem Jahr angewendet werden.

Passive Immunisierung: Eine passive Immunität gegen Masern kann durch die intramuskuläre Injektion von humanen Gammaglobulinen erreicht werden. Die Gammaglobuline sind der Teil des Serumproteins, der die Antikörper enthält. Sie werden aus dem Serum von gesunden Erwachsenen, die eine Masernerkrankung durchgemacht haben, gewonnen.

Wenn Gammaglobulin innerhalb von 5 Tagen nach dem Kontakt mit einem Infektiösen verabreicht wird, kann eine Masernerkrankung verhindert werden. Wenn das Gammaglobulin erst nach 6 bis 9 Tagen gegeben wird, tritt die Erkrankung in einer leichteren Ausprägung auf. In der Regel wird bei Kindern unter 1 Jahr, bei denen das Risiko einer Bronchopneumonie und einer Gastroenteritis groß ist, eine passive Immunisierung nach Masernkontakt, bei Kindern über 2 Jahren wird die volle Immunisierung meist nur noch durchgeführt, wenn sie an einer weiteren Erkrankung leiden.

4.1.2 Röteln

Ursache

Virusinfektion (Rötelnvirus aus der Gruppe der Togaviren).

Infektionsübertragung

Durch direkten Kontakt und Tröpfcheninfektion beim Husten, Niesen usw. Es erkranken Erwachsene und Kinder. Die Erkrankung ist am häufigsten im Frühjahr und im Frühsommer.

Inkubationszeit

14–19 Tage

Symptome

1. Die Erkrankung beginnt weniger akut als die Masern. Es bestehen die Allgemeinsymptome einer leichten Infektion wie Übelkeit, Kopfschmerzen, ein Nasen-Rachen-Katarrh und eine leichte Temperaturerhöhung.
2. Der Hautausschlag erscheint am ersten Tag der Erkrankung. Er beginnt im Gesicht und breitet sich auf Rumpf und Glieder aus. Es handelt sich um einen diskreten, rosa, fleckförmigen Ausschlag, der meist nicht so ausgedehnt ist wie bei Masern, die Flecken konfluieren auch nicht so stark. Kopliksche Flecken kommen nicht vor.
3. Die Lymphknoten am Hals und im Nacken sind charakteristischerweise vergrößert.

Verlauf und Komplikationen

Die Erkrankung verläuft in der Regel mild, und Komplikationen sind selten.

Wenn eine Rötelnerkrankung in den ersten drei Schwangerschaftsmonaten auftritt, können kindliche Mißbildungen die Folge sein (insbesondere an Herz, Innenohr und Auge).

Im Hinblick auf dieses Risiko ist es für Mädchen wünschenswert, eine Rötelnerkrankung als Kind durchzumachen und so später gegen Röteln immun zu sein. Es gibt eine Impfung gegen Röteln. Sie wird bei Mädchen in der Regel zwischen dem 10. und 13. Geburtstag durchgeführt. In der Frühschwangerschaft wird die Immunität gegen Röteln routinemäßig getestet.

Therapie

Eine Isolation des Patienten für 5 bis 6 Tage reicht zusammen mit der Routinebehandlung für eine leichte fieberhafte Erkrankung in der Regel aus.

4.1.3 Keuchhusten

Ursache

Keuchhusten-Bazillus (Bordetella pertussis)

Inkubationszeit

7–14 Tage

Symptome

1. **Katarrhalisches Stadium**: Es hält in der Regel eine Woche an, das Kind scheint eine schwere Erkältung zu haben. Fieber besteht oft, der Husten ist hartnäckig und kann von Erbrechen begleitet sein.
2. **Paroxysmales Stadium**: Dieses Stadium ist charakteristisch. Jetzt bestehen kaum noch Zweifel über die Art der Erkrankung. Schwere anfallsartige (= paroxysmale) Hustenattacken treten auf, das Kind wird dabei blau im Gesicht und hält den Atem an. Wenn man schon meint, es müßte ersticken, kommt es endlich zu einer lauten tiefen Inspiration („Reprise“). Am Ende eines Anfalls kommt es öfter zum Erbrechen, und dicker klebriger Schleim wird abgehustet. 20 oder mehr solcher Anfälle können auftreten (häufig in der Nacht). Eine schwere Attacke führt zur völligen Erschöpfung des Kindes.

Verlauf

Das paroxysmale Stadium dauert in der Regel 3 Wochen oder länger, wobei die Anfälle mit der Zeit weniger schwer werden.

Je jünger das Kind ist, desto schwerer verläuft die Erkrankung.

Die meisten Todesfälle treten bei Kindern unter einem Jahr auf.

Diagnostik

Im paroxysmalen Stadium ist die Diagnose offensichtlich. Bevor dieses Stadium eintritt, sollte bei jedem Kind mit einer schweren Erkältung und einem Husten, der mit Erbrechen einhergeht, ein Keuchhusten vermutet werden. Aus der postnasalen Region kann mit einem speziell gebogenen Träger ein Abstrich entnommen und im Labor in einem Spezial-Medium kultiviert werden.

Komplikationen

- Die Bronchopneumonie ist die wichtigste Komplikation des Keuchhustens und bei Kleinkindern für viele Todesfälle verantwortlich.
- Bronchiektasen: Ein Teil der Lunge kann im akuten Stadium aufgrund des dicken Schleims, der einen Bronchus verlegt, kollabieren. Wenn die Lunge sich nicht wieder ausdehnt, kann der weiterbestehende Kollaps zur Entstehung von Bronchiektasen führen.
- Bei Kindern unter 2 Jahren führt ein Keuchhusten häufig zu einer Gastroenteritis, insbesondere in den Sommermonaten, wenn Darminfektionen generell häufig vorkommen.
- Wiederholte Krampfanfälle sind ernst und können tödlich verlaufen.

Therapie/Pflege

- In milden Fällen, wenn wenig Anfälle auftreten und der Allgemeinzustand des Kindes gut ist, reicht die Versorgung mit frischer Luft. In schweren Fällen mit häufigen Hustenanfällen und Fieber muß Bettruhe eingehalten werden. Bei der Behandlung des Keuchhustens ist ein gut belüfteter Raum besonders wichtig.
- Wegen des häufigen Erbrechens ist die **Ernährung** von großer Bedeutung. Das Kind wird am besten mit mehreren kleinen leichten Mahlzeiten unmittelbar nach jedem Hustenanfall versorgt. Es erfordert viel Geduld und Aufmerksamkeit, um das Kind zu ermutigen, ausreichend zu essen, insbesondere bei Kleinkindern. Meist müssen die üblichen Essenszeiten aufgegeben werden und das Kind gefüttert werden, wenn es dazu bereit ist.
- Verschiedene **Medikamente** wurden schon eingesetzt, um die Hustenanfälle zu reduzieren. Phenobarbital in einer Dosierung von 30 mg zweimal täglich (15 mg für Kleinkinder) kann wirksam sein. Bei Krampfanfällen wird zunächst Sauerstoff und unmittelbar danach Phenobarbital (60 mg) verabreicht. Später sollen die Dosen reduziert werden. Sedativa sollten nicht in großen Mengen verabreicht werden, da sie das Kind zu schläfrig machen. Der hierdurch unterdrückte verminderte Hustenreflex verhindert das Abhusten des dicken Bronchialschleims.
- Beim geringsten Verdacht auf eine Pneumonie wird Penicillin verabreicht. Bei schweren Anfällen werden gelegentlich Tetracycline verschrieben, da man glaubt, daß diese Medikamente die Anzahl und die Schwere der Anfälle reduzieren.

Vorbeugung

Zur aktiven Immunisierung steht ein wirksamer **Impfstoff** zur Verfügung. Der Impfstoff wird meist mit dem Impfstoff gegen Diphtherie und Tetanus kombiniert (Dreifachimpfung). Für einen vollständigen Schutz sind drei Impfungen in monatlichen Intervallen über 8 Wochen notwendig. Sehr selten gab es Fälle von Enzephalitis (Hirnschaden) nach der Impfung. Für die Impfung spricht, daß Todesfälle durch Keuchhusten und Langzeitkomplikationen der Lungen hierdurch verhindert werden.

4.1.4 Scharlach

Ursache

Scharlach wird durch einen Streptokokkentypus, der die Erythrozyten zerstört (Streptococcus haemolyticus), verursacht.

Infektionsübertragung

Die Infektion wird hauptsächlich durch Tröpfchen, weniger häufig durch infizierte Gegenstände wie Spielzeug, Bücher usw. übertragen. Milch, die von einem Bakterienträger infiziert wurde, kann der Grund für ein weitverbreitetes Auftreten der Erkrankung sein. In der Regel dringt der Mikroorganismus durch den Hals in den Körper ein, das erste Symptom der Erkrankung ist deshalb eine durch Streptokokken hervorgerufene Halsentzündung. Bei Frauen im Wochenbett kann die Infektion über den Genitaltrakt erworben werden – Scharlach des Wochenbetts. Die Haupterkrankungszeit, vor allem bei Kindern, ist der Winter.

Inkubationszeit

2–4 Tage

Symptome

1. Die Erkrankung beginnt meist plötzlich, mit Fieber, schweren Kopfschmerzen, Erbrechen und Halsschmerzen.
2. Die Pulsfrequenz ist schnell und der Höhe des Fiebers nicht proportional.
3. Der Hals ist entzündet, auf beiden Tonsillen sieht man Exsudat, das häufig wie eine Membran aussieht.
4. Die Zunge ist stark belegt, und die Papillen sind durch den Belag zu sehen, ein Erscheinungsbild, das als **Erdbeerzunge** bezeichnet wird. Nach einigen Tagen pellt sich die Zunge, wird rot und roh (rote Erdbeerzunge).
5. Der **Ausschlag** erscheint am zweiten Tag und zeigt folgende Charakteristika:

- Das Gesicht wird von dem Ausschlag ausgespart, ist jedoch gerötet, mit Ausnahme der Mundpartie (periorale Blässe).
- Der Ausschlag erscheint zunächst am Hals und auf der Brust und breitet sich schnell über den gesamten Körper aus.
- Es handelt sich um ein hellrotes Erythem, das bei Druck abblaßt.
- Er bildet sich innerhalb einer Woche zurück. Es folgt die typische Schuppenbildung. Die Haut pellt sich, entweder in großen Schuppen oder in einer kleineren Form, die eine Art „Nadellöcher" in der geröteten Haut hinterläßt.

Formen des Scharlachs

- **Einfach**: Dies ist der normale, relativ milde Typus mit den oben beschriebenen Symptomen.
- **Toxisch**: Bei diesen Patienten besteht eine schwere Überschwemmung des Blutes mit bakteriellen Toxinen (Toxikämie). Viele Kranke sterben.
- **Septisch**: Bei dieser Form stehen die septischen Komplikationen im Vordergrund.

Diagnostik

Die Diagnose ist in der Regel aufgrund der Halsentzündung, die von dem erythematösen Ausschlag begleitet wird, offensichtlich. Wenn der Ausschlag nicht bemerkt wird, kann die im späteren Krankheitstadium auftretende Schuppung der Haut zu der Diagnose Scharlach führen.

Der **Dick-Test** ist dem Schick-Test ähnlich, der bei der Diphtherie angewendet wird. Scharlachtoxin (Dick-Toxin) wird in die Haut injiziert. Wenn der Patient gegenüber Scharlach anfällig ist, entwickelt sich innerhalb von 12 Stunden ein helles Erythem, das nach 24 Stunden verschwunden ist. Der Test kann bis zum 3. Tag nach Beginn der Erkrankung durchgeführt werden, vorausgesetzt, daß das Toxin in eine Hautstelle injiziert wird, die keinen Ausschlag aufweist.

Komplikationen

Scharlach kann zu einer Sepsis führen und von toxischen oder allergischen Komplikationen gefolgt sein.

1. **Septisch**: Die septischen Komplikationen entstehen, wenn sich die Infektion auf die umgebenden Gewebe ausbreitet. Sie entwickeln sich normalerweise im Frühstadium der Erkrankung, während die toxischen Komplikationen in der zweiten und dritten Woche auftreten. Die im Vordergrund stehenden septischen Komplikationen sind:

- Halslymphknotenentzündung.
- Otitis media (Mittelohrentzündung), die sich zu einer Mastoiditis ausweiten kann.
- Peritonsillarabszeß.

2. **Toxisch und allergisch**: Die Hauptkomplikationen in dieser Gruppe sind:

- Akute Myokarditis und Endokarditis. Die Herzbeteiligung beim Scharlach ähnelt der beim akuten rheumatischen Fieber und wird auch behandelt.
- Akute Nephritis. Sie entspricht der akuten Nephritis, die in Kap. 11 beschrieben wird.
- Arthritis.

Therapie/Pflege

- Der Patient erhält Bettruhe und muß isoliert werden. Die Krankenpflege umfaßt die Maßnahmen, die für alle fieberhaften Erkrankungen gelten (s. S. 46).
- Da der Scharlach heute mild verläuft, werden die Patienten in der Regel nicht mehr stationär aufgenommen, weil im Krankenhaus ein höheres Risiko einer Kreuz-Infektion mit anderen Gruppen von hämolytischen Streptokokken besteht.
- **Penicillin** ist das Medikament der Wahl bei der Behandlung des Scharlachs. Es reduziert das Risiko von Komplikationen erheblich.
- Eine zweiwöchige Isolation ist meist ausreichend, außer wenn septische Absonderungen vorhanden sind, die den Erreger enthalten.

4.1.5 Erysipel

Ursache

Hämolytische Streptokokken

Infektionsübertragung

Die Infektion wird durch direkten Kontakt übertragen. Der Eintritt in den Körper erfolgt in der Regel über eine Hautabschürfung oder Wunde. Das Erysipel war früher eine sehr häufige Infektion im Krankenhaus, insbesondere auf chirurgischen Stationen, wo die Erkrankung durch infizierte Wunden und Abszesse verbreitet wurde. Heute ist sie durch die verbesserten Hygienemaßnahmen und insbesondere durch die Einführung der Antibiotika deutlich zurückgegangen und kann wirksam behandelt werden.

Symptome

1. Am häufigsten beobachtet man Erysipele bei Personen im mittleren und höheren Alter. Eine Krebserkrankung und chronischer Alkoholismus erhöhen die Anfälligkeit gegenüber der Infektion.
2. Die Erkrankung beginnt meistens akut mit Fieber, Schüttelfrost und Beeinträchtigung des Allgemeinbefindens.
3. Die charakteristische Veränderung der Haut ist ein hellrotes Erythem (Hautrötung), das geschwollen und gespannt ist und einen deutlich markierten Rand aufweist. Häufig ist das lokale Erythem im Gesicht lokalisiert. Es kann sich über die Nase und die Wangen ausbreiten (Schmetterlingsform). Eine andere bevorzugte Lokalisation ist der Rand einer chirurgischen Wunde.

Therapie/Pflege

- Penicillin bekämpft die Infektion in der Regel innerhalb weniger Tage erfolgreich und reduziert das Risiko einer Ausbreitung.
- Die Allgemeinbehandlung besteht aus Bettruhe und den Routinemaßnahmen bei einer akuten fieberhaften Erkrankung (s. S. 46).

4.1.6 Diphtherie

Ursache

Verantwortlicher Erreger ist der Diphtheriebazillus (Corynebacterium diphtheriae). Hiervon existieren verschiedene Gruppen. Die schwerste Infektion entsteht durch den Typus gravis.

Infektionsübertragung

Diphtherie wird durch Tröpfcheninfektion übertragen. Auch eine indirekte Ansteckung (z. B. durch Lutschen an infizierten Bleistiften) ist bekannt. Betroffen sind in der Regel Kinder, obgleich die Diphtherie auch bei Erwachsenen vorkommen kann, insbesondere bei Epidemien. Der Winter ist die Hauptsaison der Diphtherie.

Inkubationszeit

2–4 Tage

Pathologie

Die Erkrankung führt zu einer typischen lokalen Veränderung und zu einer schweren allgemeinen Toxikämie. Beim lokalen Krankheitsherd handelt es sich um ein **membranöses Exsudat** (diphtherische Membran), das meistens im Hals auftritt (Rachendiphtherie). Weniger häufig ist der Herd in der Nase (Nasendiphtherie) oder im Larynx (Kehlkopfdiphtherie) lokalisiert. Kombinierte Herde kommen vor, in seltenen Fällen kann sich auch eine Hautdiphtherie entwickeln.

Obgleich die Mikroorganismen in der Membran bleiben, produzieren sie ein sehr starkes **Toxin**, das für die generalisierte Toxikämie verantwortlich ist. Das Toxin wirkt insbesondere auf den Herzmuskel (Myokard), so daß eine akute Myokarditis die Folge ist (charakteristische EKG-Veränderungen). Außerdem greift es am Nervensystem an und verursacht verschiedene Formen von Lähmungen.

Symptome

1. Der Beginn der Erkrankung kann heimtückisch sein und fieberfrei verlaufen, der Puls ist jedoch schnell. Es können eine erhöhte Ermüdbarkeit, Unruhe, Reizbarkeit und ein geschwächtes Allgemeinbefinden bestehen.
2. Die Untersuchung des Halses zeigt, daß die Tonsillen von einer grau-weißen Membran bedeckt sind. Diese Membran kann sich oft über den weichen Gaumen ausdehnen. Sie läßt sich bei einem Abstrich nicht wegreiben. Der Atem hat einen fauligen Geruch.
3. Die Halslymphknoten sind vergrößert, so daß der Hals geschwollen erscheint (Cäsarenhals).
4. Bei der Nasendiphtherie hat sich nur in der Nase eine Membran gebildet, die zu einer blutigen Absonderung aus der Nase führt.
5. Wenn die Membran bis zum Kehlkopf reicht, kann die Atmung eingeschränkt sein. In diesen Fällen kann es notwendig werden, eine Tracheotomie durchzuführen, damit der Patient ausreichend Luft bekommt.
6. Eine Myokarditis kann durch die Toxine, die die Diphtheriebazillen in der ersten Woche produzieren, hervorgerufen werden. Der Puls ist dann fadenförmig und schnell, der Blutdruck sinkt, die Erkrankung kann tödlich enden.
7. Die Lähmung von Nerven und Muskeln, die durch die Toxine hervorgerufen wird, kann zu Schwierigkeiten bei der Atmung und beim Schlucken führen.

Diagnostik

Die klinische Diagnose wird durch einen Rachenabstrich, der das charakteristische Wachstumsmuster des Bazillus in Kulturen zeigt, erhärtet.

Therapie/Pflege

- Sobald die Verdachtsdiagnose einer Diphtherie erhoben wird, ist es wichtig, **unverzüglich** mit der Behandlung zu beginnen, ohne auf das Resultat des Rachenabstrichs zu warten. So vermeidet man die verheerenden Wirkungen des Toxins, das sich rasch ausbreiten kann. **Diphtherieantitoxin** (in der Regel in einer Dosis von 24 000 Einheiten) wird intramuskulär injiziert. In schweren Fällen kann eine größere Dosis intravenös verabreicht werden.
- Zusätzlich sollte Penicillin verabreicht werden, um die Ausbreitung der Bazillen und die Möglichkeit einer Sekundärinfektion zu verhindern.
- Wichtig ist eine **intensive Krankenpflege**. Der Patient muß wegen der Ansteckungsgefahr isoliert werden.

Vorbeugung

Die Einführung der Diphtherieimpfung hat zu einem sehr starken Rückgang der Erkrankung geführt. Die Impfung gegen Diphtherie wird mit der gegen Keuchhusten und Tetanus (Dreifachimpfung) kombiniert und Kindern ab der 9. Lebenswoche in monatlichen Intervallen verabreicht. Auffrischungsimpfungen können im Alter von 5, 11 und 18 Jahren durchgeführt werden.

4.1.7 Tollwut

Ursache

Tollwutvirus (aus der Gruppe der Rhabdoviren)

Infektionsübertragung

Der Virusinfekt wird auf den Menschen durch den **Biß eines infizierten Tieres**, z. B. eines Hundes oder einer Katze übertragen. Hunde infizieren sich durch Kontakt mit Füchsen, die das Virusreservoir in Europa darstellen. (In Großbritannien gibt es keine Tollwut, da strikte Quarantänemaßnahmen bei Hunden, die ins Land kommen, durchgeführt werden.)

Inkubationszeit

20–60 Tage (bis zu 1 Jahr)

Symptome

Die Initialsymptome sind unspezifisch und bestehen aus Kopfschmerzen, einem verschlechterten Allgemeinbefinden und Schlaflosigkeit. Nach zwei bis vier Tagen wird der Patient sehr unruhig und abwechselnd verwirrt bzw. bewußtseinsklar. Danach folgt die typische Hydrophobie (Angst vor Wasser). Diese ist gekennzeichnet durch unwillkürliche Spasmen der Atemhaupt- und -hilfsmuskulatur bei dem Versuch, Wasser zu trinken, ja selbst beim Anblick oder beim Geräusch von Wasser. Es kommt zu Lähmungen und zu bizarren Atemmustern, die aufgrund einer Ateminsuffizienz nach 10 bis 14 Tagen tödlich enden.

Diagnostik

Viruspartikel können aus dem Speichel gewonnen und gezüchtet werden. Mit Fluoreszenz-Antikörpertechniken kann das Virusantigen aus Hautbiopsien identifiziert werden. Ansteigende Antikörperspiegel gegen das Virus im Blut bestätigen die Diagnose.

Vorbeugung und Therapie

- Eine **sofortige Behandlung des Bisses** kann die Tollwut verhindern. Die erste Hilfe besteht darin, die Wunde sorgfältig mit Seife und Wasser 5 Minuten lang zu waschen. Danach folgt eine Waschung mit sauberem Wasser sowie die Applikation von 40 bis 70%igem Alkohol oder einer 0,01%igen Jodlösung. Die Wunde sollte nicht genäht werden, um zu verhindern, daß die Erreger sich in der Skelettmuskulatur einnisten.
- Gleichzeitig sollte mit einer Tetanusprophylaxe begonnen werden.
- In Fällen, in denen der Angriff des Tieres nicht provoziert wurde oder der Patient nur Speichelkontakt hatte oder schwächeren Bissen ausgesetzt war, sollte eine Tollwut-Impfung erfolgen (mit abgetöteten Viren, die in menschlichen diploiden Zellen gezüchtet wurden, HDCV).
- Das **verdächtige Tier** sollte 5 bis 10 Tage lang beobachtet werden. Wenn es gesund bleibt oder wenn die Gehirnuntersuchung des toten Tieres bei der direkten Immunfluoreszenz-Mikroskopie keine „Negri-Körperchen" zeigt, kann die Impfung abgebrochen werden.

  Größere Bisse oder Angriffe von wilden Tieren erfordern eine Tollwutimpfung sowie die Gabe von Antirabies (Tollwut-)Immunglobulin (am besten von Menschen gewonnen).

4.1.8 Tetanus

Ursache

Tetanusbazillus (Clostridium tetani)

Infektionsübertragung

Die Bakterien, die als Schmarotzer im Darm leben und auch in Erde gefunden werden, treten in den Körper durch alltägliche Verletzungen, die z. B. durch Splitter, Nägel in Schuhen oder Gartengeräte verursacht wurden, ein. Sie können auch auf eine septische Infektion folgen. Tetanus ist insgesamt selten und wird meist bei Landwirten oder Gärtnern beobachtet.

Inkubationszeit

2 Tage bis einige Wochen

Symptome

1. Die schweren Muskelkrämpfe beginnen meist in der Kaumuskulatur und führen dazu, daß der Mund nur schwer geöffnet werden kann (Kiefersperre).
2. Diese Spasmen breiten sich auf andere Gesichtsmuskeln aus, dann auf den Hals und den Rumpf, wodurch schließlich eine plattenartige Versteifung der Bauchwand entsteht.
3. Heftige Muskelkrämpfe können durch Bewegungen des Patienten oder durch ein Geräusch provoziert werden. Diese führen zu einer schweren, manchmal fatalen Erschöpfung des Patienten.

Pathologie

Wenn die Bazillen durch eine Wunde eingetreten sind, können sie dort lokalisiert bleiben und zu einer örtlichen Steifheit führen. Sie haben jedoch eine Affinität zu Nervenzellen und wandern zu den Enden der motorischen Nerven und zu den Nervenzellen. Der Befall der Vorderhornzellen im Rückenmark führt zu Muskelstarre und Krämpfen.

Diagnostik

Die Diagnose wird in der Regel aufgrund der klinischen Symptome und der Anamnese einer alten Verletzung gestellt.

Therapie/Pflege

- Wenn die Diagnose vermutet wird, wird ein Immunserum mit 1000 bis 3000 I.E. **Antitoxin** intravenös injiziert.
- Die Wunde muß sorgfältig gesäubert werden.
- Zur Verhinderung einer Sekundärinfektion werden Metronidazol oder Benzylpenicillin verabreicht.
- Um die Spasmen unter Kontrolle zu halten, muß der Patient in einen **ruhigen, abgedunkelten Raum** gelegt werden. Alle Tätigkeiten sollten vorsichtig ausgeführt und dem Patienten stets vorher angekündigt werden. Am besten erfolgt die Pflege auf einer **Intensivstation** mit entsprechend ausgebildetem Personal.
- Bei schweren Spasmen können Diazepam (Valium) oder Curare notwendig werden.
- Für ausreichende Ernährung und Flüssigkeitszufuhr muß gesorgt werden.
- Wenn die Kehlkopfmuskeln betroffen sind, kann eine Tracheotomie zur Freihaltung der Atemwege notwendig werden.

Vorbeugung

Durch die vorbeugende **Impfung** von Säuglingen im ersten Lebensjahr mit Tetanustoxoid (zusammen mit den Impfungen gegen Diphtherie und Keuchhusten) ist die Erkrankungshäufigkeit gesenkt worden. Wenn die Möglichkeit einer Tetanuserkrankung durch eine Wunde besteht, sollten verletzte Kinder und Erwachsene 1 ml Tetanustoxoid erhalten, wenn sie in den vorausgegangenen 10 Jahren eine ausreichende Grundimmunisierung bekommen haben. Andernfalls erhalten sie ein Antitetanusserum (mit Antikörpern). Sechs Wochen später sollte eine Grundimmunisierung mit drei Injektionen von Toxoid beginnen, so daß bei späteren Verletzungen ein Impfschutz besteht. Wiederholte Injektionen von Antitetanusserum verlieren ihre Wirkung und führen häufig zur Serumkrankheit.

Erwachsene sollten alle 10 Jahre eine Auffrischimpfung erhalten.

4.1.9 Windpocken

Ursache

Virusinfektion (Varizellen-Zoster-Virus)

Infektionsübertragung

Windpocken werden durch Tröpfcheninfektion oder durch Kontakt mit den Händen oder Kleidern Infizierter übertragen. Die Erkrankung ist sehr häufig, befällt alle Altersgruppen, insbesondere jedoch Kinder unter 10 Jahren, und kommt am häufigsten im Herbst und Winter vor.

Inkubationszeit

12–21 Tage, meist ungefähr 14 Tage

Symptome

Die Erkrankung beginnt normalerweise mild. Der Patient fühlt sich lediglich unwohl und hat eine leichte Temperaturerhöhung. Bei Kindern ist häufig das erste Zeichen der Erkrankung das Auftreten des **Ausschlags**, der folgende Charakteristika aufweist:

1. Er erscheint zunächst am Rumpf, insbesondere am Rücken, und breitet sich dann auf das Gesicht und auf die Gliedmaßen aus. Am Rumpf und an den oberen Anteilen der Gliedmaßen stehen die Hautveränderungen besonders dicht.
2. Zunächst entstehen rote Papeln (Knötchen), die sich schnell zu Bläschen und Pusteln umformen. Nach einigen Tagen trocknen die Pusteln ein und bilden Krusten, die schnell abfallen.
3. Der Ausschlag tritt in Schüben auf, so daß alle Hautveränderungen gleichzeitig vorhanden sind – Papeln, Bläschen, Pusteln und Krusten.

Komplikationen

Windpocken verlaufen meist milde, eine schwere Toxizität ist selten. Die häufigste Komplikation ist die bakterielle Superinfektion der Hautveränderungen aufgrund von Kratzen. Eine durch Windpocken hervorgerufene Pneumonie kann sich bei Patienten mit einem geschwächten Immunsystem entwickeln.

Diagnostik

Ein schwerer Fall von Windpocken kann von einem leichten Fall von Pocken in der Regel durch die Reihenfolge des Auftretens, die Verteilung und, bei Windpocken, die verzögerte Entwicklung des Ausschlags unterschieden werden.

Durch die Elektronenmikroskopie kann man das Virus in der Bläschenflüssigkeit nachweisen. Gewebekulturen und Inkubation werden zur Identifizierung des Virus angewendet. Windpocken können außerdem mit verschiedenen anderen Hauterkrankungen, z. B. Impetigo, Urtikaria und Skabies (Krätze) verwechselt werden.

Therapie/Pflege

- Die Behandlung von Windpocken besteht vor allem darin, die Sekundärinfektion der Herde zu verhindern. Die Patienten werden angewiesen, sich nicht zu kratzen. Bei Kindern sollten die Fingernägel kurz geschnitten werden. Wenn der Juckreiz stark ist, müssen die Patienten Handschuhe tragen oder die Arme geschient werden. Der Juckreiz kann durch eine Lotion, z. B. eine 5%ige Lösung von Kalium permanganicum, gemildert werden.
- Bei ausgedehnten Hautveränderungen kann eine Penicillinbehandlung notwendig werden, um eine Sekundärinfektion zu verhindern. In schweren Fällen mit Entwicklung einer Pneumonie sollte Acyclovir verschrieben werden.
- Die Isolierung ist notwendig, bis alle Krusten abgefallen sind.

4.1.10 Pocken

Ursache

Virusinfektion (Variola-Virus)

Infektionsübertragung

Pocken werden durch direkten Kontakt und Tröpfcheninfektion aus dem Respirationstrakt übertragen. Es handelt sich um eine hochinfektiöse Erkrankung, die früher häufig zum Tode führte. Durch ein von der Weltgesundheitsorganisation WHO durchgeführtes Impfprogramm in Ländern, in denen die Pocken endemisch gewesen waren, und durch die internationale Vereinbarung, daß alle Reisenden in und aus solchen Ländern geimpft werden müssen, gilt die Erkrankung inzwischen als ausgerottet.

Symptome

Der Pockenausschlag ähnelt den Windpocken, es gibt jedoch einige Unterschiede: Die Bläschen stehen im Gesicht und an den Gliedmaßen dichter als am Rumpf. Sie sind größer und tiefer und werden eitrig. Nach dem Abheilen hinterlassen sie Narben (Pockennarben). Die Hautveränderungen entwickeln sich nacheinander zu Papeln, Bläschen und Pusteln, die verschuppen, während bei den Windpocken alle Formen zur gleichen Zeit vorhanden sind. Es kommt zu einer starken Beeinträchtigung des Allgemeinbefindens mit Fieber, Kopfschmerzen und schwerer Erschöpfung.

Erfolgreiche Ausrottung der Pocken (Impfung)

Die Studien über die Pocken von *Jenner* wiesen den Weg zur Vorbeugung der Erkrankung durch eine Impfung. Bei der Pockenimpfung wurde als Impfstoff eine Suspension aus Viren, die bei Kühen Kuhpocken hervorriefen, verwendet. Das Virus der Kuhpocken (Vaccinia) ist dem Pockenvirus ähnlich, bei Menschen ist es allerdings weniger gefährlich. Die Impfung mit einem Impfstoff, der das Kuhpockenvirus enthält, rief eine **Vaccinia-Erkrankung** hervor, bei der Antikörper gebildet wurden. Als Folge davon wurde der Erkrankte immun gegenüber der schwereren Pockeninfektion. Hierdurch wurde die Ausbreitung der Pocken verhindert.

Ein ähnliches Virus erzeugt Affenpocken bei Primaten in Zentralafrika. Das Pockenvirus wird heute in speziellen Laboratorien aufbewahrt, um Erkrankungen wie Affenpocken von den echten Pocken unterscheiden zu können.

4.1.11 Mumps

Ursache

Virusinfektion

Infektionsübertragung

Mumps wird durch Tröpfcheninfektion durch den Respirationstrakt übertragen. Die Erkrankung wird vorwiegend bei Kindern im Alter von 5 bis 15 Jahren und bei jungen Erwachsenen beobachtet. Epidemien kommen hauptsächlich in Schulen und Institutionen vor.

Inkubationszeit

12–28 Tage

Symptome

1. In einigen Fällen ist das erste Zeichen der Erkrankung ein geschwollenes Gesicht. Normalerweise treten jedoch zunächst Allgemeinsymptome wie Fieber, Kopfschmerzen und Halsschmerzen einige Tage vor der charakteristischen Schwellung der Glandula parotis (Ohrspeicheldrüse) auf.
2. Die vergrößerte Glandula parotis führt zu einer Schwellung unterhalb des Kieferwinkels. Die Haut über den Drüsen wird angespannt und glänzend. Meistens ist zunächst für kurze Zeit nur eine Drüse vergrößert. Beschwerden werden oft bei der Nahrungsaufnahme angegeben, es kann z. B. schwierig werden, den Mund zu öffnen.
3. Die Speicheldrüsenvergrößerung geht in der Regel innerhalb von 7 bis 10 Tagen zurück. Das Fieber sinkt, wenn die Drüsen im Laufe einiger Tage langsam kleiner werden.

Komplikationen

Die Orchitis (Entzündung der Hoden) ist eine mögliche Komplikation der Erkrankung, die häufiger bei älteren Kindern und Erwachsenen zu sehen ist. Beim Auftreten einer Orchitis steigt das Fieber wieder an, die Hoden werden schmerzhaft und schwellen an.

Seltenere Komplikationen sind die Mastitis (Entzündung der Brustdrüse), die Salpingitis (Entzündung der Eierstöcke), die Pankreatitis und die Enzephalitis.

Therapie/Pflege

- Eine spezifische Behandlung des Mumps existiert nicht. Wichtig ist die orale Hygiene, um eine Sekundärinfektion zu vermeiden.
- Die Kinder sollten Bettruhe einhalten, bis sich die Temperatur wieder normalisiert hat. Sie sollten nicht zur Schule gehen, bis die Speicheldrüsenschwellung zurückgegangen ist. Erwachsene sollten jedoch wegen der Möglichkeit der verschiedenen Komplikationen im Bett bleiben, bis die Parotisschwellung völlig zurückgegangen ist.
- Aspirin oder Codein können zur Schmerzbekämpfung notwendig werden.
- Wenn das Kauen schwierig ist, sollte die Nahrung passiert und Flüssigkeit mit einem Strohhalm aufgenommen werden.
- Bei der Entwicklung einer Orchitis ist es wichtig, die Hoden zu stützen und Kortison oder verwandte Steroide zur Behandlung der Schwellung und der Schmerzen zu verabreichen.

Vorbeugung

Es existiert eine Lebendimpfung, die in Kombination mit Impfungen gegen Masern und Röteln im zweiten Lebensjahr verabreicht werden kann.

4.1.12 Influenza (Grippe)

Ursache

Infektion durch das Influenza-Virus

Infektionsübertragung

Influenza ist eine hochinfektiöse Erkrankung, die durch Tröpfcheninfektion übertragen wird. Sie kommt in der ganzen Welt in großen Epidemien vor, die beträchtlich variieren, sowohl was das klinische Bild als auch den Ausgang betrifft. Pandemien (weltweite Epidemien) mit einer hohen Sterblichkeitsrate kommen gelegentlich vor. Die letzte trat 1918 auf, damals gab es eine große Anzahl von Todesfällen. Wenn die Grippe örtlich begrenzt ausbricht, verläuft sie relativ milde.

Inkubationszeit

1–3 Tage

Symptome

1. Die Grippe beginnt plötzlich. Die Symptome ähneln denen einer Erkältung oder einer akuten Bronchitis. Sie können jedoch bei verschiedenen Epidemien unterschiedlich sein.
2. Das Allgemeinbefinden ist stärker gestört als bei einer einfachen Erkältung. Kopfschmerzen, Schüttelfrost und Abgeschlagenheit treten häufig auf.
3. Husten, Niesen, tränende Augen, Schnupfen und Heiserkeit (Laryngitis) sind häufige Symptome.
4. Bei einigen Grippeepidemien kommt es zu Übelkeit, Erbrechen und abdominellen Beschwerden.

Komplikationen

Die **Bronchopneumonie** ist die wichtigste Komplikation, die auch zu Todesfällen führen kann. Eine Pneumonie wird in der Regel durch eine Sekundärinfektion mit Influenzabazillen, Streptokokken oder Staphylokokken verursacht. Ältere Menschen sind besonders gefährdet.

Therapie/Pflege

- Die beste Behandlung besteht aus Bettruhe und den üblichen Maßnahmen bei einer fieberhaften Erkrankung (s. S. 46). Eine Isolierung ist häufig nicht möglich, da sich die Infektion sehr rasch verbreitet und die Diagnose schwierig ist.
- Eine spezifische Behandlung existiert nicht. Gegen die Kopfschmerzen kann Aspirin oder Codein verabreicht werden. Penicillin oder andere Antibiotika werden in der Regel für die Behandlung der Sekundärinfektion gegeben.

Da eine Immunität gegenüber der Influenza nur kurze Zeit anhält, sind wiederholte Erkrankungen möglich.

Vorbeugung

Gegen einige Influenzastämme gibt es Impfungen. Sie bieten für einige Monate einen teilweisen Schutz vor der Erkrankung und sind somit nur von begrenztem Wert, wenn eine Epidemie auftritt.

4.1.13 Pfeiffersches Drüsenfieber (Infektiöse Mononukleose)

Ursache

Virusinfektion (Epstein-Barr-Virus)

Infektionsübertragung

Die infektiöse Mononukleose wird durch Tröpfcheninfektion und direkten Kontakt übertragen. Sie kommt vor allem bei Kindern und Jugendlichen beider Geschlechter vor, tritt vereinzelt und in Epidemien auf.

Inkubationszeit

5–10 Tage

Symptome

1. Der Krankheitsbeginn ist in der Regel langsam und geht mit einem verschlechterten Allgemeinbefinden, Müdigkeit, Appetitverlust und Fieber einher.
2. In einigen Fällen besteht eine Halsentzündung, gelegentlich mit einem Exsudat. Ein Ausschlag, ähnlich wie bei Masern, kann sich entwickeln.
3. Die Lymphknoten vergrößern sich meist nach einigen Wochen. Dies gilt insbesondere für die Halslymphknoten. Es können jedoch auch die axillären und die Leistenlymphknoten betroffen sein. Die Milz ist ebenfalls vergrößert.
4. Die Blutuntersuchung zeigt eine erhöhte Leukozytenzahl (Leukozytose). Insbesondere die Monozyten sind vermehrt, daher der Name Mononukleose. Es treten auch ungewöhnliche Lymphozytenformen im Blut auf, die für diese Virusinfektion als typisch gelten.
5. Die Diagnose kann durch einen Agglutinationstest, der Paul-Bunnell-Test genannt wird, bestätigt werden. Er ist jedoch nicht immer positiv.

Verlauf und Therapie

Die Patienten sollten Bettruhe einhalten, während die Temperatur erhöht ist. Leider fühlen sich viele Patienten noch länger unwohl und müde. Dieser Zustand kann einige Wochen oder sogar Monate anhalten und mit gelegentlichen Fieberschüben einhergehen. Eine spezifische Behandlung existiert nicht. Zur Erleichterung der Beschwerden im oberen Respirationstrakt können Analgetika eingesetzt werden.

4.1.14 Typhus

Ursache

Salmonella typhi

Infektionsübertragung (s. Abb. 4.3)

Typhus wird in erster Linie durch die Verschmutzung von Trinkwasser, Milch oder anderen Nahrungsmitteln mit Abwasser verbreitet. Menschliche Träger scheiden den Erreger im Stuhl oder im Urin aus. Bei mangelhaften sanitären Verhältnissen kommt es zu einer Verunreinigung von Wasser oder Nahrungsmitteln. Aus diesem Grund gibt es Typhus besonders unter Soldaten in

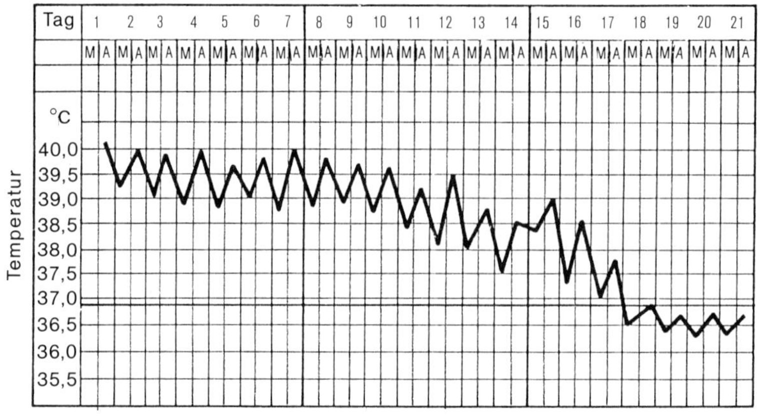

Abb. 4.1 Fieberkurve bei einem unkomplizierten Typhusfall, der nicht mit Chloramphenicol behandelt ist. Die Temperatur normalisierte sich am 18. Tag

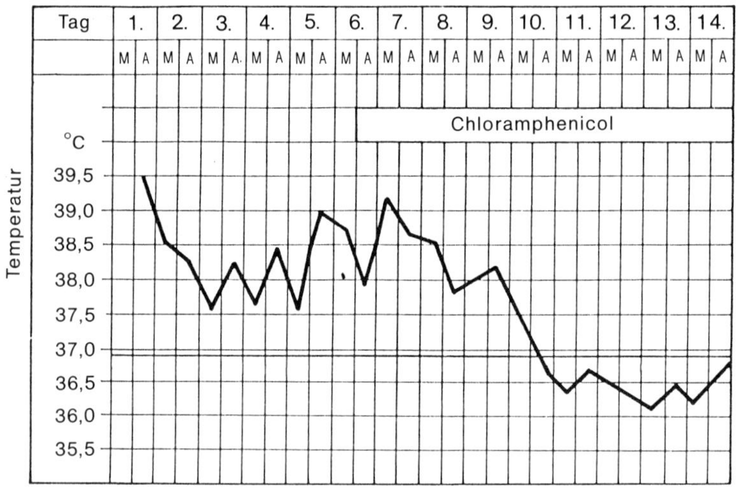

Abb. 4.2 Fieberkurve bei einem behandelten Typhusfall, die das Ansprechen auf Chloramphenicol zeigt

Kriegszeiten und in Gegenden, in denen die sanitären Verhältnisse ungenügend sind.

Inkubationszeit

In der Regel 10–14 Tage

Pathologie

Die Bazillen treten aus dem Darm in den Blutstrom ein und verursachen eine Septikämie mit Fieber (Abb. 4.1 und 4.2). Im Darm besiedeln sie hauptsächlich den Dünndarm, wo sie zu einer ulzerierenden Entzündung führen. Auch in die Gallenblase können Bakterien eindringen (diese ist die Quelle für eine chronische Bakterienausscheidung). Die Knochen können ebenfalls befallen sein, gelegentlich entstehen Abszesse. Außerdem kann das Herz durch bakterielle Toxine geschädigt werden.

Symptome (Abb. 4.3)

1. Die Erkrankung beginnt langsam mit Kopfschmerzen, langsam ansteigenden Temperaturen und einem deutlich gestörten Allgemeinbefinden. Der Puls kann im Verhältnis zur Temperatur langsam sein.
2. Das Abdomen kann gebläht und druckschmerzhaft sein. Häufig besteht im Frühstadium eine Obstipation.
3. Die Diarrhoe tritt meist nach einer Woche ein und besteht aus häufigen wäßrigen Stuhlgängen („Erbsensuppe-Stuhlgang"), die manchmal Blut enthalten. In diesem Stadium hat der

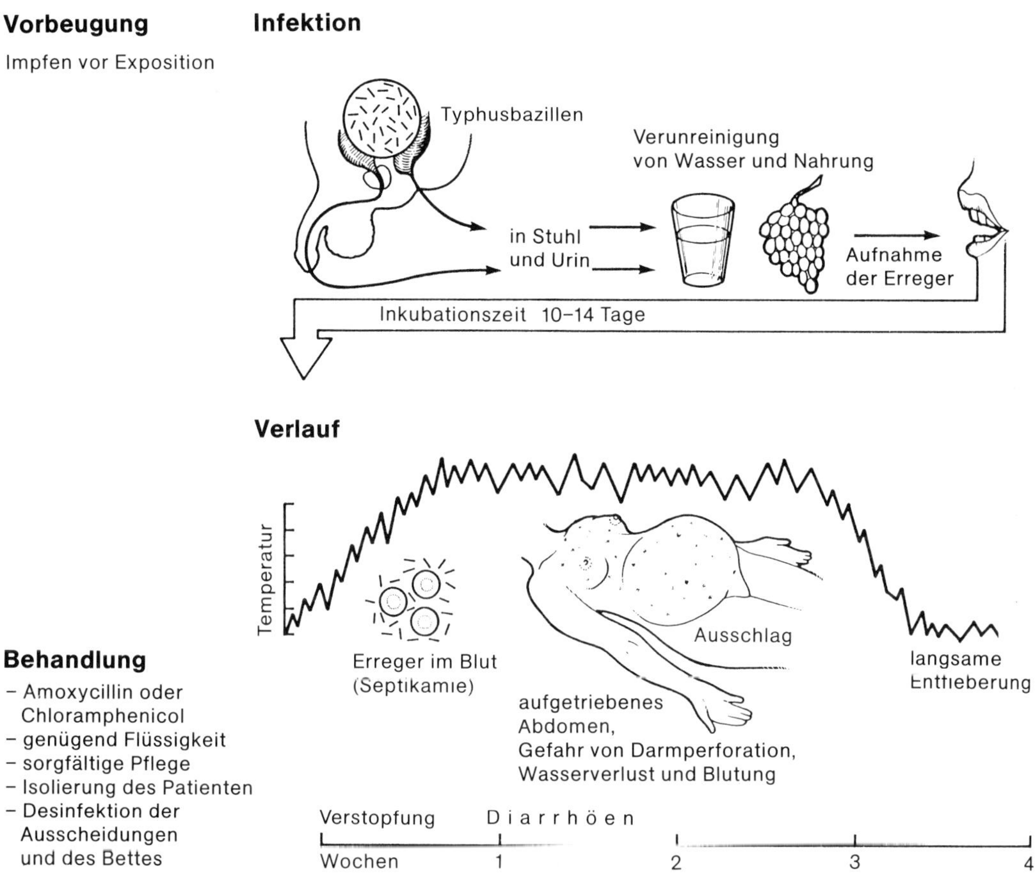

Abb. 4.3 Typhus

Patient hohes Fieber und ist dehydriert und erschöpft. Er kann in einen komaähnlichen Bewußtseinszustand fallen.

4. Ein Ausschlag erscheint in der Regel am Abdomen. Er besteht aus kleinen runden roten Flekken (Roseolen).
5. Ohne Behandlung sind Komplikationen häufig. Todesfälle können durch Blutungen aus dem Darm, eine Darmperforation, eine Bronchopneumonie oder eine Herzinsuffizienz entstehen.

Diagnostik

1. **Blutkultur**: In der ersten Woche zirkulieren die Bakterien im Blutstrom. In Verdachtsfällen sollten mehrere Blutproben ins Labor gesandt und Kulturen angelegt werden, um die Typhusbazillen zu identifizieren.
2. **Widal-Test**: Antikörper gegen Typhusbazillen sind nach der ersten Infektionswoche in ausreichenden Mengen im Blut vorhanden. Sie können durch die Widal-Reaktion gemessen werden und nach der ersten Woche die Diagnose bestätigen. Es gibt dabei jedoch ein Problem: Antikörper hat jeder, der gegen Typhus geimpft wurde. Diese Tatsache muß bei der Beurteilung der Ergebnisse berücksichtigt werden.
3. **Stuhluntersuchung**: Stuhlproben, die in der dritten und vierten Woche eingeschickt werden, zeigen in Kulturen meist ein Wachstum von Salmonella typhi.

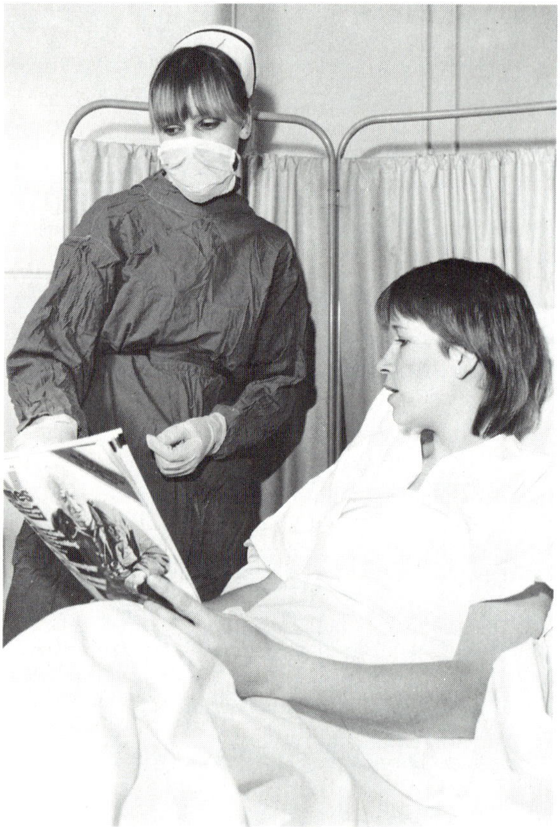

Abb. 4.4 Pflege des infektiösen Patienten unter Isolationsbedingungen

4. **Blutbild**: Man sieht einen Abfall der Zahl der neutrophilen Granulozyten (Neutropenie).

Therapie/Pflege

- Typhuspatienten müssen unter **Isolationsbedingungen** mit einer Schleuse gepflegt werden (Abb. 4.4).
- Für Eßgeschirr, Urinflaschen und Bettpfannen sollten Einmalartikel benutzt werden. Zu den Faeces müssen geeignete Desinfektionsmittel gegeben werden.
- Die Pflegenden sollten Handschuhe und einen Kittel tragen, wenn sie den Patienten versorgen.
- Das Antibiotikum Chloramphenicol ist gegen Typhus sehr wirksam. Es wird peroral in Kapselform in einer Dosierung von 0,5 g alle 6 Stunden eine Woche lang verabreicht. Eine längere Behandlung mit Chloramphenicol kann eine Agranulozytose (Fehlen der Leukozyten) zur Folge haben.

Als Alternative kommen Ampicillin und Cotrimoxazol in Frage (s. S. 38 u. S. 41).

Dauerausscheider

Einige Menschen beherbergen Typhusbazillen im Darm oder in der Gallenblase, ohne daß ihre eigene Gesundheit hierdurch beeinträchtigt ist. Sie können jedoch andere Menschen stark gefährden, insbesondere, wenn sie im Lebensmittelgewerbe beschäftigt sind. Eine Typhusepidemie kann so ihren Ausgang nehmen. Eine Behandlung mit einem Antibiotikum ist häufig wirksam und heilt die Infektion aus, manchmal ist jedoch eine Cholezystektomie (Entfernung der Gallenblase) notwendig. Dauerausscheider sollten auf die Gefahren hingewiesen werden, die sie für andere darstellen können, wenn sie keine strikte persönliche Hygiene einhalten.

Für Dauerausscheider ist eine Beschäftigung im Lebensmittelgewerbe gesetzlich verboten.

Vorbeugung

Eine aktive Immunität gegenüber Typhus kann durch eine hochwirksame Impfung erreicht werden. Es ist jedoch notwendig, die Impfung einmal im Jahr zu wiederholen, um einen wirksamen Schutz aufrechtzuerhalten. Eine Impfung gegen Typhus wird bei schlechten hygienischen und sanitären Verhältnissen empfohlen, z. B. für Soldaten in Kriegszeiten und für Fernreisende, wenn sie mit verunreinigtem Essen oder Trinkwasser in Kontakt kommen können.

4.1.15 Paratyphus

Paratyphus wird durch die Infektion mit den Paratyphusbazillen **Salmonella paratyphi A, B** und **C** hervorgerufen. Diese Bazillen sind dem Typhusbazillus sehr ähnlich. Paratyphus und Typhus gehören zu den fieberhaften Darmerkrankungen. Während die Zahl der früher häufigen Typhuserkrankungen deutlich zurückgegangen ist, kommt die Paratyphus B-Infektion heute häufiger vor. Paratyphusinfektionen verlaufen weniger schwer und toxisch als Typhus, die Allgemeinsymptome und die Therapie sind jedoch ähnlich. Die exakte Diagnose wird durch die Erregerbestimmung gestellt.

4.1.16 Bakterienruhr (Shigellenruhr)

Ursache

Shigella-Bazillus, von dem es mehrere Typen gibt. Hierzu gehören Shigella sonnei, Shigella flexneri und Shigella shiga.

Infektionsübertragung

Die Infektionsübertragung verläuft ähnlich wie beim Typhus. Die Bazillen werden im Stuhl ausgeschieden, bei defekten Sanitäranlagen und schlechter Hygiene können Essen und Trinkwasser verunreinigt werden. Auch Fliegen führen oft zur Verschmutzung von Nahrungsmitteln und stellen einen wichtigen Verbreitungsweg für die Erkrankung dar.

Obwohl die Bakterienruhr vor allem in tropischen Ländern häufig ist, nimmt sie auch in Westeuropa zu, insbesondere in Lagern, Pflegeheimen und großen Institutionen, in denen viele Menschen zusammenkommen. Infektionen mit Shigella sonnei werden bei uns häufiger bei Kindern beobachtet, während die durch Shigella flexneri hervorgerufene Ruhr mehr bei Erwachsenen vorkommt, seltener ist, aber auch schwerer verläuft. Die schwersten Infektionen werden durch Shigella shiga verursacht, sie kommen jedoch selten außerhalb der Tropen vor.

Pathologie

Es besteht eine akute Entzündung des Dickdarms, die in schweren Fällen zu Ulzerationen führt.

Symptome

Die Infektion mit **Shigella sonnei** verläuft bei Kindern in der Regel mild mit einigen Allgemeinsymptomen und leichtem Fieber. Das herausragende Merkmal ist die Diarrhoe, bei der Blut und Schleim mit den Stühlen ausgeschieden werden. Die Anzahl der Stuhlgänge überschreitet selten fünf oder sechs. Meist bestehen leichte abdominelle Koliken.

Bei den **Shigella flexneri**-Infektionen ist die Toxikämie ausgeprägter und führt zu Kopfschmerzen, Appetitlosigkeit, Durst und Abgeschlagenheit. Die Hauptsymptome sind abdominelle Koliken mit schnellem Einsetzen einer drängenden Diarrhoe. 15 bis 20 Stuhlgänge pro Tag können vorkommen. Der typische Stuhl ist klein und besteht nur noch aus Blut und Schleim oder schleimigem Eiter ohne fäkale Beimengung. In schweren Fällen findet man Anteile der Darmschleimhaut im Stuhlgang.

Shigella shiga-Infektionen sind meist begleitet von tiefer Erschöpfung und einer Dehydratation (Flüssigkeitsmangel).

Diagnostik

Die Laboruntersuchung der Stühle oder eines rektalen Abstrichs wird in allen Fällen durchgeführt. Hierbei entdeckt man in der Regel den verursachenden Mikroorganismus.

Therapie/Pflege

- Krankenpflege und Isolierungsmaßnahmen wie beim Typhus sind notwendig. Die in Westeuropa beobachteten Ruhrfälle (meist verursacht durch Shigella sonnei) sind **hochinfektiös**. Wenn Kinder erkrankt sind, ist es sehr wichtig, daß mehrere Pflegekräfte beim Essen und beim Anziehen etc. helfen. Einmalservietten sollten benutzt werden.

- Im akuten Stadium wird eine Flüssignahrung verabreicht. Sobald die Stühle fester werden, gibt man Zusätze in Form einer weichen, gut verträglichen, leicht kalorischen Nahrung. In schweren Fällen mit großem Wasserverlust können Infusionen notwendig werden.
- Ampicillin führt in der Regel zu einer raschen Besserung, gelegentlich ist jedoch wegen Resistenzen ein anderes Antibiotikum notwendig.
- Der Patient wird so lange als infektiös angesehen, bis eine der wiederholten bakteriologischen Untersuchungen der Stühle negativ ist.

4.1.17 Lebensmittelvergiftung

Ursache

Eine Lebensmittelvergiftung wird durch die Verunreinigung von Lebensmitteln durch Bakterien oder Bakterientoxine hervorgerufen. Am häufigsten sind Bakterien der Salmonellengruppe und Staphylokokkentoxine die Auslöser. Eine seltene Form der Lebensmittelvergiftung, der Botulismus, wird durch das Botulinustoxin hervorgerufen und ist meist auf unsachgemäß behandelte Konserven zurückzuführen.

Inkubationszeit

In der Regel 24–36 Stunden

Infektionsübertragung

Eine Lebensmittelvergiftung kann durch die Verunreinigung von Nahrungsmitteln als Folge schlechter hygienischer Verhältnisse auftreten. Auch Tiere, z. B. Ratten und Mäuse, können Essen infizieren. Nahrungsmittel wie wiederaufgewärmte Erbsen, gekochtes Fleisch und Enteneier enthalten besonders häufig Salmonellen, Kuchen, Pasteten und Schinken dagegen oft Staphylokokkentoxin.

Symptome

Die Lebensmittelvergiftung durch **Staphylokokkentoxin** verursacht eine schwere akute Gastroenteritis mit Erbrechen, abdominellen Koliken und Diarrhoe. Diese Symptome beginnen meist innerhalb weniger Stunden nach der Einnahme des verdorbenen Lebensmittels. In der Regel sind alle, die davon gegessen haben, in ähnlicher Weise betroffen.

Eine Lebensmittelvergiftung durch **Salmonellen** zeigt ein ähnliches Bild. Die Erkrankung beginnt jedoch nicht so akut wie eine Staphylokokkenvergiftung, da hier die Entwicklung der Symptome 6 bis 24 Stunden dauert. Die Beschwerden können außerdem länger, z. T. über mehrere Tage, bestehen bleiben.

Beim **Botulismus** entwickeln sich die Symptome etwa 24 Stunden, nachdem die verdorbene Konserve verzehrt wurde. Die vorherrschenden Krankheitszeichen sind verschiedene Arten von Lähmungen. In den meisten Fällen ist der Botulismus tödlich.

Diagnostik

Die Diagnose Lebensmittelvergiftung wird gestellt, wenn Erbrechen, Bauchschmerzen und Durchfälle bei mehreren Personen auftreten, die Nahrungsmittel aus der gleichen Quelle verzehrt haben. Die Bakterienruhr, die ebenfalls abdominelle Koliken und Diarrhoen hervorruft, kann von einer Lebensmittelvergiftung durch das fehlende Erbrechen und den Nachweis von Blut im Stuhl abgegrenzt werden. Beides findet man bei Lebensmittelvergiftungen selten.

Therapie/Pflege

- Die meisten Patienten mit einer Lebensmittelvergiftung erholen sich sehr schnell, wenn sie Bettruhe einhalten und eine flüssige Ernährung erhalten.
- Bei Staphylokokkenvergiftungen, die auf diese Behandlung nicht schnell genug ansprechen, kann ein Therapieversuch mit Erythromycin oder Terramycin unternommen werden.
- Bei der Salmonellenvergiftung gibt es keine spezifische Therapie. Chloramphenicol oder Tetracycline können jedoch in einigen Fällen von Nutzen sein.

Vorbeugung

Wichtig ist die Vorbeugung. Sie beinhaltet die regelrechte Behandlung und Aufbewahrung von Nahrungsmitteln. In allen Küchen sind Sauberkeit und Hygiene oberstes Gebot. Nahrungsmittel sollten außerhalb der Reichweite von Fliegen, Ratten und Mäusen aufbewahrt werden. Außerdem sollten alle Personen, die beruflich mit Lebensmitteln zu tun haben, infektionsfrei sein.

4.2 Tropenerkrankungen

Durch die Zunahme des internationalen Flugverkehrs findet man Erkrankungen, die an sich in tropische oder in subtropische Regionen gehören, heute auch in Europa.

4.2.1 Malaria

Malaria ist eine der häufigsten Erkrankungen in den Tropen. Sie ist für viele Todesfälle verantwortlich.

Ursache

Malaria wird durch Parasiten, Plasmodien, verursacht, von denen es mehrere Typen gibt (Plasmodium vivax, ovale, malariae und falciparum).

Infektionsübertragung

Die Erkrankung wird durch den Biß der weiblichen Anopheles-Mücke übertragen. Eine Übertragung ist auch über die Plazenta oder über Bluttransfusionen möglich. Malaria gibt es in allen tropischen Regionen. Sie kann durch Touristen, Geschäftsreisende oder Emigranten in gemäßigte Zonen eingeschleppt werden.

Inkubationszeit

12–28 Tage, abhängig vom verursachenden Plasmodientyp

Lebenszyklus des Parasiten

Alle Plasmodien haben einen komplexen Lebenszyklus mit Teilung und Zystenbildung. Ein Teil spielt sich in den Blutzellen und der Leber des Menschen ab (asexueller Zyklus), ein Teil im Magen und in den Speicheldrüsen der Anopheles-Mücke (sexueller Zyklus). Wenn die infizierte Anopheles-Mücke einen Menschen sticht, gerät der Parasit in den Blutstrom und löst die Malaria-Erkrankung aus. Von einem infizierten Menschen kann der Parasit wiederum in die blutsaugende Mücke gelangen und dort seinen Zyklus vollenden.

Symptome

Von den vier verschiedenen Plasmodientypen führen die zwei häufigsten zu einer gutartigen bzw. einer bösartigen Erkrankungsform. Die **Malaria tertiana** ist charakterisiert durch immer wiederkehrende Anfälle von hohem Fieber, die jeden dritten Tag auftreten (deshalb die Bezeichnung „tertiana"). Dieses Fieber wird von starkem Schüttelfrost, Schweißausbrüchen, Erschöpfung, Kopfschmerzen und Erbrechen begleitet. Zwischen den Anfällen kann die Temperatur normal sein.

Bei der malignen Form, der **Malaria tropicana**, kann der Parasit ins Gehirn eindringen, was Krämpfe, Koma und den Tod zur Folge hat.

Therapie

In Gegenden, in denen Malaria vorkommt, sollte eine vorbeugende Therapie zum Schutz vor Malariaanfällen durchgeführt werden. Seit dem 17. Jahrhundert war Chinin das traditionelle Heilmittel, heute ist es jedoch durch wirksamere Medikamente weitgehend ersetzt.

- Bei einem **akuten Malariaanfall** ist Chloroquin (Resochin) das Mittel der Wahl. Es kann mit Primaquin kombiniert werden, um die durch Plasmodium vivax und Plasmodium ovale hervorgerufene Malaria zu behandeln. Bei einer Chloroquin-Resistenz können Medikamente auf Chininbasis zusammen mit Fansidar eingesetzt werden.

Alle Personen, die in eine Malariaregion reisen, sollten eine **medikamentöse Malariaprophylaxe** während des Aufenthaltes und vier Wochen danach durchführen!

Vorbeugung

1. Das Brüten der Anopheles-Mücke kann z. B. durch die Drainage von stehendem Wasser oder von larvenhaltigen Teichen, die keinen Abfluß haben, verhindert werden.
2. Das Schlafen unter einem Moskitonetz und das Tragen von langärmeliger und langbeiniger Kleidung hilft Mückenstiche zu vermeiden.
3. Besucher von Malariagebieten sollten **unbedingt** vorbeugende Malariamittel vor, während und nach ihrer Reise einnehmen.

4.2.2 Amöbenruhr

Ursache

Die Amöbenruhr wird durch einen Parasiten (Entamoeba histolytica) hervorgerufen.

Infektionsübertragung

Die Erkrankung breitet sich durch den Konsum von verunreinigtem Gemüse und Wasser aus. Der frei bewegliche Parasit wird im Stuhl infizierter Patienten gefunden, die infektiöse Form ist jedoch die Zyste. Die Erkrankung wird weltweit beobachtet, insbesondere in Gegenden mit schlechten sanitären Verhältnissen.

Inkubationszeit

14–28 Tage

Pathologie

Der Parasit dringt in die Schleimhaut des Kolons ein und führt zu multiplen kolbenförmigen Ulzera. Die Krankheit kann sich in die Leber ausbreiten und hier einen Abszeß oder im Kolon ein sog. „Amöbom" verursachen, das aus Granulationsgewebe und einigen Amöben besteht.

Symptome

Die Beschwerden bestehen aus Bauchschmerzen und häufigen dünnflüssigen Stühlen, die Blut und Schleim enthalten. Der Allgemeinzustand des Patienten kann sich verschlechtern und zu Dehydratation (starkem Flüssigkeitsmangel), Anämie und Septikämie führen. Die Rektoskopie zeigt die typischen im Darm verteilten Ulzerationen auf geröteter Schleimhaut. Chronische Fälle sind gekennzeichnet durch Gewichtsverlust, schlechtes Allgemeinbefinden und wiederholte Durchfallschübe.

Beim **Amöbenabszeß in der Leber** sind Schmerzen wegweisend. Zusätzlich bestehen Fieber, Schweißausbrüche, Teilnahmslosigkeit und Appetitlosigkeit. Die Leber wird groß und schmerzempfindlich.

Komplikationen

- Ein Abszeß kann auch im Gehirn entstehen.
- Wenn die Haut um die Perianalregion mitbefallen ist, entwickelt sich ein lokales Ulkus.
- Der Leberabszeß kann in den Thoraxraum einbrechen.

Diagnostik

Eine frische Stuhlprobe wird unter dem Mikroskop beobachtet. Die Diagnose kann durch die Identifizierung der Entamöbe gestellt werden.

Bei einem Amöbom findet man Zysten in den Stühlen.

Beim Amöbenabszeß der Leber sind die Leberfunktionstests auffällig (z. B. ein erhöhtes Bilirubin und eine erhöhte alkalische Phosphatase, während das Plasmaalbumin erniedrigt ist).

Bildgebende Verfahren wie Ultraschall und Computertomographie können den Abszeß oder die Zyste in der Leber lokalisieren. Deren Drainage führt zur Rückbildung der Veränderungen.

Therapie

- Metronidazol oder Tinidazol sind bei der Amöbenruhr wirksam. Sie sollten peroral verabreicht werden. Auch bei der Amöben-Hepatitis setzt man diese Medikamente ein.
- Wenn sich ein Abszeß gebildet hat, ist in der Regel eine chirurgische Drainage notwendig.

Vorbeugung

1. Nicht vorbehandeltes Wasser sollte vor dem Konsum gekocht und gefiltert werden.
2. Eine sichere Beseitigung oder Klärung aller Abwässer hemmt die Infektionsausbreitung.
3. Zystenträger sollten mit Metronidazol behandelt werden.

4.2.3 Cholera

Die Cholera kann in den Tropen eine sehr schwer und manchmal tödlich verlaufende Erkrankung sein.

Ursache

Bakterien (Vibrio cholerae oder Vibrio El Tor)

Infektionsübertragung

Die Infektion wird durch die Verunreinigung von Nahrungsmitteln und insbesondere von Wasser ausgebreitet. Cholera tritt in tropischen Ländern immer noch in endemischer Form auf.

Inkubationszeit

1–2 Tage

Pathologie

Der Cholerabazillus produziert ein Toxin, das sich an die Oberfläche von Darmzellen bindet. Dies führt zur Ausscheidung einer isotonischen Flüssigkeit in das Darmlumen, die Natrium, Chlorid, Bikarbonat und Wasser enthält. In schweren

Fällen kann bis zu einem Liter Flüssigkeit täglich ausgeschieden werden. Die Wirkung des Toxins hält 3–4 Tage an (Lebensspanne einer Darmepithelzelle). Der Zyklus wiederholt sich. Der El Tor-Biotypus verursacht eine mildere Form der Erkrankung.

Symptome

1. Das Erbrechen beginnt innerhalb von 24 Stunden nach der Einnahme der infizierten Nahrungsmittel und wird gefolgt von einer plötzlich einsetzenden Diarrhoe.
2. **„Reiswasser"-artige Stühle**, die kein fäkales Material enthalten, sind charakteristisch für die Cholera. Der El Tor-Biotypus verursacht eine weniger schwere Diarrhoe.
3. Mit fortschreitendem Flüssigkeitsverlust entstehen Symptome wie vermehrter Durst, eingesunkene Augen, Verlust des Hautturgors, trockene Schleimhäute, Muskelkrämpfe, ein schneller fadenförmiger Puls und eine reduzierte Urinausscheidung.

Diagnostik

In schweren Fällen läßt sich die klinische Diagnose aufgrund der rasch fortschreitenden Dehydratation (Flüssigkeitsmangel) in endemischen Gebieten leicht stellen. Bei milden Formen werden Stuhluntersuchungen in Form einer Kultur oder einer mikroskopischen Untersuchung oder einer Dunkelfeldmikroskopie, die die typische Bewegungen des Vibrio cholerae zeigt, durchgeführt.

Therapie

- Eine mäßige Dehydratation kann durch oralen Flüssigkeitsersatz behandelt werden.
- Schwere Fälle erfordern eine intravenöse Therapie z. B. mit Ringer-Lösung, um die verlorengegangene Flüssigkeit zu ersetzen (Abb. 4.5).
- Tetracycline reduzieren die Dauer der Diarrhoe und verhindern die fäkale Ausscheidung der Bazillen.

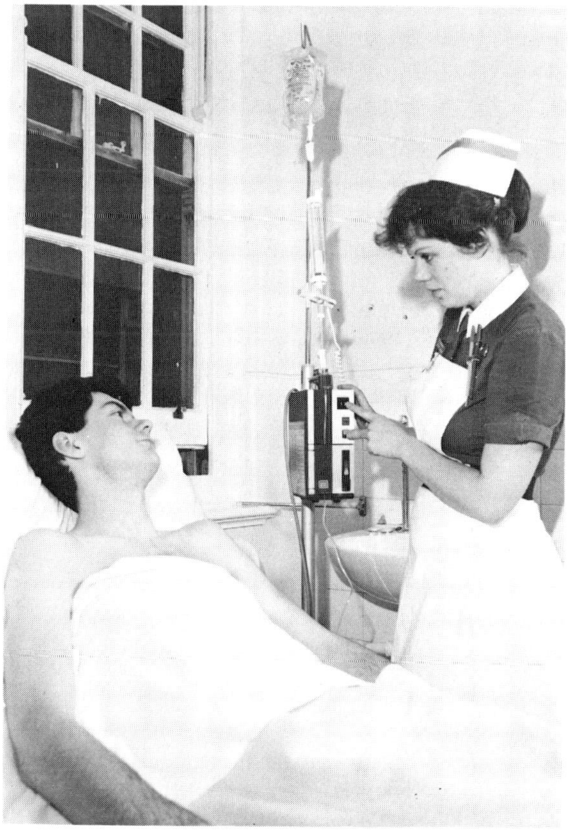

Abb. 4.5 Intravenöse Flüssigkeitszufuhr bei Dehydratation

Vorbeugung

- Zur Kontrolle der Erkrankung in Endemiegebieten sind die Versorgung mit sauberem Wasser und die sichere Vernichtung von Fäkalien wichtig.
- Die **Aufklärung** der Bevölkerung über die Beziehungen zwischen der allgemeinen und persönlichen Hygiene und den infektiösen Durchfallerkrankungen kann erneute Erkrankungen verhindern helfen.
- Eine **Impfung** steht für Risikofälle zur Verfügung. In Endemiegebieten sollten alle 6 Monate Auffrischdosen gegeben werden.

4.2.4 Rickettsiosen

Ursache

Unter diesem Begriff werden viele verschiedene Erkrankungsformen zusammengefaßt, die durch **Rickettsien** hervorgerufen werden.

Infektionsübertragung

Diese Erreger werden bei Ratten und anderen Nagetieren gefunden und auf den Menschen durch Bisse von Flöhen, Fliegen, Zecken und Milben übertragen.

Die Erkrankungen, die durch Läuse und Rattenflöhe übertragen werden, treten besonders gern in überfüllten Lagern und Institutionen auf, in denen die Hygiene vernachlässigt wird.

Verschiedene Formen dieser Erkrankungen kommen in unterschiedlichen Teilen der Welt vor, in den Tropen als Fleckfieber, in Amerika und Canada als Rocky-Mountain-Spotted-Fever, in Australien als Q-Fieber, in Asien als Zeckenbißfieber, in Afrika und Zentralamerika als Fleckfieber.

Inkubationszeit

10–14 Tage

Symptome

Diese Erkrankungen können sowohl mild als auch tödlich verlaufen. Charakteristisch ist für die meisten Typen ein plötzliches hohes Fieber (40 °C), eine schwere Toxikämie und eine Purpura (kleinfleckige Blutungen aus Kapillaren), die sich zunächst in den Achselfalten, dann am Rumpf und später an den Gliedmaßen ausbildet. Das Fieber hält in der Regel zwei bis drei Wochen an. Die Blutungen und der niedrige Blutdruck führen zu einer Nierenschädigung mit einer verminderten Urinausscheidung.

Diagnostik

Die klinischen Merkmale führen zur Verdachtsdiagnose, die durch serologische Tests mit gruppenspezifischen Rickettsien-Antigenen bestätigt werden kann.

Therapie/Pflege

- Die spezifische Behandlung dieser Erkrankungen besteht aus der Verabreichung von Tetracyclinen oder Chloramphenicol, die in den meisten Fällen eine schnelle Wirkung zeigen.
- Wichtig ist eine gute allgemeine Krankenpflege, um die Abwehr des Patienten zu unterstützen.
- Um zu verhindern, daß die Läuse oder Flöhe auf das Pflegepersonal oder auf andere Patienten übertragen werden, ist es wichtig, die betroffenen Patienten regelmäßig zu entlausen.

Die gründliche und regelmäßige Reinigung der Kleider in heißem Wasser mit Waschmitteln tötet Läuse und ihre Eier ab.

4.2.5 Pest

Ursache

Ein Bazillus, der in Ratten gefunden wird (Yersinia pestis)

Infektionsübertragung

Die Pest ist eine hochinfektiöse und oft tödlich verlaufende Erkrankung, die in den Tropen vorkommt. Sie tritt häufig in Epidemien auf. Die Infektion kann durch den Biß des Rattenflohs (Xenopsylla cheopsis) übertragen werden.

Inkubationszeit

2–8 Tage

Symptome

- Die **„Bubonen-Pest“** beginnt mit allgemeinen Symptomen, hohem Fieber, Schüttelfrost und Kopfschmerzen. Innerhalb von 24 Stunden entdeckt der Patient eine „Bubo“ (Lymphknotenschwellung) in der Regel in der Leiste, die sehr schmerzhaft ist. In schweren

Fällen kommt es zu Blutdruckabfall und Schock.

- Die **Lungenpest** entsteht durch die Ausbreitung der Mikroorganismen in die Lungen. Husten, Thoraxschmerzen und Blut im Sputum (Hämoptysen) sind die häufigsten Symptome. Die Folge kann eine schwere Bronchopneumonie sein.

Diagnostik

Der Mikroorganismus kann aus Aspirationsmaterial aus einem Lymphknoten isoliert und in Standardmedien gefärbt und kultiviert werden, um die Diagnose zu bestätigen.

Therapie/Pflege

- Streptomycin ist wirksam, alternativ können Tetracycline und Chloramphenicol eingesetzt werden.
- Außerdem ist die übliche Krankenpflege bei schweren fieberhaften Infektionskrankheiten notwendig (s. S. 46).

Vorbeugung

Um die Ausbreitung der Infektion zu verhindern, ist es wichtig, die Anzahl der Ratten zu vermindern bzw. diese auszurotten. Eine Überträgerbekämpfung (Floh) mit Insektiziden hilft mit, die Verbreitung in Städten zu verringern.

4.2.6 Lepra

Ursache

Bakterien (Mycobacterium leprae)

Infektionsübertragung

Die Lepra wird durch Tröpfcheninfektion aus dem oberen Respirationstrakt übertragen. Sie kommt in tropischen und subtropischen Regionen vor und ist vollständig aus Europa verschwunden.

Inkubationszeit

60 Tage bis 2 Jahre

Pathologie

Das Mykobakterium befällt Hautnerven im Gesicht und an den oberen und unteren Gliedmaßen, dort wo die Nerven nahe der Haut verlaufen und daher kühler sind (z. B. am Ellenbogen und am Knie). Je nach der Hypersensitivitätsreaktion des Körpers führt die Infektion zu einer tuberkuloiden, borderline oder lepromatösen Lepra.

Symptome

Die **tuberkuloide Lepra** wird charakterisiert durch schmerzlose Herde. Einzelherde sind die Regel, sie kommen an den Streckseiten des Armes, am Ellenbogen und am Knie vor. Es handelt sich um eine chronische Erkrankung, die hauptsächlich die Haut und die Nerven befällt. Insbesondere das Gesicht wird dick und knotig. Der Befall der Nerven hat einen Gefühlsverlust zur Folge, der zu Geschwürsbildung führt.

Bei der **lepromatösen Lepra** sind akute Reaktionen mit Entzündung und Ödem der Haut und vermehrter Schmerzhaftigkeit der Nerven charakteristisch.

In fortgeschrittenen Fällen können die Knochen von Nase und Gesicht zerstört werden und ein Sehverlust die Folge sein.

Diagnostik

Die klinischen Merkmale führen in fortgeschrittenen Fällen zur Diagnose. In frühen Stadien wird ein Abstrich vom Rand der Hautveränderungen oder vom Ohrläppchen angefertigt. Dieser kann die Erreger aufweisen.

Therapie

- Die Patienten erhalten in der Regel eine Multimedikamententherapie. Die Medikation muß überwacht werden, um sich der Mitarbeit der Patienten zu vergewissern. Die tuberkuloide Lepra wird mit Rifampicin und Dapson über 6 Monate behandelt. Der lepromatöse Typ benötigt eine längere Behandlung (2 Jahre) mit Rifampicin, Dapson und Chlofazamin.
- Akute Hautveränderungen werden mit Steroiden behandelt.

Vorbeugung

Wichtig ist die Aufklärung der Bevölkerung über die Bedeutung einer kontinuierlichen Behandlung, um die Erkrankung voll in den Griff zu kriegen. Es hat sich gezeigt, daß die BCG-Impfung (gegen Tuberkulose) die Leprahäufigkeit reduziert.

4.2.7 Brucellose

Die Brucellose, früher als undulierendes Fieber bekannt, ist in erster Linie eine tierische Erkrankung, die durch die Infektion mit dem Mikroorganismus Brucella abortus hervorgerufen wird, von dem es mehrere Typen gibt. Die Erreger sind in infizierten Kühen, Schweinen und Ziegen nachweisbar. Die Infektion wird zum Menschen durch den Umgang oder die Einnahme von verunreinigter Milch, Käse oder Fleisch übertragen. Bauern und Angestellte von Schlachthöfen erkranken häufiger.

Die Hauptsymptome sind ein längeres Fieber, das häufig mit allgemeinen Symptomen einhergeht. Schwere Schweißausbrüche und Gelenkschmerzen kommen bei vielen Patienten vor. Die Milz ist meistens vergrößert. Die Diagnose wird durch den Nachweis der Organismen im Blut (durch Blutkulturen) oder, häufiger, durch eine Agglutinationsreaktion ähnlich der Widal-Reaktion beim Typhus bestätigt.

Therapie

Die spezifische Behandlung besteht aus der Gabe von Tetracyclinen. Rezidiverkrankungen kommen häufig vor.

4.2.8 Gelbfieber

Ursache

Ein durch Moskitos übertragenes RNA-Virus (Flaviviridae)

Infektionsübertragung

Die Erkrankung wird durch Stechmücken übertragen, insbesondere durch die Gruppe Aedes. Das Gelbfieber kommt vor allem in Westafrika und Südamerika vor.

Inkubationszeit

3–6 Tage

Pathologie

Nach dem Eintritt des Virus in den menschlichen Körper durch den Biß der Stechmücke vermehrt sich das Virus schnell in Lymphknoten und großen Organen wie der Leber und den Nieren. Dabei zerstört es die normale Organstruktur, so daß es zu einer Funktionseinschränkung der betroffenen Organe kommt.

Symptome

Der Beginn kann unspezifisch in Form einer fieberhaften Erkrankung mit Schüttelfrost, Kopfschmerzen, Muskelschmerzen und Übelkeit verlaufen. Diese Symptome halten mehrere Tage lang an. Nach einer kurzen Zeit der Besserung kommt es zu einem Rückfall. Dieser ist gekennzeichnet durch zunehmende Toxizität, Erbrechen, Bauchschmerzen, Dehydratation und Gelbsucht. In schweren Fällen folgen Schock, Koma, Krämpfe und dann der Tod.

Diagnostik

Die Leberfunktionstests sind pathologisch. Mit einem ELISA (enzyme-linked immunosorbent assay) kann das Virus in den ersten Erkrankungstagen im Serum entdeckt werden. Die Viruskultur bestätigt die Diagnose.

Therapie

Eine aufbauende Therapie ist wichtig. In schweren Fällen kann eine intensive Flüssigkeits- und Elektrolytzufuhr erforderlich werden.

Vorbeugung

Eine Lebendimpfung (0,5 mg subkutan, einmalig), aus dem Stamm 17D bringt eine lebenslange Immunität.

4.2.9 Japanische B-Enzephalitis

Ursache

Arbovirus (Virus der Japanischen B-Enzephalitis)

Infektionsübertragung

Die Infektion wird durch infizierte Stechmücken (Gattung Culex) übertragen. Die Erkrankung kommt in Epidemien und endemisch in ganz Asien vor.

Inkubationszeit

7–14 Tage

Pathologie

Nach dem Eintritt in den Körper vermehrt sich das Virus sehr rasch und gelangt in den Blutstrom (Virämie). Es setzt sich in den endothelialen Zellen der Hirnkapillaren, insbesondere im Bereich der Großhirnrinde, des Thalamus, der Basalganglien und des Hirnstamms fest.

Symptome

Einige Tage lang bestehen unspezifische grippeähnliche Symptome wie Fieber, Kopfschmerzen, verschlechtertes Allgemeinbefinden und Übelkeit. Die neurologischen Symptome beginnen plötzlich mit zunehmenden Kopfschmerzen und Verwirrtheit. Krampfanfälle, Nackensteifheit und Muskelstarre (Rigor) kommen hinzu.

In schweren Fällen ist der Patient komatös und weist motorische Lähmungen der Gliedmaßen oder einer Körperhälfte (Hemiparese) auf.

Die Sterberate ist aufgrund von Atemversagen und unkontrollierten Krämpfen hoch. Einige Patienten entwickeln eine geistige Behinderung, Persönlichkeitsveränderungen oder Epilepsie.

Diagnostik

Ein zurückliegender Aufenthalt in Endemiegebieten sollte an die Erkrankung denken lassen. Die Untersuchung des Liquors auf Antikörper gegen die Japanische B-Enzephalitis kann die Diagnose bestätigen.

Therapie/Pflege

- Eine spezifische antivirale Therapie gibt es nicht.
- Die Patienten werden symptomatisch behandelt, wobei der Respirationstrakt, die Kontrolle der Krämpfe und eine sorgfältig durchgeführte Flüssigkeitsbilanz im Vordergrund stehen.
- Bei hohem Fieber können über längere Zeit Antipyretika (fiebersenkende Mittel) notwendig werden.

Vorbeugung

Kinder und nicht-immune Erwachsene, die in ein Endemiegebiet reisen, sollten geimpft werden. Zwei Dosen eines inaktivierten Impfstoffs aus Hirngewebe von Mäusen werden subkutan mit einer Woche Abstand einen Monat vor der Reise verabreicht und bieten einen ausreichenden Schutz für 8 bis 12 Wochen.

4.3 Infektiöse Haut- und Geschlechtskrankheiten

4.3.1 Tinea

Ursache

Dermatophyten-Infektion (Hautpilzerkrankung)

Infektionsübertragung

Die Dermatophyten (so genannt, weil sie Keratin aus der Hornschicht der Haut verdauen können) lassen sich in Familien einteilen. Für einige Dermatophytenarten ist der Mensch nur Wirtsorganismus, andere lösen Erkrankungen aus. Die Infektion verbreitet sich z. B. in Schwimmbädern.

Symptome

Charakteristisch ist ein anulärer (ringförmiger) Herd. Die Symptome hängen vom befallenen Körperteil ab.

Tinea pedis: Die Infektion der Füße kommt vor allem bei Männern vor. Das Hauptmerkmal ist ein juckender, entzündeter, feuchter Zehenzwischenraum mit Hautrissen (Fissuren). Außerdem können Bläschen an der Beugeseite oder an den Seiten der Zehen auftreten.

Tinea cruris: Sie befällt die Leisten und angrenzende Regionen und ist ebenfalls bei Männern häufiger. Ein Juckreiz ist in der Regel vorhanden. Man sieht einen Entzündungsherd mit gut abgegrenzten Rand und einem hellen Zentrum.

Tinea corporis: Diese ursprünglich bei Tieren vorkommende Hauterkrankung führt zu multiplen Herden am ganzen Körper, die jedoch nicht immer ringförmig sind.

Tinea capitis: Sie kann als Sekundärerkrankung bei allen Arten auftreten und befällt die Kopfhaut und die Haare. Die Haare der erkrankten Region brechen genau oberhalb der Kopfhaut ab, wodurch ein kurzer Bürstenschnitt entsteht. Die Entzündung kann ausgeprägt sein und zu einem Furunkel-ähnlichen Herd, den man Kerion nennt, führen.

Die Tinea kann auch die **Hände** und die **Nägel** befallen.

Diagnostik

Die typischen Herde können durch eine Vorbehandlung mit Steroiden untypisch aussehen und so die Diagnosestellung aufgrund der klinischen Merkmale erschweren. Die Diagnose wird dann durch eine mikroskopische Untersuchung von abgekratztem Material gestellt. Die Pilze können auch in einfachen Agarmedien mit 2% Glukosezusatz (Subaroud) gezüchtet werden.

Therapie

- Die Behandlung erfolgt mit lokal applizierten Antimykotika (Tinkturen, Puder, Salben) und Imidazolen. Bei einem Befall von Haaren, Nägeln, größeren Hautarealen und bei chronischen Infektionen wird Grisecfulvin oral verabreicht.
- Auf stark entzündete Herde kann ein schwächeres Steroid lokal aufgetragen werden

4.3.2 Candidiasis (Soor)

Ursache

Die Infektion wird durch einen Hefepilz (Candida albicans) hervorgerufen.

Infektionsübertragung

Der Hefepilz kommt als Schmarotzer (ohne Erkrankungsfolge) im Darm, im Mund und in der Vagina vor. Er löst dann eine Erkrankung aus, wenn z. B. für längere Zeit Steroide, Immunsuppressiva, orale Kontrazeptiva („Pille") oder Breitspektrumantibiotika verabreicht werden, sowie in sehr hohem Alter.

Symptome

Eine Candidiasis kann zu verschiedenen Erkrankungsformen führen, die vom Sitz der Infektion abhängen.

- Weiße Flecken auf der **Mundschleimhaut** können abgekratzt werden und zeigen eine entzündete muköse Membran (**Soor**). Schmerzen und Risse an den Mundwinkeln führen zu einer Mundwinkelstomatitis.
- Schmerzhafte Herde mit einem roten Rand und Pusteln an Berührungsstellen der Haut (z. B. Achseln, Leisten) werden als **Intertrigo** bezeichnet.
- Die Symptome in der **Anogenitalregion** bestehen aus Juckreiz, Schmerzen mit einem vaginalen Ausfluß wie geronnene Milch (Vulvovaginitis) bzw. kleinen roten Papeln und Pusteln auf der Glans und der Vorhaut des Penis (Balanitis).
- Ein Befall der **Nägel** führt zu einem schmerzhaft geschwollenen Nagelbett (Paronychie).

Diagnostik

Diese basiert meist auf den klinischen Befunden und den fördernden Faktoren in der Anamnese.

Therapie

- Alle begünstigenden Faktoren sollten möglichst ausgeschaltet werden, um ein erneutes Auftreten zu vermeiden.
- Lokal wirksame Präparate sind Nystatin, Amphotericin B und die Imidazole. Bei einem vaginalen Soor ist die Mitbehandlung des Partners wichtig.

4.3.3 Pityriasis versicolor

Ursache

Ein schmarotzender Hefepilz (Pityrosporum orbiculare/Malassezia furfur)

Infektionsübertragung

Eine schlechtere Abwehrlage kann den Ausbruch der Erkrankung, die auch in den Tropen und Subtropen vorkommt, auslösen.

Symptome

Die Pityriasis versicolor tritt meist bei jungen Erwachsenen auf und führt zu einer verminderten oder vermehrten Hautpigmentierung im oberen Rumpfbereich, an den Armen und am Hals. Die einzelnen Herde sind scharf abgegrenzt und schuppig.

Diagnostik

Abgeschabte Hautproben zeigen traubenförmige Pilzsporen unter dem Mikroskop.

Therapie

Die Hauterkrankung wird in der Regel durch 2,5%iges Seleniumsulfit (lokal angewandt) gebessert.

4.3.4 Syphilis (Lues)

Ursache

Spirochäten (Treponema pallidum)

Infektionsübertragung

Syphilis kommt in der gesamten Welt vor und wird durch sexuellen Kontakt mit einer infizierten Person übertragen. Sie kann auch von einer infizierten Mutter durch die Plazenta auf den Fötus übertragen werden.

Inkubationszeit

7–90 Tage

Symptome

Man unterscheidet vier Stadien:

1. Im **Primärstadium** bildet sich ein festes schmerzloses **Ulkus** (harter Schanker genannt), beim Mann am Penis, bei der Frau an der Vulva. Dieses Geschwür kann leicht bluten und eine schmerzhafte Vergrößerung der Leistenlymphknoten zur Folge haben. Gelegentlich erscheint dieser Primärherd auch an den Lippen, den Brüsten oder den Fingern. Er tritt meist ca. einen Monat nach der Infektion auf und heilt nach einigen Wochen ab.

Wenn er nicht behandelt wird, folgt:

2. das **Sekundärstadium** in der Regel einige Wochen nach dem Auftreten des Ulkus. Die Symptome bestehen aus einer generalisierten Lymphknotenvergrößerung, einer Verschlechterung des Allgemeinbefindens, leicht erhöhten Temperaturen und einem Hautausschlag. Der Ausschlag erscheint meist am Rumpf, hat die Farbe von Schinken und juckt nicht.
3. Das späte **Tertiärstadium** ist durch die **Gummen** („Gummiknoten") charakterisiert, das sind wie ausgestanzt wirkende knotige Hautveränderungen. Ein Befall der Knochen und Gelenke führt zu Frakturen und einer Gelenkzerstörung.
4. Im **Quartärstadium**, einige Jahre nach der Erstinfektion, können schwere Symptome des gesamten Organismus auftreten. Eine Beteiligung der Aorta kann z. B. zu einem Aortenaneurysma und einer Aorteninsuffizienz führen (s. S. 98 ff), eine Beteiligung des Rückenmarks zu einer Tabes dorsalis des zentralen Nervensystems (s. S. 216).

Kongenitale Syphilis

Die Syphilis kann von einer infizierten Mutter auf den Fötus übertragen werden. Wenn das Baby lebend geboren wird, kann es Wachstumsstörungen, Erkrankungen der Augen oder des ZNS entwickeln.

Diagnostik

- Im **Primärstadium** kann die Dunkelfeldmikroskopie einer Abschabung des Schankers den Nachweis der Spirochäten ermöglichen.

  Zuverlässige Bluttests sind im Handel und können die Diagnose stützen. Die älteren Tests (nach Wassermann und Kahn) sind für Syphilis nicht spezifisch. Sie können auch bei anderen Erkrankungen positiv ausfallen.

  Wenn die Wassermann-Reaktion positiv ist, sollten weitere spezifischere Tests, z. B. der TPI (Treponema pallidum-Immobilisationstest) durchgeführt werden.
- **Spätstadien** erfordern serologische Tests wie den VDRL-Test, den Treponema pallidum-Agglutinationstest (TPA) oder den Fluoreszenz-Treponemen-Antikörpertest (FTA).

Beim Verdacht auf eine Beteiligung des ZNS muß der Liquor untersucht werden.

Therapie

- Eine Penicillinkur mit intramuskulären Injektionen täglich über 14 bis 21 Tage ist bei der Behandlung des Primär- und des Sekundärstadiums erfolgreich. Im Tertiärstadium kann der Schaden nur noch begrenzt und der Heilungsprozeß angeregt werden. Bei einer Penicillinallergie gibt man z. B. Oxytetracyclin.
- Eine sorgfältige Überwachung und Nachbehandlung des Patienten sind notwendig, bis die Bluttests zeigen, daß die Infektion ausgeheilt ist.

Wichtig ist die Untersuchung und Behandlung des Partners, um eine erneute Infektion zu vermeiden.

4.3.5 Unspezifische Urethritis

Eine unspezifische Urethritis kommt häufig bei jungen Männern vor und ist die Folge einer nicht durch Gonokokken verursachten Infektion der Harnröhre. In einigen Fällen kann der Erreger auch ein nicht identifiziertes Virus sein.

Die Symptome bestehen aus häufigem Harndrang, Brennen beim Wasserlassen und einem schleimig-eitrigen Ausfluß aus der Harnröhre.

Wenn die Urethritis mit einer Konjunktivitis und einer akuten Arthritis kombiniert ist, spricht man von einem **Reiter-Syndrom**.

Obgleich die Symptome nach einigen Wochen zurückgehen, kommen häufige Rückfälle vor, so daß es zu chronischen Entzündungen der Gelenke kommen kann.

Therapie

- Tetracycline werden häufig verschrieben. Wenn die Patienten nicht darauf ansprechen, müssen alternative Antibiotika verordnet werden.
- Die Partner sollten ebenfalls behandelt werden. Bei Frauen kann die Urethritis zu einer Entzündung der Beckenorgane führen.

4.3.6 Gonorrhoe

Ursache

Gonokokken (Neisseria gonorrhoeae)

Infektionsübertragung

Eine Infektion mit Gonokokken entsteht beim Erwachsenen durch Geschlechtsverkehr mit einer infizierten Person und führt zu akuten und chronischen Entzündungen.

Inkubationszeit

7–10 Tage

Symptome

1. **Akute Gonorrhoe**: Die wichtigsten Veränderungen bei der akuten Gonorrhoe sind:
   - Eine akute Entzündung der **Urethra** (akute Urethritis) beim Mann bzw. der Zervix bei der Frau. Diese Entzündung hat einen dicken, eitrigen, gelben Ausfluß zur Folge, der häufig mit Schmerzen beim Wasserlassen kombiniert ist. Dies sind die Leitsymptome der Gonorrhoe.
   - Die Entzündung kann sich auf **Nachbarorgane** ausbreiten und so z. B. eine Prostatitis und Epididymoorchitis beim Mann bzw. eine Adnexitis bei der Frau verursachen. Letztere führt zu einer lokalen Peritonitis im Becken.

   In einigen Fällen treten Erreger in den Blutstrom ein. Die möglichen Folgen sind:
   - eine Septikämie (wenn sich die Mikroorganismen im Blut vermehren), die zu einer infektiösen bakteriellen Endokarditis oder einer Meningitis führen kann,
   - eine akute septische Arthritis („Gonokokken-Rheumatismus“),
   - eine Entzündung der Augen (Iritis und Konjunktivitis sind häufig).
2. **Chronische Gonorrhoe**: In den Spätstadien bestehen die Folgen einer Gonorrhoe aus einer Urethrastriktur und einer chronischen Prostatitis mit Prostataabszeß beim Mann oder aus einer chronischen Adnexitis mit Sterilität bei der Frau.
3. **Konjunktivitis des Neugeborenen**: Eine akute Entzündung der Bindehaut kann bei einem Neugeborenen die Folge einer Gonokokkeninfektion während der Geburt sein, wenn die Mutter an einer akuten Gonorrhoe leidet.

Komplikationen

Die Gonorrhoe kann eine schwere Konjunktivitis, Iritis oder Hornhautulzeration verursachen und so zu **Blindheit** führen. Das Hauptsymptom ist ein Ausfluß aus den Augen bei einem neugeborenen Kind. Dieser kann zwar auch durch andere Mikroorganismen verursacht sein, in allen Fällen müssen jedoch Abstriche von den Augen gemacht und der verursachende Erreger bestimmt werden.

Diagnostik

Die mikroskopische Untersuchung von Abstrichen (z. B. aus der Zervix von infizierten Frauen) zeigen Eiterzellen und intra- und extrazelluläre gramnegative Diplokokken.

Vorbeugung

Im Rahmen der Schwangerenvorsorge sollten alle Gonorrhoefälle entdeckt und behandelt werden, um eine Konjunktivitis des Neugeborenen zu verhindern.

Therapie/Pflege

- Die meisten Fälle von akuter Gonorrhoe sprechen auf eine oder zwei Injektionen von **Penicillin** an. Im chronischen Stadium wird Penicillin in höheren Dosierungen über eine längere Zeit verabreicht und ist ebenfalls wirksam. Bei einer Penicillinresistenz kann Kanamycin verordnet werden.

Im chronischen Stadium ist es manchmal notwendig, eine Urethrastriktur (narbige Harnröhrenverengung) mit Bougies zu erweitern.

- Bei **Säuglingen** mit einer Konjunktivitis ist Penicillin ebenfalls wirksam. Wenn nur ein Auge betroffen ist, muß das gesunde Auge durch eine Klappe geschützt werden. Das Kind sollte auf der befallenen Seite liegen.
- Eine Isolierung aller Patienten mit akuter Gonorrhoe ist wichtig. Beim Umgang mit der Kleidung und der Bettwäsche des Patienten ist Sorgfalt angebracht, da der Ausfluß meistens noch infektiöse Mikroorganismen enthält.
- Auch alle Neugeborenen mit Ausfluß aus den Augen müssen isoliert behandelt werden, da sich die Infektion schnell auf andere Säuglinge ausbreiten kann. Man sollte jedoch stets bedenken, daß der Ausfluß auch durch eine Infektion mit anderen Erregern wie Streptokokken oder Staphylokokken entstehen kann. Auch diese Fälle sind sehr infektiös und müssen isoliert werden, um die Ausbreitung der Erkrankung zu verhindern.

4.3.7 AIDS (acquired immune deficiency syndrome)

Ursache

Infektion mit Retroviren (human immunodeficiency virus, HIV)

Infektionsübertragung

Die Erkrankung wird durch das Blut einer infizierten Person übertragen, bei Homosexuellen z. B. durch Blutungen in der Analregion während des Geschlechtsverkehrs. AIDS kann auch bei heterosexuellem Geschlechtsverkehr übertragen werden. Die Erkrankung kommt bei Drogenabhängigen vor, die unsterile, mit Viren eines Erkrankten infizierte Nadeln verwenden. AIDS findet man außerdem bei hämophilen Patienten (Blutern), die wiederholte Bluttransfusionen benötigen und infiziertes Blut erhalten haben. Es wurden auch Fälle beschrieben, bei denen sich das Virus vermutlich aus Schnittverletzungen oder Wunden von Infizierten auf andere Menschen verbreitet hat, insbesondere bei engen räumlichen Verhältnissen oder bei unzureichender Hygiene.

Die Erkrankung kann in **verschiedene Stadien** mit charakeristischen Symptomen eingeteilt werden.

1. **Primäre HIV-Infektion**

   Die Zeit zwischen der Infektion und der Entwicklung eines nachweisbaren Antikörperspiegels gegen das HIV-Virus im Blut beträgt zwischen 2 und 6 Monaten. Ein kleiner Prozentsatz der Infizierten kann noch länger negativ bleiben. Wenn der Antikörpertest positiv wird, treten in 50 % der Fälle auch klinische Symptome auf.

   Ungefähr die Hälfte der Patienten entwickelt eine akute Erkrankung, die mit häufigen Ulzerationen im Mund und im Ösophagus einhergeht. Außerdem können sich ein makulo-papulöser Ausschlag (fleck- bis knötchenförmige Hautveränderungen) am Rumpf und eine generalisierte Vergrößerung der Lymphknoten entwickeln.

   Die konventionellen HIV-Antikörpertests werden spätestens ca. 2 bis 6 Wochen nach Beginn der Erkrankung positiv. Die Biopsie der vergrößerten Lymphknoten zeigt histologisch eine erhaltene Lymphknotenstruktur mit infiltrierenden „CD8+ Lymphozyten“.

2. **Frühe HIV-Erkrankung**

   Wenn sich der Patient von dieser Primärerkrankung erholt hat, kann eine sog. „asymptomatische Phase“ eintreten, in der nur geringe Symptome vorhanden sind. Eine allgemeine Lymphknotenvergrößerung ist mit unvorhersehbaren und unregelmäßigen Fieberschüben kombiniert. Allergische Reaktionen führen zu einer Verschlechterung vorbestehender Ekzeme oder einer Follikulitis (Haarfollikelentzündung).

   Das HIV-Virus kann im Plasma nachweisbar sein. Die Immunglobuline IgG und IgA und die Zahl der CD8+ Lymphozyten im Blut steigen an.

3. **Intermediärstadium (Aids-related complex)**

   Der Patient ist nun gegenüber Krankheitserregern anfälliger und kann sich Sekundärinfektionen mit Pneumokokken, Shigellen, Salmonellen oder Haemophilus zuziehen. Eine vaginale Candidiasis (Soor) und Entzündungen der Beckenorgane sind bei Frauen häufige Befunde. Kinderkrankheiten verlaufen schwerer. In diesem Stadium kann das Kaposi-Sarkom auftreten.

Das HIV-Virus läßt sich in der Regel aus dem Plasma isolieren. Die Hypersensibilitätsreaktionen vom verspäteten Typ gegenüber Antigenen (Mumpsvirus, Diphtherie und Tuberkulin) gehen verloren.

4. **Späte Phase einer HIV-Infektion**

- **Opportunistische Infektionen**: Das Spätstadium ist gekennzeichnet durch eine schwere Immunschwäche. Die Infizierten werden sehr anfällig gegenüber Infektionen und entwikkeln auch opportunistische Infektionen durch normalerweise nicht gefährliche Erreger. In Abhängigkeit vom Spiegel der CD4+ Lymphozyten kann man folgende opportunistische Infektionen gehäuft beobachten:

Bei Zellzahlen von weniger als 300/µl können eine Tuberkulose und eine Syphilis reaktiviert werden. Bei Zellzahlen unter 200/µl kommen Pneumonien durch Pneumocystis carinii oder andere Erreger sowie Pilzinfektionen häufig vor. Bei Zahlen unterhalb von 50 Zellen/µl sind gastrointestinale Erkrankungen und Infektionen mit dem Zytomegalievirus häufig.

- **Infektionen des ZNS**: Die Beteiligung des Rückenmarks kann zu Muskelschwäche führen, eine Hirnbeteiligung zum geistigen Abbau des Patienten.
- **Kaposi-Sarkom**: Diese Erkrankung kommt im Spätstadium noch häufiger vor und verläuft aggressiver als im Intermediärstadium. Sie führt zu lilafarbenen Tumoren, die an jedem Organ vorkommen können, typischerweise aber an der Haut auftreten. Sie werden bei Homosexuellen mit wechselnden Partnern gehäuft beobachtet.

Prognose

Die Zeit, die zwischen der Ansteckung und der Entwicklung von AIDS-spezifischen Symptomen, z. B. opportunistischen Infektionen, vergeht, beeinflußt die Prognose. Diese hängt außerdem von der geographischen Lage, dem Lebensstil, den kulturellen Praktiken, den Wohnverhältnissen des Patienten und vom vorhandenen Gesundheitssystem ab.

Fünf Jahre nach der Ansteckung ist die Erkrankung bei 15 % der Patienten weiter fortgeschritten und etwa 7–8 % sind verstorben. 10 Jahre nach Infektion ist die Erkrankung bei 50 % der Betroffenen weiter fortgeschritten, die meisten davon (ca. 80 %) sind an AIDS gestorben.

Mehrere Parameter zur Abschätzung der Krankheitsentwicklung sind definiert worden. Ein zuverlässiger Parameter ist z. B. der Spiegel der CD4+ Lymphozyten. Je geringer die Zellzahlen sind, desto größer ist die Wahrscheinlichkeit, daß die Krankheit fortschreitet. Wenn sich ein oraler Soor entwickelt, verdoppelt sich die Wahrscheinlichkeit einer Krankheitsprogression.

Therapie

Die Behandlung umfaßt drei Bereiche:

1. die Bekämpfung der Retroviren (insbesondere durch die Anwendung von Zidovudin),
2. die Vorbeugung vor Infektionen mit Pneumocystis carinii,
3. ergänzende Maßnahmen, die eine frühe Diagnosestellung und eine bessere allgemeine Behandlung der opportunistischen Infektionen einschließen.

   Zidovudin kann die Überlebenszeit um etwa zwei Jahre verlängern. Diese Therapie wirkt noch besser, wenn sie begonnen wird, bevor sich die ersten Krankheitssymptome entwikkelt haben.

4.4 Häufige Erkrankungen bei Touristen (Tab. 4.1 und 4.2)

Fieber

Viele Menschen klagen über Hitzezustände oder Fieberschübe, wenn sie aus einem tropischen Land zurückgekehrt sind. Alle Personen, die tatsächlich erhöhte Körpertemperatur aufweisen, müssen grundsätzlich nach Tropenkrankheiten untersucht werden.

Malaria

Die Malaria ist eine häufige Infektion, die sich innerhalb von 1–2 Monaten nach der Rückkehr aus den Tropen manifestieren kann. Bei der Vivax-Malaria kommen anfallsartige Fieberschübe mit Schüttelfrost vor. Diese können bis zu zwei Jahren nach dem Verlassen des Endemiegebietes auftreten.

Typhus

Auf Typhus zurückzuführende Beschwerden beginnen etwa drei Wochen nach der Rückkehr. Die ersten Symptome können unspezifisch sein, z. B. Husten, Kopfschmerzen und ein etwas verschlechtertes Allgemeinbefinden. Zur Bestätigung der Diagnose sind Blutkulturen notwendig (s. a. S. 58).

Amöbenruhr

Fieber ist immer vorhanden. Wenn die Ursache nicht gefunden wird, sollten serologische Tests nach Antikörpern gegen Entamoeba histolytica bei allen Personen, die im Jahr zuvor in den Tropen oder Subtropen waren, durchgeführt werden. Es können auch Schmerzen im rechten Oberbauch auftreten (s. a. S. 25).

Gelbsucht

Reisende, die innerhalb von zwei Monaten nach ihrer Rückkehr aus Ländern mit einem niedrigen Hygienestandard Gelbsucht entwickeln, sind Hepatitis A-verdächtig. Andere Gründe für eine Gelbsucht sind Malaria, Non-A- und Non-B Hepatitis, Leptospirose und sekundäre Syphilis. Die letzteren führen in der Regel zu einem stärkeren Fieber als die Hepatitis A.

Lassa-Fieber

Die Symptome beginnen ca. 3 Wochen nach der Rückkehr aus der Savannenregion Westafrika. Bei der Anamnese sollte eine Reise in diese Gegend zusammen mit Fieber ohne ersichtlichen Grund zu einer Einweisung in eine Spezialklinik für Tropenkrankheiten führen.

Tab. 4.1 Empfohlene Impfungen und Prophylaxen (Vorbeugung) für Touristen

	Vorgeschrieben	Empfohlen
Südeuropa		Polio
Zentral- u. Südamerika	Malaria 3; Gelbfieber	Polio, Typhus
Mittlerer Osten		Polio, Typhus
Indien u. Pakistan	Malaria 1	Polio, Typhus
Südostasien	Malaria 3	Polio, Typhus
China		Polio, Typhus
Nordafrika		Polio, Typhus
Westafrika	Malaria 3; Gelbfieber	Polio, Typhus
Ost- u. Zentralafrika		Polio, Typhus

1 = Malariaprophylaxe: nur Chloroquin; Malaria 2 = Malariaprophylaxe: Mefloquin 250 mg/Woche; Malaria 3 = Malaria-Prophylaxe: Chloroquin 300 mg/Woche und Proguanil 200 mg/die

Tab. 4.2 Schutzmaßnahmen bei Fernreisen

Erkrankung	Überträger	Vorsichtsmaßnahmen
Hepatitis B, HIV	Blut	Bei Bedarf (z. B. Unfall): Injektion mit Einmalnadeln
Bakterienruhr, Typhus/Paratyphus, Hepatitis A, Reisediarrhoe	kontaminiertes Wasser und Essen	Konsum von sauberem Wasser (kochen oder entkeimen), Obst schälen und Salate in sauberem Wasser waschen
Malaria	Stechmücken	Insektenvernichtungsmittel, lange Kleidung, Moskitonetze
Tollwut	heimische Hunde	Kontakt mit Tieren vermeiden
sexuell übertragbare Erkrankungen (Hepatitis A, HIV)	Mensch	Vermeidung von ungeschützten sexuellen Kontakten mit Unbekannten und Prostituierten

5 Erkrankungen des Herz-Kreislauf-Systems

5.1 Anatomie und Physiologie

Das Herz ist eine Muskelgruppe, die das Blut durch den Körper treibt. Die Arterien sind das Leitungssystem, durch das frisches Blut zu allen Organen und Geweben gebracht wird. Das verbrauchte Blut wird durch die Venen zum Herzen zurücktransportiert. Das arterielle Blut ist in den Lungen oxygeniert worden und versorgt die Gewebe mit dem für ihren Stoffwechsel notwendigen Sauerstoff (O_2). Arterielles Blut ist wegen seines Sauerstoffgehalts hellrot. Das Blut in den Venen enthält Kohlendioxid, ein Abbauprodukt des Stoffwechsels. Venöses Blut ist aufgrund seines Sauerstoffmangels farblich dunkler als arterielles Blut. Der Austausch von Sauerstoff gegen Kohlendioxid findet in einem feinen Netzwerk aus kleinen Gefäßen, den Kapillaren, statt, die Arterien und Venen verbinden.

5.1.1 Der Blutkreislauf

Der rechte Ventrikel pumpt venöses Blut in die Lungen, wo es Sauerstoff aufnimmt. Der linke Ventrikel pumpt das mit Sauerstoff angereicherte Blut in den Körper. Dieser kontinuierliche Prozeß wird Kreislauf genannt.

1. Der linke Ventrikel pumpt das frisch mit Sauerstoff versorgte Blut durch die Aortenklappe in die Aorta, von dort in die Arterien und in alle Teile des Körpers.
2. Das arterielle Blut versorgt die Körpergewebe mit Sauerstoff im Austausch für Kohlendioxid. Das Blut wird dann durch die Venen zum rechten Vorhof des Herzens zurücktransportiert.
3. Das venöse Blut aus dem rechten Vorhof passiert die Trikuspidalklappe und gelangt in den rechten Ventrikel.

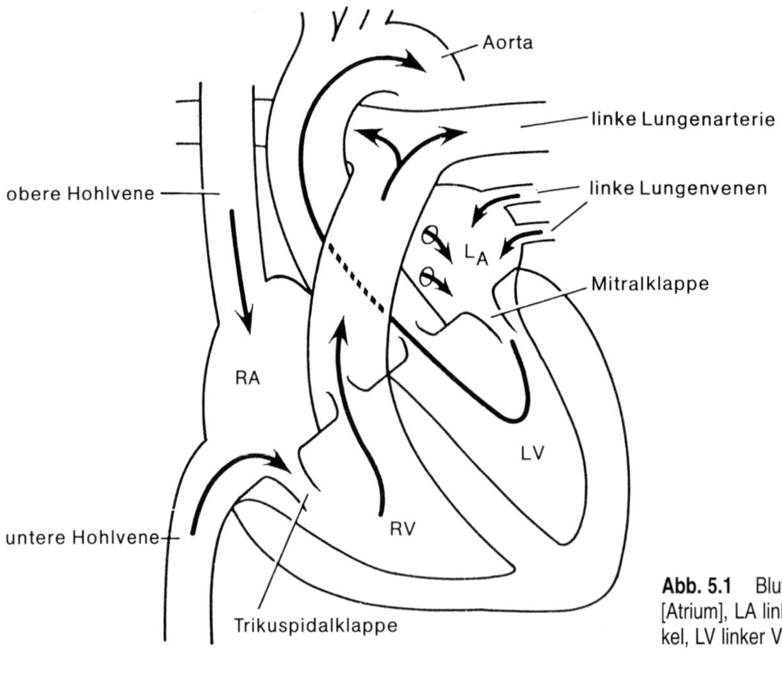

Abb. 5.1 Blutkreislauf (RA rechter Vorhof [Atrium], LA linker Vorhof, RV rechter Ventrikel, LV linker Ventrikel)

4. Der rechte Ventrikel pumpt das venöse Blut durch die Pulmonalklappe in die Pulmonalarterien und in die Lungen.
5. Das in den Lungen oxygenierte (sauerstoffreiche) Blut wird durch die Pulmonalvenen zum linken Vorhof zurückgebracht.
6. Das oxygenierte Blut aus dem linken Vorhof passiert die Mitralklappe und gelangt so in den Ventrikel.

Der Herzzyklus wird in zwei Phasen eingeteilt – in Systole und Diastole.

In der **systolischen Phase** kontrahiert das Herz, um Blut in den arteriellen Kreislauf zu pumpen. Die rechte und die linke Herzkammer (Ventrikel) kontrahieren zur gleichen Zeit. Die Pulmonalklappe und die Aortenklappe sind während der Systole beide offen, damit das Blut passieren kann. Die Atrioventrikularklappen (Mitral- und Trikuspidalklappe) sind jedoch geschlossen. Hiermit wird verhindert, daß während der Kontraktion der Ventrikel Blut in die Vorhöfe zurückgepreßt wird.

Wenn die Ventrikelkontraktion zu Ende ist, beginnt die Ruhepause oder **Diastole**. Zu diesem Zeitpunkt sind die Pulmonalklappe und die Aortenklappe geschlossen, um das Zurückströmen von Blut in die Herzkammern zu verhindern. Die Atrioventrikularklappen hingegen, die während der Systole geschlossen waren, sind nun offen, so daß sich die leeren Ventrikel rechtzeitig für die nächste Herzsystole mit Blut füllen können.

Die Funktion der Herzklappen besteht also darin, einen Rückfluß von Blut zu verhindern.

5.1.2 Das Reizleitungssystem

Das Herz schlägt normalerweise in einem regelmäßigen Rhythmus zwischen 70- und 80mal pro Minute. Es besitzt ein spezielles System, das für die Entstehung und die Weiterleitung der elektrischen Impulse, die die Muskelkontraktion auslösen, verantwortlich ist. Der elektrische Impuls beginnt normalerweise im oberen Anteil des rechten Vorhofs, in einem Gewebe, das **Sinusknoten** oder auch Schrittmacher des Herzens genannt wird. Der normale Herzrhythmus wird als Sinusrhythmus bezeichnet.

Der Impuls breitet sich schnell über beide Vorhöfe aus und führt zu einer Kontraktion. Er wird dann zu einer zweiten Region mit speziellem Gewebe weitergeleitet, zum Atrio-Ventrikular (**AV**)-**Knoten**. Dieser liegt in der Nähe des Septums zwischen den beiden Vorhöfen. Von hier aus breitet sich der Impuls in den Ventrikeln über eine spezielle Bahn im Ventrikelseptum, das man **Hissches Bündel** nennt, weiter aus. Außerhalb dieses Leitungsweges sind die Vorhöfe von den Ventrikeln elektrisch isoliert. Das Hissche Bündel teilt sich in einen rechten und einen linken Strang auf, um die Impulse zu beiden Ventrikeln weiterzuleiten.

Die Kontraktion der Ventrikel wird also normalerweise von Impulsen kontrolliert, die in den Vorhöfen entstehen und so die Vorhöfe und die Ventrikel mit der gleichen Frequenz und in regelrechter Abfolge schlagen lassen. Bei einer Erkrankung des Reizleitungssystems ist die Weiterleitung der Impulse beeinträchtigt. Dies kann dazu führen, daß die Vorhöfe und die Ventrikel nicht mehr zur gleichen Zeit schlagen. In Extremfällen kann eine Weiterleitung der Impulse komplett blockiert werden (vollständiger Herzblock). Dann beginnen die Ventrikel unabhängig von den Vorhöfen in einem Eigenrhythmus zu schlagen. In diesem Fall liegt die Ventrikelfrequenz nicht mehr bei 70 bis 80 Schlägen, sondern bei ca. 40 Schlägen pro Minute.

Der Schrittmacher des Herzens (der Sinusknoten) steht unter dem Einfluß des vegetativen Nervensystems: Der Vagus verlangsamt die Herzfrequenz, der Sympathikus beschleunigt sie.

5.2 Spezielle kardiologische Untersuchungen

Es gibt viele Untersuchungsmethoden, die detaillierte Informationen über die Herzfunktion und -struktur liefern. Einige hiervon erfordern spezielle Instrumente und Techniken, die von einem kardiologischen Spezialteam beherrscht werden. Invasive Untersuchungen können für den Patienten ein Risiko beinhalten. Es ist daher wichtig, die Vorteile der einzelnen Untersuchung gegenüber ihren Risiken abzuwägen.

5.2.1 Elektrokardiogramm (EKG)

Die Weiterleitung der elektrischen Impulse von Sinusknoten zum AV-Knoten und dann durch das Hissche Bündel zu den Ventrikeln führt zu einer Veränderung der elektrischen Spannung, die man registrieren kann.

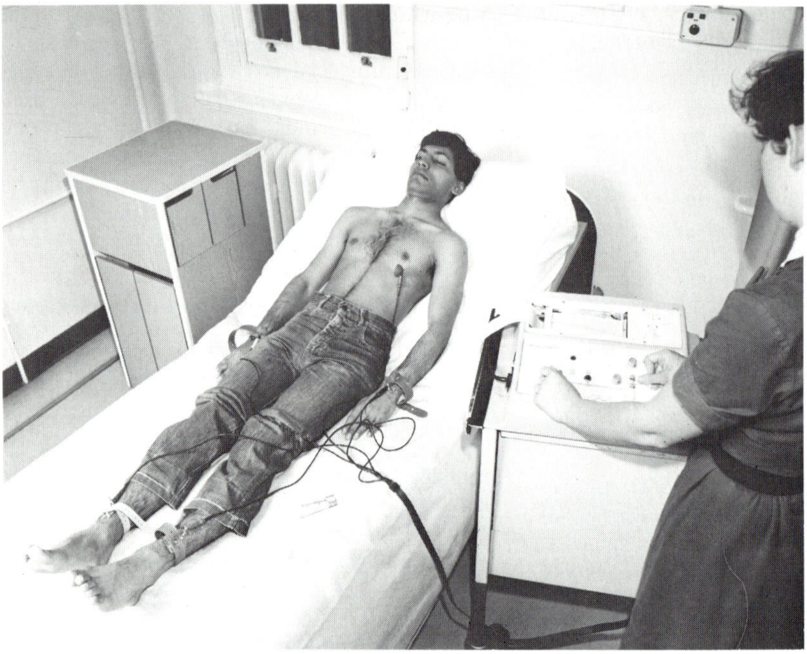

Abb. 5.2 Durchführung eines EKGs

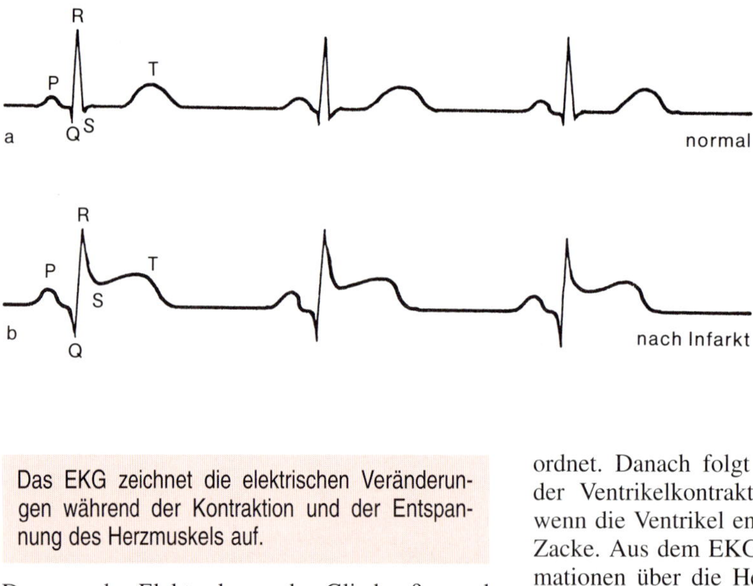

Abb. 5.3 EKG bei einem normalen Herzbefund und nach einem Herzinfarkt

Das EKG zeichnet die elektrischen Veränderungen während der Kontraktion und der Entspannung des Herzmuskels auf.

Dazu werden Elektroden an den Gliedmaßen und der Brust des Patienten befestigt (Abb. 5.2). Die elektrischen Veränderungen werden verstärkt und auf einer sich bewegenden Papierrolle notiert, um eine ununterbrochene Aufzeichnung zu erhalten. Die normalen Elektrokardiogramme zeigen charakteristische Zacken, die mit Buchstaben versehen werden. Die erste Zacke bezeichnet man mit „P", sie ist der Vorhofkontraktion zugeordnet. Danach folgt der „QRS"-Komplex, der der Ventrikelkontraktion entspricht. Am Ende, wenn die Ventrikel entspannen, entsteht die „T"-Zacke. Aus dem EKG kann man wichtige Informationen über die Herzaktion gewinnen, insbesondere bei Herzerkrankungen (Abb. 5.3, 5.4, 5.5 und 5.6).

5.2.2 Langzeit-EKG

Beim Langzeit-EKG werden EKG-Kabel-Sätze mit einem kleinen tragbaren EKG-Bandspeichergerät verbunden, das der Patient an einem Gürtel

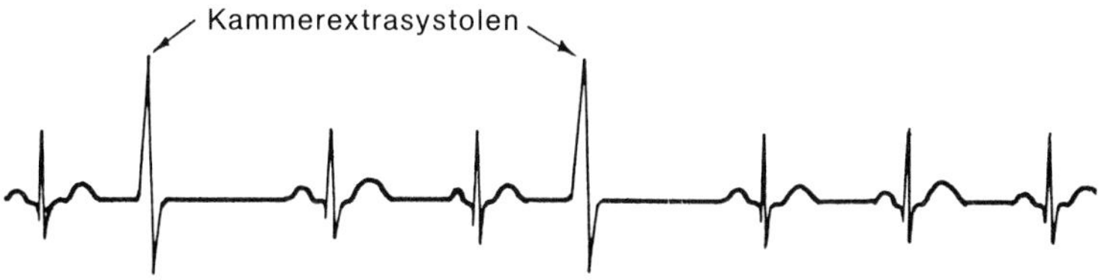

Abb. 5.4 Kammerextrasystolen

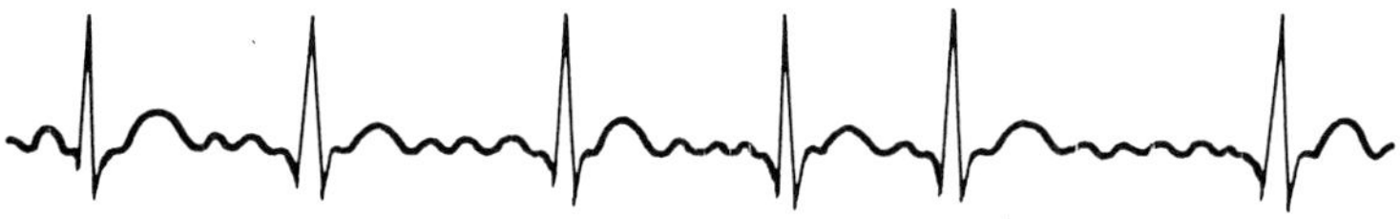

Abb. 5.5 Vorhofflimmern. Reguläre P-Zacken sind nicht vorhanden

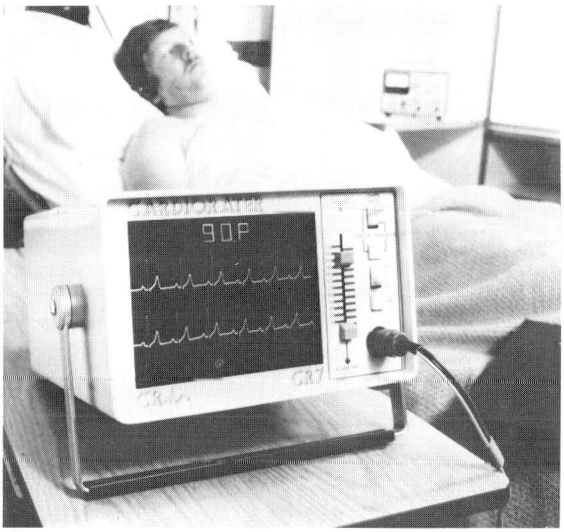

Abb. 5.6 EKG-Überwachung der Herzaktion

trägt. Die Kassette zeichnet z. B. 24 Stunden lang ein EKG auf, während der Patient seinen normalen Aktivitäten nachgeht. Danach kann man beurteilen, ob in dieser Zeit ungewöhnliche Herzrhythmen aufgetreten sind. Der Patient wird aufgefordert, sich zu notieren, wann er Symptome wie Herzklopfen verspürt. Später läßt sich dann nachprüfen, welcher Herzrhythmus in dieser Zeit vorlag.

5.2.3 Phonokardiographie

Mit dieser Methode werden **Herztöne** und **Herzgeräusche** aufgezeichnet, so daß der Arzt sie im Detail analysieren und interpretieren kann. Mikrofone werden am Thorax befestigt und die Geräusche auf einem Rekorder reproduziert. Zur gleichen Zeit wird ein EKG angefertigt, so daß man die Herzgeräusche der Systole oder Diastole zuordnen kann.

5.2.4 Echokardiographie

Die Herzkontraktionen und die Herzklappenbewegung können beurteilt werden, indem reflektierte **Ultraschallwellen** (Echos) registriert werden. Mit der Echokardiographie kann der Untersucher das Perikard, die Ventrikelwände und die Klappen beurteilen. Diese Technik kann bei der Diagnose eines Perikardergusses, bei Anomalien der Ventrikel, bei Klappenfehlern sowie bei weiteren Herzerkrankungen hilfreich sein.

5.2.5 Herzkatheteruntersuchung

Der Herzkatheter wird zur Untersuchung des rechten Ventrikels über eine Arm- oder Beinvene oder über eine Arterie zur Untersuchung des linken Ventrikels eingeführt. Der Katheter wird unter Röntgenkontrolle in die richtige Position gebracht und liefert Informationen über die Druckverhältnisse in den Vorhöfen, den Ventrikeln und den großen Gefäßen. Diese Informationen sind für den Chirurgen sehr wichtig, damit er entscheiden kann, ob eine Operation bei einer angeborenen Herzerkrankung oder einem Klappenfehler sinnvoll ist.

5.2.6 Angiokardiographie

Ein Spezialkatheter wird entweder über eine Vene oder eine Arterie ins Herz eingeführt und Kontrastmittel injiziert. Dieser Vorgang wird entweder auf einem Film oder einer Serie von Röntgenbildern aufgezeichnet. Dies erlaubt eine genaue Diagnose von Strukturanomalien des Herzens.

5.2.7 Koronarangiographie

Bei dieser Untersuchung wird die Spitze des Katheters in die Abgänge der rechten und linken Koronararterien gelegt und Kontrastmittel verabreicht. Anhand der Röntgenaufnahmen kann der Chirurg dann beurteilen, ob die Koronararterien verengt sind und sich für operative Maßnahmen eignen.

5.3 Herzrhythmusstörungen

Die häufigsten Herzrhythmusstörungen sind

- Sinusarrhythmie
- Extrasystolen
- Vorhofflimmern
- Vorhofflattern
- Herzblock
- Paroxysmale Tachykardie
- Kammerflimmern

5.3.1 Sinusarrhythmie

Die Sinusarrhythmie kommt sehr häufig vor. Es handelt sich um eine Zunahme der Herzfrequenz bei der Inspiration mit einer entsprechenden Verlangsamung bei der Exspiration. Diese sog. respiratorische Arrhytmie wird am häufigsten bei Kindern beobachtet und erfordert keine Behandlung.

5.3.2 Extrasystolen

Extrasystolen (Extraschläge) sind Herzschläge, die vor der nächsten normalen Herzaktion auftreten.

Es kann sich um einen, mehrere oder vorzeitige Herzschläge handeln. Nach einer vorzeitigen Herzaktion entsteht in der Regel eine lange Pause bis zur nächsten Herzaktion. Dieser vorzeitige oder Extra-Herzschlag kann so schwach sein, daß sich der Impuls nicht bis zum Radialispuls fortsetzt, so daß ein Herzschlag zu fehlen scheint. Wenn die Extra-Schläge (ektopische Schläge) überhandnehmen, klagt der Patient manchmal als Folge der unregelmäßigen Herzaktion über Herzrasen.

Die **Ursachen** der Extrasystolen können in zwei Gruppen eingeteilt werden:

1. **Wichtige Ursachen**

Diese Extrasystolen sind von Bedeutung, da ihnen eine Herzerkrankung zugrunde liegt.

- Bei einem **akuten Herzinfarkt** oder nach einer **Herzoperation** kann der Beginn von ektopen Herzschlägen der Vorbote von gefährlicheren und länger dauernden Rhythmusstörungen sein, insbesondere von Kammerflimmern. Deshalb müssen diese Extrasystolen behandelt werden.
- Die **Thyreotoxikose** (s. S. 330) verursacht in der Regel zahlreiche Extrasystolen und kann zu Vorhofflimmern führen.
- Die **Digitalisvergiftung**: Die Überdosierung mit Digitalispräparaten (z. B. Digoxin) ruft oft eine Extrasystole nach jeder Herzaktion hervor, so daß der Puls verdoppelt ist (Pulsus bigeminus). Beim Auftreten dieser Rhythmusstörung sollte die Dosis des Medikaments reduziert werden.

2. **Ursachen ohne krankhafte Bedeutung**

   Extrasystolen treten häufig isoliert auf, ohne Hinweis auf einen Herzschaden. In diesen Fällen ist keine Behandlung erforderlich. Extrasystolen sind insbesondere bei Rauchern nicht selten.

5.3.3 Vorhofflimmern

Vorhofflimmern ist eine häufige Herzrhythmusstörung und deutet in der Regel auf eine Herzerkrankung hin.

Statt einer normalen Vorhofkontraktion nach einem Schrittmacherimpuls im Sinusknoten, reagieren die Vorhöfe mit raschen Zuckungen, die Flimmern genannt werden. Eine regelrechte Kontraktion der Vorhöfe findet nicht statt. Die Ventrikel werden nacheinander von diesen Zuckungen stimuliert, reagieren jedoch nur auf die stärkeren Impulse. Das Ergebnis ist eine bezüglich Frequenz und Stärke vollkommen unregelmäßige Ventrikelkontraktion (absolute Arrhythmie).

Ursachen

1. Die **rheumatische Herzerkrankung** ist, insbesondere in Verbindung mit einer Mitralstenose, eine häufige Ursache bei Patienten unter 50 Jahren.
2. Bei der **Thyreotoxikose** kann das Vorhofflimmern anfallsartig auftreten oder standig vorhanden sein.
3. Bei älteren Patienten stellen die Arteriosklerose der Koronararterien und die arterielle Hypertonie häufige Ursachen dar.

Vorhofflimmern kann bei jeder Herzerkrankung ausgelöst werden, die oben genannten Ursachen sind jedoch am häufigsten.

Symptome

> Das wegweisende klinische Zeichen des Vorhofflimmerns ist die vollkommen unregelmäßige Herzaktion, sowohl bezüglich der Frequenz als auch der Stärke.

Bei unbehandelten Patienten beträgt die Herzfrequenz oft zwischen 120 und 160 Schlägen pro Minute. In den meisten Fällen besteht eine Differenz zwischen der Frequenz des Radialispulses und der Frequenz, die man mit einem Stethoskop über dem Herzen mißt (Herzspitzenschlag). Diese Differenz wird als „Pulsdefizit" bezeichnet. Sie kann bis zu 20 Schläge pro Minute betragen. Ein Pulsdefizit entsteht, wenn einige Herzschläge so schwach sind, daß die durch sie ausgelöste Pulswelle die A. radialis am Handgelenk nicht erreicht. In diesen Fällen ist es besser, den Patienten auszukultieren. Da die meisten Fälle von Vorhofflimmern durch eine Herzerkrankung verursacht werden, sind normalerweise weitere Symptome nachweisbar. Sehr häufig deutet der Beginn eines Vorhofflimmerns auf eine sich entwickelnde Herzinsuffizienz hin.

Therapie

1. Digoxin

Außer bei der Thyreotoxikose verabreicht man zur Behandlung des Vorhofflimmerns Digitalispräparate. Das am häufigsten verwendete Präparat ist Digoxin, das in drei Stärken erhältlich ist. Erwachsene erhalten in der Regel Tabletten mit 0,25 mg oder 0,125 mg. Für Kinder und ältere Menschen gibt es eine schwächere Zusammensetzung mit 0,0625 mg. Für die intravenöse Anwendung stehen Ampullen mit 0,5 mg Digoxin zur Verfügung. Diese müssen in NaCl- oder Glukoselösung verdünnt und langsam als intravenöse Infusion verabreicht werden.

Digoxin verzögert die Überleitung des Reizes vom Vorhof zum Ventrikel und reduziert so die Anzahl der Impulse, die den Ventrikel erreichen. Die Folge ist eine Verlangsamung der Herzfrequenz. Die Ventrikelaktionen werden stärker und wirkungsvoller. Bei Patienten, die noch kein Digoxin einnehmen und eine sehr schnelle Herzfrequenz haben, kann die erste Dosis in Form einer langsamen intravenösen Infusion verabreicht werden, in der Regel gibt man 0,5 mg pro Stunde. In weniger dringenden Fällen wird Digoxin in Tablettenform peroral verabreicht. Hierbei beginnt man meist mit einer Dosis von 0,5 mg und gibt danach 0,25 mg alle 6 Stunden, bis die Herzfrequenz langsamer geworden ist.

Wenn die Herzfrequenz einen annehmbaren Rhythmus erreicht hat, kann Digoxin in einer täglichen Dosis von 0,25 mg oder weniger verabreicht werden. Um eine sichere und wirksame Dosis zu gewährleisten, sollte der **Digoxinspiegel im Blut** gemessen werden. Wenn die Digoxindosis zu hoch ist, können toxische Wirkungen auftreten. Besonders bei Patienten, die schon einige Jahre lang regelmäßig Digoxin eingenommen haben, vergißt man leicht die möglichen toxischen Wirkungen des Digoxins und schreibt die Symptome einer anderen Ursache zu. Eine **Überdosierung** mit Digoxin führt zu folgenden Symptomen:

- Appetitmangel, Übelkeit und Erbrechen;
- eine deutliche Verlangsamung der Herzfrequenz mit einem Puls von unter 50;
- zahlreiche Extrasystolen der Herzkammern, manchmal mit einem Pulsus bigeminus, bei

dem jeder normale Herzschlag von einem ektopen Schlag begleitet wird.

2. **Elektrokonversion** (Kardioversion)

Mit einem speziellen Gerät („Defibrillator") wird ein elektrischer Stromstoß zum Herzen geleitet und so in der Mehrzahl der Fälle von akutem Vorhofflimmern ein Sinusrhythmus wiederhergestellt. Bei Patienten, bei denen das Vorhofflimmern schon längere Zeit bestand, fällt der Herzrhythmus in der Regel nach der Behandlung wieder in Vorhofflimmern zurück. Aus diesem Grunde wird die Kardioversion meist nur bei Patienten angewendet, bei denen das Vorhofflimmern erst kurze Zeit besteht. Die Kardioversion wird in Kurznarkose durchgeführt, so daß der Patient die Prozedur nicht wahrnimmt. Wenn der Sinusrhythmus wiederhergestellt ist, werden Antiarrhythmika wie Chinidin oder Disopyramid verordnet, um einen Rückfall zu verhindern.

3. **Antikoagulantientherapie**

Wenn das Herz vergrößert ist und die Vorhöfe aufgrund des Vorhofflimmerns nicht richtig kontrahieren, können sich Blutgerinnsel (Thromben) an den Wänden der Vorhöfe bilden. Eine erfolgreiche Behandlung durch Digoxin oder Kardioversion kann zur Ablösung der Thromben und so zur Entstehung von Embolien führen. Wenn ein Embolus ins Gehirn gelangt, ist ein Schlaganfall die Folge. Um diese Komplikation zu verhindern, kann eine Antikoagulantientherapie mit Marcumar oder Heparin durchgeführt werden.

Sonderfall Thyreotoxikose

Wenn das Vorhofflimmern die Folge einer Thyreotoxikose ist, führt die Behandlung der Schilddrüsenerkrankung zu einer Wiederherstellung des normalen Sinusrhythmus. Wenn dies nicht gelingt, kann zusätzlich Chinidin verabreicht oder eine Kardioversion versucht werden.

5.3.4 Vorhofflattern

Vorhofflattern hat dieselben Ursachen wie Vorhofflimmern. Es handelt sich um eine ähnliche Störung. Allerdings ist hier die Herzaktion häufig regelmäßig. Die Therapie entspricht der Behandlung des Vorhofflimmerns.

5.3.5 Herzblock

Eine Erkrankung, die das Reizleitungssystem des Herzens befällt, kann die normale Überleitung der Impulse beeinträchtigen und so zu einer Blokkade von Schlägen führen. Es gibt viele verschiedene Arten eines Herzblocks, die wichtigsten sind der inkomplette und der komplette Herzblock.

Beim **inkompletten Herzblock** erreichen einige Impulse aus den Vorhöfen die Ventrikel nicht. Als Folge davon kontrahieren die Herzkammern, so daß eine Herzaktion ausfällt. Der Herzrhythmus ist beim inkompletten Herzblock meist unregelmäßig.

Beim **kompletten Herzblock** erreicht kein Impuls aus den Vorhöfen die Ventrikel. Die Ventrikel schlagen unabhängig von den Vorhöfen in ihrem eigenen Rhythmus, der in der Regel bei 40 Schlägen pro Minute liegt. Der Herzrhythmus ist beim kompletten Block unregelmäßig, aber langsam.

Adams-Stokes-Anfall

Beim Adams-Stokes-Anfall kontrahieren die Ventrikel als Folge eines schweren Herzblocks eine Zeitlang nicht. Die häufigste Ursache ist eine Arteriosklerose der Koronararterien. In schweren Fällen wird der Patient bewußtlos, ein Krampfanfall kann auftreten und von einer Zyanose begleitet sein. Wenn das Herz nicht innerhalb weniger Minuten wieder schlägt, stirbt der Patient. Weniger schwere Anfälle verursachen ein Schwächegefühl sowie Schwindel oder eine kurzdauernde Ohnmacht. Die Diagnose kann mit dem Langzeit-EKG gestellt werden.

Therapie

Ein **künstlicher Herzschrittmacher** ist nötig. Hierbei handelt es sich um ein sehr kleines elektrisches Gerät, das von einer Batterie angetrieben wird und in den Körper eingepflanzt werden kann. Der Schrittmacher stimuliert das Herz direkt zu einer rhythmischen Herzaktion, wenn der biologische Schrittmacher (Sinusknoten) versagt und verhindert so die gefährlichen Ausfälle der Herzkammerkontraktion. In Notfällen kann der Patient auch vorübergehend einen künstlichen Herzschrittmacher erhalten.

5.3.6 Paroxysmale Tachykardie

Die paroxysmale (d.h. anfallsartig auftretende) Tachykardie ist eine häufige Herzrhythmusstörung. Die meisten betroffenen Patienten benötigen jedoch keine stationäre Behandlung. Die paroxysmale Tachykardie kann ohne Hinweis auf eine zugrunde liegende Herzerkrankung auftreten.

Symptome

1. Plötzliches Einsetzen einer extremen Tachykardie (schnelle Herzfrequenz), so daß das Herz 180- bis 200mal pro Minute schlägt.
2. Der Herzrhythmus ist völlig regelmäßig.
3. Die Attacke kann wenige Minuten oder auch mehrere Stunden anhalten, in schweren Fällen einige Tage. Während des Anfalls klagt der Patient häufig über Herzklopfen und/oder Atemnot.
4. Die Attacke ist genauso plötzlich beendet wie sie begonnen hat.

Therapie

- Durch eine Stimulation des Nervus vagus kann gelegentlich ein Anfall unterbrochen und die Herzfrequenz verlangsamt werden. Dies geschieht reflektorisch, indem man Druck auf die A. carotis im oberen Anteil des Halses oder einen schmerzhaften Druck auf die geschlossenen Augen ausübt.
- Wenn nachgewiesen ist, daß die Tachykardie ihren Ursprung in den Vorhöfen nimmt, hilft in der Regel intravenöses Verapamil, die Herzfrequenz zu verlangsamen. Wenn die Tachykardie von den Ventrikeln ausgeht (was man mit dem EKG nachweisen kann), werden Antiarrhythmika wie Lidocain intravenös verabreicht.
- Wenn alle diese Maßnahmen den normalen Rhythmus nicht wiederherstellen können, besteht die Möglichkeit, eine Kardioversion durchzuführen. Unter Kurznarkose wird ein direkter elektrischer Stromstoß auf die Thoraxwand geleitet, der den Herzrhythmus meist wieder normalisiert (s. a. S. 82).

5.4 Bluthochdruck (Hypertonie)

Der Blutdruck hängt von zwei Hauptfaktoren ab:

1. von der Stärke und der Frequenz der Herzaktion (auch Auswurfleistung genannt);
2. vom peripheren Widerstand gegenüber dem strömenden Blut, der vom Kaliber der kleinen Blutgefäße (Arteriolen) bestimmt wird.

Je stärker die Arteriolen verengt sind, desto größer ist der periphere Widerstand. Der Blutdruck steigt, wenn die Auswurfleistung zunimmt oder wenn es zu einer Verengung der peripheren Arteriolen (erhöhter Widerstand) kommt. Einen systolischen Druck von beispielsweise 120 mm Hg und einen diastolischen Druck von 80 mm Hg gibt man abgekürzt mit 120/80 mm Hg an.

Mit zunehmendem Alter werden die Arterien dikker und weniger elastisch, ein Zustand, der als **Arteriosklerose** bezeichnet wird. Dies führt zu einem Ansteigen des Blutdrucks und erklärt, warum der Blutdruck bei älteren Menschen in der Regel höher ist als bei jungen. So kann ein Blutdruck von 170/90 bei einem 70jährigen Mann als normal betrachtet werden, bei einem 20jährigen wäre er jedoch pathologisch. Folglich spielt bei der Definition der Hypertonie auch das Patientenalter eine wichtige Rolle. Da weitere Faktoren, z. B. Aufregung, den Blutdruck erhöhen können, muß die Messung immer in Ruhe bzw. nach Beruhigung des Patienten durchgeführt werden. Bei unter 50jährigen Menschen liegt der diastolische Blutdruck normalerweise unter 90 mm Hg.

Ursachen

Bei den meisten Patienten mit Bluthochdruck läßt sich keine offensichtliche Ursache feststellen. Diese Form wird **essentielle Hypertonie** genannt.

Einige Nierenerkrankungen führen zu Bluthochdruck, insbesondere die chronische Nephritis oder Pyelonephritis. Daher muß bei jüngeren Patienten mit Bluthochdruck unbedingt eine Untersuchung der Nieren und ihrer Funktion durchgeführt werden. Der Bluthochdruck selbst kann ebenfalls zu einer Nierenschädigung führen, so daß es manchmal schwierig ist, zu entscheiden, was zuerst da war, der Bluthochdruck oder die Nierenerkrankung. Die Hypertonie kann auch die Folge einiger endokriner Störungen sein. Das Phäochromozytom z. B. ist ein Tumor des Nebennierenmarks, der große Adrenalinmengen produziert. Eine Erhöhung des Blutdrucks, die anfallsartig auftreten kann, ist die Folge. Beim Cushing-Syndrom führt das erhöhte Kortison zu einer verminderten Ausscheidung von Salz und Wasser und dadurch zu einer Hypertonie. Auch wenn bei den meisten Hochdruckkranken keine weiteren Erkrankungen gefunden werden, ist eine eingehende Untersuchung der Patienten notwendig, um mögliche behandelbare Ursachen auszuschließen.

Pathologie

Die Auswirkungen des erhöhten arteriellen Drucks sind vielfältig und in den meisten Fällen ernst.

1. Der linke Ventrikel hypertrophiert (verdickt sich) und dilatiert, um dem erhöhten Widerstand in den Arterien entgegenzuwirken. Wenn die Belastung zu groß wird, kann das Herz nicht mehr mithalten – es kommt zum Herzversagen (Herzinsuffizienz).
2. Aufgrund des Hochdrucks werden die Nierenarterien enger und verdickt (Arteriosklerose), was zu einer niedrigeren Blutzufuhr zu den Nieren führt. Hieraus resultiert ein Funktionsverlust, und ein chronisches Nierenversagen kann die Folge sein (Urämie).
3. Der erhöhte Druck begünstigt eine Ruptur bestimmter Arterien, insbesondere im Gehirn. Die Folge sind Hirnblutungen (Schlaganfall).
4. Der über längere Zeit erhöhte Druck begünstigt sklerotische Ablagerungen in den Arterien oder verschlimmert schon vorhandene Veränderungen, so daß eine Angina pectoris, ein Herzinfarkt oder ein Schlaganfall entstehen können. Diese Erkrankungen kommen bei Patienten mit Bluthochdruck häufig vor (Abb. 5.7).

Symptome

Der Bluthochdruck besteht oft viele Jahre lang – manchmal 10 bis 15 Jahre – ohne daß nennenswerte Beschwerden auftreten. Kopfschmerzen, Schwindel, Ohrensausen und Nasenbluten entstehen in der Regel nur, wenn der Blutdruck sehr hoch ist.

Im Laufe der Zeit entwickelt sich jedoch eine Herzinsuffizienz aufgrund des erhöhten Widerstandes, gegen den das Herz zu arbeiten hat. Sogar leichte Anstrengungen führen dann zu Atemnot. Auch Anfälle von „Herzasthma“ können vorkommen. Die Patienten klagen manchmal über Thoraxschmerzen (Angina pectoris), die die Folge der Koronararteriensklerosen sind. Aus dem gleichen Grund sind Herzinfarkte bei Menschen mit einem Bluthochdruck häufig, ebenso Schlaganfälle als Folge einer Blutung im Gehirn.

In schweren Fällen von Hochdruck entwickelt sich eine **hypertensive Enzephalopathie**. Diese ist durch schwere Kopfschmerzen, Erbrechen, Krämpfe, Lähmungen und ein Papillenödem gekennzeichnet.

Diese Anfälle kommen auch bei der **malignen Hypertonie** vor. Diese Erkrankung verläuft sehr viel rascher als die normale (benigne) essentielle Hypertonie und führt meist innerhalb weniger Jahre zum Tod des Patienten. Die Nieren sind bei dieser Form besonders betroffen, ein Nierenversagen ist deshalb häufig. Die maligne Hypertension kommt bevorzugt bei jüngeren Menschen vor.

Therapie

- Es gibt viele Medikamente zur Senkung des Blutdrucks. Sie müssen in Anbetracht der Folgen der Erkrankung eingesetzt werden.
- Medikamente sind jedoch nur ein Teil der Therapie. Wichtig ist außerdem, bei Übergewichtigen das Gewicht zu reduzieren, das Rauchen aufzugeben, und, wenn möglich, Streßfaktoren zu verringern.

Zur Behandlung des Bluthochdrucks stehen viele verschiedene Medikamente zur Verfügung. Die einzelnen Patienten sprechen jedoch unterschiedlich darauf an. Häufig ist eine Medikamentenkombination wirksamer als ein einzelnes Medikament. Die am häufigsten verwendeten Antihypertensiva sind:

1. **Betarezeptorenblocker** (z. B. Atenolol) hemmen die kontrahierende Wirkung des Adrenalins (Sympathikus) auf Blutgefäße und verlangsamen so die Herzfrequenz. Sie senken den Blutdruck und helfen auch gegen Angina pectoris.
2. **Diuretika** (z. B. Chlorothiazid) können zusätzlich zu Betablockern verabreicht werden. In vielen Fällen ist die zusätzliche Gabe von Kalium notwendig.
3. **Kalziumantagonisten** (z. B. Nifedipin) führen zu einer Muskelerschlaffung in den Blutgefäßwänden, hierdurch wird der periphere Widerstand herabgesetzt.
4. **ACE-Hemmer** (Angiotensine converting enzyme-Hemmer, z. B. Captopril) Angiotensin II ist ein blutdrucksteigerndes Gewebshormon. ACE-Hemmer vermindern die Produktion dieses Faktors. Sie können auch zur Behandlung der Herzinsuffizienz eingesetzt werden.
5. Darüber hinaus gibt es spezielle Medikamente, die man bei einem schweren Bluthochdruck verordnen kann. Sie sollen hier nicht einzeln aufgeführt werden.

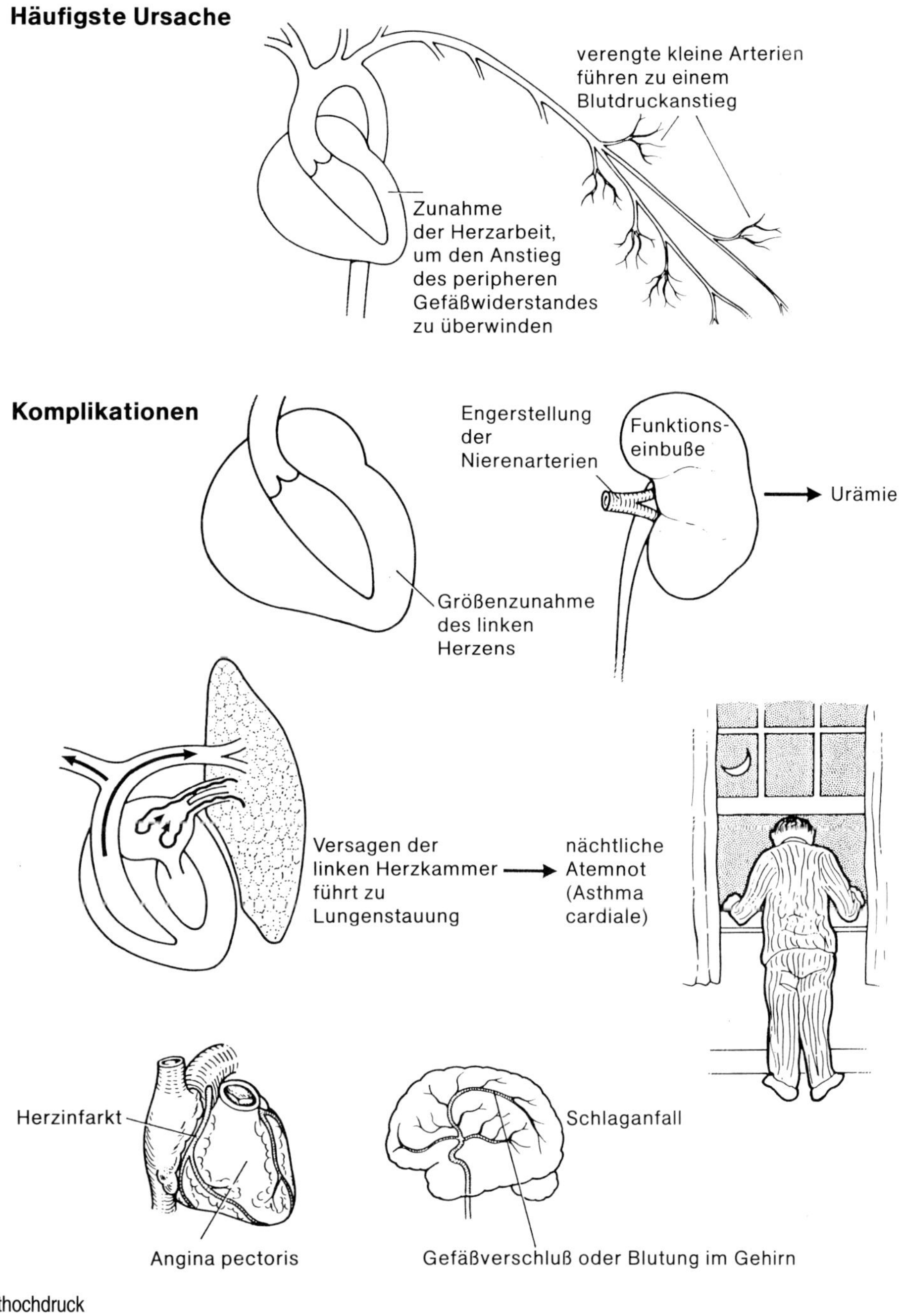

Abb. 5.7 Bluthochdruck

Zu Beginn einer medikamentösen Therapie mit Antihypertensiva muß die Dosis vorsichtig gesteigert werden, da der Blutdruck plötzlich stark abfallen kann.

Bei allen Patienten im Krankenhaus müssen die Blutdruckwerte regelmäßig kontrolliert werden.

5.5 Koronare Herzkrankheit

Die koronare Herzkrankheit ist in der westlichen Welt die häufigste Todesursache im mittleren und hohen Alter.

Die Koronararterien (Herzkranzgefäße) sind die ersten Arterien, die aus der Aorta ascendens abgehen. Sie bringen sauerstoffreiches Blut zum Herzmuskel. Die linke Koronararterie teilt sich in zwei Äste auf (Ramus interventricularis anterior und Ramus circumflexus). Diese Äste versorgen den linken Ventrikel. Die rechte Koronararterie bringt Blut zur rechten Herzkammer (Abb. 5.8).

Bei der koronaren Herzkrankheit sind die Koronargefäße verdickt und verengt, so daß die Blutversorgung des Herzens beeinträchtigt ist. Dieser Prozeß, die Arteriosklerose, beginnt im mittleren Lebensalter und schreitet in der Regel über Jahre hin allmählich fort. Die meisten Männer und Frauen über 50 haben arteriosklerotisch veränderte Koronararterien. Es gibt jedoch große individuelle Unterschiede. Wenn die Koronararterien stark verengt sind, verlangsamt sich der Blutfluß, was die Entstehung einer Thrombose in einem Ast begünstigt. Der betroffene Herzmuskelbereich stirbt ab. Dieser Zustand wird **Herzinfarkt** genannt.

Faktoren, die die koronare Herzkrankheit begünstigen (Risikofaktoren)

Die zunehmende Häufigkeit des Herzinfarktes als Todesursache in den entwickelten Ländern führte zu einer intensiven Forschung nach den Faktoren, die dieses Ansteigen erklären können (Abb. 5.9).

1. **Ernährung**: Eine der typischen Veränderungen der Arteriosklerose ist die Ablagerung von fetthaltigen Plaques an der inneren Wand (Intima) der Koronararterien. Diese Ablagerungen bilden sich aus Fettprodukten im Blut, insbesondere aus Cholesterin. Cholesterin stammt z. B. aus Tierfetten in unserer Nahrung, insbesondere aus Fleisch, Fett, Butter, Eiern, Milch und Sahne. Einige Menschen haben eine angeborene Neigung zu hohen Cholesterinspiegeln, die nicht von ihrer Ernährungsweise abhängt. Man nimmt an, daß überschüssiges Blutcholesterin in der Intima der Koronararterien abgelagert wird.
2. **Rauchen**: fördert die Entstehung eines Herzinfarkts. Das Risiko, an der koronaren Herzkrankheit zu sterben, ist bei Rauchern etwa doppelt so hoch wie bei Nichtrauchern. Wenn der Patient aufhört zu rauchen, nimmt auch das Risiko ab.

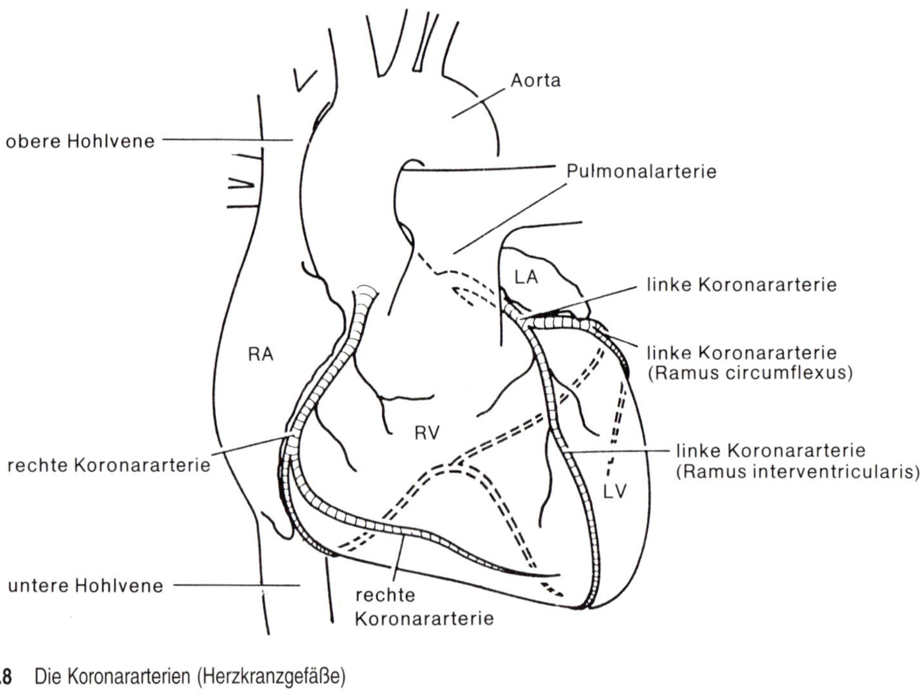

Abb. 5.8 Die Koronararterien (Herzkranzgefäße)

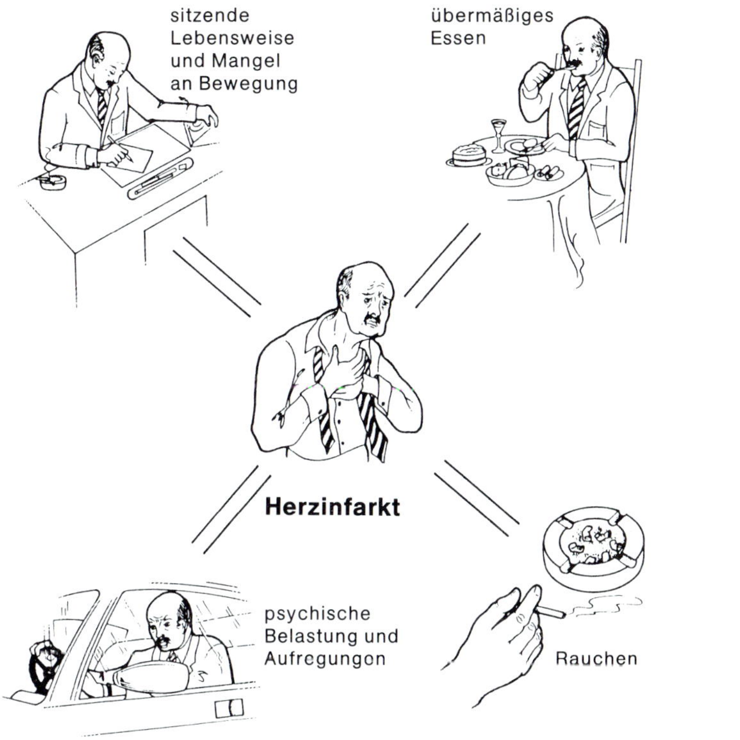

Abb. 5.9 Risikofaktoren, die einen Herzinfarkt begünstigen

3. **Bewegungsmangel**: Heute wird der Weg zur Arbeit oft motorisiert zurückgelegt. Viele Leute sitzen den ganzen Tag während der Arbeit und abends beim Fernsehen. Diese sitzende Lebensweise fördert die koronare Herzkrankheit.
4. **Adipositas**: Übergewichtige leiden eher an der koronaren Herzkrankheit als schlanke Menschen.
5. Der **Streß** und die Anforderungen des Alltags begünstigen die Entwicklung eines Herzinfarkts. Menschen mit einer ängstlichen Grundhaltung sind für eine koronare Herzerkrankung anfälliger.
6. Die koronare Herzerkrankung ist bei Patienten mit **Bluthochdruck** überdurchschnittlich häufig.
7. Auch **Diabetiker** sind gegenüber der koronaren Herzerkrankung anfälliger.

Angina pectoris

Das Leitsymptom der koronaren Herzkrankheit ist die Angina pectoris.

Angina pectoris wird durch eine verminderte Blutzufuhr zum Herzmuskel hervorgerufen. Wenn ein Muskel ohne ausreichende Sauerstoffzufuhr arbeiten muß, entsteht ein schwerer krampfartiger Schmerz. Dies ist bei allen Muskeln der Fall. Ein Beispiel: Wenn man eine Blutdruckmanschette um den Arm legt und mehrere Male die Hand öffnet und schließt, tut die Hand nach einiger Zeit sehr weh, weil die lokale Blutzufuhr durch die Blutdruckmanschette abgeschnitten ist und so ein Sauerstoffmangel entsteht.

Bei der Angina pectoris fühlt der Patient den Schmerz charakteristischerweise **hinter dem Sternum (Brustbein)**. Meistens strahlt er in den linken Arm aus. Der Schmerz kann aber auch in den rechten Arm, den Hals und (seltener) in den

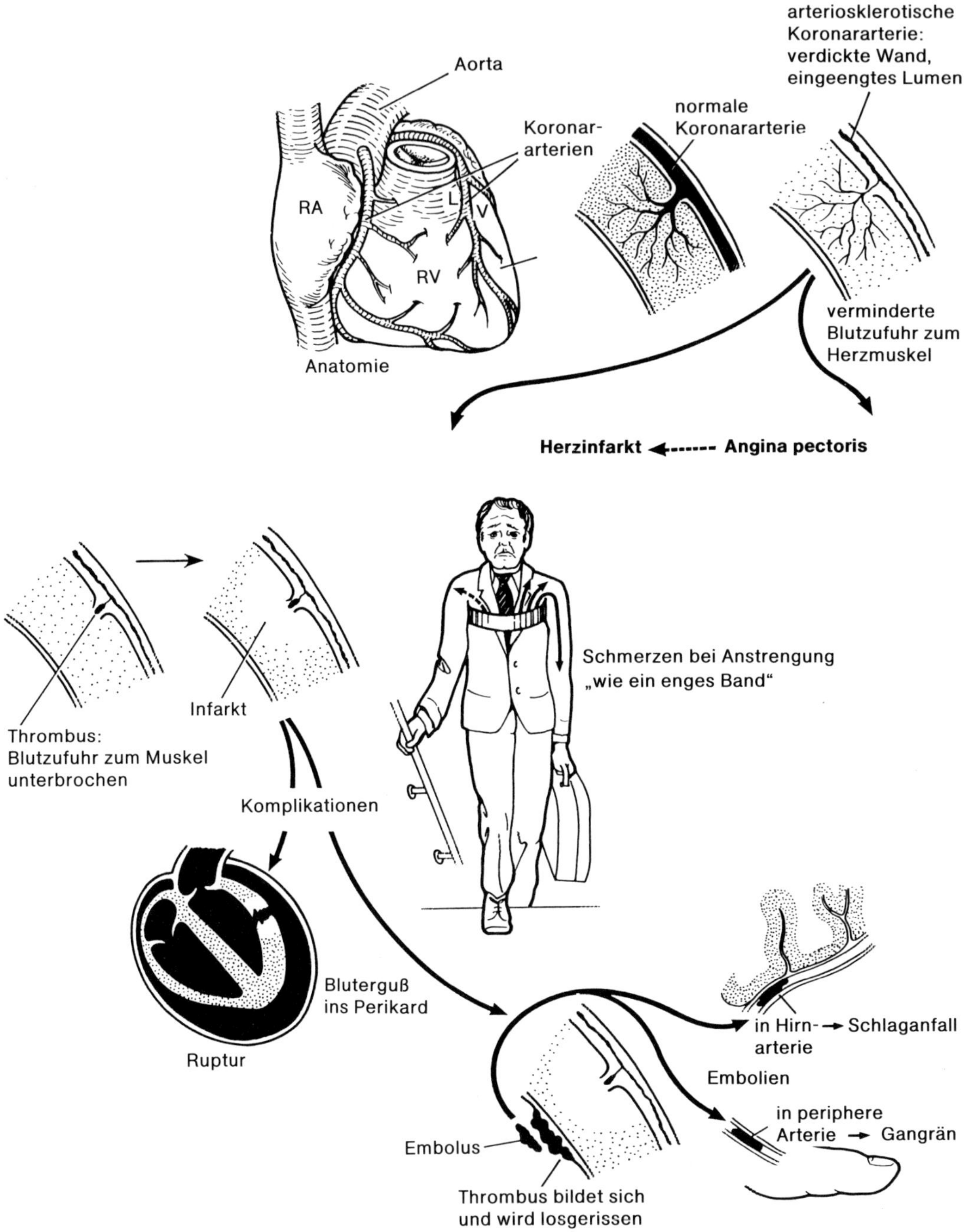

Abb. 5.10 Koronare Herzkrankheit

Oberbauch ausstrahlen. Es handelt sich um einen **starken einengenden Schmerz**, der besonders bei Anstrengungen auftritt. Der Patient bemerkt ihn in der Regel, wenn er bergauf geht oder Treppen steigt, insbesondere bei kalter Witterung. In Ruhe bessern sich die Beschwerden. Der Patient hält in der Regel an, bis die Schmerzen, meist nach einer Minute, verschwinden. In schweren Fällen treten die Schmerzen auch in Ruhe auf („instabile“ Angina pectoris) (Abb. 5.10).

Ursachen der Angina pectoris

Die Mehrzahl der Fälle ist auf eine Arteriosklerose der Koronararterien (koronare Herzkrankheit) zurückzuführen. Diese sind zu eng geworden, um das Herz mit der erforderlichen Blutmenge zu versorgen.

Auch der Bluthochdruck kann für eine Angina pectoris verantwortlich sein, da er zu einer Vergrößerung des Herzens und so zu einem größeren Sauerstoffverbrauch führt. Andere, weniger häufige Ursachen der Angina pectoris sind das Aortenaneurysma (das mit einer Verengung der Abgänge der Koronararterien einhergehen kann), eine schwere Anämie (das Blut enthält weniger Sauerstoff) und die Aortenstenose (weil der Druck in den Koronararterien fällt).

Therapie/Pflege

Medikamentös und chirurgisch kann heute viel getan werden, um die Schmerzen zu lindern und das vorgeschädigte Herz vor zu starken Belastungen zu bewahren.

- Der Patient sollte die **Anstrengungen vermeiden,** die die Schmerzen auslösen, obgleich es wichtig ist, daß er ein möglichst normales und aktives Leben führt.
- Regelmäßige leichte **körperliche Bewegung** muß empfohlen werden.
- Bei **ängstlichen Patienten,** bei denen Aufregungen eine Angina pectoris auslösen, sind Betablocker wie Atenolol von Nutzen.
- Wichtig ist die richtige **Ernährung.** Adipositas bedeutet für das Herz eine Belastung. Die Patienten sollten deshalb eine niedrigkalorische Diät erhalten, um eine Gewichtsreduktion bis zum Normalgewicht oder sogar etwas darunter zu erreichen. Die einzelnen Mahlzeiten sollten leicht sein, da eine schwere Mahlzeit die Herzarbeit deutlich erhöht. Man kann in der Tat Angina pectoris-artige Beschwerden nach einer ausgedehnten Mahlzeit beobachten, die die Patienten meist für „Verdauungsstörungen“ halten.
- **Rauchen** erhöht die Risiken für Angina pectoris. Auch wenn es für Gewohnheitsraucher nicht leicht ist, das Rauchen aufzugeben, müssen Patienten mit Angina pectoris hierzu gedrängt werden.
- Wenn ein erhöhter **Blutdruck** besteht, sind blutdrucksenkende Medikamente notwendig.
- Für die **medikamentöse Behandlung** der Angina pectoris stehen verschiedene Medikamente zur Verfügung, die eine Erweiterung der Koronararterien hervorrufen und so die Blutzufuhr zum Herzen verbessern. Nitroglyzerin (0,5 mg) in Tablettenform, das sich unter der Zunge auflöst, kann bei einem Angina pectoris-Anfall helfen. Wenn die Angina pectoris-Anfälle häufiger vorkommen und länger dauern, bringen Betablocker (z. B. Atenolol oder Oxiprenolol) oft eine Erleichterung. Betarezeptorenblocker und neuere Vasodilatatoren (z. B. Isosorbid) können in lang wirksamen Formen verabreicht werden.
- Gelegentlich spricht eine Angina pectoris nicht auf eine medikamentöse Behandlung an und bleibt bestehen. In diesem Fall sind die Arbeitsfähigkeit des Patienten und seine Lebensfreude deutlich eingeschränkt. Hier muß ein **chirurgischer Eingriff** in Betracht gezogen werden. Der erste Schritt hierzu ist Koronarangiographie. Bei der „Bypass-Operation“ wird der verengte oder verschlossene Koronararterienbereich durch ein Stück der am Bein entnommenen Vena saphena magna überbrückt. Ein Ende des Venenstücks wird in die Aorta eingesetzt, das andere in die Koronararterie jenseits des Verschlusses (Abb. 5.11). Die Operation führt in den meisten Fällen zu einer Verbesserung der Symptome und ermöglicht dem Patienten, ein einigermaßen normales Leben zu führen.
- Patienten mit einer **instabilen Angina pectoris** müssen ins Krankenhaus eingewiesen werden. Sie benötigen eine Behandlung mit intravenösen Nitraten und Heparin. Ohne diese Therapie ist das Herzinfarkt-Risiko sehr groß.

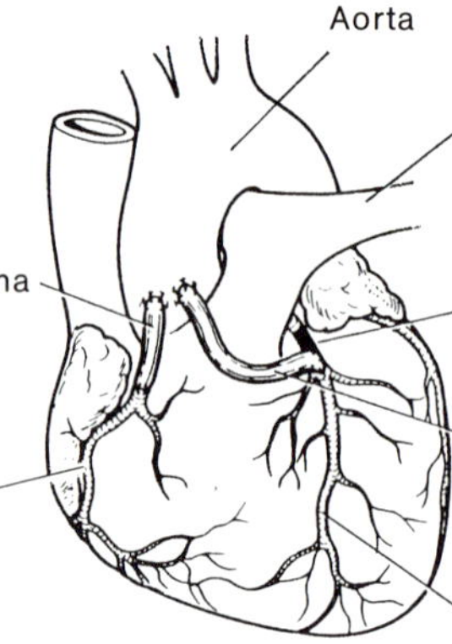

Abb. 5.11 Bypass-Operation bei der koronaren Herzkrankheit: zur Überbrückung eines verengten Gefäßbezirkes

5.6 Herzinfarkt (Myokardinfarkt)

Bei Patienten mit verengten Koronararterien besteht immer die Gefahr, daß sich ein Thrombus bildet, der zu einem kompletten Verschluß eines Koronararterienastes führt. Wenn ein größerer Ast plötzlich verlegt wird, kann das Herz seine normalen Aktionen nicht aufrechterhalten und der plötzliche Tod ist die Folge. Wenn nur ein kleiner Ast verlegt wird, stirbt der von ihm versorgte Anteil des Herzmuskels ab: Es entsteht ein Herzinfarkt. Nach einiger Zeit wird der tote Herzmuskel durch Narbengewebe ersetzt. Wenn die Narbe nicht sehr groß ist, wird die Herzaktion oft wenig oder gar nicht beeinflußt. Bei einer größeren Narbe ist die Herztätigkeit jedoch eingeschränkt. Eine Herzinsuffizienz kann die Folge sein. Die Faktoren, die die Entstehung eines Herzinfarktes begünstigen, sind in Abb. 5.9 dargestellt.

Symptome

Gelegentlich kann ein Koronararterienverschluß bei einem Patienten auftreten, der immer dachte, er sei gesund. Bei anderen Patienten tritt er nach monate- oder sogar jahrelangen Angina pectoris-Beschwerden auf.

Ein Herzinfarkt kann jederzeit plötzlich auftreten, sowohl bei einer Anstrengung als auch in Ruhe, während des Tages oder nachts im Bett.

Der Patient hat Brustschmerzen, die in den Hals oder in den linken Arm ausstrahlen können. Die Schmerzen können nur aus einem dumpfen Ziehen bestehen, das oft mit Verdauungsbeschwerden verwechselt wird, sie können aber auch stark und unerträglich sein. Sie dauern viel länger als ein Angina pectoris-Anfall an, in der Regel mehrere Minuten oder sogar Stunden.

In schweren Fällen haben die Patienten sehr starke Schmerzen, sind unruhig und kaltschweißig. Schocksymptome mit einem schnellen niedrigvolumigen Puls, einem niedrigen Blutdruck und kalter klammer Haut können vorhanden sein.

Auch wenn die Symptome zu Beginn gering sind, kann sich die Thrombose ausdehnen und zu verstärkten Schmerzen, Herzrhythmusstörungen und einem Kollaps führen.

Diagnostik

1. Die Lokalisation des Schmerzes, sein Bestehen über mehrere Stunden und die übrigen Symptome erlauben meist eine klare Diagnose anhand der **klinischen Befunde**.
2. Im **EKG** zeigen sich Veränderungen, die für einen Herzinfarkt beweisend sind.
3. Aus dem Infarktbezirk im Herzmuskel treten Enzyme aus, die durch die Zerstörung von Muskelfasern freikommen. Sie können im Blut nachgewiesen und gemessen werden. Das erste Enzym, das abgegeben wird, ist die Kreatininphosphokinase (**CPK**). Sie kann schon wenige Stunden nach einem Herzinfarkt erhöht sein. Andere infarkttypische Enzyme sind die **Transaminasen**. Ihr Blutspiegel steigt am Tag nach einem Infarkt und bleibt über einige Tage lang erhöht.
4. Die weißen Blutkörperchen sind vermehrt, da die polymorphen Leukozyten zur Resorption

des beschädigten Muskelgewebes mobilisiert werden.

Verlauf und Komplikationen

Viele Patienten, die einen Herzinfarkt erleiden, sterben innerhalb weniger Stunden und bevor sie in ein Krankenhaus gebracht werden können. Bei anderen sind die Schmerzen weniger stark und die Erkrankung verläuft ohne besondere Probleme. In allen Fällen können jedoch schwere Komplikationen auftreten, insbesondere in den ersten Tagen.

- **Herzrhythmusstörungen** sind häufig. Sie können von gelegentlichen Extraschlägen bis zu völlig unregelmäßigen Vorhof- und Kammerschlägen reichen. Wenn Kammerflimmern auftritt und nicht schnell behandelt wird, stirbt der Patient.
- **Thrombose und Embolie**: Patienten, die immobilisiert sind und einen niedrigen Blutdruck haben, entwickeln besonders häufig eine Thrombose in den tiefen Beinvenen oder im Herzen über dem Infarktgebiet. Ein Teil des Thrombus kann sich aus der Beinvene lösen und eine Lungenembolie verursachen. Ein Thrombus aus dem linken Herzen, der in die Hirnarterien gelangt, kann zu einem Schlaganfall führen.
- **Herzinsuffizienz**: Wenn diese Komplikation eintritt, fällt der Patient in einen Schock. Er hat kalte Extremitäten, einen niedrigen Blutdruck, einen schnellen und unregelmäßigen Puls und Atemnot. Die Urinmenge sinkt, die Prognose ist schlecht.

Therapie/Pflege

- **Schmerzerleichterung**: Bei anhaltenden Schmerzen kann ein Morphinpräparat (z.B. Dilandid 1–2 mg subkutan oder eine kleinere Dosis intravenös) in regelmäßigen Abständen verabreicht werden. Dilandid sollte dem Morphium vorgezogen werden, da es weniger häufig zu Übelkeit und Erbrechen führt. Wenn eine störende Übelkeit auftritt, kann ein Antihistaminikum zusätzlich gegeben werden.
- Die Patienten sollten in einer ihnen selbst angenehmen **Lage** gepflegt werden. Bei Atemnot (Insuffizienz des linken Ventrikels) liegt der Patient am liebsten mit erhöhtem Oberkörper im Bett oder sitzt in einem hohen Lehnstuhl. Wenn ein Schockzustand vorliegt und der Blutdruck sehr niedrig ist, muß der Patient flach im Bett liegen und das Fußende des Bettes angehoben werden.
- **Diuretika** werden bei Bedarf zur Entwässerung der Lunge verordnet.
- Wenn weniger als 24 Stunden seit Beginn der Schmerzen verstrichen sind, können Medikamente zur Auflösung des Thrombus in den Koronararterien eingesetzt werden. Dieser Prozeß heißt **Thrombolyse**. Aspirin 300 mg wird peroral verabreicht und Streptokinase (1,5 Millionen Einheiten) wird eine Stunde lang als intravenöse Infusion gegeben. Diese Medikamente dürfen jedoch nicht bei Patienten mit einem erhöhten Blutungsrisiko gegeben werden (z. B. wenn in der Anamnese ein Magenulkus bekannt ist, das kürzlich geblutet hat). Nach der Thrombolyse wird Heparin intravenös oder subkutan für 48 Stunden verabreicht, um einen erneuten Verschluß zu verhindern.
- In schweren Fällen muß **Sauerstoff** über eine Maske zugeführt werden. Hiermit hofft man, die Sauerstoffversorgung des Myokards zu verbessern.
- **Behandlung von Rhythmusstörungen**: Insbesondere in den ersten 48 Stunden sollten alle Patienten durch Monitore überwacht werden, um eventuelle Rhythmusstörungen frühzeitig festzustellen. Der Patient wird an ein EKG-Gerät mit Oszilloskop angeschlossen, der das EKG fortlaufend auf den Bildschirm überträgt (Abb. 5.12). Diese Einrichtung ersetzt regelmäßige Pulskontrollen, erfordert jedoch trotzdem eine regelmäßige Überwachung des Patienten. Wenn **ektope Ventrikelschläge** auftreten, ist Lidocain das Medikament der Wahl. Es wird am besten in einer intravenösen Infusion verabreicht, mit einer Anfangsdosis von 100 mg, danach gibt man etwa 2 mg pro Minute. Bei Vorhofflimmern wird Digoxin gegeben, zunächst intravenös und später peroral.

Wenn **Kammerflimmern** auftritt, muß sofort eine **elektrische Kardioversion** durchgeführt werden. Ein starker elektrischer Stromstoß wird durch die Brust geleitet und stellt in der Regel den normalen Sinusrhythmus wieder her. Das Kammer-

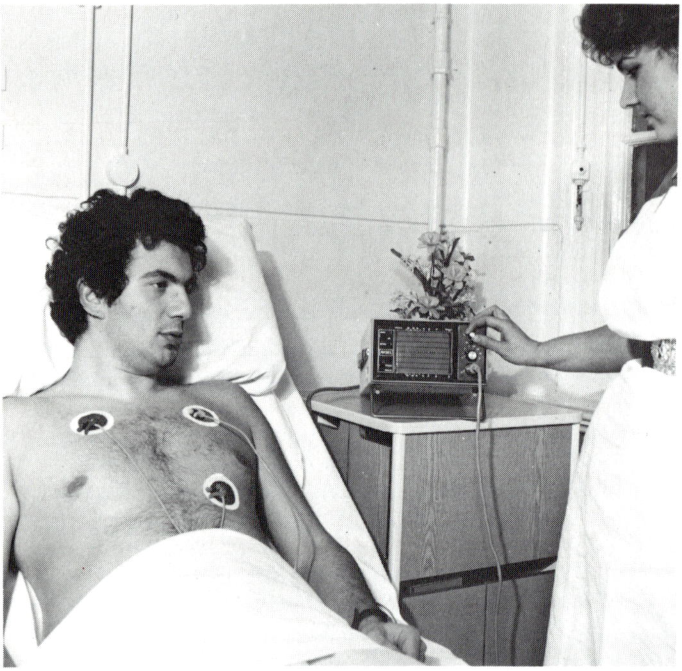

Abb. 5.12 Monitorüberwachung, um Rhythmusstörungen nach einem Herzinfarkt zu diagnostizieren

flimmern kann jedoch nach einiger Zeit erneut auftreten.

Bei einem **Herzblock** kann notfallmäßig ein künstlicher Herzschrittmacher eingeführt werden.

- **Antikoagulantien** sollten in jedem Fall verabreicht werden, unabhängig davon, ob eine Thrombolyse durchgeführt wird, um eine tiefe Beinvenenthrombose zu verhindern. In den ersten 48 Stunden wird Heparin subkutan gespritzt, später gibt man Marcumar peroral. Außerdem sind Stützstrümpfe und regelmäßige Bewegungen wichtig, um der tiefen Beinvenenthrombose vorzubeugen (Tab. 5.1).
- Wenn kein Schockzustand besteht, sollten alle Patienten angehalten werden, selbst zu essen und selbst einen Nachtstuhl zu benützen. Je nach dem Allgemeinzustand des Patienten ist jedoch eine Hilfestellung beim Waschen und Rasieren notwendig.

Nachbehandlung

- In **unkomplizierten Fällen** ohne länger anhaltende Schmerzen mit einem regelmäßigen Puls und einem guten Blutdruck, sollte die Bettruhe nur einige Tage dauern. Der Patient sollte von Anfang an darüber aufgeklärt werden, daß er einen Herzinfarkt hatte, daß er sich vollständig erholen wird und daß er nach 1–2 Wochen entlassen werden und ein normales Leben führen kann.
- In **ernsteren Fällen** müssen diese Aussagen je nach dem Grad des Myokardschadens entsprechend vorsichtiger formuliert werden. Rhythmusstörungen wie Vorhofflimmern können bestehen bleiben, eine Angina pectoris oder eine Linksherzinsuffizienz kann sich entwickeln. Diese Patienten können normalerweise keine körperliche **anstrengende** Arbeit mehr verrichten, was berufliche Konsequenzen haben kann.

Ein Herzinfarkt ist eine schwere Belastung für das Selbstvertrauen und die psychische Einstellung des Patienten.

- Bei manchen Patienten ist die Angst vor einem erneuten Infarkt so groß, daß sie jede körperliche Betätigung vermeiden. Wohlgemeinte Ratschläge, es leichtzunehmen, können die Äng-

Tab. 5.1

Medikament	Anwendungsart	Wirkungsgeschwindigkeit	Nebenwirkungen	Antidote	Klinische Anwendung	Kontrolle	Mittlere Dosis
Heparin	Entweder kontinuierliche intravenöse Infusion oder intravenös alle 4 bis 6 Stunden oder subkutan alle 8 bis 12 Stunden	sofort	Blutung	wird sofort neutralisiert durch die intravenöse Injektion von 5 ml Protamin-Sulfat	sollte gleich zu Beginn verabreicht werden, bis andere Medikamente wirksam werden		hängt von der Gerinnungszeit ab, normalerweise 5000 Einheiten alle 4 bis 6 Stunden intravenös oder 12 500 Einheiten subkutan
Phenprocoumon (z. B. Marcumar®) Warfarin (z. B. Coumadin®)	peroral in mehreren Dosen	wirkt nach 24–36 Stunden	Blutungen, insbesondere Hämaturie	Vitamin K 1, 5–20 mg, peroral oder intravenös, kann bei Bedarf wiederholt werden; Wirkungseintritt tritt nach 2 bis 6 Stunden, bei schweren Blutungen sind Bluttransfusionen notwendig	besser als Heparin zur Langzeitbehandlung, da es peroral verabreicht wird	Prothrombinbestimmung (ein Gerinnungsparameter)	hängt von der Prothrombinzeit ab. Erhaltungsdosis von 12,5 bis 50 mg pro Tag für Phenprocoumon und 3 bis 10 mg pro Tag für Warfarin

ste noch verstärken. Tatsächlich gibt es jedoch keine Hinweise dafür, daß eine normale körperliche Betätigung das Auftreten eines Herzinfarktes begünstigt, im Gegenteil. Deshalb sollte man eine regelmäßige leichte körperliche Betätigung unterstützen, und den Patienten dazu ermuntern, ein möglichst normales Leben zu führen.

- **Rauchen** ist ein wichtiger Risikofaktor für einen Herzinfarkt, deshalb muß den Patienten ernsthaft davon abgeraten werden.
- Übergewichtige Patienten sollten ihr Gewicht reduzieren. Es gibt Hinweise darauf, daß eine **Ernährung** mit einem hohen Anteil gesättigter Fettsäuren aus Tierprodukten wie Butter, Eier, Fleisch, Fett und Käse den Cholesterinspiegel im Blut erhöht und damit eine Arteriosklerose begünstigt. Die Patienten sollten deshalb dazu angehalten werden, die gesättigten durch ungesättigte Fettsäuren zu ersetzen und den gesamten Fettkonsum möglichst einzuschränken.

Kardiologische Intensivstationen

Einige Krankenhäuser besitzen spezielle Pflegeeinheiten für Herzinfarktpatienten. Diese sind oft Teil einer Intensivstation, wo auch andere Notfälle behandelt werden. Dort ist eine Überwachung rund um die Uhr möglich. Auch stehen genügend Geräte zur Verfügung, um die Luftwege freizuhalten, Sauerstoff zuzuführen, eine Wiederbelebung durchzuführen und Herzrhythmusstörungen zu behandeln.

Am wichtigsten ist die Ausstattung mit mehreren zentral angeordneten Bildschirmen, so daß man den Herzrhythmus mehrerer Patienten gleichzeitig überwachen kann. Es ist jedoch weder durchführbar noch wünschenswert, alle Herzinfarktpatienten in Spezialeinheiten zu behandeln. Eine sorgfältige Überwachung und Behandlung kann auch auf einer normalen Station, gelegentlich sogar zu Hause, durchgeführt werden.

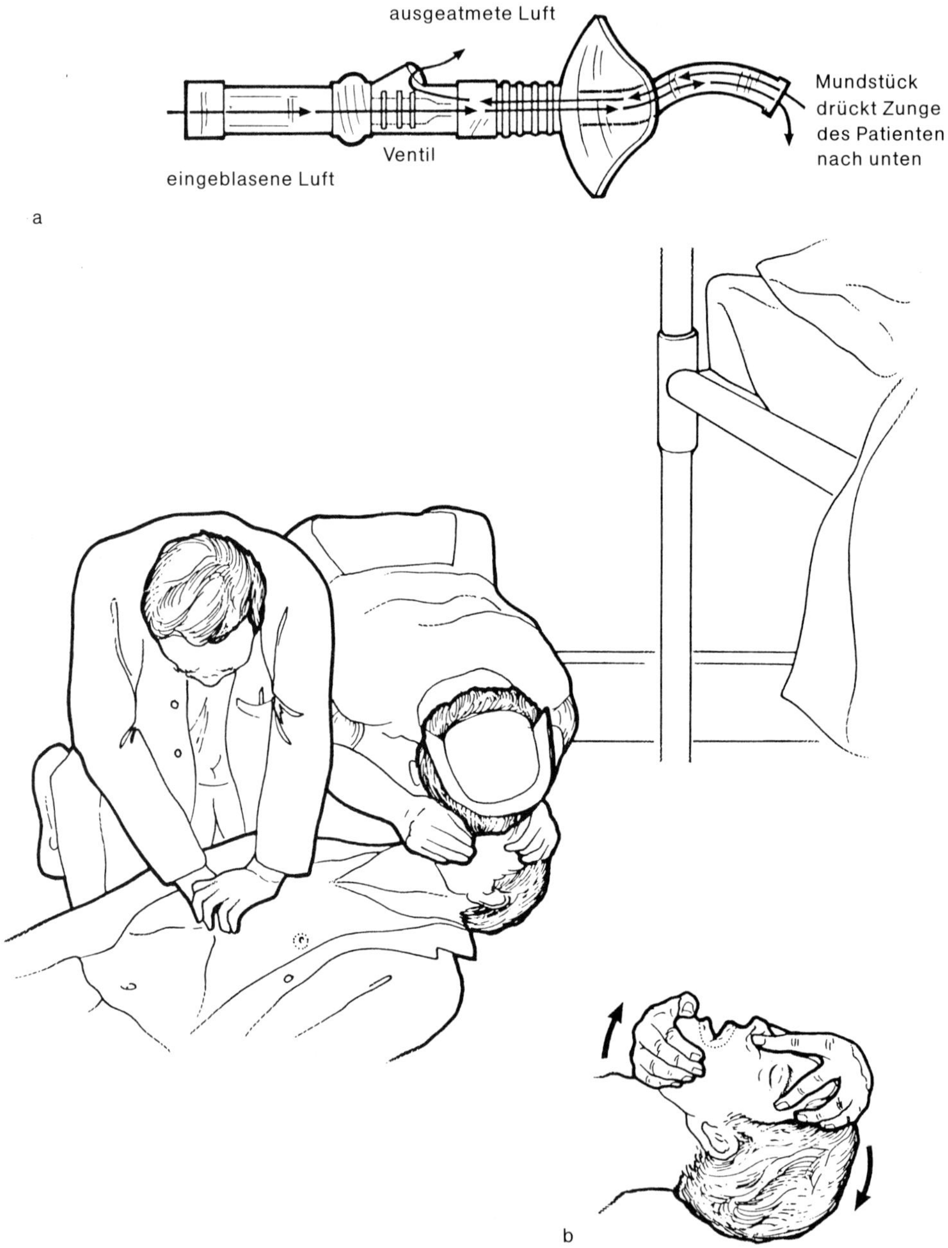

Abb. 5.13 a, b Wiederbelebung: Erste-Hilfe-Maßnahmen. **a** Mundstück **b** Kopfhaltung des Patienten und Position der Hände des Beatmenden. Die schraffierte Linie sollte vollständig vom Mund des Helfers bedeckt sein, wenn kein Mundstück vorhanden ist

Wiederbelebung

Gelegentlich hört nach einem Herzinfarkt, während einer Operation oder nach einem schweren Elektroschock das Herz plötzlich auf, zu schlagen. Wenn sofort eingegriffen wird, gelingt es in einigen Fällen, das Herz wieder in Gang zu bringen (Abb. 5.13).

- Die Wiederbelebung muß sofort beginnen und fachgerecht durchgeführt werden. Der Patient sollte flach auf den Boden oder eine feste Oberfläche gelegt werden. Zur externen **Herzmassage** werden beide Hände auf das Sternum gelegt und ein starker rhythmischer Druck etwa 60- bis 80mal pro Minute ausgeübt.
- Zur gleichen Zeit führt ein anderer Helfer die **Mund-zu-Mund-Beatmung** durch. Dazu wird der Kopf des Patienten überstreckt und die Nase zugehalten. Nach einer tiefen Inspiration muß der Helfer den Mund des Patienten mit dem eigenen Mund komplett bedecken und den Atem kräftig in die Atemwege des Patienten blasen. Wenn möglich, sollte ein spezielles Mundstück für die Beatmung verwendet werden, da es für den Helfer angenehmer und auch wirksamer ist als die direkte Mund-zu-Mund-Beatmung. Dieses Mundstück enthält ein Ventil, das die Atemluft des Helfers direkt in die Lungen des Patienten leitet, während die Ausatmung des Patienten seitlich austreten kann.

Diese Erste-Hilfe-Maßnahmen dienen dazu, den Patienten am Leben zu erhalten, bis wirksamere Mittel zur Verfügung stehen.

Oft wird ein spezielles Team für die kardiale Wiederbelebung aufgestellt, das aus einem Anästhesisten und einem Internisten besteht. Folgende speziellen Geräte müssen stets zur Verfügung stehen: ein Oszilloskop, ein Defibrillator, ein Intubationsbesteck und Beatmungsgeräte sowie die notwendigen Medikamente.

- Wenn das Herz nach der Wiederbelebung wieder zu schlagen beginnt, ist der Rhythmus häufig unregelmäßig. Der Patient sollte an einen **Monitor** angeschlossen werden, damit das EKG ständig auf dem Bildschirm kontrolliert werden kann. Geeignete **Medikamente** (wie Adrenalin, Atropin, Digoxin oder Lidocain) können intravenös verabreicht werden, um den Kreislauf wieder in Gang zu bringen.
- Bei **Kammerflimmern,** das sehr viel gefährlicher als das Vorhofflimmern ist, muß eine elektrische Defibrillation durchgeführt werden.
- Die **Intubation,** d. h. die Einführung eines Tubus in den Kehlkopf des Patienten, wird meist vom Anästhesisten durchgeführt. Sie sichert eine Offenhaltung der Atemwege und ermöglicht das Absaugen von Schleim. Zusätzlich kann hiermit die Atmung unterstützt und Sauerstoff durch Druck auf einen Ballon, der mit dem Tubus verbunden ist, zugeführt werden.
- Während eines Herzstillstandes kann eine schwere **Azidose** auftreten. Sie wird mit einer langsamen intravenösen Infusion von Natriumbikarbonat behandelt.

Die Voraussetzungen für eine erfolgreiche Wiederbelebung sind also sowohl Übung, Zeit und eine klare Organisation als auch kostspielige Geräte. Viele Patienten wurden auf diese Weise und durch das rasche Handeln von Schwestern und Ärzten gerettet.

Vorbeugung

Eine **Aufklärung** und **Beratung des Patienten** kann viel dazu beitragen, die Gefahren dieser im mittleren Lebensalter so häufigen Erkrankungen zu verringern.

1. **Ernährung**: Patienten mit einer koronaren Herzkrankheit in der Familienanamnese oder mit einem hohen Cholesterinspiegel, sollte eine Diät, die wenig Zucker und tierische Fette enthält, empfohlen werden. Sahne sollte ganz vermieden und Butter durch pflanzliche Fette ersetzt werden. Pro Woche sind höchstens 5 Hühnereier erlaubt. Beim Kochen sollte z. B. Olivenöl (und kein Speck) verwendet werden, da sich dies günstig auf den Blutcholesterinspiegel auswirkt.
2. Das **Gewicht** sollte im Normalbereich liegen und Übergewicht vermieden werden.
3. Eine **regelmäßige körperliche Betätigung** – je nach Alter und Gesundheitszustand des Patienten – ist zu empfehlen.
4. Das **Rauchen** sollte aufgegeben werden.
5. Ein **Diabetes mellitus** und ein **Bluthochdruck** müssen behandelt werden.

5.7 Pulmonale Herzerkrankungen

Die rechte Herzkammer pumpt das Blut in die Lungenstrombahn. Wenn der Lungenkreislauf behindert wird, kommt es zu einer Mehrbelastung des rechten Herzens.

5.7.1 Lungenembolie

Eine Lungenembolie stammt meistens aus einer Thrombose in einer tiefen Beinvene oder einer Beckenvene (Abb. 5.20). Wenn der Embolus in den Lungenkreislauf gelangt, wird der Blutfluß zur Lunge und die Sauerstoffversorgung eingeschränkt.

Eine massive Lungenembolie verursacht plötzliche Brustschmerzen und Atemnot. Hierauf können Kollaps und Tod folgen. Kleinere Embolien verursachen nur geringe Symptome. Sie können jedoch auch zu einer zunehmenden Atemnot und zu Bluthusten (Haemoptysen) führen.

Die Diagnose wird durch den Nachweis einer Phlebothrombose im Bein oder Becken durch die Röntgenaufnahmen und die Szintigraphie der Lunge, bei der in vielen Fällen die typischen Ausfälle zu sehen sind, gestellt. Auch im EKG können charakteristische Veränderungen vorhanden sein.

Frauen, die Kontrazeptiva („Pille") einnehmen, entwickeln relativ häufiger eine tiefe Beinvenenthrombose. Deshalb ist bei ihnen auch das Risiko einer Lungenembolie höher.

Therapie

Wenn die Diagnose feststeht, sollte eine Antikoagulantientherapie über mehrere Monate durchgeführt werden.

5.7.2 Cor pulmonale

Cor pulmonale wird die Form der Herzinsuffizienz genannt, die bei einer **Rechtsherzbelastung** durch Lungenerkrankungen wie chronische Bronchitis und Emphysem auftritt. Die betroffenen Patienten können eine starke Zyanose entwickeln, da das Herzversagen die schon geschädigte Lungenfunktion weiter verschlechtert. Meist bestehen Ödeme und Aszites, die durch Diuretika in Grenzen gehalten werden können. Die Prognose hängt vom Zustand der Lunge ab.

5.8 Rheumatische Herzerkrankungen

Die rheumatisch bedingten Herzerkrankungen sind eine wichtige Ursache für Herzleiden bei Jugendlichen und Menschen im mittleren Lebensalter. Sie treten in zwei Hauptformen auf: akut und chronisch.

5.8.1 Akute rheumatische Herzerkrankung (Rheumatisches Fieber)

Das rheumatische Fieber folgt meist auf eine unbehandelte **Streptokokkeninfektion** im Halsbereich (Angina tonsillaris) nach 7 bis 21 Tagen. Eine Erkrankung hinterläßt keine Immunität, es besteht vielmehr eine erhöhte Anfälligkeit gegenüber Rezidiven. Die meisten Fälle kommen bei kleinen Kindern vor, in der Regel liegt das Erkrankungsalter unter 25 Jahren.

Je jünger der Patient ist und je häufiger das rheumatische Fieber auftritt, desto größer ist die Gefahr, daß eine bleibende Herzschädigung entsteht.

Pathologie

Das rheumatische Fieber ist eine Allgemeininfektion, die die Herzklappen dauerhaft schädigen kann. Auch das Myokard und das Perikard können befallen sein. Die Gelenke sind im akuten Stadium der Erkrankung geschwollen, jedoch nur vorübergehend. Daher kommt das Sprichwort „Das rheumatische Fieber beleckt die Gelenke, aber beißt das Herz".

Rheumatische Endokarditis

Die Endokarditis ist eine Entzündung des Endokards, die besonders die **Herzklappen** befällt. Eine Endokarditis kann, wie wir später sehen werden, viele Ursachen haben. Die rheumatische Endokarditis ist jedoch die häufigste Form bei Menschen im jungen und mittleren Alter.

Als Folge der Endokarditis entstehen an den Herzklappen charakteristische Veränderungen: warzenähnliche Wucherungen, die wie eine Reihe Perlen aussehen. Diese Ablagerungen bestehen aus Fibrin, Erythrozyten und Thrombozyten. Im Gegensatz zur bakteriellen Endokarditis brechen sie relativ selten ab, um im Blutstrom weitertransportiert zu werden. Die Klappen selbst sind als

Folge der Infektion geschwollen und deformiert. Dadurch werden die normalen Herztöne verändert. Mit dem Stethoskop kann man außerdem blasende Herzgeräusche hören.

Rheumatische Myokarditis und Perikarditis

Im akuten Stadium der rheumatischen Herzerkrankung ist der **Herzmuskel** selbst (Myokard) befallen, es entsteht eine akute Myokarditis. Der plötzliche Tod eines Patienten im akuten Stadium der rheumatischen Herzerkrankung ist in der Regel die Folge einer Insuffizienz des Herzmuskels. Ein überraschend schneller und gelegentlich unregelmäßiger Puls beim rheumatischen Fieber ist ein sehr wichtiger Hinweis auf eine zugrunde liegende akute Myokarditis.

Eine Entzündung des **Perikards** (Perikarditis) kommt in der Regel bei den schwereren Fällen des akuten rheumatischen Fiebers vor. Die Perikarditis kann trocken oder feucht sein (Perikarderguß). Ein großer Perikarderguß kann auf das Herz drücken und eine schwere Belastung für die ohnehin schon eingeschränkte Herzleistung sein.

Symptome des akuten rheumatischen Fiebers (Abb. 5.14)

1. Meist geht 7 bis 21 Tage vorher eine Angina tonsillaris voraus.
2. Es besteht ein allgemeines Krankheitsgefühl mit hohem Fieber und Schweißausbrüchen.
3. Charakteristisch ist der **Befall der Gelenke**. Die Diagnose des akuten rheumatischen Fiebers wird häufig aufgrund des Gelenkbefalls getroffen. Oft sind verschiedene Gelenke zu unterschiedlichen Zeiten betroffen. Die Gelenke sind geschwollen und schmerzempfindlich, Schmerzen sind jedoch selten sehr stark. Im Gegensatz zu der septischen Arthritis bildet sich kein Gelenkerguß.
4. Die wichtigsten Zeichen einer Herzbeteiligung sind der sehr schnelle Puls und die Herzgeräusche. Die Pulsfrequenz ist schneller, als man bei der Höhe des Fiebers erwarten würde, und der Rhythmus kann unregelmäßig sein.

> Jede Pulsunregelmäßigkeit muß sorgfältig beobachtet werden, da sie einer der wenigen Hinweise auf eine Herzbeteiligung sein kann.

5. **Rheumatische Knötchen** sind kleine fibröse Knoten, die um die Gelenke und Sehnen herum auftreten, in der Regel an der Streckseite des Ellenbogens, am Hinterkopf oder an den Knöcheln. Sie sind schmerzempfindlich und meist ein Hinweis auf eine schwere Erkrankung mit Herzbeteiligung.

Therapie/Pflege

- Im akuten Stadium wird absolute **Bettruhe** verordnet. Oft sind viel Geduld und viele Erklärungen notwendig, um die noch jungen Patienten zu überzeugen, ruhig liegenzubleiben. Anfangs brauchen sie Hilfe beim Waschen und bei der persönlichen Hygiene.
- **Kinder** langweilen sich rasch und werden ungeduldig, wenn sie nichts tun dürfen. Familienangehörige und Freunde sollten deshalb ermutigt werden, zu bleiben bzw. häufig zu Besuch zu kommen, wobei sie über die begrenzte Bewegungsfreiheit des Patienten informiert werden müssen.
- Wenn die **Gelenke** stark geschwollen und schmerzhaft sind, helfen oft Umschläge mit warmen Baumwolltüchern oder Wattepackungen. Um die befallenen Gelenke vom Gewicht der Bettdecke zu entlasten, sollten Bettbogen verwendet werden.
- Während des akuten Fieberstadiums sollte die **Ernährung** leicht sein. Sie kann erweitert werden, wenn die akuten Symptome nachlassen.
- Bislang gibt es keine spezifische **medikamentöse** Behandlung für das akute rheumatische Fieber, obgleich **Acetylsalicylsäure** (Aspirin) die Schmerzen sehr erleichtert und die Temperatur senkt. Salicylate haben jedoch wenig oder keine Wirkung auf die Herzschädigung. Acetylsalicylsäure wird meist in einer Dosis von 1 g alle 4 Stunden verabreicht. Durch hohe Aspirindosen können schwere Nebenwirkungen auftreten, die Symptome verschwinden jedoch schnell, wenn die Dosis reduziert wird. Diese Symptome sind Ohrensausen (Tinnitus), Schwerhörigkeit, Übelkeit und Erbrechen.
- In schweren Fällen eines rheumatischen Fiebers mit Herzbeteiligung werden **Steroide** (Kortison oder Prednisolon) verschrieben. Die Steroide sind manchmal wirksamer als Salicylate bei der Behand-

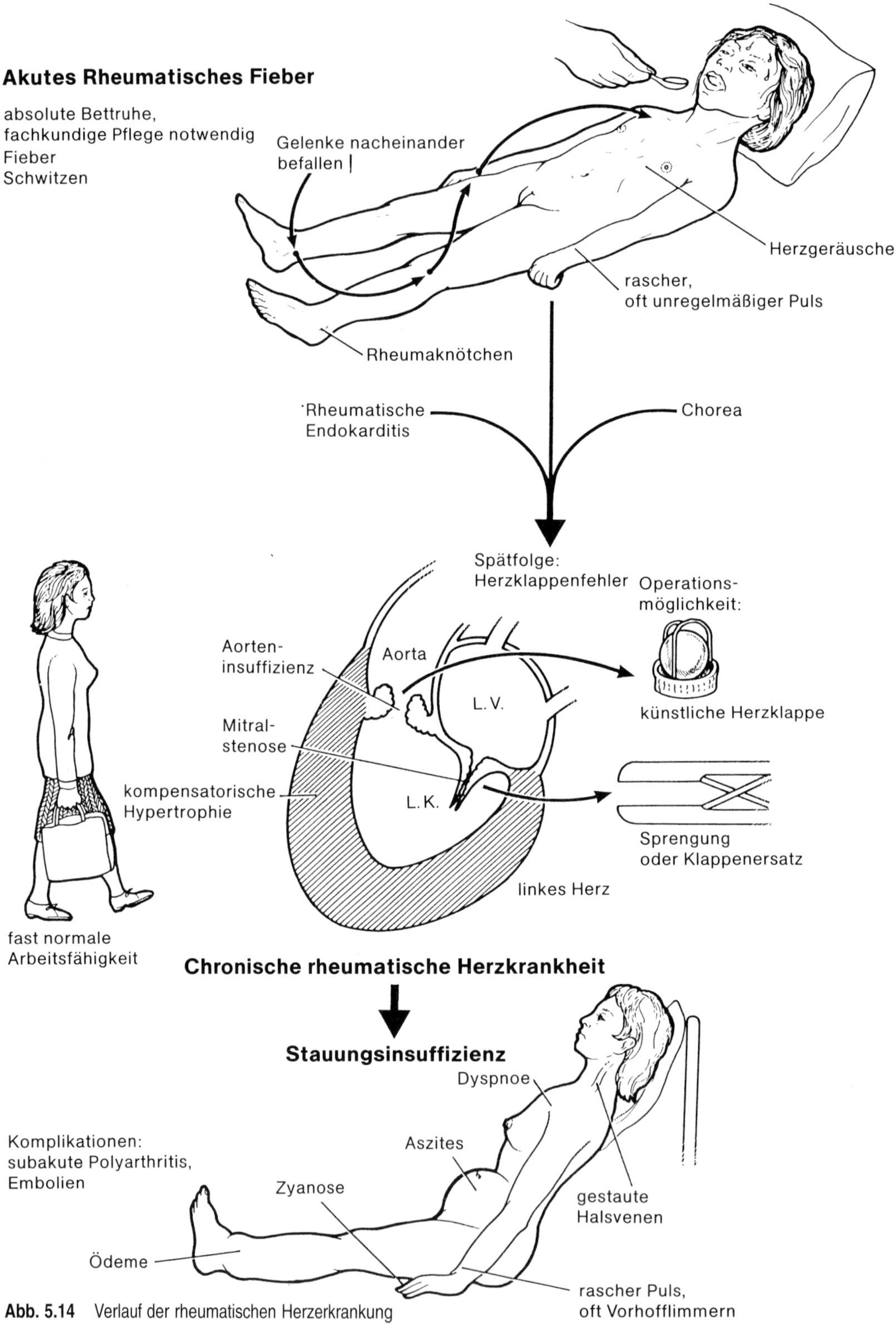

Abb. 5.14 Verlauf der rheumatischen Herzerkrankung

lung von Schmerzen und Fieber. Man weiß jedoch immer noch nicht, ob ein Herzklappenschaden hierdurch wirklich verhindert werden kann.

- Eine Serie von **Penicillininjektionen** wird häufig zu Beginn der Behandlung verabreicht, um verbleibende Streptokokken zu zerstören. Bei Kindern bis zu 5 Jahren muß perorales Penicillin nach einem schweren rheumatischen Fieber verordnet werden, um weitere Rezidive und einen zunehmenden Herzschaden zu verhindern.
- Absolute Bettruhe ist nötig, bis das akute Stadium der Erkrankung vorbei ist. Meist merkt man dies an einer Normalisierung der Pulsfrequenz und einer sich bessernden Blutsenkungsgeschwindigkeit (BSG). Wenn die Pulsfrequenz und die BSG normal sind, darf der Patient außerhalb des Bettes sitzen.

5.8.2 Chronische rheumatische Herzerkrankung

Die chronische Klappenerkrankung folgt dem akuten Stadium. Es können jedoch viele Jahre vergehen, bis Beschwerden auftreten. Die meisten Fälle der chronischen rheumatischen Herzerkrankung weisen in der Anamnese ein akutes rheumatisches Fieber oder eine Chorea minor in der Kindheit auf. Wenn dies nicht der Fall ist, nimmt man an, daß die Symptome von den Patienten nicht bemerkt wurden, weil sie so leicht waren.

Pathologie

Bei der chronischen rheumatischen Herzerkrankung sind vor allem die Herzklappen geschädigt. Die chronische Entzündung führt zu einer Verdikkung, Entstellung und zu einem Verlust der normalen Elastizität. Die **Folgen** dieser chronisch-entzündlichen Veränderungen sind:

1. Die Klappen können aneinander festkleben, so daß eine Verengung der Klappenöffnung und eine Behinderung des Blutflusses entsteht. In diesen Fällen spricht man von einer **Stenose** der Klappe.
2. Aufgrund des Elastizitätsverlustes und der Verziehung der Klappe kann es passieren, daß die Klappe nicht mehr richtig schließt. Es entsteht ein Leck, durch das das Blut zurückströmt. Dies bezeichnet man als **Insuffizienz** der Klappe.

Die chronische rheumatische Herzerkrankung kann alle Herzklappen befallen, am häufigsten sind jedoch die Mitralklappe und die Aortenklappe betroffen.

Die Mitralstenose und die Aorteninsuffizienz kommen am häufigsten vor. Wenn sie beim gleichen Patienten auftreten – was oft der Fall ist –, spricht man von einem **kombinierten Herzklappenfehler**.

Symptome und Verlauf

Bevor die zusätzliche Belastung des Herzens durch den Klappenfehler zu einer Herzinsuffizienz führt, kann die chronisch-rheumatische Herzerkrankung wenig Symptome verursachen. Die Klappenfehler lassen sich durch die Auskultation des Herzens mit einem Stethoskop einfach diagnostizieren. Hierbei hört man **charakteristische Geräusche**. Der erste Hinweis auf einen Klappenfehler wird oft zufällig während einer Routineuntersuchung entdeckt, z. B. bei einer Untersuchung für den Militärdienst oder für eine Versicherung. Die Erkrankung kann auch durch eine Herzvergrößerung auffallen, die durch eine kompensatorische Muskelhypertrophie und eine Dilatation zustande kommt. Damit versucht der Körper, die zusätzliche Herzbelastung auszugleichen.

Bei leichten Klappenfehlern können die Beschwerden des Patienten nur sehr gering sein und er kann ein normales Alter erreichen. Bei einem schweren Herzklappenfehler entwickelt sich jedoch eine Herzinsuffizienz, die unbehandelt nach einigen Jahren zum Tod des Patienten führt.

Therapie

- Wenn die Erkrankung z. B. bei einer Routineuntersuchung entdeckt wurde und der Patient beschwerdefrei ist, wird ihm geraten, große körperliche Anstrengungen, die das Herz zu sehr belasten und eine Herzinsuffizienz fördern, zu vermeiden.
- Als **operative Therapie** steht die Mitralklappenerweiterung (Mitral-Valvotomie) zur Behandlung der **Mitralstenose** zur Verfügung. Die stark verengte Klappe wird ausgeschnitten und erweitert, wodurch die Ausflußbehinderung und die Lungenstauung verbessert werden. Eine operative Therapie eignet sich am be-

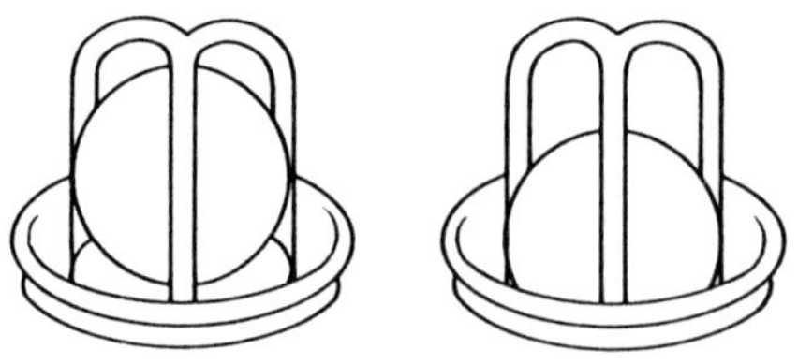

Abb. 5.15 Künstliche Mitralklappe

sten für junge Patienten mit zunehmender schwerer Atemnot. In der Regel kommt es gleich nach der Operation zu einer Verbesserung der Atmung und der körperlichen Leistungsfähigkeit.

- Die Valvotomie wird auch mit guten Resultaten bei einer **Aortenstenose** durchgeführt.
- Bei einer **Mitralklappeninsuffizienz** kann die gesamte Klappe durch eine künstliche Herzklappe ersetzt werden, die in der Regel wie eine Kugel mit Fassung konstruiert ist (Abb. 5.15 und 5.16).
- Vor jeder Herzoperation wird eine **Herzkatheteruntersuchung** durchgeführt, die Auskunft über die Ausdehnung des Klappenbefalls gibt.
- Patienten mit künstlichen Herzklappen müssen regelmäßig **Antikoagulantien** einnehmen, um eine Thrombusbildung an den Klappen zu verhindern. Vor Zahnbehandlungen und anderen Operationen sollten Antibiotika zur Vorbeugung einer bakteriellen Infektion verabreicht werden.

Komplikationen

- **Herzinsuffizienz**: Die Herzinsuffizienz ist das Endstadium der meisten Fälle von rheumatischer Klappenerkrankung. Bei der Mitralstenose findet man in der Regel eine unregelmäßige Herzaktion in Form von Vorhofflimmern.
- **Embolie**: Bei der Mitralstenose kann sich ein Thrombus im vergrößerten linken Vorhof bilden, insbesondere dann, wenn Vorhofflimmern besteht. Dieser Thrombus wird häufig abgelöst und in den großen Kreislauf geschwemmt. Am häufigsten bleibt er in einer Hirnarterie stecken und löst so einen Schlaganfall aus. In anderen Fällen kann sich der Embolus in einer peripheren Arterie festsetzen (z. B. in der Arteria mesenterica superior, der Arteria femoralis oder ihren Ästen). Auch eine Lungenembolie kann bei einer rheumatischen Klappenerkrankung entstehen, wenn der Thrombus vom rechten Herzen ausgeht.

5.8.3 Subakute bakterielle Endokarditis

Diese Erkrankung wird fast immer durch **nicht hämolysierende Streptokokken** aus der Gruppe Streptococcus viridans verursacht. Dieser Mikroorganismus befällt nur Klappen, die z. B. durch eine rheumatische Endokarditis oder eine angeborene Erkrankung bereits vorgeschädigt sind. Die Erreger setzen sich an den Klappen fest und bilden ausgedehnte Bakterienrasen. Von diesen werden leicht Teile in den Blutstrom geschwemmt. Sie verursachen die Embolien, die für diese Form der Endokarditis typisch sind (s. u.).

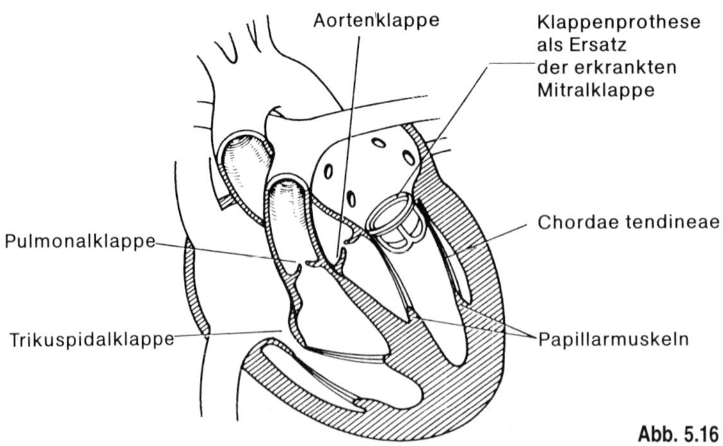

Abb. 5.16 Eingesetzte künstliche Mitralklappe

Symptome

1. Die Erkrankung beginnt oft mit einem länger dauernden Fieber unbekannter Ursache. Das Fieber ist normalerweise nicht sehr hoch, kann jedoch von Schüttelfrost und Schweißausbrüchen begleitet sein. Diese Zeichen einer Septikämie entstehen durch die Einschwemmung der Bakterien in den Blutstrom.
2. Der Patient beklagt sich oft über eine allgemeine Schwäche oder einen Antriebsmangel.
3. In den meisten Fällen treten Hinweise auf Embolien durch die abgelösten Bakterienrasen auf. Diese hängen natürlich von den jeweils betroffenen Organen ab. Die am häufigsten betroffenen Organe sind:

- **Gehirn**. Emboli im Gehirn führen oft zu einer Hemiplegie (Lähmung einer Körperseite). Der Patient kann für kurze Zeit bewußtlos werden.
- **Nieren**. Emboli in den Nieren verursachen Schmerzen im Lendenbereich und Blut im Urin (Hämaturie).
- **Haut**. Multiple kleine Emboli in der Haut kommen häufig vor. Sie rufen Petechien (fleckförmige Blutungen) oder größere Purpura-artige Hautblutungen hervor. Die Petechien kommen besonders häufig unter den Nägeln vor (Splitter-Hämorrhagien).

4. Zusätzlich zu den genannten Symptomen hört man mit dem Stethoskop über dem Herzen Herzgeräusche. Diese sind die Folge der Klappenveränderungen.

Diagnostik

Die Diagnose der subakuten bakteriellen Endokarditis ist im Frühstadium häufig schwierig. Das einzige Zeichen kann ein konstant hohes Fieber sein. Hinweise auf die richtige Diagnose sind:

1. Eine kurz zurückliegende Zahnbehandlung oder eine rheumatische Herzerkrankung in der Anamnese.
2. Der Nachweis eines Herzgeräusches.
3. Eine positive Blutkultur. Für eine Blutkultur muß eine kleine Menge Venenblut unter aseptischen Bedingungen abgenommen werden. Das Blut wird in eine Blutkulturflasche eingefüllt. Diese enthält eine Nährlösung, die das Wachstum von Bakterien begünstigt. Im Labor wird sie in einem Brutkasten aufbewahrt. Nach einigen Tagen haben sich die Bakterien vermehrt und bilden auf der Oberfläche eine Schaumschicht. Das bakterielle Wachstum kann unter dem Mikroskop beurteilt werden. Häufig sind mehrere Blutkulturen notwendig, bevor die Bakterien isoliert werden können.

Therapie

- Das Medikament der Wahl ist **Penicillin**. Hohe intravenöse Dosen sind notwendig, z. B. 12 Millionen Einheiten pro Tag, auf mehrere Dosen verteilt. Wenn die Temperatur erhöht bleibt, müssen noch höhere Dosen verabreicht werden, u. U. ist die Kombination mit einem anderen Antibiotikum erforderlich.
- Wenn die Blutkultur ergibt, daß die Erreger nicht empfindlich gegenüber Penicillin sind, müssen andere Antibiotika eingesetzt werden.
- In jedem Fall muß die Behandlung über eine längere Zeit fortgesetzt werden, in der Regel ca. 6 Wochen lang.

Vorbeugung

- Patienten mit einer bekannten Klappenerkrankung (wie Mitralstenose oder Aorteninsuffizienz) sollten vor jeder Zahnbehandlung und jeder Operation vorbeugend Penicillin erhalten. Dies verhindert, daß Bakterien in den Blutstrom eintreten und sich auf den vorgeschädigten Klappen ansiedeln.
- Patienten, die schon eine bakterielle Endokarditis durchgemacht haben, sollten sich alle infizierten Zähne ziehen lassen, um weiteren Attacken vorzubeugen.

Zusammenfassung: Verlauf einer rheumatischen Herzerkrankung:

- In der Regel enthält die Anamnese ein **rheumatisches** Fieber (oder Chorea, die mit dem rheumatischen Fieber auftritt) in der Kindheit. Das akute rheumatische Fieber schädigt das Herz. Die akuten Veränderungen können sich nach dem Abklingen des Fiebers zurückbilden.
- In vielen Fällen jedoch schwelt die rheumatische Herzklappenentzündung weiter. Diese **chronische Endokarditis** ist der Boden für eine Klappenerkrankung (meist eine Mitralstenose und/oder eine Aorteninsuffizienz) im frühen Erwachsenenalter.
- Zunächst bestehen wenige Beschwerden, da das Herz durch eine Muskelhypertrophie der zusätzlichen Belastung entgegenwirkt.

- Nach und nach entwickeln sich jedoch die Zeichen einer **Herzinsuffizienz,** die in den Frühstadien Atemnot bei einer mäßigen oder starken körperlichen Anstrengung verursacht. Später treten Atemnot, Zyanose und Ödeme auf.
- Ob sich die Herzinsuffizienz früh entwickelt, d. h. innerhalb weniger Jahre nach dem rheumatischen Fieber, hängt von der Schwere des Herzschadens ab. In leichteren Fällen tritt die Herzinsuffizienz erst im mittleren Lebensalter oder noch später auf.
- Zusätzlich zur Herzinsuffizienz können **Embolien** (im großen oder kleinen Kreislauf) und eine **subakute bakterielle Endokarditis** die chronische rheumatische Klappenerkrankung komplizieren.

5.9 Syphilitische Herzerkrankung

Die Syphilis verursacht eine chronische Entzündung von Geweben und Organen, die in einer Narbenbildung (Fibrose) endet. Häufig ist die **Aorta ascendens** befallen. Nach vielen Jahren entwikkelt sich eine ausgeprägte Schwäche der Arterienwand. Der hohe Druck in der Aorta bewirkt, daß sich die geschwächte Wand ausdehnt und allmählich stark erweitert (dilatiert).

Die Veränderungen in der Aorta ascendens haben auf das Herz folgende Auswirkungen:

1. Die ausgeprägte Aortendilatation, die als **Aortenaneurysma** bezeichnet wird, übt Zug auf die Aortenklappe aus. Diese bleibt offen und führt so zu einer Aorteninsuffizienz.
2. Die syphilitische Fibrose befällt meist die Abgänge der Koronararterien (die ihren Ursprung im obersten Teil der Aorta haben), so daß der Blutfluß durch diese Arterien vermindert ist. Dies kann ernste Auswirkungen auf die Blutversorgung des Herzens haben. Ein plötzlicher Tod ist bei der syphilitischen Herzerkrankung nicht selten.
3. Das Aortenaneurysma selbst kann rupturieren und so zum Tode des Patienten führen.

Diagnostik

Der Nachweis einer Aorteninsuffizienz bei einem Menschen im mittleren oder höheren Lebensalter ohne Hinweis auf eine rheumatische Herzerkrankung in der Anamnese sollte den Verdacht auf eine Syphilis erwecken.

Ein Aneurysma wird durch Röntgenaufnahmen diagnostiziert, die die erweiterte Aorta zeigen. Bei einer syphilitischen Herzerkrankung sind die spezifischen Bluttests positiv (s. a. S. 71).

Therapie

- Im Frühstadium, bevor sich die Herzinsuffizienz entwickelt, ist eine antibiotische Therapie mit Penicillin sinnvoll.
- Wenn eine Herzinsuffizienz auftritt, wird sie in der üblichen Weise behandelt.

Die Therapie der syphilitischen Herzerkrankung insgesamt ist jedoch unbefriedigend.

5.10 Thyreotoxische Herzerkrankung

Die Thyreotoxikose ist die Folge einer Überfunktion der Schilddrüse. Ihre Auswirkungen auf das Herz bestehen häufig in einer hartnäckigen Tachykardie (schnelle Herzfrequenz) oder in einem Vorhofflimmern. Das Ansteigen des allgemeinen Stoffwechsels durch die Überfunktion der Schilddrüse bedeutet vermehrte Arbeit und damit einen höheren Sauerstoffbedarf für den Körper. Um genügend O_2 zur Verfügung zu stellen, wird das Herzzeitvolumen erhöht, indem die Herzfrequenz gesteigert wird. Dies ist die Grundlage der Tachykardie. Wenn die Thyreotoxikose unbehandelt bleibt, kann die ständige Überbelastung des Herzens zu einer Herzinsuffizienz führen.

Therapie

- Zur Verfügung stehen Thyreostatika wie Carbimazol, eine Schilddrüsenoperation und die Radiojodtherapie (s. a. Kap. 14, S. 331).
- Eine Herzinsuffizienz oder ein Vorhofflimmern werden medikamentös behandelt (s. S. 107 und 81).

5.11 Angeborene Herzfehler

Störungen während der Fetalperiode können zu verschiedenen Mißbildungen am Herzen führen. Die Ursache dieser Anomalien ist meist unbekannt. Man weiß jedoch, daß das Herz des Kindes durch eine Rötelnerkrankung der Mutter in den ersten Schwangerschaftsmonaten in charakteristischer Weise geschädigt wird.

Es gibt viele Mißbildungsformen, einige sind so schwer, daß sie mit dem Leben nicht vereinbar sind. Diese Kinder werden entweder tot geboren oder sterben bald nach der Geburt. Weniger schwere Herzfehler können für kurze Zeit mit dem Leben vereinbar sein. In leichteren Fällen ist die normale Lebenserwartung nur gering reduziert.

Folgende angeborene Herzfehler kommen häufig vor:

- **Septumdefekt**: Abnorme Öffnungen in der Scheidewand (Septum) zwischen den Vorhöfen oder zwischen den Ventrikeln werden Vorhofseptumdefekt bzw. Ventrikelseptumdefekt genannt.
- **Offener Ductus arteriosus** (Ductus Botalli): Der Ductus arteriosus ist eine normale Verbindung zwischen der Pulmonalarterie und der Aorta, die vor der Geburt dafür sorgt, daß die noch nicht ausgedehnten Lungen umgangen werden. Bald nach der Geburt verschließt sich diese Öffnung, so daß das Blut in die Lungen gelangt. In einigen Fällen bleibt der Verbindungsgang jedoch offen und führt zu einer Herzerkrankung.
- **Pulmonalstenose**: Die Pulmonalklappe kann verengt sein, so daß nicht genügend Blut vom rechten Ventrikel in die Lungen gelangt. Diese Mißbildung ist normalerweise mit anderen Defekten kombiniert. Bei der **Fallotschen Tetralogie** findet man z. B. außer der Pulmonalstenose einen Ventrikelseptumdefekt, eine „reitende Aorta" (die Aorta erhält Blut aus beiden Herzkammern) und eine Rechtsherzhypertrophie.
- **Aortenisthmusstenose**: Bei dieser angeborenen Erkrankung besteht eine ausgeprägte Verengung des Aortenbogens, so daß die Blutversorgung der unteren Körperhälfte über den normalen Weg unzureichend ist. Um die unteren Extremitäten genügend mit Blut zu versorgen, entsteht ein Umgehungskreislauf über die Interkostal- und weitere Arterien, die sich erheblich erweitern. Manchmal sieht man auf der Brust dieser Patienten die erweiterten Interkostalarterien.

Die Aortenisthmusstenose führt zu einem stark erhöhten Blutdruck im Bereich der oberen Extremitäten, während die Werte an den Beinen niedrig sind. Der Puls wird in den Femoralarterien später als in der A. radialis getastet.

Symptome, die vielen angeborenen Herzfehlern gemeinsam sind

Es gibt mehrere Symptome, die zur Verdachtsdiagnose einer kongenitalen Herzerkrankung führen:

1. **Alter des Patienten**. Eine Herzerkrankung im Säuglingsalter oder in der frühen Kindheit ist vermutlich angeboren, da andere Ursachen für Herzerkrankungen in diesem Alter sehr selten sind. Eine Wachstumsverzögerung und Hinweise auf eine geistige Behinderung (z. B. beim Morbus Down) sind häufig mit schweren angeborenen Herzfehlern kombiniert.
2. **Zyanose**. Diese ist besonders ausgeprägt im Bereich der Lippen, Ohren und Finger, die blau erscheinen. Die Zyanose kann die Folge einer Vermischung von arteriellem und venösem Blut bei einer abnormen Verbindung zwischen dem rechten und dem linken Herzen sein. Wenn venöses Blut, ohne die Lungen zu passieren, auf die linke Herzseite fließt, enthält das arterielle Blut zu wenig Sauerstoff, was zur Ausbildung der Zyanose führt. Die Zyanose kann ebenso die Folge einer Behinderung im Lungenkreislauf sein, wodurch die Sauerstoffaufnahme in den Lungen beeinträchtigt wird. Die Zyanose ist ein so ausgeprägtes Merkmal der angeborenen Herzfehler, daß häufig der Begriff „blue baby" verwendet wird, um diese Patienten zu beschreiben.
3. **Trommelschlegelfinger**. Die Finger- und Zehenspitzen sind häufig verdickt und können wie „Trommelschlegel" aussehen. Die Ursache hierfür ist unbekannt. Dasselbe Phänomen beobachtet man auch bei chronischen Atemwegserkrankungen.

Die Verdachtsdiagnose eines angeborenen Herzfehlers wird aufgrund der schweren Zyanose, der Trommelschlegelfinger, der Atemnot und der charakteristischen Herzgeräusche bei einem Säugling oder Kleinkind gestellt.

Diagnostik

Die genaue Diagnose der Mißbildung ist jedoch – außer bei den häufigeren Typen – schwieriger. Für die Entscheidung, ob eine chirurgische Behandlung möglich ist, ist eine exakte Diagnose notwendig.

Dazu wird eine Herzkatheteruntersuchung durchgeführt. Mit Hilfe eines Kontrastmittels werden das Herz, die verschiedenen Kammern und die

Mißbildungen dargestellt. – Auch die Druckwerte können in den einzelnen Herzabschnitten gemessen werden.

Komplikationen

Bei den meisten angeborenen Herzfehlern ist die Hauptkomplikation die **bakterielle Endokarditis**. Diese kommt insbesondere bei einem offenen Ductus arteriosus (Ductus Botalli), bei dem sich die Erreger in der offenen Verbindung zwischen der Pulmonalarterie und der Aorta ansiedeln, vor. Auch bei der Aortenisthmusstenose ist sie häufiger.

Therapie

Früher konnte bei angeborenen Herzfehlern nur sehr wenig getan werden. Heute jedoch können aufgrund der großen Fortschritte in der chirurgischen Behandlung und der Anästhesie die Symptome gebessert und die Patienten häufig geheilt werden.

- Der Fortschritt in der Chirurgie führte zu außerordentlich guten Ergebnissen beim **offenen Ductus arteriosus**. Der Ductus wird unterbunden, wodurch sowohl die vermehrte Belastung des Herzens als auch die Entwicklung einer bakteriellen Endokarditis verhindert wird. Wenn sich eine bakterielle Endokarditis auf den Herzfehler aufgepropft hat, wird sie mit Penicillin oder anderen Antibiotika behandelt.
- Bei Patienten mit einer **Fallotschen Tetralogie** wird eine Verbindung zwischen der Arteria pulmonalis und einer Hauptarterie, z. B. der Arteria subclavia oberhalb der Stenose geschaltet. Dies führt zu einer besseren Durchblutung der Lungen und behebt wirksam die Zyanose.
- In schweren Fällen einer **Pulmonalstenose** ohne Septumdefekt kann eine Valvotomie durchgeführt werden, um die verengte Pulmonalklappe zu erweitern und somit einen freien Blutstrom in die Lungen zu erlauben.
- Bei einer **Aortenisthmusstenose** wird der verengte Aortenanteil chirurgisch entfernt.
- Auch der **Vorhofseptumdefekt** kann mit Erfolg operiert werden.

Die Ziele der Herzchirurgie bei der Behandlung der angeborenen Herzfehler sind, die Zyanose zu beheben und den Allgemeinzustand des Kindes zu verbessern.

5.12 Chronische Herzinsuffizienz (Chronisches Herzversagen)

Die meisten Herzerkrankungen verursachen erst Symptome, wenn sich eine Herzinsuffizienz entwikkelt.

Zuvor wird die Diagnose bei vielen Herzerkrankungen durch Befunde wie Herzgeräusche, Herzrhythmusstörungen und ein vergrößertes Herz gestellt. Ein vergrößertes Herz wird meist durch eine Röntgenuntersuchung des Thorax entdeckt. Es bedeutet in fast allen Fällen, daß das Herz auf Dauer geschädigt ist. Auch ein EKG kann Hinweise auf ein erkranktes Myokard liefern, insbesondere dann, wenn es die Folge einer koronaren Herzerkrankung ist.

Die chronische Herzinsuffizienz ist meist die Folge einer lange bestehenden Herzerkrankung, die im Laufe der Zeit zum Herzversagen führt. Das Herz vergrößert sich und hypertrophiert, um die Belastung auszugleichen. Dadurch kann das Herz eine Zeitlang wirkungsvoller arbeiten. Wenn die kompensatorischen Veränderungen nicht mehr ausreichen, kommt es zum Herzversagen (Herzinsuffizienz).

Wenn die vermehrte Belastung nur das linke Herz betrifft (was bei einigen Herzerkrankungen vorkommt), dann wird zunächst die linke Herzseite insuffizient, während die rechte normal weiterarbeitet. Dieses Stadium nennt man **„Linksherzinsuffizienz“**. Mit der Zeit jedoch führt das Versagen der linken Seite auch zu einer Mehrbelastung des rechten Herzens, so daß auch dieses insuffizient wird, mit der Folge einer **„Rechtsherzinsuffizienz“**. Insgesamt ist dann eine **„globale Herzinsuffizienz“** entstanden.

5.12.1 Linksherzinsuffizienz

Eine Überlastung des linken Ventrikels kommt häufig vor bei:
- der koronaren Herzerkrankung.
- dem Bluthochdruck (Hypertonie).
- Aortenklappenfehlern.

Symptome

Beim Versagen des linken Ventrikels wird zu wenig Blut in den großen Kreislauf gepumpt. Dies hat zur Folge, daß sich trotz eines normal arbeitenden rechten Herzens Blut in den Lungen ansammelt und zur **Lungenstauung** führt. Das rechte Herz pumpt weiter Blut in eine überladene und gestaute Lunge.

Das Leitsymptom der Linksherzinsuffizienz ist Atemnot (Dyspnoe). Sie tritt schon bei geringen Anstrengungen auf und kann auch in der Nacht einsetzen. Der Patient wacht dann plötzlich aus dem Schlaf auf und schnappt nach Luft, so daß er aufrecht im Bett sitzen muß. Häufig geht er ans offene Fenster, um mehr Luft zu bekommen. Danach bessert sich der Anfall langsam wieder. Diese Anfälle nennt man **Asthma cardiale**.

Die Schwere der Symptome hängt von der Ursache der Linksherzinsuffizienz ab. Oft bestehen Hinweise auf einen Bluthochdruck oder einen Aortenklappenfehler (z. B. Herzgeräusche). Der Puls ist meist schnell und kann regelmäßig sein. In den meisten Fällen ist der linke Ventrikel vergrößert. Die Zeichen einer Stauung im venösen System und Ödeme, die beide für eine Rechtsherzinsuffizienz typisch sind, fehlen.

Therapie/Pflege

- Der Patient muß mit erhöhtem Oberkörper gebettet und mit Sauerstoff versorgt werden.
- Intravenös verabreichtes Morphin behebt den Anfall meist schnell.
- Ein Diuretikum, z. B. Furosemid, dient zur Behandlung des Lungenödems.

  Auf lange Sicht sollten Diuretika wie Furosemid regelmäßig eingenommen werden, wobei Kalium, wenn nötig, ersetzt wird.
- Bei einem erhöhten Blutdruck sind Antihypertensiva notwendig.
- Bei Vorhofflimmern gibt man Digoxin.

5.12.2 Rechtsherzinsuffizienz

Wenn der rechte Ventrikel nicht mehr normal arbeitet, erweitert sich der rechte Vorhof. Dies führt zu einer Stauung im venösen System. Der Blutdruck in der Vena cava superior und der Vena cava inferior ist erhöht. Die Halsvenen sind erweitert, die Leber vergrößert und die Beine geschwollen. Diese Konstellation nennt man **Rechtsherzinsuffizienz**.

Ursachen

Jede Herzerkrankung kann zu einer Rechtsherzinsuffizienz führen. Einige Erkrankungen rufen zunächst eine Linksherzinsuffizienz hervor, während andere von Beginn an das rechte Herz belasten. Typische Beispiele sind chronische Lungenerkrankungen, insbesondere die chronische Bronchitis und das Lungenemphysem. Abb. 5.17 zeigt, wie eine Mitralstenose zu einer Herzinsuffizienz führt.

Symptome

1. **Dyspnoe**. Atemnot kommt bei der Rechtsherzinsuffizienz und der Linksherzinsuffizienz vor. In schweren Fällen verspürt der Patient auch im Liegen Atemnot. Hierbei kann eine besondere Form der Atmung auftreten, die man als **Cheyne-Stokes-Atmung** bezeichnet: Die einzelnen Atemzüge nehmen an Tiefe zu und wieder ab, so daß Perioden einer tiefen, schnappenden Atmung gefolgt sind von Perioden mit einer sehr flachen Atmung. Die Cheyne-Stokes-Atmung zeigt einen fortgeschrittenen Grad der Herzinsuffizienz an.
2. **Zyanose**. Diese ist die Folge der Blutstauung im venösen System sowie der schweren Lungenstauung, die zu einer mangelhaften Sauerstoffversorgung führt.
3. Der **Puls**. Bei der Rechtsherzinsuffizienz ist der Puls in der Regel schnell, er kann regelmäßig oder unregelmäßig sein. Die häufigste Rhythmusstörung ist das Vorhofflimmern.
4. Die **Halsvenen** sind erweitert und am Hals als Folge der venösen Stauung deutlich sichtbar.
5. Die **Lungenstauung** führt zusätzlich zur Dyspnoe, auch zu Husten und Bluthusten, der jedoch nur selten stark ausgeprägt ist.
6. Die Nierenfunktion ist eingeschränkt, was zu einer verringerten Urinausscheidung (**Oligurie**) führt.
7. Die **Stauung im Magen und im Darmbereich** verursacht Verdauungsbeschwerden mit Übelkeit, Sodbrennen und Erbrechen. Die Dehnung der **Leber**kapsel kann zu abdominellen Beschwerden und Schmerzen führen.
8. **Ödem.** Ödem nennt man die Ablagerung von Flüssigkeit in den Geweben. Bei der Rechtsherzinsuffizienz tritt aufgrund des erhöhten Drucks im venösen Kreislauf Flüssigkeit aus den Kapillaren in die Gewebe ein. Da dieser Druck in den unteren Körperteilen am größten

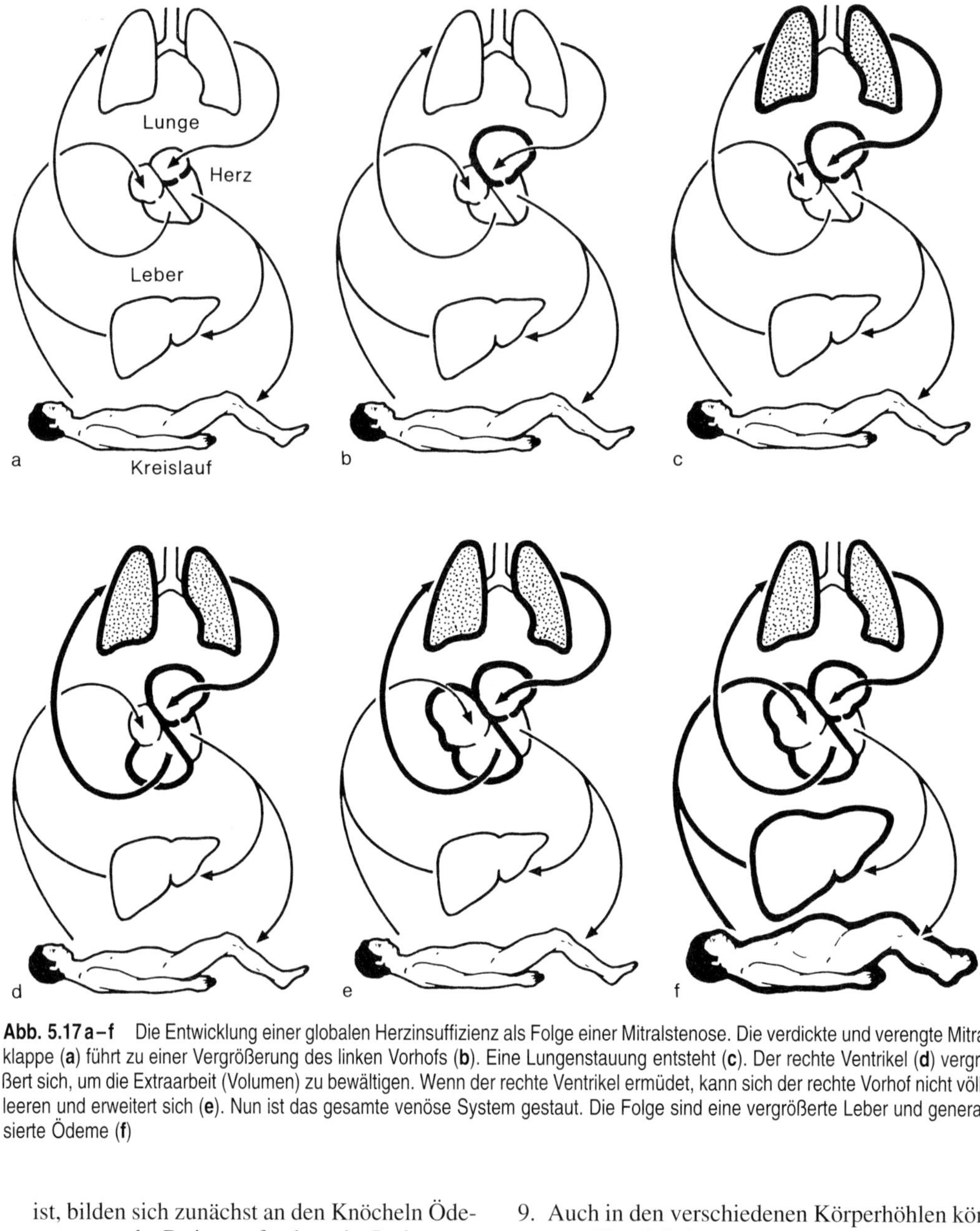

Abb. 5.17 a–f Die Entwicklung einer globalen Herzinsuffizienz als Folge einer Mitralstenose. Die verdickte und verengte Mitralklappe (**a**) führt zu einer Vergrößerung des linken Vorhofs (**b**). Eine Lungenstauung entsteht (**c**). Der rechte Ventrikel (**d**) vergrößert sich, um die Extraarbeit (Volumen) zu bewältigen. Wenn der rechte Ventrikel ermüdet, kann sich der rechte Vorhof nicht völlig leeren und erweitert sich (**e**). Nun ist das gesamte venöse System gestaut. Die Folge sind eine vergrößerte Leber und generalisierte Ödeme (**f**)

ist, bilden sich zunächst an den Knöcheln Ödeme, wenn der Patient aufrecht steht. In den späteren Stadien nimmt die Flüssigkeit zu, so daß die Beine grotesk anschwellen können (Abb. 5.18).

Bei einem bettlägerigen Patienten ist dieses Ödem in der Kreuzbeinregion am stärksten ausgeprägt, weil das Kreuzbein die am tiefsten gelegene Körperstelle ist, so daß sich die Flüssigkeit hier zuerst ansammelt.

9. Auch in den verschiedenen Körperhöhlen können Flüssigkeitsansammlungen entstehen, so z. B. in der Pleurahöhle (**Pleuraerguß**) und in der Peritonealhöhle des Abdomens (**Aszites**).

Ein erhöhter venöser Druck ist somit ein wichtiger Faktor bei der Entstehung des kardialen Ödems. Zusätzlich spielen die Nieren eine Rolle, die beim Herzversagen zu wenig Salz ausscheiden. Dies reduziert wiederum die Ausscheidung von Wasser.

Therapie/Pflege (Abb. 5.19)

- Der Patient wird mit erhöhtem Oberkörper gebettet. Patienten mit einer Herzinsuffizienz können nicht flach liegen, weil dies die Lungenstauung und somit die Atemnot verstärkt. Ein Krankentisch, auf den sich der Patient stützen kann, wird oft als angenehm empfunden. Viele Patienten sitzen lieber in einem Lehnstuhl, in dem man nicht so leicht abrutschen kann. Es gibt auch speziell für Herzkranke konstruierte Betten, die eine halbsitzende Position ermöglichen.
- Die **Ernährung** sollte leicht und gut verdaulich sein, so daß der schon gestaute Gastrointestinaltrakt nicht weiter belastet wird. Eine Einschränkung des Salzgehalts und der Flüssigkeitsmenge ist ratsam.
- Ein **Abführmittel** kann notwendig werden, um die Verdauung in Gang zu halten und einer Obstipation vorzubeugen, die eine zusätzliche Herzbelastung bedeuten würde. Ein Nachtstuhl neben dem Bett ist für den Patienten oft angenehmer als eine Bettpfanne.
- Eine **Sauerstoffzufuhr** ist notwendig, um den Sauerstoffgehalt des Blutes zu verbessern. Sie hilft auch gegen die Atemnot. Der Sauerstoff wird über Masken zugeführt. Bei der Venturi-Maske z. B. kann die Konzentration des Sauerstoffs dem Bedarf angepaßt werden. Es ist sehr wichtig, daß in die Nähe des Sauerstoffs keine offene Flamme kommt, da sonst akute Brandgefahr besteht. Deshalb darf auch nicht geraucht werden. Der Patient muß über diese Risiken aufgeklärt werden. Bei Patienten mit chronischer Bronchitis muß die O_2-Konzentration im Blut sorgfältig kontrolliert werden.
- **Diuretika** führen zu einer verstärkten Ausscheidung von Salz und Flüssigkeit durch die Nieren und bessern so Ödeme und die Stauung im großen Kreislauf. Sie wirken vermutlich durch eine verstärkte Natriumausscheidung aus den Nierentubuli, bei der Flüssigkeit mit ausgeschieden wird. Um einen Kaliumverlust zu vermeiden, verwendet man heute meist kaliumsparende Diuretika.

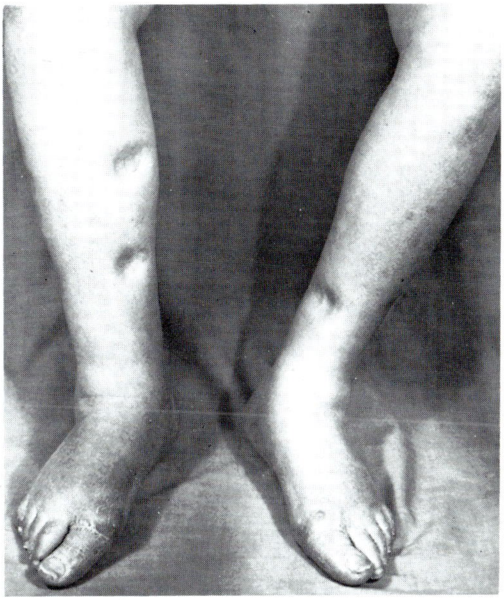

Abb. 5.18 Eindrückbares Ödem der Beine bei einer Rechtsherzinsuffizienz

Mehrere Gruppen von Diuretika stehen heute zur Verfügung:

1. **Furosemid und verwandte Medikamente** (z. B. Lasix®). Es gibt intravenöse Präparate für Notfalle. Normalerweise gibt man Furosemid jedoch in Tablettenform, bevorzugt am Morgen, um eine nächtliche Diurese, die den Patienten wachhalten würde, zu vermeiden. Wenn die Ödeme und die Stauung ausgeprägt sind, kann man Furosemid intravenös verabreichen, bis sich die Symptome gebessert haben. Danach reicht eine kleinere orale Erhaltungsdosis, um die Ödeme zu kontrollieren. Zum Kaliumersatz ist die zusätzliche Einnahme von Kaliumchlorid oder Kalium-Brausetabletten notwendig.
2. **Chlorothiazide** (z. B. Esidrix®) fördern die Harnausscheidung und senken den Blutdruck. Sie werden häufig zusammen mit Antihypertensiva bei der Hochdruckbehandlung eingesetzt. Sie verstärken außerdem die Wirkung von Digitalispräparaten, so daß bei Patienten, die Digoxin erhalten, die Digoxindosis erniedrigt werden muß, um Nebenwirkungen zu vermeiden. Chlorothiazide erhöhen die Blutharnsäure und den Blutzucker, so daß sie lang-

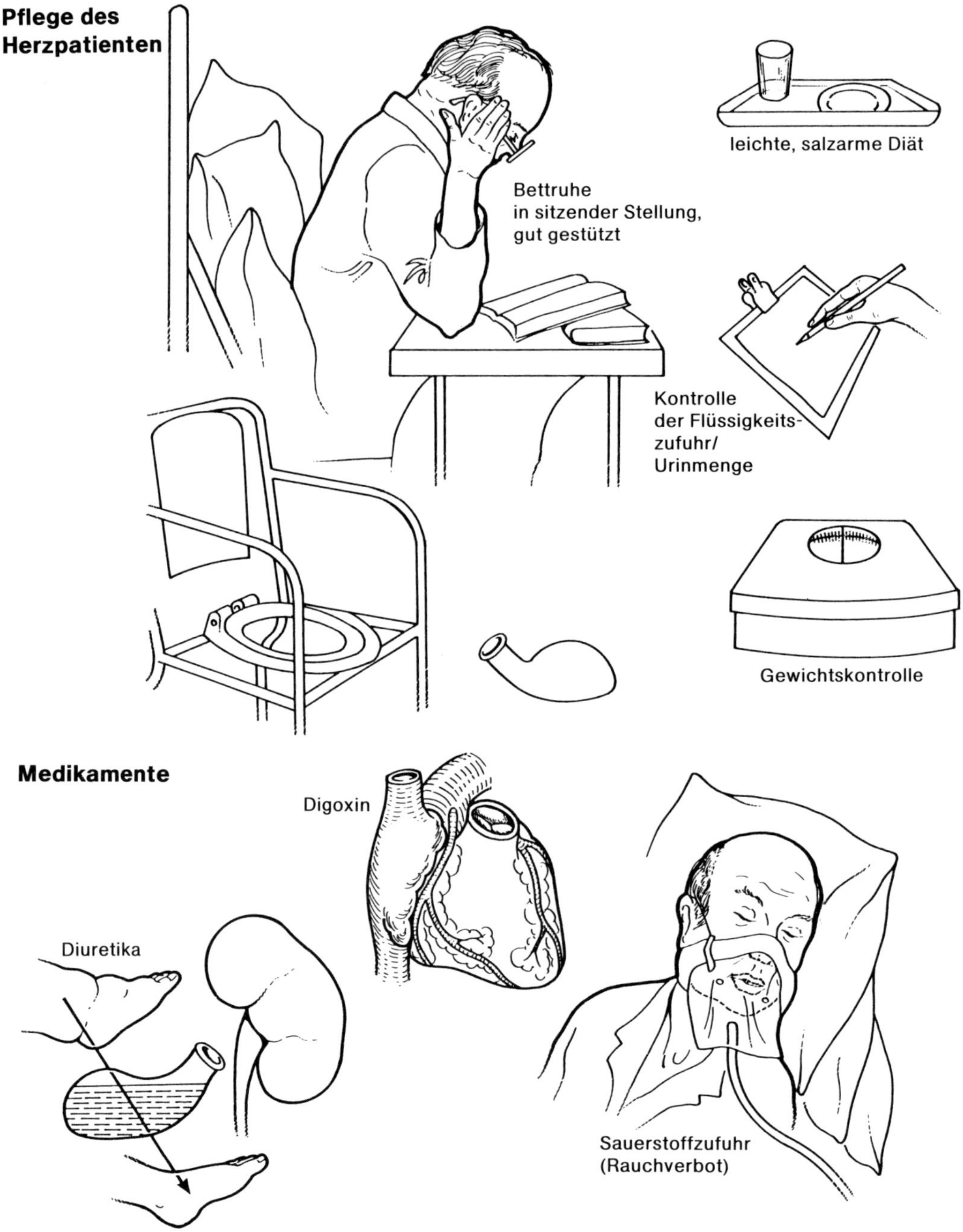

Abb. 5.19 Behandlung der Rechtsherzinsuffizienz

fristig Gicht oder Diabetes mellitus hervorrufen können.

3. **Spirolonacton** (Aldactone®) ist ein Antagonist des Hormons Aldosteron und führt so zu einem Natrium- und Flüssigkeitsverlust über die Nieren. Aufgrund der Nebenwirkungen wie Gynäkomastie wird es für Fälle reserviert, die auf Chlorothiazide nicht ansprechen.

Ob ein Patient auf eine Diuretika-Therapie anspricht oder neue Ödeme entwickelt, kann durch eine **regelmäßige Gewichtskontrolle** festgestellt werden. Patienten mit Herzinsuffizienz sollten, sobald es ihr Zustand erlaubt, ein bis zweimal pro Woche gewogen werden.

- **Digoxin.** Dieses Medikament erhöht die Kontraktionskraft des Herzens. Außerdem wirkt es gegen Vorhofflimmern. Die besten Resultate erzielt man deshalb bei einer Herzinsuffizienz, die mit Vorhofflimmern einhergeht.
- **Schmerzmittel** können zur Erleichterung der Atemnot verordnet werden. Sie führen auch zu einem guten Schlaf und so zu der benötigten Ruhe. Die meisten Patienten mit einer Herzinsuffizienz klagen über Schlafstörungen, bevor sie behandelt werden. Bei der chronischen Herzinsuffizienz als Folge einer chronischen Bronchitis und eines Emphysems sollten Morphiumpräparate gemieden werden, da sie das Atemzentrum hemmen und so den Hustenreflex unterdrücken.
- Wenn die Ödeme verschwunden sind und die Lungenstauung behoben ist, darf der Patient allmählich wieder aktiver werden. Unter der beschriebenen Behandlung kann er wieder aufstehen und auch leichte Arbeiten verrichten. Rückfälle sind jedoch häufig, da in den meisten Fällen die zugrunde liegende Herzerkrankung nicht geheilt werden kann.

5.13 Perikarditis

Das Perikard (der Herzbeutel) ist die äußere bedeckende Schutzhülle des Herzens. Es enthält seröse Flüssigkeit, die die Reibung vermindert, wenn das Herz kontrahiert.

Eine Perikarditis (Entzündung des Perikards) kann die Folge einer Infektion sein oder zusammen mit dem rheumatischen Fieber, einem systemischen Lupus erythematodes (SLE) oder einem Herzinfarkt auftreten. Eine Ansammlung von Flüssigkeit im Herzbeutel (Erguß) kann die Herzfunktion beeinträchtigen, so daß der Erguß punktiert und abgelassen werden muß. In einigen Fällen wird der Perikarderguß auch zur Diagnosestellung punktiert.

1. Die **benigne (gutartige) Perikarditis** ist die Folge einer Virusinfektion. Die Symptome bestehen aus Fieber, schlechtestem Allgemeinbefinden, Atemnot und Thoraxschmerzen. Ein Perikarderguß kann vorhanden sein, der das Herz auf dem Röntgenbild groß und abgerundet erscheinen läßt. Normalerweise bessert sich die Erkrankung ohne spezielle Behandlung. Bettruhe ist jedoch nötig. Aspirin (300 mg alle 4 Stunden) kann eingesetzt werden, bis die Schmerzen verschwunden sind.
2. Die **infektiöse Perikarditis** kann die Folge jeder bakteriellen Infektion, einschließlich der Tuberkulose, sein. Sie geht mit hohem Fieber, Unruhe und Dyspnoe einher und spricht auf geeignete Antibiotika an.
3. Die Perikarditis entwickelt sich manchmal nach einem **Herzinfarkt** und bildet so den Boden für Fieber und Thoraxschmerzen in der Erholungsphase. Hierbei handelt es sich um eine nichtinfektiöse Entzündung, die gut auf eine Steroidtherapie anspricht.
4. Bei der **Pericarditis constructiva** ist das Perikard verdickt und schließt das Herz so fest ein, daß die Herzaktionen behindert werden. Hierdurch entstehen Atemnot und eine venöse Stauung. Die chirurgische Entfernung des einengenden Perikards kann notwendig werden. Die Pericarditis constructiva kommt häufig bei der Tuberkulose oder einer Infiltration durch einen malignen Tumor vor.

5.14 Erkrankungen der Blutgefäße

5.14.1 Arteriosklerose

Mit zunehmendem Alter werden die Arterienwände dicker und verlieren an Elastizität. Dieser Zustand wird als Arteriosklerose bezeichnet.

Die Arteriosklerose ist eine sehr häufige Veränderung, die meistens im mittleren und höheren Lebensalter auftritt. Die genauen Ursachen sind unbekannt, jedoch scheinen gewisse Faktoren ihre Entwicklung zu begünstigen:

1. Erbliche Faktoren (Veranlagung)
2. Diabetes mellitus
3. Bluthochdruck (Hypertonie). Ein Bluthochdruck verstärkt die Arteriosklerose. Beide Erkrankungen können jedoch auch unabhängig voneinander auftreten.
4. Die Rolle, die der Fettgehalt in der Nahrung bei der Entstehung einer Arteriosklerose spielt, wird noch untersucht. Man glaubt, daß ein übermäßiger Verzehr von tierischen (gesättigten) Fetten (Speck, Butter, Sahne, Fett und Fleisch) und eine geringe Aufnahme pflanzlicher (ungesättigter) Fette die Arteriosklerose begünstigen.

Pathologie

Die Arteriosklerose ist eine degenerative Erkrankung. Sie führt zu einer Verdickung und Verengung der Arterien durch Veränderungen an der inneren Wand der Gefäße. Lokalisierte Fettdepots erscheinen an der inneren Oberfläche der Arterien, sie bilden beetförmige Veränderungen, die als **atheromatöse Plaques** bezeichnet werden. Diese Plaques verengen die kleinen Arterien, so daß die Organe und Gewebe nicht mehr ausreichend mit Blut versorgt werden. Atheromatöse Plaques können auch degenerieren und Geschwüre bilden. Ein Thrombus kann sich dann als Folge der Aufrauhung und der Ulzerationen innen auflagern.

Die arteriosklerotischen Veränderungen befallen oft die Aorta und breiten sich dann auf die Aortenklappe aus. Die Folge ist eine Insuffizienz oder eine Stenose der Klappe.

Die Arteriosklerose führt
- zu einer Verengung der kleinen Arterien, wodurch die Sauerstoffversorgung der Organe und Gewebe beeinträchtigt wird;
- zu Thrombosen, die in den erkrankten Arterien auftreten.

Symptome

In vielen Arterien hat die Arteriosklerose wenig Auswirkungen. In anderen Regionen führt sie jedoch zu bekannten Krankheitsbildern:

1. in den **Koronararterien** zu Angina pectoris und Herzinfarkt;
2. in den **Hirnarterien** zum Schlaganfall;
3. in den Arterien der Beine entweder zu einer **Claudicatio intermittens** (d.h. zu starken Schmerzen in den Beinen beim Gehen aufgrund der verminderten Blutversorgung) oder zu einer peripheren Thrombose mit Gangrän der Gliedmaßen;
4. nahe der Aortenklappe kann eine **Aorteninsuffizienz** oder **-stenose** entstehen.

Vorbeugung

Da die Ursache der Arteriosklerose nicht sicher bekannt ist, gibt es keine sichere Methode, um ihr Auftreten zu verhindern.

Als Vorbeugung können die tierischen Fette durch pflanzliche Öle, z. B. Olivenöl, ersetzt werden. Bewegungsmangel, Übergewicht, Rauchen und Streß scheinen eine frühe Entwicklung der Arteriosklerose zu begünstigen. Auch die frühe Diagnose und Behandlung eines Diabetes und eines Bluthochdrucks sind als Vorbeugung der Arteriosklerose wichtig.

5.14.2 Arterielle Thrombose

Thrombose nennt man die Bildung eines Blutgerinnsels in Blutgefäßen.

Mit wenigen Ausnahmen ist die Thrombose eine venöse Erkrankung. Das Blut fließt in den Arterien in der Regel so schnell, daß sich kein Gerinnsel bilden kann. In den Venen kommt es dagegen nicht selten zu einer Verlangsamung des Blutflusses. Wenn jedoch eine schwere arterielle Erkrankung, insbesondere eine Arteriosklerose, besteht, kann sich auch eine arterielle Thrombose entwikkeln. Sie wird auch als Folge einer Verletzung der Arterie gefunden.

Die wichtigsten Lokalisationen der arteriellen Thrombose sind:

1. die Koronarthrombose (Herzinfarkt!) bei der Arteriosklerose der Koronararterien;
2. die zerebrale Thrombose (Schlaganfall) bei arteriosklerotischen oder, weniger häufig, syphilitischen Hirnarterien;
3. die Thrombose der arteriosklerotisch veränderten Arterien der unteren Gliedmaßen. Herzinfarkt und Schlaganfall werden auf S. 90ff bzw. S. 217 beschrieben.

Thrombose der Extremitätenarterien:

Bei einer fortgeschrittenen Arteriosklerose mit einer starken Verengung der Arterien durch atheromatöse Plaques und einer Aufrauhung der Innenwand kann sich eine Thrombose aufpfropfen und das schon teilweise verschlossene Gefäß vollständig verschließen. Die entstehenden Symptome hängen von der Lokalisation des Verschlusses ab sowie von der Frage, ob andere Blutgefäße (Kollateralen) die Region versorgen können.

In leichten Fällen entwickeln sich beim Gehen Schmerzen in den Waden, ein Zustand, den man als **Claudicatio intermittens** bezeichnet. Bei der Untersuchung des Patienten fühlt man keine Fußpulse, die Füße sind kalt. In der Regel bessern sich diese Symptome mit der Zeit, z. T. weil sich die Blutversorgung über Kollateralen verbessert, z. T. aber auch weil der Patient lernt, schmerzerzeugende Anstrengungen zu vermeiden.

Wenn ein größeres Blutgefäß durch einen Thrombus verschlossen ist, kann eine **Gangrän** (Gewebsuntergang) entstehen. Der Fuß wird dann pulslos, kalt und verändert seine Farbe. Eine Infektion mit gasbildenden Bakterien kann folgen und lebensbedrohlich sein.

Die Angiographie, eine Röntgenuntersuchung der Arterien nach Kontrastmittelinjektion, zeigt, wo die Arterie verschlossen ist.

Therapie

Manchmal kann eine Bypass-Operation zur Überbrückung des Arterienverschlusses durchgeführt werden. Dazu wird ein Venenstück oberhalb und unterhalb des Thrombus an die Arteria angesetzt, um wieder einen freien Blutfluß zu gewährleisten. Wenn diese Operation nicht möglich ist, muß das Bein amputiert werden.

5.14.3 Arterielle Embolie

Eine Embolie im arteriellen Kreislauf ist meist die Folge eines Thrombus, der sich im linken Herzen losgelöst hat, in den großen Kreislauf gelangt ist und sich schließlich in einer Arterie festsetzt (Abb. 5.20). Es gibt drei Krankheitszustände, bei denen häufig ein Thrombus im linken Herzen entsteht und die deshalb eine arterielle Embolie verursachen können:

1. Bei der Mitralstenose mit Vorhofflimmern kann sich ein Thrombus im linken Vorhof bilden.
2. Bei einem Herzinfarkt kann sich ein Thrombus über dem geschädigten Herzmuskelbereich bilden.
3. Bei der subakuten bakteriellen Endokarditis werden große Anteile der Bakterienrasen an den Klappen leicht und häufig weggeschwemmt. Sie gelangen in den Kreislauf und siedeln sich dann z. B. in den Nieren, der Haut und dem Gehirn an.

Bei den unter 1. und 2. aufgeführten Erkrankungen setzt sich der Embolus am häufigsten in den Hirnarterien, in den Beinen, den Nieren oder den Mesenterialarterien fest. Ein Embolus im Gehirn führt zu einem Schlaganfall mit Lähmungen, meist in Form einer Hemiplegie (Halbseitenlähmung). In einer peripheren Arterie des Beines wird die Blutversorgung vollständig unterbrochen, was zu starken Schmerzen im Bein führt. Das Bein wird weiß, kalt, gelähmt und später gangränös (Abb. 5.21).

Das klinische Bild einer arteriellen Thrombose und einer Embolie ist im wesentlichen das gleiche, außer daß bei der Embolie drastischere Folgeerscheinungen auftreten.

Wenn die Patienten rechtzeitig in die Klinik gelangen, kann man den Thrombus operativ aus der Arterie entfernen (Embolektomie).

5.14.4 Thrombangiitis obliterans (Morbus Winiwarter-Buerger)

Die Thrombangiitis obliterans (auch Endangiitis obliterans genannt) ist nicht selten. Sie kommt jedoch nicht so häufig wie die schon beschriebenen arteriellen Erkrankungen vor. Frauen sind selten betroffen. Die genaue Ursache ist unbekannt. Rauchen scheint eine Rolle zu spielen.

Die Symptome lassen sich auf eine ungenügende Blutversorgung der betroffenen Gliedmaßen zurückführen, die durch eine starke Verengung der betroffenen Arterien zustande kommt. Am häufigsten sind die unteren Gliedmaßen betroffen, der Patient leidet an Claudicatio intermittens. Die Beschwerden bessern sich in Ruhe (die Schmerzen ähneln einer Angina pectoris, die ebenfalls die Folge einer ungenügenden Blutversorgung ist – Ischämie). In späteren Stadien setzt eine Gangrän ein, meist an den Zehen. Die Gangrän beginnt häufig nach einer Kälteexposition oder nach einer Verletzung.

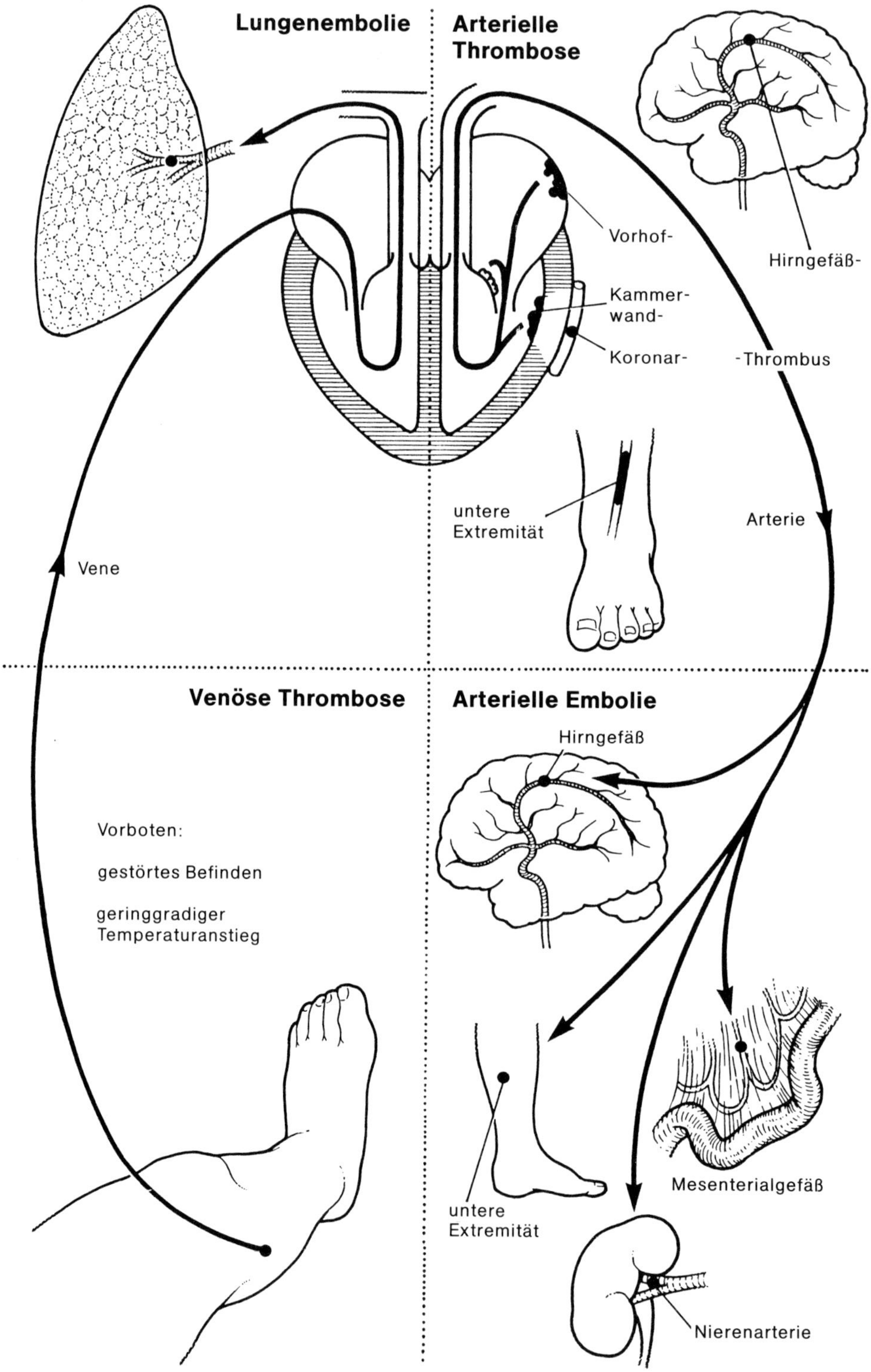

Abb. 5.20 Thrombose und Embolie

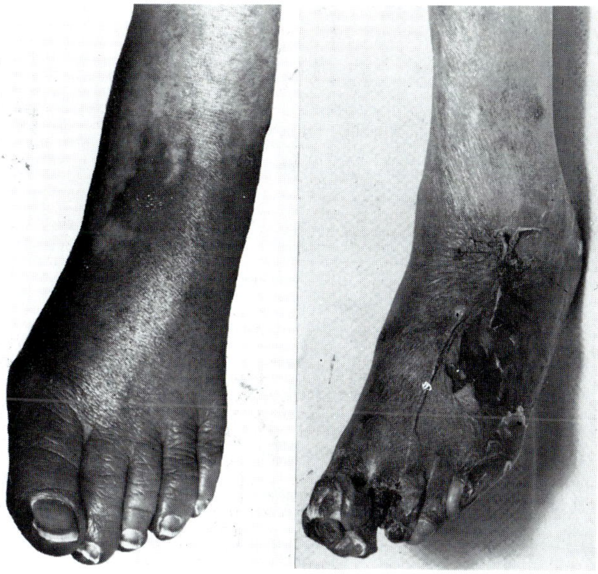

Abb. 5.21 a, b Periphere Embolie. **a** Frühveränderungen am Fuß als Folge eines Embolus. Der Fuß ist blau und kalt, der Patient kann ihn nicht bewegen. Akute schwere Schmerzen sind charakteristisch. In diesem Fall stammte der Embolus aus dem Herzen bei einem zugrunde liegenden Herzinfarkt 12 Tage zuvor. **b** Spätstadium mit fortgeschrittener Gangrän. Schwarzer nekrotischer Fuß

Therapie/Pflege

Die Behandlung der Thrombangiitis obliterans ist unbefriedigend, da es keine spezifische Therapie gibt.

- Der Patient muß aufhören zu rauchen und sollte Verletzungen des Fußes und Kälteeinwirkungen vermeiden.
- Die **Füße** sollten sorgfältig trocken, warm und sauber gehalten werden. Die Nägel müssen mit großer Vorsicht geschnitten werden, um Verletzungen zu vermeiden.
- Wenn der Patient bettlägerig ist, muß alles getan werden, um **Druckstellen** an den abhängigen Partien zu verhindern.
- **Regelmäßige Übungen** mit den Beinen (Buergersche Übungen) sollten durchgeführt werden, um die kollaterale Versorgung zu verbessern. Der Patient liegt dabei auf dem Bett, die Beine werden ca. 45° über die Horizontale angehoben, bis die Füße weiß werden. In der Regel ist dies nach einigen Minuten der Fall. Dann werden die Beine seitlich über die Bettkante hinunter gesenkt, bis eine Rötung der Füße auftritt. Nach einer Ruhepause in der Horizontalen wird diese Übung wiederholt.
- Eine **lumbale Sympathektomie**, bei der der sympathische Grenzstrang entfernt wird (der Sympathikus ist für die Engerstellung der Gefäße verantwortlich), kann in einigen Fällen helfen.
- Wenn eine **Gangrän** auftritt, ist in der Regel eine hohe Amputation unvermeidlich.
- Zur Erleichterung der **Schmerzen** können Analgetika wie Codein oder Aspirin verabreicht werden.

5.14.5 Raynaudsche Erkrankung

Im Gegensatz zur Thrombangiitis obliterans wird die Raynaudsche Erkrankung meist bei Frauen und sehr selten bei Männern beobachtet. Außerdem befällt sie die Finger und selten die Füße. Die Raynaudsche Erkrankung ist die Folge einer krampfartigen Verengung (Spasmus) der Arterien der Finger und der Hände, wodurch die Blutversorgung beeinträchtigt wird. Die Hände werden zunächst blau und dann leichenblaß und fühlen sich taub an. Die Ursache dieser Symptome ist meistens eine Kälteeinwirkung. In schwereren Fällen kann sich eine Gangrän entwickeln.

Therapie

Diese Komplikation ist jedoch nicht so häufig wie bei der Thrombangiitis obliterans.

- Bei der Behandlung der Raynaudschen Erkrankung ist vor allem ein Schutz vor Kälte wichtig.

- In schweren Fällen kann eine Sympathektomie eine deutliche Verbesserung bringen.
- Vasodilatatoren und Kalziumantagonisten (z. B. Nifedipin®) sollen angeblich die Arterienverengung mindern, in der Praxis scheinen sie jedoch nicht sehr wirksam zu sein.

5.14.6 Venenentzündung (Phlebitis)

Die Entzündung einer Vene ist eine sehr häufige Erkrankung, insbesondere an den unteren Extremitäten. Sie entsteht oft auf dem Boden schwerer Infektionen, z. B. Typhus oder als Folge einer Verletzung der Vene (was bei Operationen vorkommen kann), außerdem im Wochenbett.

Wenn eine **oberflächliche Vene** betroffen ist (oberflächliche Thrombophlebitis), entsteht eine lokalisierte Schwellung, Rötung und Schmerzen. Beim Befall der **tiefen Venen** sind die Hauptmerkmale ein ausgeprägtes Ödem oder eine Schwellung der betroffenen Region und Schmerzen. Die Hauptgefahr bei einer tiefen Beinvenenentzündung ist die Bildung eines Thrombus in der entzündeten Vene (tiefe Phlebothrombose). Wenn sich das Gerinnsel löst, durch das venöse System transportiert wird und sich schließlich in der Lunge festsetzt, entsteht eine Lungenembolie.

5.14.7 Venenthrombose

Die Thrombose ist eine häufige Komplikation der Phlebitis, sie kann jedoch auch ohne vorausgegangene Entzündung entstehen.

Jeder Prozeß, der den Blutstrom in den Venen verlangsamt, fördert die Thrombenbildung.

Eine Strömungsverlangsamung wird häufig bei Patienten beobachtet, die lange Zeit bettlägerig sind, insbesondere, wenn sie sich im Bett kaum bewegen. Aus diesem Grund ist die Venenthrombose nach größeren Operationen, besonders bei älteren Leuten, häufig.

Frauen, die Kontrazeptiva („Pille") nehmen, haben ein größeres Risiko, an einer tiefen Beinvenenthrombose zu erkranken, wahrscheinlich weil die Östrogene den normalen Gerinnungsmechanismus stören. Eine andere Ursache einer venösen Thrombose ist eine Schwangerschaft.

Die Rechtsherzinsuffizienz, die zu einer Strömungsverlangsamung im venösen Kreislauf führt, fördert die Entstehung einer venösen Thrombose ebenfalls.

In vielen Fällen, insbesondere wenn kein Hinweis auf eine Venenentzündung besteht, sind die Symptome der venösen Thrombose so gering, daß der erste Hinweis auf diese Erkrankung das Auftreten einer Lungenembolie sein kann.

Nach Operationen bildet sich der Thrombus am häufigsten in den tiefen Unterschenkel- oder Beckenvenen. Der Patient bemerkt oft ein Schweregefühl oder einen leichten Schmerz im Unterschenkel, eine Schwellung kann vorhanden sein.

Merke: Schmerzen und Schwellung können bei einer tiefen Venenthrombose minimal sein!

Häufig besteht bei diesen Patienten ein leichtes Fieber. Eine gering erhöhte Temperatur nach Operationen ohne erklärbaren Grund sollte deshalb immer den Verdacht auf eine tiefe Beinvenenthrombose lenken.

Vorbeugung

- Wichtig ist eine **frühe Bewegung** der unteren Gliedmaßen, in Kombination mit Massagen, um eine Verlangsamung der Zirkulation verhindern. Kompressionsstrümpfe helfen mit, das Thromboserisiko zu vermindern.

Die frühe Mobilisation des Patienten nach Operationen verringert das Risiko von Thrombosen und Embolien.

- Bei der **oberflächlichen Phlebitis** ist die Gefahr einer Lungenembolie gering. In leichten Fällen genügt das Wickeln der Beine mit einer elastischen Binde.

Therapie/Pflege

Die tiefe Beinvenenthrombose kann radiologisch durch eine Phlebographie bestätigt werden.

- Das betroffene Bein sollte ruhiggestellt werden z. B. mit Hilfe einer Schiene oder von Sandsäcken. Es ist auch ratsam, einen Bettbogen zu verwenden, damit die Bettdecke nicht auf dem kranken Bein liegt.
- Antikoagulantien werden verabreicht, um die weitere Ausbreitung der Thrombose zu verhindern und das Embolierisiko zu senken. Heparin und Marcumar® sind die wichtigsten Präparate (s. Tab. 5.1)

- Wenn eine tiefe Beinvenenthrombose zu wiederholten Embolien führt, muß ein **chirurgischer Eingriff** in Betracht gezogen werden. Röntgenaufnahmen der Venen nach Kontrastmittelinjektion (**Phlebographie**) zeigen die volle Ausdehnung der Thrombose. Der Chirurg kann entweder den Thrombus entfernen oder die betroffene Vene oberhalb des Thrombus abbinden, um weitere Embolien zu verhindern.

6 Erkrankungen der Atmungsorgane

6.1 Anatomie und Physiologie

Das respiratorische System kann in zwei Teile eingeteilt werden. Die **oberen Atemwege** bestehen aus der Nase, den lufthaltigen Nasennebenhöhlen, dem Rachen (Pharynx) und dem Kehlkopf (Larynx). Die **unteren Atemwege** umfassen die Luftröhre (Trachea), die Bronchien und die Lungen. Während der Atmung tritt Luft durch die Nase und den Mund, den Larynx und die Trachea ein und gelangt dann in die **zwei Hauptbronchien**. Die Bronchien teilen sich in kleinere Bronchiolen auf, diese münden in die Alveolen (Lungenbläschen) (Abb. 6.1).

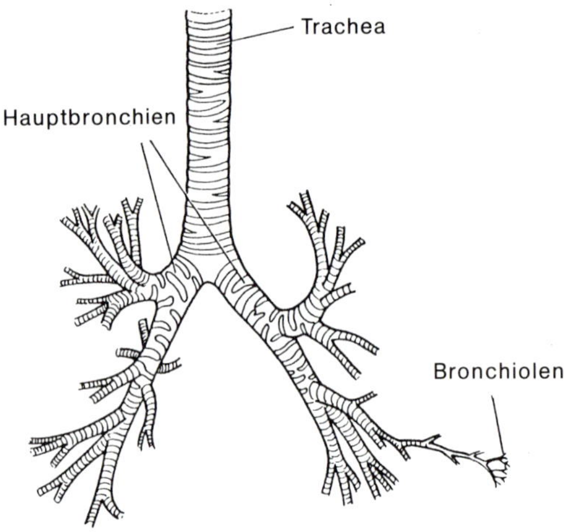

Abb. 6.1 Trachea, Hauptbronchien und Bronchiolen

Die Alveolen sind lufthaltige, sackartige Gebilde, die von dünnen flachen Zellen ausgekleidet werden und von einem Netzwerk aus Kapillaren, den Aufzweigungen der Pulmonalarterien, umgeben sind (Abb. 6.2).

In den Alveolen findet der Gasaustausch statt. Das Blut in den Kapillaren gibt Kohlendioxid (CO_2) ab und nimmt Sauerstoff aus den frisch mit Atemluft gefüllten Alveolen auf.

Bei jeder Einatmung (Inspiration) wird frischer Sauerstoff in die Alveolen befördert und bei jeder Ausatmung (Exspiration) wird Kohlendioxid ausgeatmet. Auf diese Weise erneuert das durch die Lungen zirkulierende Blut seinen Sauerstoffgehalt im Austausch gegen das überschüssige Kohlendioxid.

Atemmechanismus

Bei der Einatmung wird Luft in die Lungen gesogen. Gleichzeitig wird die Thoraxhöhle durch Kontraktion der Atemmuskulatur erweitert. Die am knöchernen Thorax befestigten Interkostalmuskeln ziehen die Rippen nach außen. Das Zwerchfell senkt sich während der Inspiration, was zusätzlich zur Vergrößerung der Thoraxhöhle und zur Erweiterung der Lungen führt. Während sich die Lungen ausdehnen, wird Luft durch die Atemwege in die Alveolen gesogen. So kann Sauerstoff aufgenommen und das Abfallprodukt, Kohlendioxid, abgegeben werden.

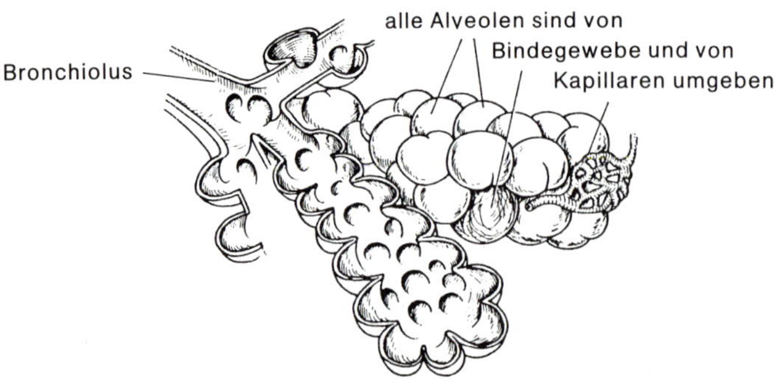

Abb. 6.2 Bronchiolen und Alveolen

Am Ende der Inspiration entspannen sich die Interkostalmuskeln und das Zwerchfell, die Brustwand fällt zurück, die Lungen ziehen sich wieder zusammen. Zusätzlich spielt die Elastizität der Lungen selbst, die die Thoraxwand nach innen zieht, eine wichtige Rolle bei der Ausatmung. Die Entfernung der Luft aus den Lungen bezeichnet man als Exspiration (Ausatmung).

Kontrolle der Atmung

Die Atmung wird durch das **Atemzentrum im Hirnstamm** kontrolliert. Es kann den Atemvorgang über die Nerven, die die Atemmuskulatur und das Zwerchfell versorgen, beschleunigen oder verlangsamen. Erkrankungen, die auch das Atemzentrum betreffen, können die Frequenz oder die Tiefe der Atmung beeinflussen. Darüber hinaus ist der **Kohlendioxidgehalt im Blut** für die Kontrolle der Atmung sehr wichtig. Schon ein leichter Anstieg des Kohlendioxids stimuliert das Atemzentrum, so daß die Frequenz und die Tiefe der Atemzüge zunimmt. Eine deutliche **Abnahme des Sauerstoffgehalts** des Blutes regt die Atmung ebenfalls an.

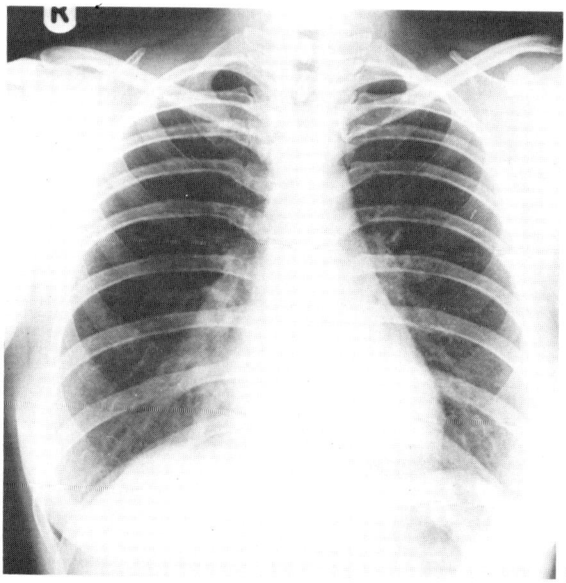

a

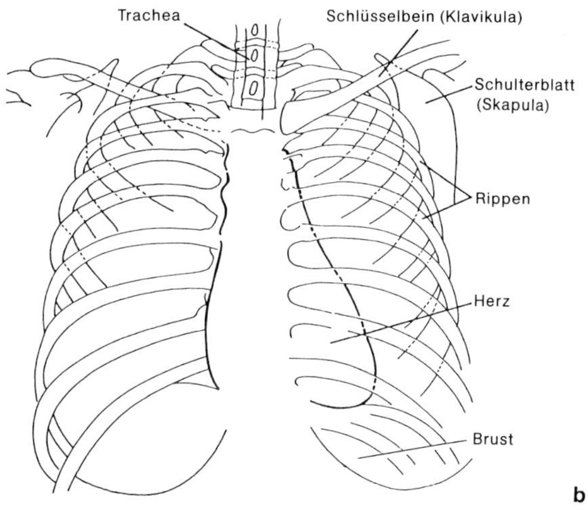

b

Abb. 6.3 a, b Thoraxaufnahme bei einer gesunden Frau

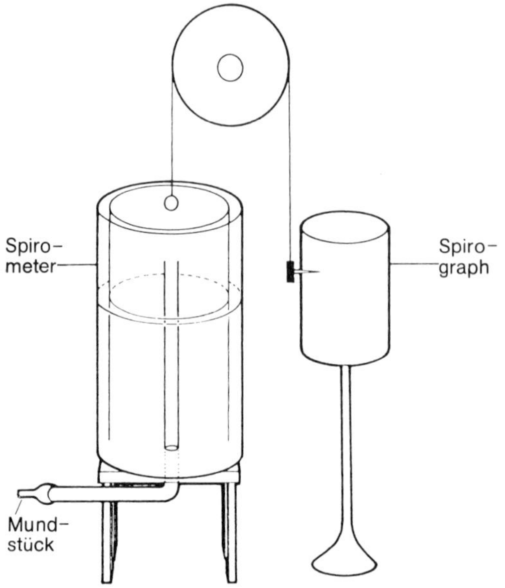

Abb. 6.4 Spirometer

6.2 Untersuchungen bei Erkrankungen der Atemwege

6.2.1 Röntgenaufnahmen des Thorax

Die Röntgenaufnahme des Thorax ist zweifellos die wichtigste Untersuchung bei jedem Patienten, bei dem der Verdacht auf eine Lungenerkrankung besteht. Sie vermittelt wesentliche Informationen, nicht nur über die Lungen, sondern auch über das Herz, die Aorta, die Pulmonalgefäße und die Hiluslymphknoten.

Eine **Tomographie** ist eine Röntgenaufnahme, bei der gezielt eine bestimmte Schicht der Lunge aufgenommen wird. Sie hilft, kleinere Schatten genauer abzuklären.

Die **Computertomographie** und die **Kernspintomographie** können feinere Strukturen sichtbar machen.

Eine **Bronchographie** ist eine Röntgenaufnahme, die nach der Einführung eines Kontrastmittels in die Trachea angefertigt wird. Sie dient zur Darstellung der Bronchien und der Bronchiolen.

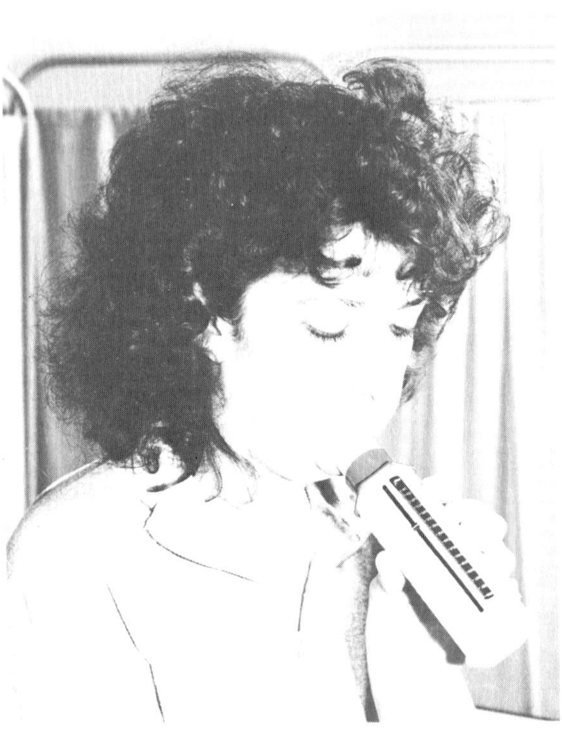

Abb. 6.5 Pneumometer zur Bestimmung der Sekundenkapazität (Tiffeneau-Test)

6.2.2 Bronchoskopie

Das Bronchoskop ist ein bewegliches Rohr mit Lichtquelle, das in einen Bronchus eingeführt wird. Der Arzt kann die Wand des Bronchus betrachten und aus verdächtigen Stellen eine **Biopsie** für eine mikroskopische Untersuchung entnehmen. Die größte Bedeutung hat die Bronchoskopie bei der Diagnose des Bronchialkarzinoms. Seit der Einführung der flexiblen Bronchoskope können auch kleinere Bronchien eingesehen und unter Sicht biopsiert werden.

Mit Hilfe des Bronchoskops kann man auch eine verdächtige Region mit steriler Kochsalzlösung spülen (**bronchoalveoläre Lavage**). Dies kann bei der Diagnose von atypischen Infektionen und Tumoren, die bei der Bronchoskopie nicht erreicht werden können, von Nutzen sein.

6.2.3 Pleura- und Lungenbiopsie

Eine Biopsie der Pleura oder der Lunge kann man gewinnen, indem man mit einer speziellen Nadel durch die Thoraxwand eindringt. Manchmal wird dies zur exakten Lokalisierung mit Hilfe von Ultraschall oder CT durchgeführt.

6.2.4 Lungenfunktionstests

Mit verschiedenen einfachen Untersuchungen kann die Lungenfunktion geprüft werden. Diese Tests sind auch zur Therapiekontrolle geeignet.

Ein Spirometer (Abb. 6.4 und 6.5) ist ein Gerät, mit dem die Luftmenge, die der Patient ausgeatmet hat, gemessen wird. Der Patient wird gebeten, so tief wie möglich einzuatmen und dann so kräftig und schnell wie möglich in den Spirometer auszuatmen. Hierdurch wird die **Vitalkapazität** ermittelt.

Das Volumen, das in einer Sekunde ausgeatmet wurde, wird als Sekundenkapazität oder Atemstoßtest (**Tiffeneau-Test**) bezeichnet. Im Normalfall können etwa Dreiviertel der Vitalkapazität in einer Sekunde ausgeatmet werden. Die Beziehung zwischen Sekundenkapazität und Vitalkapazität wird wie folgt ausgedrückt: Sekundenkapazität/Vitalkapazität = 75 %.

Bei Erkrankungen wie Asthma bronchiale oder Bronchitis sind die Luftwege verstopft und die Ausatmung ist verzögert. Das Verhältnis Sekundenkapazität/Vitalkapazität kann dann bis zu einem Wert von 40 % erniedrigt sein. Diese Erkrankungen nennt man **obstruktive Lungenerkrankungen**. Messungen der Sekundenkapazität sind insbesondere von Nutzen, um die Schwere der Erkrankung und das Ansprechen auf eine bestimmte Therapie festzustellen.

Wenn die gesamten Thoraxbewegungen eingeschränkt sind, spricht man von **restriktiven Lungenerkrankungen**. Hier sind sowohl die Sekundenkapazität als auch die Vitalkapazität stark reduziert, ihr Verhältnis zueinander kann jedoch normal sein.

6.2.5 Analyse der Blutgase

Der Gasaustausch in den Alveolen kann durch die Bestimmung des Sauerstoffgehalts und des Kohlendioxidgehalts im arteriellen Blut gemessen werden. Normalerweise liegt der Sauerstoffdruck (P_{O_2}) im arteriellen Blut bei 13,3 Kilopascal (100 mmHg), während der Kohlendioxiddruck (P_{CO_2}) bei 5,3 Kilopascal (40 mmHg) liegt.

Atemwegserkrankungen können die Blutgase verändern. Bei der Pneumonie z. B. ist der Gasaustausch gestört und der Sauerstoffgehalt des Blutes erniedrigt. Der Kohlendioxidgehalt ist bei diesen Patienten in der Regel normal. Da die roten Blutkörperchen nicht mehr genügend Sauerstoff enthalten, erhält das Blut einen bläulichen Farbton: der Patient ist zyanotisch. Eine schwere Zyanose kann zu geistiger Verwirrung führen. Bei dieser Befundkonstellation ist die Gabe von hochkonzentriertem Sauerstoff sehr wichtig.

Bei Patienten mit einer **chronischen Lungenerkrankung** kann sowohl ein CO_2-Anstieg als auch ein erniedrigter Sauerstoffgehalt vorhanden sein. Der P_{CO_2} kann dann über 13,3 kPa (100 mmHg) erhöht sein. Bei einem so starken Kohlendioxidgehalt wird der Patient verwirrt. Da der arterielle Sauerstoff entsprechend erniedrigt ist, könnte man auf die Idee kommen, dem Patienten reinen Sauerstoff zum Einatmen zu geben. Dies bringt jedoch meist mehr Schaden als Nutzen. Die Patienten haben sich an die hohen CO_2-Konzentrationen im Blut gewöhnt. Das Atemzentrum reagiert nur noch auf den niedrigen Sauerstoffgehalt mit einer verstärkten Ausatmung von CO_2. Sauerstoff sollte daher in einer niedrigen Konzentration (28 %) über eine Maske verabreicht werden, so daß der P_{O_2} 50 mmHg nicht übersteigt. Bei höheren Werten wird die Atemstimulation vermindert und noch mehr Kohlendioxid zurückbehalten.

6.3 Häufige Symptome bei Atemwegserkrankungen

6.3.1 Husten

Husten ist eine heftige Ausatmung gegen die geschlossene Glottis (Stimmritze). Es handelt sich um einen Reflex, der durch die Stimulation von Nerven in der Wand der Luftwege hervorgerufen wird. Diese Nervenendigungen reagieren auf Fremdkörper, die aus der Luft inhaliert werden, und auf Schleimansammlungen bei einer Infektion. Husten ist somit eine Antwort auf diese Reize und hilft dabei, die Luftwege von unerwünschtem Material zu befreien.

Bei vielen leichten Atemwegserkrankungen und in den frühen Stadien einer Infektion oder eines Bronchialkarzinoms hat sich noch kein Schleim gebildet, und der Husten ist trocken und **unproduktiv**. Auch Medikamente können einen trockenen Husten hervorrufen, insbesondere ACE-Hemmer, die bei der Behandlung von Bluthochdruck und Herzinsuffizienz eingesetzt werden.

Ein **produktiver Husten** geht mit der Produktion von Sputum einher und hilft daher, die Luftwege freizuhalten.

6.3.2 Sputum und Schleim

Das Sputum ist eine Absonderung der Schleimhäute der Luftwege.

Menge und Aussehen des Sputums hängen von der Art und der Ausdehnung der Erkrankung ab. In frühen Erkrankungsstadien kann Sputum fehlen. In der Regel wird es erst gebildet, wenn die Entzündung in den Atemwegen weiter fortgeschritten ist. Das Sputum kann eine klare weiße Farbe haben, dann wird es **mukoid** genannt. In diesen Fällen ist das Sputum meist auf eine harmlose Erkrankung der Atemwege zurückzuführen.

Bei schwereren Erkrankungen, insbesondere bei bakteriellen Infektionen, ist das Sputum meist **eitrig**. Wenn Gewebe zerstört wird, kann das Sputum aufgrund einer Erosion von Blutgefäßen **blutig** sein.

Einige Lungenerkrankungen führen zu einer schweren chronischen Schädigung des Lungengewebes. In diesen Fällen bildet sich reichlich eitriges Sputum, das übelriechend und blutig sein kann. Solche Erkrankungen sind z. B. Bronchiektasen, Lungenabszesse, das Bronchialkarzinom und die fortgeschrittene Tuberkulose.

6.3.3 Dyspnoe (Atemnot)

Mit Dyspnoe wird eine erschwerte Atmung bzw. Atemnot bezeichnet.

Der Grund hierfür ist in der Regel ein **Sauerstoffmangel**. Jede Erkrankung, die die normale Sauerstoffaufnahme behindert, stimuliert das Atemzentrum, so daß die Atemfrequenz gesteigert wird, um das Sauerstoffdefizit zu beheben. Außer Lungenerkrankungen können auch andere Krankheiten, insbesondere die Herzinsuffizienz, eine Dyspnoe verursachen. Bei der Herzinsuffizienz wird als Folge der verminderten Herzleistung die Blutzirkulation in den Lungen verlangsamt, so daß eine Lungenstauung entsteht, die die normale Sauerstoffaufnahme sehr stark behindert. Zusätzlich können alle Erkrankungen, die zu Schmerzen bei der Atmung führen, eine Dyspnoe zur Folge haben.

6.3.4 Zyanose

Wenn der Sauerstoffgehalt im Blut sinkt, nimmt das Blut in den Hautkapillaren eine bläuliche Farbe an. Dieser Zustand wird als Zyanose bezeichnet.

Eine Zyanose zeigt in der Regel eine schwere Erkrankung der Atemorgane.

6.3.5 Schmerzen

Schmerzen sind meist die Folge einer Pleuritis (Entzündung der Pleura), die viele Lungenerkrankungen begleitet. Wenn sich die entzündeten Oberflächen der Pleura während der Atmung aneinander reiben, verursacht dies Schmerzen.

Es können jedoch auch andere Erkrankungen wie Angina pectoris, ein Herzinfarkt oder eine Lungenembolie schwere Brustschmerzen verursachen. Ein lokalisierter Schmerz in der Brustwand kann z. B. von einer gebrochenen Rippe herrühren.

6.3.6 Hämoptoe (Bluthusten)

Als **Hämoptoe** oder **Hämoptyse** bezeichnet man Bluthusten. Dieser kann von einer Blutbeimischung im Sputum bis hin zum Abhusten von flüssigem Blut reichen. Bluthusten ist ein sehr wichtiges Symptom und zeigt in der Regel eine schwere Lungenerkrankung, meist eine Tuberkulose oder ein Bronchialkarzinom, an.

Ursachen

1. Lungentuberkulose;
2. Lungenstauung als Folge einer Herzinsuffizienz, insbesondere bei der Mitralstenose;
3. Bronchialkarzinom, dies ist der häufigste Grund für Bluthusten bei älteren Menschen;
4. Bronchiektasen;
5. manche akuten Lungenerkrankungen wie Pneumonie (rostiges Sputum) und Lungenembolie. Eine Hämoptoe muß von der Hämatemesis, dem Erbrechen von Blut, abgegrenzt werden. Viele Patienten haben Schwierigkeiten, sicher zu sagen, ob sie jetzt Blut husten oder erbrechen. In Tabelle 6.1 sind Hilfen zur Differenzierung aufgezeigt.

Wenn die exakte Diagnose aus der Anamnese oder den körperlichen Befunden nicht hervorgeht, kann eine Thoraxaufnahme wegweisend sein. Der nächste Schritt ist meist die Bronchoskopie. Aber auch hier findet man gelegentlich die Ursache der Hämoptoe nicht.

Therapie/Pflege

1. Bei leichten Hämoptysen muß nur die Grunderkrankung behandelt werden.
2. Bei schweren Hämoptysen mit großem Blutverlust ist Bettruhe notwendig.

- Zunächst ist ein Flüssigkeitsersatz notwendig. Später, wenn sich das Allgemeinbefinden bessert, sollte eine leichte Diät verabreicht werden.
- Die meisten Patienten fühlen sich in einer halb liegenden Position am wohlsten. Hämoptysen enden selten tödlich. Sie können jedoch große Angst auslösen, so daß die Patienten Beruhigung und Zuspruch brauchen.
- Schmerz- oder Beruhigungsmittel können nötig sein, um Angstzustände zu beheben und den Patienten zu beruhigen. Morphiumpräparate sollten vermieden werden, da sie den Hustenreflex und die Atmung hemmen. Dies kann dazu führen, daß sich die Lungen mit Blut füllen. Auf der anderen Seite kann starkes Husten die Blutung auch verlängern. Man sollte deshalb ein mildes Hustenmittel verabreichen, z. B. Codeinsulfat (60 mg).

Erkrankungen der oberen Atemwege

Zu den oberen Atemwegen gehören die Nase, die Nasennebenhöhlen, der Pharynx (Rachen) und die Trachea. Erkrankungen dieser Organe sind sehr häufig. Einige von ihnen gehören in das Gebiet der Hals-Nasen-Ohrenheilkunde, z. B. eine chronische Vergrößerung der Tonsillen und der Rachenmandeln sowie die Nasennebenhöhlenentzündung, sie werden nicht beschrieben. Viele Infektionskrankheiten des oberen Respirationstrakts sind bereits im Kapitel über die Infektionskrankheiten abgehandelt.

Im Bereich der Inneren Medizin sind die wichtigsten Erkrankungen der oberen Atemwege:

- der Schnupfen
- die akute Angina tonsillaris
- die akute Tracheitis
- die Laryngitis
- der Heuschnupfen

Tab. 6.1 Unterscheidungsmerkmale zwischen Hämoptoe und Hämatemesis

Hämoptoe (Bluthusten)	Hämatemesis (Bluterbrechen)
Das Blut ist dick, schaumig, hellrot und wird ausgehustet	Das Blut ist dunkel, in der Regel mit Essensresten vermischt und wird erbrochen
Es besteht eine Tendenz, kleine Blutmengen, die häufig mit Sputum vermischt sind, an einigen Folgetagen nach der ersten Blutung auszuspucken	Die Gesamtmenge wird meist auf einmal oder in einigen großen Portionen erbrochen
Es bestehen unter Umständen Hinweise auf eine Lungenerkrankung oder eine Mitralstenose	In der Anamnese werden oft Verdauungsstörungen, ein Ulkus oder andere Magenerkrankungen angegeben

6.4 Schnupfen

Der Schnupfen wird durch ein sehr infektiöses Virus hervorgerufen und verbreitet sich schnell von Mensch zu Mensch. Er hinterläßt keine Immunität, so daß man immer wieder erkranken kann.

Symptome

Die Symptome sind jedem bekannt. Das Hauptmerkmal ist eine Entzündung der Nasenwege (Rhinitis), die zu einer laufenden Nase und zu Niesen führt. Häufig tränen die Augen, manchmal besteht eine leichte Konjunktivitis (Bindehautentzündung). Die Entzündung breitet sich oft bis zum Pharynx und zur Trachea aus. Dies führt zu Heiserkeit, Halsschmerzen und Husten.

Verlauf und Prognose

In den meisten Fällen tritt eine Besserung innerhalb weniger Tage ein. Die einzige Gefahr ist die Ausbreitung der Erkrankung auf die Lungen. Dies ist jedoch nur bei Patienten mit schlechtem Allgemeinzustand, insbesondere bei älteren Menschen und Kindern, der Fall.

Therapie

Ein Tag oder zwei zu Hause helfen dabei, die Ausbreitung der Erkrankung auf andere zu verhindern. Die Behandlung ist symptomatisch, d. h. sie versucht lediglich, die Symptome zu lindern.

6.5 Akute Angina tonsillaris (Akute Streptokokken-Angina)

Diese sehr häufige Infektionskrankheit tritt vor allem dort auf, wo viele Menschen zusammen sind. Verursacher sind am häufigsten beta-hämolysierende Streptokokken. Aber auch andere Mikroorganismen, insbesondere Viren, können zu einer Angina tonsillaris führen.

Symptome

1. Die Krankheit beginnt meist akut, mit Unwohlsein, Fieber und Kopfschmerzen.
2. Der Patient klagt über Halsschmerzen und Schluckbeschwerden. Der Hals wird oft als sehr trocken beschrieben.
3. Der Rachen ist entzündet und rot. In der Regel sind weiße Flecken (Exsudat) auf beiden Tonsillen zu sehen.
4. Gelegentlich bildet sich ein Peritonsillar-Abszeß, der eine große, sehr schmerzhafte Schwellung im Mund hervorruft.

Diagnostik

Die Diagnose ist in der Regel aufgrund der Halsschmerzen leicht zu stellen. Schwierigkeiten können bei Kindern und Kleinkindern auftreten. Selbst bei Kindern, die alt genug sind, um ihre Symptome zu beschreiben, hört man selten Klagen über Halsschmerzen. Die Hauptsymptome bei kleinen Kindern sind meist Fieber, Unwohlsein und Bauchschmerzen. Letztere können zur Fehldiagnose einer akuten Appendizitis verleiten.

Die Untersuchung des Rachens bei kranken Kindern ist deshalb eine sehr wichtige Routinemaßnahme, auch wenn keine Klagen über Halsschmerzen geäußert werden. Die Untersuchung wird mit Hilfe eines Spatels und einer Taschenlampe durchgeführt. Auch die Ohren sollten routinemäßig bei allen kranken Kindern untersucht werden. Dazu ist ein Otoskop in geeigneter Größe notwendig.

Therapie/Pflege

- Bettruhe ist ratsam. Ein Rachenabstrich sollte zur Erregerbestimmung abgenommen werden.
- Wenn keine rasche Besserung eintritt, müssen Antibiotika verschrieben werden.
- Die Ernährung sollte leicht sein und viele heiße Getränke, die als angenehm empfunden werden, enthalten.
- Wenn der Hals sehr schmerzt, insbesondere beim Peritonsillarabszeß, ist eine Schmerzbekämpfung mit Paracetamol ratsam. Dieses Medikament hat den zusätzlichen Vorteil, daß es fiebersenkend wirkt.
- Bei einem **Peritonsillarabszeß**, der bei der oben beschriebenen Behandlung nicht bald zurückgeht, ist die chirurgische Abszeßdrainage notwendig. Sie wird unter Lokalanästhesie z. B. mit einem Skalpell mit kurzer Klinge durchgeführt.

Differentialdiagnostik

Zwei Erkrankungen müssen differentialdiagnostisch im Auge behalten werden, da sie ähnliche Symptome wie die Streptokokken-Angina verursachen. Die **Diphtherie** ist als Folge der Schutzimpfungen selten geworden. Die Symptome sind sehr ähnlich, der Patient ist jedoch meist kränker, und der Puls ist schneller. Außerdem sieht man eine charakteristische Membran im Hals, die bei einer Angina tonsillaris in der Regel nicht beobachtet wird. Ein Rachenabstrich zeigt dann die Diphtheriebazillen.

Die **Mononukleose (Pfeiffersches Drüsenfieber)** führt ebenfalls zu Halsschmerzen mit einem grauen Belag auf den Tonsillen. Zusätzlich kommt es zu einer Vergrößerung der Halslymphknoten, zu leichtem Fieber und einer Verschlechterung des Allgemeinzustandes. Ein Ausschlag kann auftreten, insbesondere wenn der Patient mit Antibiotika behandelt wurde. Der verursachende Erreger ist das Epstein-Barr-Virus. Die Diagnose wird durch einen Bluttest gestellt. Die Behandlung ist symptomatisch, meistens tritt innerhalb von zwei bis drei Wochen eine Besserung ein.

6.6 Akute Tracheitis

Eine Entzündung der Trachea kann auftreten

- zusammen mit anderen fieberhaften Infekten wie Masern oder Grippe;
- zusammen mit einem Schnupfen („Erkältung“);
- als Erstinfektion (Primärinfektion).

Symptome

Es bestehen die typischen Zeichen einer Infektion, d. h. Fieber, herabgesetztes Allgemeinbefinden und Kopfschmerzen. Zusätzlich klagt der Patient über ein Brennen hinter dem Sternum. Außerdem beobachtet man einen trockenen oder leicht feuchten Husten.

Therapie

Dampfinhalationen oder Hustensaft können angeraten sein. Gegen die Schmerzen ist Paracetamol wirksam.

6.7 Laryngitis (Kehlkopfentzündung)

6.7.1 Akute Laryngitis

Ursachen

1. Akute fieberhafte Infekte, insbesondere Masern, Diphtherie und Influenza.
2. Schnupfen, akute Tracheitis und akute Bronchitis können mit einer akuten Laryngitis einhergehen.

Symptome

Neben den allgemeinen Infektionszeichen wie Krankheitsgefühl, Fieber und Kopfschmerzen, besteht eine charakteristische **Heiserkeit** und Rauheit der Stimme. Gelegentlich kommt es zu einem kompletten Verlust der Stimme. Der Hals tut weh, und es besteht ein begleitender trockener Husten.

Diagnostik

Die Diagnose einer Laryngitis ist meist offensichtlich. Es ist jedoch wichtig, die durch Masern und Diphtherie verursachten Fälle zu erkennen. Bei der Untersuchung des Halses sollte man auf Koplikschc Flecken achten, die für **Masern** typisch sind. Außerdem würde man hier natürlich auch den fleckförmigen Ausschlag beobachten.

Bei der **Diphtherie** sieht man in der Regel eine charakteristische Membranbildung im Hals, bei einigen Patienten kann sie jedoch fehlen. Beim geringsten Verdacht auf Diphtherie muß der Patient so behandelt werden, als ob diese Diagnose schon gestellt wäre. In Zweifelsfällen sollte ein Rachenabstrich abgenommen und ins Labor geschickt werden.

Therapie/Pflege

- Der Patient wird in einem gut gelüfteten Zimmer, jedoch ohne Zugluft, gebettet.
- Wenn der Verdacht auf Masern, Diphtherie oder andere fieberhafte Infekte besteht, sollten Isolierungsmaßnahmen ergriffen und zusätzlich eine spezifische Behandlung, z. B. mit Diphtherie-Antitoxin, begonnen werden.
- Die Nahrung sollte leicht sein und viel Flüssigkeit enthalten.

- Einige Patienten mit Laryngitis finden Wasserdampf angenehm. In diesen Fällen sollte ein Inhalationsgerät eingesetzt werden.
- Da die meisten akuten Kehlkopfentzündungen die Folge einer Virusinfektion sind, gibt es keine spezifische Behandlung. Besserung tritt in der Regel innerhalb weniger Tage ein.
- In ernsteren Fällen mit hoher Temperatur und toxischen Zeichen sollte Penicillin oder ein anderes Antibiotikum verabreicht werden, da die Möglichkeit einer bakteriellen Sekundärinfektion besteht.

6.7.2 Chronische Laryngitis

Ursachen

1. Überbeanspruchung der Stimme, z. B. bei Sängern oder Marktschreiern
2. Zigarettenrauchen
3. Tuberkulose
4. Bösartige Tumoren des Kehlkopfes

Symptome

Die Hauptbeschwerde ist eine chronische Heiserkeit, die zum Stimmverlust führen kann. Bei allen Patienten mit chronischer Heiserkeit ist eine Untersuchung des Rachens und der Stimmbänder mit dem Laryngoskop notwendig. Dabei kann eine Biopsie für die histologische Untersuchung zum Ausschluß eines bösartigen Tumors entnommen werden. So kann man normalerweise die Ursache der Laryngitis feststellen.

Therapie

Die Behandlung richtet sich natürlich nach der Ursache.

Wenn die Erkrankung die Folge einer Überbeanspruchung der Stimme ist, reicht meist eine längere Ruhephase.

- Bei Patienten mit Tuberkulose liegt in der Regel gleichzeitig eine Lungentuberkulose vor, die eine entsprechende Behandlung erfordert (s. S. 137).
- Schmerzmittel können notwendig werden.
- Bei einem Kehlkopftumor stehen die Operation und die Strahlentherapie als Behandlungsmethoden zur Verfügung. Letztere wird durchgeführt, wenn die Krankheit zu weit fortgeschritten und nur noch eine palliative Behandlung sinnvoll ist.

6.8 Heuschnupfen

Heuschnupfen ist eine allergische Erkrankung, wie die meisten Fälle von Asthma und Urtikaria. Beim Heuschnupfen sind die Patienten allergisch auf die Pollen von Gräsern, Bäumen, Sträuchern oder Getreide. Wenn sie hiermit in Kontakt kommen, entwickeln sich die typischen Symptome des Heuschnupfens. Ähnliche Symptome können bei anderen Allergien auftreten, z. B. gegenüber Hausstaubmilben oder Tierhaaren.

Symptome

1. Die Krankheit beginnt häufig in einer bestimmten Jahreszeit, je nach der Blütezeit des jeweiligen Allergens.
2. Niesanfälle treten zusammen mit Schnupfen und tränenden Augen auf. Die Niesattacken können in manchen Fällen stundenlang andauern. Es besteht meist eine Schwellung der Nasenschleimhäute und der Augen.

Therapie

- Die Symptome können meist mit Antihistaminika unter Kontrolle gehalten werden. Neuere Substanzen wie Terfenadin haben keine so starke Sedierung zur Folge wie ältere Medikamente.
- Zum Abschwellen der Nasenschleimhäute gibt es Sprays im Handel. Sie sind jedoch nur bedingt empfehlenswert, da sie nach dem Absetzen zu einer noch stärkeren Schwellung führen können (Rebound-Effekt).
- Aerosole mit Steroiden oder Cromoglicinsäure (z. B. Intal) sind zur Vorbeugung der Anfälle hilfreich. Sie müssen jedoch mehrere Tage lang genommen werden, bevor sie ihre Wirkung entfalten.

Erkrankungen der unteren Atemwege

6.9 Akute Bronchitis

Die akute Bronchitis ist eine häufige Erkrankung. Sie entsteht meist durch eine Virusinfektion der oberen Atemwege, auf die sich eine bakterielle Infektion mit Haemophilus influenzae oder hämolytischen Streptokokken aufpfropft. In den Wintermonaten tritt sie gehäuft auf, insbesondere bei Rauchern, älteren und geschwächten Menschen und Patienten mit einer chronischen Lungenerkrankung.

Bei Kindern kommt die Bronchitis in Kombination mit Infektionskrankheiten wie Masern, Grippe und Keuchhusten vor.

Symptome

1. Die Patienten entwickeln ein leichtes Fieber mit Krankheitsgefühl, Kopfschmerzen und Appetitverlust.
2. Ein Frühsymptom ist der Husten, der mit einer mäßigen Produktion von mukösem oder eitrigem Sputum verbunden ist.
3. Schmerzen hinter dem Brustbein werden durch eine begleitende Tracheitis hervorgerufen.
4. Die Atmung ist meistens ein wenig schneller und etwas verstärkt. Außer in ernsten Fällen besteht jedoch keine schwere Dyspnoe oder Zyanose.

Verlauf

Die Erkrankung ist in der Regel nach einigen Tagen ausgeheilt. Bei kleinen Kindern und älteren Menschen kann sich die Entzündung jedoch ausbreiten und eine Bronchopneumonie verursachen. Das wiederholte Auftreten einer akuten Bronchitis kann jedoch zu einer chronischen Bronchitis führen, die wesentlich ernstere Folgen hat.

Therapie/Pflege

- Der Patient muß Bettruhe einhalten und sollte in einem warmen, gut gelüfteten Zimmer liegen.
- Die Ernährung sollte leicht sein und viel Flüssigkeit enthalten.
- Als Medikamente sind Aspirin oder Paracetamol hilfreich (Aspirin sollte Kindern unter 12 Jahren nicht verschrieben werden). Unter dieser Behandlung bessern sich die meisten Fälle schnell.

Ernstere Verläufe erfordern die gleiche Behandlung wie das Wiederaufflammen einer chronischen Bronchitis (s. S. 141).

6.10 Pneumonie (Lungenentzündung)

Die Pneumonie ist eine entzündliche Lungenerkrankung, die durch bakterielle oder virale Infektion hervorgerufen wird.

Als Folge der Infektion füllen sich die Alveolen mit seröser Flüssigkeit und Entzündungszellen. Während des Heilungsprozesses wird das entzündliche Material aus den Alveolen ausgehustet: In den Frühstadien enthält dieses Sputum häufig Erythrozyten und sieht rostig aus. Später, wenn die Leukozyten in das alveoläre Exsudat eingedrungen sind, wird das Sputum gelb und eitrig.

Bei der Diagnose und Behandlung der Pneumonie sollte man zwischen Infektionen, die zu Hause und solchen, die in Krankenhäusern erworben wurden, unterscheiden. Spezielle Pneumonieformen treten auch bei Patienten mit einem geschädigten Immunsystem (insbesondere AIDS) auf. Eine weitere Sonderform stellt die Aspirationspneumonie dar, die nach der Einatmung von Fremdkörpern, Blut oder Erbrochenem entsteht.

6.10.1 Ambulant (zu Hause) erworbene Pneumonie

Die meisten Fälle sind die Folge einer **Pneumokokkeninfektion**, die einen oder mehrere Lappen befällt (Lobärpneumonie). Eine Lungenentzündung, die sich in der Regel in beiden Lungen in verschiedenen Regionen entwickelt, d. h. nicht auf einen Lappen begrenzt ist, kommt ebenfalls häufig vor. Sie wird auch **Bronchopneumonie** genannt und kann durch Bakterien wie Branhamella catarrhalis oder Haemophilus influenzae ausgelöst werden. Auf eine Infektion mit Influenza-Viren kann sich insbesondere bei geschwächten und älteren Menschen eine Staphylokokkeninfektion aufpfropfen.

Die Pneumonie kann auch Folge einer Infektion mit **Viren** oder mit **Mycoplasma pneumoniae** sein. Mykoplasmen sind bakterienähnliche Mikroorganismen, die keine Zellwand haben, jedoch auf einige Antibiotika (z. B. Erythromycin) ansprechen.

Zu den seltenen, aber wichtigen Ursachen einer Pneumonie gehört die **Legionellen-Infektion**, die durch verunreinigtes Wasser übertragen wird.

Sie bricht häufig in Hotels oder manchmal auch in Krankenhäusern aus.

Q-Fieber ist eine Infektion, die man bei Tieren wie Schafen, Kühen und Ziegen beobachtet. Menschen erkranken, nachdem sie infizierte Milch getrunken oder Staub, der die Erreger enthält, eingeatmet haben. Q-Fieber kann eine Pneumonie verursachen und auch das Herz befallen. Die Diagnose wird durch den Antikörpernachweis im Blut gestellt, die Behandlung erfolgt mit Tetracyclinen.

Die **Psittakose (Ornithose)** wird durch das Bakterium Chlamydia psittaci, das von Papageien, Kanarienvögeln und Wellensittichen übertragen wird, hervorgerufen. Es führt zu generalisierten fleckförmigen Entzündungsherden in der Lunge. Die Pneumonie beginnt langsam mit einem allgemeinen Schwächegefühl, erhöhter Temperatur, Kopfschmerzen und Husten. Die Diagnose wird durch den Antikörpernachweis im Blut gestellt. Die Erkrankung spricht in der Regel auf Tetracycline an.

Eine Pneumonie kann bei einer zuvor gesunden Person durch eine massive Infektion auftreten. In den meisten Fällen gibt es jedoch Faktoren, die die Entwicklung einer Pneumonie begünstigen:

1. Schon bestehende Lungenerkrankungen wie die chronische Bronchitis und das Emphysem, das Bronchialkarzinom oder Bronchiektasen.
2. Insbesondere in den Wintermonaten sind ältere und geschwächte Menschen anfälliger gegenüber Erkrankungen der Atemwege, die zu einer Pneumonie führen können.
3. Alkohol und Mangelernährung fördern die Entstehung von Lungenerkrankungen.
4. Bei Säuglingen und kleinen Kindern können Infektionskrankheiten wie Keuchhusten und Masern zu einer Pneumonie führen.
5. Die Aspiration von infiziertem Schleim aus der Nase oder den Nasennebenhöhlen nach einer einfachen Infektion des oberen Respirationstraktes kann zum Befall einzelner Lungenregionen im Sinne einer Bronchopneumonie führen.

Symptome

Die klinischen Symptome hängen davon ab, welcher Erreger die Pneumonie verursacht hat (Bakterien, Viren oder Mykoplasmen) und ob sie sich auf eine bereits vorhandene Lungenerkrankung aufpropft.

1. **Lobärpneumonie (meist durch Pneumokokken verursacht)**

- Die Lobärpneumonie beginnt plötzlich mit hohem Fieber (oft 39 bis 40 °C) und wird häufig von Schüttelfrost begleitet. Brustschmerzen über dem betroffenen Lungenlappen können vorhanden sein, sie sind auf die Begleitpleuritis zurückzuführen. Diese Schmerzen werden charakteristischerweise beim Atmen verstärkt, so daß der Patient meist tiefe Atemzüge vermeidet. Aus diesem Grund wird auch der meist vorhandene Husten möglichst unterdrückt. Der Puls und die Atemfrequenz sind meist schnell.
- Das Gesicht ist gerötet. Ein Herpes labialis („Fieberbläschen") ist häufig an den Lippen sichtbar. Die kleinen, gruppiert stehenden Bläschen verkrusten nach wenigen Tagen.
- Nach ungefähr einem Tag wird der Husten feucht und es entsteht das typische rostige Sputum, dessen Farbe durch beigemischtes Blut zustande kommt. Das Sputum ist sehr dickflüssig und zäh und bleibt oft an einer Seite des Spucknapfes kleben.
- In schweren Fällen ist die Atmung stark eingeschränkt. Es kann sich auch eine Zyanose und ein Fieberdelirium entwickeln.

2. **Pneumonie durch den Befall von Viren, Mykoplasmen und atypischen Mikroorganismen**

   Die Schwere dieser Erkrankungen ist sehr unterschiedlich. Zu Beginn bestehen meist allgemeine Symptome wie ein Krankheitsgefühl, Kopfschmerzen, Halsschmerzen, Appetitverlust und Fieber. Diese Beschwerden können einige Tage anhalten, bevor sich die Symptome von seiten der Lunge, z. B. Husten, pleuritische Schmerzen und Atemnot, ausbilden.

Diagnostik

Bei der Auskultation des Thorax mit dem Stethoskop hört man über der betroffenen Lungenregion typische Veränderungen der Atemgeräusche (**Rasselgeräusche**). Diese führen zusammen mit den oben beschriebenen Symptomen zur Diagnose. Häufiger jedoch sind die Krankheitszeichen weniger klar.

Eine **Röntgenaufnahme des Thorax** sollte auf jeden Fall angefordert werden, um die Diagnose zu bestätigen und den Therapieerfolg zu kontrollieren. Der betroffene Lungenbereich stellt sich auf der Röntgenaufnahme als dichter Schatten dar.

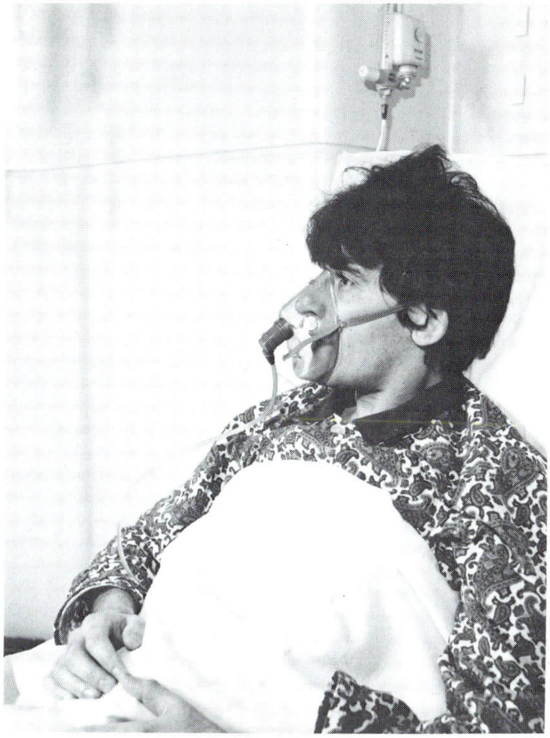

Abb. 6.6 Zuführen von Sauerstoff

Blut- und Sputumproben werden für Kulturen und zur Identifizierung des Erregers abgenommen. Wichtig ist auch die Überwachung der Blutgase, weil diese einen Hinweis auf die Schwere der Infektion liefern und die Notwendigkeit einer Sauerstoffgabe anzeigen können.

Therapie/Pflege

- Der Patient sollte aufrecht und durch Kissen gestützt in einer für ihn angenehmen Position im Bett sitzen und dazu angehalten werden, Sputum abzuhusten.
- Wenn die Atmung durch eine schmerzhafte Pleuritis erschwert ist, sollten leichte Analgetika wie Ibuprofen verschrieben werden. Gelegentlich braucht man jedoch sogar Morphinpräparate, auch wenn sie aufgrund ihrer hemmenden Wirkung auf das Atemzentrum problematisch sind.
- Wenn die Atmung in der akuten Phase erschwert und der Patient zyanotisch ist, sollte Sauerstoff über eine Sauerstoffmaske verabreicht werden (Abb. 6.6). Ängstliche Patienten müssen beruhigt und auf die Verwendung der Maske vorbereitet werden.
- Insbesondere bei älteren Menschen ist Krankengymnastik von großem Nutzen. Sie hilft dem Patienten, Sputum abzuhusten, die Beine zu bewegen und so die Entwicklung einer tiefen Beinvenenthrombose zu verhindern (Abb. 6.7).

- **Antibiotikatherapie**

Die meisten Patienten sprechen rasch auf eine Behandlung mit geeigneten Antibiotika an. Die Temperatur fällt nach einigen Tagen, die Atmung wird leichter und beim Husten wird eitriges Sputum entleert.

Bei der **Pneumokokkenpneumonie** wirkt Penicillin. Es sollte durch Injektionen verabreicht werden. In weniger schweren Fällen können Ampicillin oder Amoxycillin in Kapselform peroral verschrieben werden.

In der Mehrzahl der Fälle ist der **Erreger nicht bekannt**. Hier beginnt man mit einer

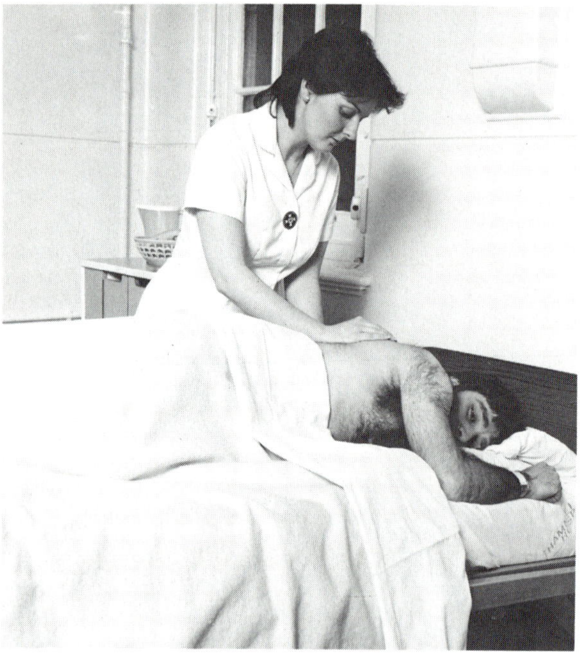

Abb. 6.7 Krankengymnastik zur Unterstützung des Abhustens

Antibiotika-Kombination, um die Erreger, die am wahrscheinlichsten für die Krankheit erscheinen, zu bekämpfen. Oft wird z. B. Ampicillin mit Erythromycin kombiniert.

Eine **Klebsiellenpneumonie** führt häufig zu einer Abszeßbildung in der Lunge. Sie spricht meist nicht auf Penicillin, sondern auf Gentamicin oder Cotrimoxazol an.

Eine **Staphylokokkenpneumonie** entsteht manchmal nach einer Staphylokokkeninfektion, z. B. einem Karbunkel oder einer Osteomyelitis. Sie ist in der Regel penicillinresistent. Die Wahl des Antibiotikums wird nach der Empfindlichkeit der Bakterien gegenüber verschiedenen Antibiotika in Blutkulturen getroffen.

Obgleich **Virusinfektionen** nicht auf Antibiotika ansprechen, werden sie häufig dennoch damit behandelt, z. T. weil die Diagnose zweifelhaft sein kann und z. T., weil sich bakterielle Infektionen auf Viruspneumonien aufpfropfen können.

Die **Mykoplasmen-Pneumonie** verläuft meist sehr langsam, auch wenn sie behandelt wird. Ein Husten und Verschattungen im Röntgenbild können mehrere Wochen lang bestehen bleiben, bis die Heilung erfolgt. Mykoplasma-Infektionen sprechen in der Regel auf Erythromycin oder Tetracycline an.

Patienten, bei denen nicht wie erwartet eine Besserung eintritt, brauchen oft ein anderes Antibiotikum, weil die Erreger gegenüber der verwendeten Substanz resistent sind.

Weitere mögliche Komplikationen einer Pneumonie sind:

1. Die Bildung eines **Pleuraempyems**, d. h. eines eitrigen Ergusses in der Pleurahöhle.
2. Als Grunderkrankung kann ein Bronchialkarzinom oder eine Lungentuberkulose zugrunde liegen.

6.10.2 Im Krankenhaus erworbene Pneumonie

Diese Pneumonien treten meist zwei oder mehr Tage nach einer Krankenhausaufnahme auf und sind sehr ernst. Aus folgenden Gründen ist es oft schwierig, die Diagnose zu stellen und die Behandlung durchzuführen:

1. Die Patienten sind häufig durch andere Krankheiten geschwächt (z. B. eine chronische Lungenerkrankung, ein Schlaganfall, Diabetes mellitus). Eine Aspiration von Mageninhalt

kann eine zusätzliche Entzündung der Lunge verursachen.

2. Viele Patienten sind frisch operiert.
3. Die weit verbreitete Anwendung von Antibiotika in Krankenhäusern bedeutet, daß die dort vorhandenen **„Hospitalismuskeime“** häufig gegenüber den üblichen Antibiotika resistent sind.

Die Diagnose ist oft schwierig, da der Patient u. U. nicht über die typischen Symptome klagt und manchmal nicht einmal Fieber entwickelt. Geistige Verwirrung kann der einzige Hinweis auf die Erkrankung sein. Blut- und Sputumkulturen werden routinemäßig abgenommen, liefern jedoch nur in 25 % der Fälle eine definitive Diagnose. Eine Legionellen-Infektion sollte in Betracht gezogen werden. Sie läßt sich durch spezifische Antikörper im Blut nachweisen.

Therapie/Pflege

- Die Behandlung einer durch Hospitalismuskeime entstandenen Pneumonie besteht aus hohen Dosen eines Breitspektrum-Antibiotikums, die intravenös verabreicht werden.
- Außerdem sind alle oben beschriebenen Maßnahmen notwendig.
- Wenn eine respiratorische Insuffizienz auftritt, muß der Patient auf die Intensivstation verlegt werden.

6.10.3 Pneumonien bei immunsupprimierten Patienten

Das Immunsystem dieser Patienten ist beeinträchtigt, entweder als Folge einer Strahlen- bzw. Chemotherapie (z. B. bei bösartigen Tumoren oder nach Transplantationen) oder aufgrund der Krankheit AIDS (acquired immune deficiency syndrome).

Bei einem geschädigten Immunsystem werden die Lungen häufig durch ungewöhnliche oder normalerweise harmlose (opportunistische) Erreger befallen. Es kann sich um Bakterien, Viren oder Pilze handeln.

Die häufigsten Erreger sind:

1. **Pneumocystis carinii**. Dieser Erreger führt bei AIDS-Kranken besonders häufig zu einer

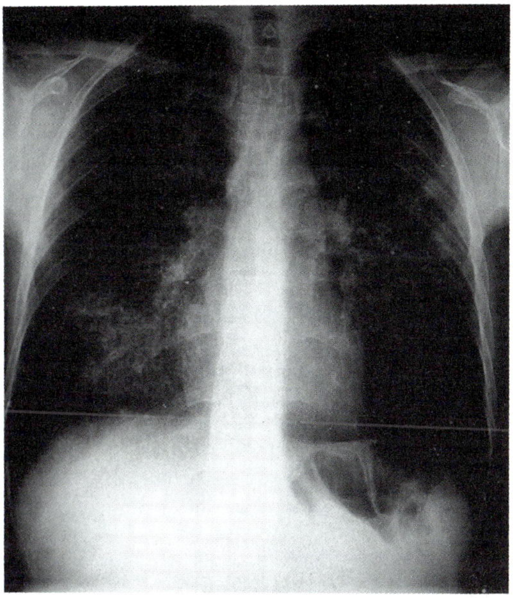

Abb. 6.8 Thoraxaufnahme eines HIV-positiven Patienten mit einer Pneumocystis carinii-Pneumonie. Diffuse Schatten auf beiden Lungen, wie sie hier dargestellt sind, kommen bei dieser Krankheit häufig vor. Die Thoraxaufnahme kann aber auch völlig normal sein. (Mit freundlicher Genehmigung von Dr. Walter Curate, Radiologe am Hammersmith Hospital)

Pneumonie. Typischerweise besteht ein trockener Husten und Dyspnoe. Fieber tritt oft auf. Die Patienten können andere Symptome einer HIV-Infektion wie Gewichtsverlust, Müdigkeit und einen oralen Soor (Candida) zeigen. Die Verdachtsdiagnose wird oft durch eine Röntgenaufnahme gestellt (Abb. 6.8), sie kann durch die Sputumuntersuchung oder die bronchoalveoläre Lavage gesichert werden. Die meisten Fälle sprechen gut auf Cotrimoxazol an.

2. **Zytomegalievirus** (CMV). Dieses Virus verursacht häufig Pneumonien nach einer Transplantation, selten jedoch bei AIDS-Patienten (obgleich eine generalisierte CMV-Infektion bei AIDS häufiger vorkommt.) Die Patienten entwickeln Beschwerden wie Fieber, einen trockenen Husten und Muskel- und Gelenkschmerzen. Die Behandlung wird mit dem Virostatikum Ganciclovir durchgeführt.
3. **Aspergillus**. Diese Pilzinfektion tritt besonders häufig bei Patienten auf, die wegen einer akuten Leukämie behandelt werden. Es han-

delt sich um eine schwere Infektion mit einer hohen Sterblichkeitsrate. Die Behandlung wird mit Amphotericin B durchgeführt.

4. **Candida**. Der Erreger des Mundsoors und des vaginalen Soors kann sich bei immunsupprimierten Patienten auch in die Lungen ausbreiten. Andere Infektionsquellen sind die Haut und Kanülen. Die Behandlung dieser schweren Infektion wird mit Amphotericin B durchgeführt.
5. Die **Tuberkulose** und die typischen **bakteriellen Pneumonien** sind bei immunsupprimierten Patienten ebenfalls häufig und sollten deshalb immer in Betracht gezogen werden.

6.11 Bronchiektasen

Bronchiektasen sind dauerhaft erweiterte Bronchien.

Sie infizieren sich und bilden sackähnliche Gebilde, in denen sich eitriger Schleim ansammelt. Die Ursache ist unbekannt. Vorausgehen kann eine Pneumonie oder ein Keuchhusten in der Kindheit. Andere Ursachen für Bronchiektasen sind

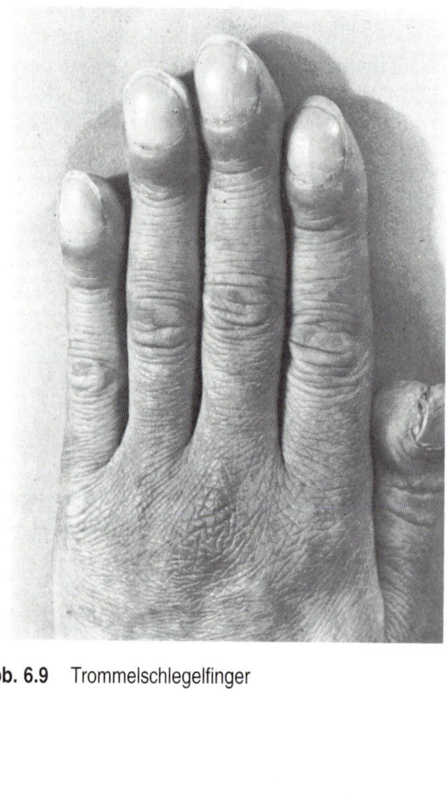

Abb. 6.9 Trommelschlegelfinger

vererbbare Erkrankungen, insbesondere die Mukoviszidose.

Symptome

Die Hauptmerkmale der Bronchiektasen sind ein Husten und der Auswurf von großen Mengen eines eitrigen Sputums. Der Husten tritt häufig anfallsartig auf und ist am frühen Morgen am schlimmsten.

Hämoptysen, Atemnot und ein Gewichtsverlust sind möglich. Bei langdauernden Infektionen können sich Trommelschlegelfinger entwickeln (Abb. 6.9).

Diagnostik

Im Frühstadium kann die Diagnose durch die Computertomographie oder die Kernspintomographie bestätigt werden. Die beste Methode ist jedoch nach wie vor die **Bronchographie**, eine Lungenaufnahme nach vorheriger Einführung eines Kontrastmittels in die Bronchien. Wenn die Bronchien überdurchschnittlich erweitert sind, ist die Diagnose Bronchiektasen bestätigt. In den fortgeschritteneren Fällen kann die Diagnose in der Regel aufgrund der typischen Symptome, insbesondere des chronischen Hustens, der reichlichen Sputumproduktion und der Trommelschlegelfinger, gestellt werden.

Komplikationen

Bronchopneumonie: Dies ist die häufigste Komplikation. In der Regel gibt es viele Rezidive (Rückfälle).

Hirnabszeß: Septische Emboli können von den Lungen in Hirnarterien gelangen und dort einen Abszeß verursachen.

Therapie/Pflege

- Verschiedene Zyklen von **Antibiotika**, wie Ampicillin, verhindern, daß das Sputum zu reichhaltig und eitrig wird.
- **Lagerungsdrainagen** sorgen dafür, daß sich das Sputum nicht in den erweiterten Bronchien ansammelt. Wenn z. B. die unteren Lungenanteile befallen sind, wird der Patient in eine Kopftieflage gebracht, damit er das eitrige Sputum besser abhusten kann. Dazu kann das Fußende des Bettes angehoben werden, während der Patient flach im Bett liegt. Der Patient kann sich auch mit dem Oberkörper nach

vorne über die Bettkante neigen. Es gibt auch Spezialbetten, die eine leichtere Lagerung des Patienten erlauben.

- Der Krankengymnast kann den Patienten und ihren Familien diese Techniken beibringen.
- Wenn sich bei der Bronchographie herausstellt, daß nur ein Lungensegment befallen ist, und wenn die Erkrankung trotz Lagerungsdrainagen Beschwerden bereitet (insbesondere wenn Hämoptysen auftreten), kann die **operative Entfernung** des betroffenen Lungensegments durchgeführt werden.

6.12 Lungenabszeß

Ein Lungenabszeß ist selten. Er kann auf folgende Ursachen zurückzuführen sein:

1. eine Fremdkörperaspiration in die Lungen;
2. eine Inhalation von septischem Material aus dem Nasen-Rachen-Raum nach Operationen in diesem Bereich.

Symptome

Es bestehen Infektionszeichen mit Temperaturschwankungen, Schweißausbrüchen und einem verschlechterten Allgemeinzustand. Begleitend findet man in der Regel einen anhaltenden Husten und den Auswurf von Sputum, das charakteristischerweise faulig, reichhaltig und manchmal blutig sein kann. Bei einem chronischen Lungenabszeß treten die Symptome von Bronchiektasen mit Trommelschlegelfingern auf.

Diagnostik

Wenn sich nach der Aspiration (Einatmung) eines Fremdkörpers oder nach einer Nasen-Rachen-Operation ein anhaltender Husten und ein fauliges Sputum entwickeln, müssen immer Röntgenaufnahmen des Thorax angefertigt werden. Hier kann man die Abszeßhöhle sehen (Abb. 6.10).

Therapie

- Fremdkörper sollten bronchoskopisch entfernt werden.

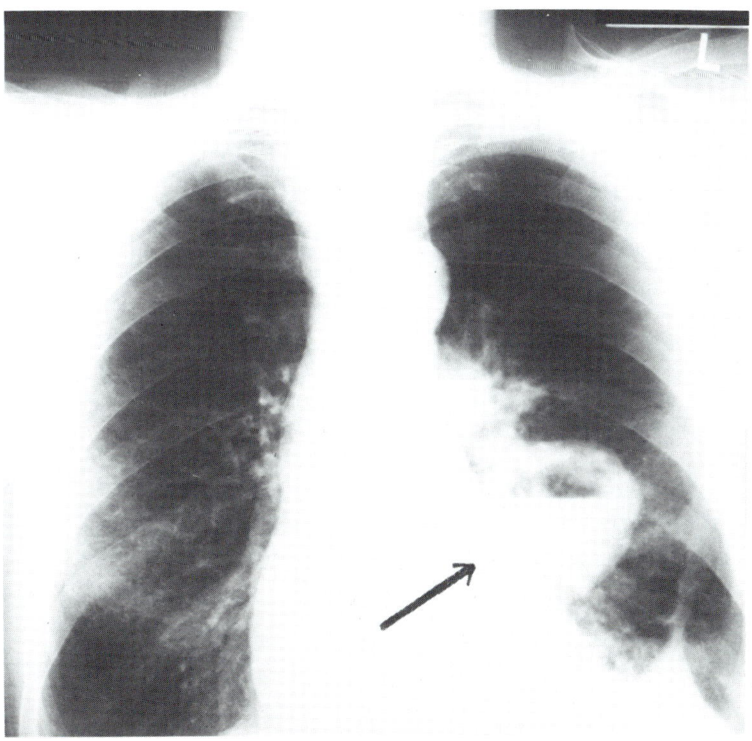

Abb. 6.10 Lungenabszeß

- Zur medikamentösen Behandlung wird in der Regel Penicillin eingesetzt, oft mit sehr gutem Erfolg.
- Lagerungsdrainagen können in chronischen Fällen ebenfalls von Nutzen sein.
- Wenn der Abszeß auf keine der genannten Maßnahmen anspricht, kann ein chirurgischer Eingriff mit Drainage des Lungenabszesses notwendig werden.

6.13 Lungentuberkulose

Die Tuberkulose wird durch eine Infektion mit dem Tuberkelbazillus (Mycobacterium tuberculosis) hervorgerufen.

Man unterscheidet zwei Haupttypen: die menschlichen und die bovinen (vom Rind) Tuberkelbakterien. Die humane Tuberkulose wird von Mensch zu Mensch verbreitet, hauptsächlich durch Tröpfcheninfektion. Die bovine Tuberkulose kommt bei Rindern vor, kann jedoch auf den Menschen durch infizierte Milch übertragen werden (Abb. 6.11).

Die Tuberkulose kann viele Körperteile befallen. Am häufigsten sind die Lungen betroffen. Doch auch die Lymphknoten, die Hirnhäute, die Knochen, die Nieren und die Gelenke können an Tuberkulose erkranken.

Im letzten Jahrhundert war die Tuberkulose eine weitverbreitete Erkrankung und eine der Haupttodesursachen bei Kindern und jungen Erwachsenen. Aus folgenden Gründen ist sie heute in den entwickelten Ländern relativ selten geworden:

1. Die Tuberkulose breitet sich vor allem dort aus, wo es Schmutz, Überbevölkerung und schlechte Ernährung gibt. Bessere sanitäre Verhältnisse und ein höherer Lebensstandard haben dazu beigetragen, die Ausbreitung der Tuberkulose zu hemmen.
2. Früher erkrankten viele Kühe an Tuberkulose. Dies führte zu einer Verunreinigung der Milch mit Tuberkelbakterien. Heute sind in Europa die meisten Herden frei von Tuberkulose. Die Pasteurisierung der Milch (Erhitzung bis zu einer Temperatur, bei der die Bakterien absterben) schafft einen zusätzlichen Schutz.
3. Röntgenaufnahmen der Lunge decken Fälle einer Lungentuberkulose auf. Routinemäßig sollten Thoraxaufnahmen angefertigt werden:
   - bei allen, die an Tuberkulose potentiell erkranken könnten, z. B. Emigranten oder Menschen, die unter schlechten Bedingungen leben;
   - bei Menschen, die häufig in Kontakt mit der Erkrankung kommen, z. B. medizinische Berufe;
   - bei Personen, die die Erkrankung leicht verbreiten könnten, z. B. Lehrer oder Kellner.
4. Die BCG-Impfung schützt vor Tuberkulose.
5. Es gibt heute eine wirksame medikamentöse Therapie für Patienten mit Lungentuberkulose (s. Abb. 6.12).

Pathologie

Der Tuberkelbazillus ist ein säurefestes Stäbchen. Wenn Sputumproben oder anderes Material gefärbt wird, um Bakterien unter dem Mikroskop darzustellen, verlieren die Tuberkelbazillen bei der Zugabe von Säure nicht wie die meisten Bakterien ihre Farbe. Dies wird zur Identifizierung genutzt, da eine Tuberkelbazillenkultur 6 Wochen dauern kann.

- **Tuberkelbildung**

Der Tuberkelbazillus wird so genannt, weil er zur Bildung eines kleinen abgegrenzten rundlichen Knötchens (**Tuberkel**) führt. Der Tuberkel besteht aus einer Ansammlung von kleinen endothelialen Zellen und Lymphozyten um die Bazillen herum. Riesenzellen, die typisch für Tuberkulose sind, treten ebenfalls auf. Die Tuberkel können miteinander verschmelzen und sich so auf ein großes Gebiet ausdehnen. Dieser Prozeß kann in eine Verkäsung und Fibrose übergehen.

- **Verkäsung**

Hiermit bezeichnet man die Auflösung oder Nekrose der Tuberkel zu einer weichen käsigen Masse, die sich verflüssigen kann und dann den tuberkulösen Eiter bildet. Was als nächstes passiert, hängt davon ab, wo der Herd sitzt. Wenn er sich z. B. in der Lunge befindet, kann er sich in einen Bronchus entleeren und dahinter eine Höhle (Kaverne) bilden. In einem Lymphknoten kann ein geschwüriger Zerfall mit Entleerung des tuberkulösen Eiters entstehen, der einen Fistelgang hinterläßt.

- **Fibrosierung (Vernarbung)**

Narbengewebe kann sich um die Tuberkel bilden. Dieser Prozeß ist ein Versuch des Körpers, die In-

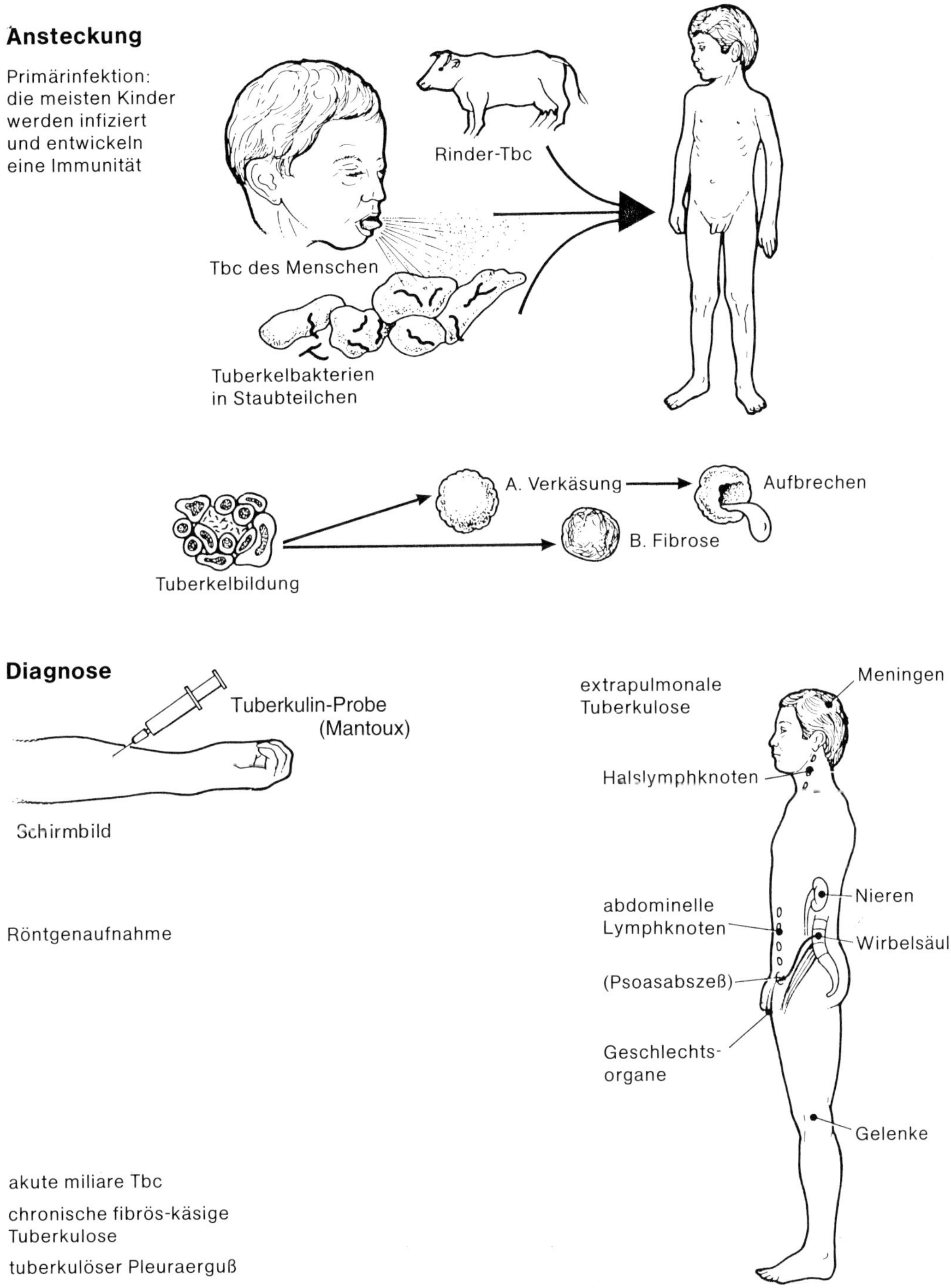

Abb. 6.11 Ausbreitung der Tuberkulose

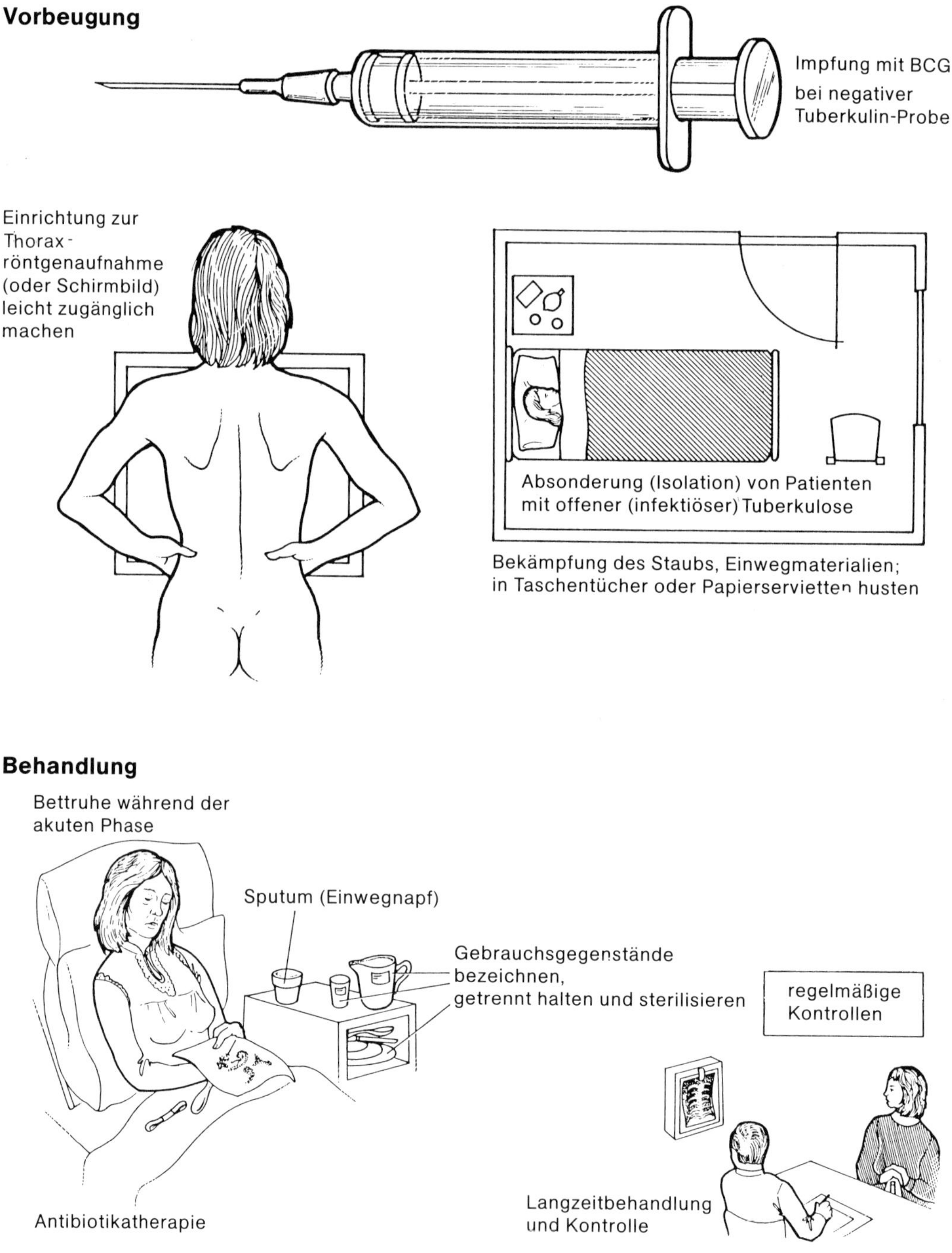

Abb. 6.12 Vorbeugung und Behandlung der Tuberkulose

fektion einzugrenzen und den Krankheitsherd durch die Bildung von Narbengewebe zu heilen.

Meistens kommen Verkäsung und Narbenbildung gleichzeitig vor. Eine ausgeprägte Verkäsung und eine leichte Fibrose sind Hinweise auf eine schwere Infektion mit nur wenig Heilungstendenzen von seiten des Körpers. Auf der anderen Seite bedeutet eine ausgedehnte Fibrose, daß die Erkrankung entweder beendet oder begrenzt ist. Manchmal sieht man Kalziumablagerungen in der verkäsenden Masse. Diese sind ebenfalls ein Zeichen für eine Beendigung oder Heilung der Erkrankung.

Die **häufigste Eintrittspforte** für Tuberkelbazillen ist die Inhalation. Die Infektion kann durch die Einatmung von bazillenhaltigem Staub oder durch direkte Tröpfcheninfektion entstehen. Die Atmungsorgane können in unterschiedlicher Weise befallen sein:

1. **Lungentuberkulose**. Besonders häufig sind die oberen Lungenlappen befallen. Eine Ausbreitung der Erkrankung auf andere Lungenbereiche kann folgen. Es kann auch zur Verkäsung und zur Bildung von Kavernen kommen.
2. Eine Infektion der Pleura führt zu einer **Pleuritis** mit Pleuraerguß.
3. **Miliartuberkulose**: Wenn die Bakterien in den Blutstrom gelangen, treten überall in den Lungen und in vielen weiteren Organen, insbesondere in der Leber, kleine Tuberkel auf.

Primärtuberkulose

Viele Kinder oder junge Erwachsene infizieren sich mit Tuberkelbazillen, ohne daß sich klinische Symptome entwickeln. Normalerweise ist nur eine kleine Region der Lunge oder der Pleura erkrankt. Die Hiluslymphknoten sind vergrößert. In den meisten Fällen heilen die Herde komplikationslos ab, häufig treten dabei Verkalkungen auf. Es kommt deshalb nicht selten vor, daß man auf routinemäßigen Röntgenaufnahmen des Thorax bei gesunden Menschen zum ersten Mal Hinweise auf eine abgeheilte Tuberkulose in Form eines verkalkten Herdes findet.

Der Nachweis, daß eine Primärinfektion mit Tuberkulose stattgefunden hat, gelingt auch mit dem **Tuberkulintest** (Mantoux-Reaktion). Das Tuberkulin ist ein gereinigtes Protein, das aus Tuberkelbazillen gewonnen wurde und in verschiedenen Stärken erhältlich ist. Tuberkulin wird intrakutan injiziert, wobei man mit einer niedrigen Stärke beginnt. Bei Patienten, die eine Tuberkuloseinfektion durchgemacht haben, erscheint an der Injektionsstelle ein rotes Knötchen: Diese Menschen nennt man tuberkulinpositiv. Diejenigen, die nicht reagieren, sind tuberkulin-negativ. In einem ähnlichen Test wird das Tuberkulin auf die Haut aufgetragen und dann mit einem Gerät mit 6 Nadeln in die Haut eingestanzt.

Tuberkulintests bei 13jährigen Schulkindern in Großbritannien zeigten, daß etwa einer von zehn tuberkulin-positiv ist. Wenn man im Röntgenbild eine Lungenbeteiligung feststellt, kann eine medikamentöse Tuberkulose-Behandlung notwendig werden.

BCG-Impfung

Der BCG (**B**acillus **C**almette **G**uérin) ist ein harmloses abgeschwächtes Mykobakterium, das dem Tuberkelbazillus ähnelt. Bei der BCG-Impfung wird die Antikörperbildung angeregt, so daß ein Schutz vor Tuberkulose für mindestens 15 Jahre entsteht. In der Säuglingszeit wird sie bei Bevölkerungsgruppen mit einem hohen Tuberkuloserisiko verabreicht. Später können sich Personen, die tuberkulin-negativ sind und einem erhöhten Risiko ausgesetzt sind, z. B. Krankenschwestern und Ärzte, die in Lungenkliniken arbeiten, impfen lassen.

Postprimäre Tuberkulose

Hierbei handelt es sich um eine **fortschreitende Tuberkulose der Lungen**, die manchmal Jahre nach der Primärinfektion auftritt und meist durch eine Reaktivierung alter Herde entsteht. Sie kann sich auf verschiedene Weise äußern:

1. Die Patienten können die klinischen Merkmale einer Allgemeinerkrankung mit Gewichtsverlust, Appetitlosigkeit, Verschlechterung des Allgemeinbefindens, geringen Temperaturerhöhungen, Nachtschweiß und Müdigkeit aufweisen.
2. Ein hartnäckiger Husten, der häufig auf das Rauchen geschoben wird, kann das erste Symptom einer Lungentuberkulose sein.
3. Hämoptyse. Man beobachtet sowohl blutig gefärbtes Sputum als auch das plötzliche Abhusten von hellrotem Blut. Wenn in einer Kaverne eine Arterie „angefressen“ wird, können die Hämoptysen massiv und wiederholt auftreten.

4. Patienten mit einer Pneumonie, die auf eine Antibiotikabehandlung nicht richtig ansprechen, können eine chronische Lungentuberkulose als Grunderkrankung haben.
5. Röntgenaufnahmen des Thorax zeigen manchmal eine nicht erwartete Lungentuberkulose. Deshalb sollte eine Thoraxaufnahme bei jedem Patienten durchgeführt werden, der ohne ersichtlichen Grund Gewicht verloren hat oder eine Verschlechterung seines Allgemeinzustandes zeigt.

Pleuraerguß

Ein tuberkulöser Pleuraerguß entsteht in der Regel nach einem Primärinfekt bei jungen Leuten. Die Frühsymptome sind

1. Brustschmerzen, die sich beim Husten oder bei tiefem Einatmen verschlechtern;
2. eine Verschlechterung des Allgemeinzustandes und eine erhöhte Temperatur;
3. zunehmende Atemnot.

Miliartuberkulose

Die Miliartuberkulose ist die Folge einer Aussaat von Tuberkelbakterien mit dem Blutstrom, die zum Auftreten von Tuberkeln in vielen Organen führt.

Die Miliartuberkulose beginnt meistens heimtükkisch mit Mattigkeit, Fieberschüben, Schweißausbrüchen und Gewichtsverlust. Wenn die Hirnhäute betroffen sind (tuberkulöse Meningitis), können Kopfschmerzen und Schläfrigkeit auftreten.

Diagnostik

Die Diagnose wird anhand der **Thoraxaufnahmen** vermutet, kann jedoch nur durch den Nachweis säurefester Bazillen im Sputum bestätigt werden. Die Patienten müssen aufgefordert werden, ihr Sputum in ein Einmalgefäß auszuhusten. Dieses wird ins Labor gesandt, wo eine Spezialfärbung (**Ziel-Neelsen-Technik**) für die mikroskopische Untersuchung angefertigt wird.

Kulturen zum Nachweis der Bakterien werden aus dem Sputum hergestellt.

Wenn die Sputumgewinnung nicht möglich ist, weil der Patient das Sputum verschluckt, sollte eine Magensondierung durchgeführt werden, am besten am frühen Morgen. Ein Magenschlauch wird durch die Nase oder durch den Mund in den Magen geschoben, 10 ml Salzlösung werden mit einer Spritze in den Schlauch injiziert und dann die gesamte Magenflüssigkeit abgesogen und zum Labor zur Untersuchung gesandt.

Zur Untersuchung eines **Pleuraergusses** führt man eine Pleurapunktion durch. Dazu kann man z. B. eine Spritze mit einem Zweiwege-Hahn verwenden. Die eine Richtung erlaubt, Flüssigkeit aus dem Thorax in die Spritze zu saugen, über den zweiten Weg kann diese Flüssigkeit in eine Flasche abgegeben werden. Die gewonnene Flüssigkeit wird zur Untersuchung auf Leukozyten ins Labor geschickt (bei der Tuberkulose findet man hauptsächlich Lymphozyten). Außerdem werden Kulturen zur Identifizierung des Tuberkelbazillus angelegt.

Eine **Pleurabiopsie** erhält man durch das Einführen einer Spezialnadel in den Thoraxraum, die ein kleines Stück Pleura beim Zurückziehen mitnimmt. Die Biopsie wird unter dem Mikroskop untersucht. Sie kann die für eine tuberkulöse Infektion charakteristischen Entzündungszellen zeigen.

Der **Tuberkulintest** kann zur Bestätigung eingesetzt werden. Im Falle einer aktiven Tuberkulose ist er stark positiv. Wenn der Test negativ ist, ist die Tuberkulose unwahrscheinlich.

Therapie

Die Lungentuberkulose wird heute erfolgreich durch Medikamente geheilt (s. auch Abb. 6.12).

- Eine **stationäre Behandlung** erfolgt in der Regel nur in der Anfangsphase, um sicherzugehen, daß die Patienten die Behandlungsprinzipien verstehen und wissen, wie und wann sie die entsprechenden Medikamente einnehmen müssen. Zu einer Krankenhausbehandlung wird auch in folgenden Fällen geraten:
  - bei allen Patienten mit einer Miliartuberkulose oder einem Pleuraerguß, bis zur völligen Erholung;
  - bei sehr kranken, schlecht ernährten oder älteren Patienten, die Ruhe und Pflege brauchen;
  - bei Patienten mit infiziertem Sputum, insbesondere wenn sie Kinder zu Hause haben;
  - bei unkooperativen Patienten aus schlechten sozialen Verhältnissen, die z.B. in einem Heim leben oder eine Alkoholanamnese haben;
  - bei Patienten, die die medikamentöse Behandlung schlecht vertragen und Nebenwirkungen entwickelt haben.

Medikamentöse Therapie (Tuberkulostatika)

Da der Tuberkelbazillus Resistenzen gegen die meisten Tuberkulostatika entwickelt hat, wenn sie allein verabreicht werden, müssen **mindestens zwei Medikamente zusammen** verschrieben werden. Zu Beginn der Behandlung wird sogar eine Dreifach- oder Vierfachkombination empfohlen. Fünf Medikamente werden häufig eingesetzt:

- **Isoniazid**. Dieses Medikament ist sicher, wirksam und preisgünstig. Es zeigt selten toxische Nebenwirkungen. Leider sind einige Tuberkelbazillen dagegen resistent geworden. Isoniazid wird meist in einer einzigen Dosis von 300 mg pro Tag verabreicht.
- **Rifampicin**. Dieses Antibiotikum wirkt auf den Tuberkelbazillus bakterizid, hat jedoch auch toxische Wirkungen auf die Leber. Wenn es allein verabreicht wird, kann es nach einiger Zeit seine Wirkung verlieren, weil die Bazillen resistent geworden sind. Rifampicin ist relativ teuer. Es sollte als Einzeldosis von 450 mg jeden Morgen auf nüchternen Magen eingenommen werden.
- **Ethambutol** wird gewöhnlich mit den beiden erstgenannten Medikamenten kombiniert und zur Erstbehandlung eingesetzt. Eine einmalige Dosis am Morgen von 800 mg jeden Morgen ist ausreichend.
- **Streptomycin** muß intramuskulär injiziert werden. Es kann den Nervus vestibularis schädigen und so bei einer Überdosierung Schwindel und Schwerhörigkeit auslösen.
- **Pyrazinamid**. Dieses Medikament hat es ermöglicht, daß die gesamte Behandlungszeit von den üblichen 9 Monaten auf 6 Monate reduziert werden kann. Zu seinen Nebenwirkungen gehören eine Leberschädigung und Ausschläge.

Die Grundprinzipien der Behandlung sind:

1. Die Art der Erkrankung muß dem Patienten genau erklärt werden, um seinen Willen zur Mitarbeit zu stärken. Eine erfolgreiche Behandlung hängt davon ab, daß der Patient die Medikamente regelmäßig einnimmt und sich auch immer wieder in einer Lungenklinik zur Kontrolle und Beratung vorstellt.
2. Die Behandlung beginnt mit vier Medikamenten, meist Isoniazid, Rifampicin, Pyrazinamid und Ethambutol, die alle am Morgen als Einzeldosis für zwei Monate eingenommen werden.
3. Die Behandlung wird dann für weitere vier Monate mit zwei Medikamenten (z. B. Isoniazid und Rifampicin) weitergeführt. Insgesamt dauert die medikamentöse Therapie also sechs Monate.
4. Eine Langzeitkontrolle, z. B. jährlich, wird von den Lungenkliniken oft empfohlen, um sicherzugehen, daß kein Rezidiv auftritt.

Soziale Aspekte

Die Tuberkulose ist eine meldepflichtige Erkrankung.

Die Meldung an eine Gesundheitsbehörde hat folgende Konsequenzen:

- Alle Personen, die mit dem Patienten zu Hause und an seiner Arbeitsstelle Kontakt hatten, werden untersucht. Dabei sind ein Tuberkulintest und eine Lungenaufnahme erforderlich.
- Ein Sozialarbeiter oder ein Mitarbeiter einer Sozialstation kann eingeschaltet werden, um festzustellen, ob der Patient zu Hause Hilfe benötigt.
- Die Wohn- und Sanitärverhältnisse des Patienten werden geprüft.
- U. U. muß dem Patienten dabei geholfen werden, eine passendere Arbeit zu finden.

6.14 Erkrankungen der Pleura

Die Pleura besteht aus zwei membranartigen Häuten. Die eine bedeckt die Lungen (Pleura visceralis), die andere die Thoraxwand und das Zwerchfell (Pleura parietalis).

Normalerweise liegen die viszerale und parietale Pleura dicht aneinander. Zwischen ihnen ist eine dünne Schicht seröser Flüssigkeit. Wenn sich der Thorax bei der Atmung bewegt, verhindert die Pleuraflüssigkeit eine Reibung zwischen den beiden Pleurablättern.

6.14.1 Pleuritis

Die Entzündung der Pleura (Pleuritis) kann zu einer erhöhten Reibung oder zu Verwachsungen zwischen den beiden Schichten führen. Sie entsteht durch eine bakterielle oder virale Infektion. Eine Pleuritis kann primär entstehen, in den meisten Fällen tritt sie jedoch im Rahmen einer Pneumonie oder einer Lungentuberkulose auf.

Symptome

1. Die Erkrankung beginnt häufig plötzlich mit erhöhten Temperaturen, Kopfschmerzen und Krankheitsgefühl.
2. Die Atmung ist schnell und oberflächlich, weil eine tiefe Einatmung aufgrund der entzündeten Pleura starke Brustschmerzen verursacht. Der Patient kann sich elend fühlen und bei jedem Atemzug stöhnen.
3. Husten verursacht Schmerzen, deshalb ist er meist kurz und bellend. Die Diagnose kann bestätigt werden, wenn man bei der Auskultation mit dem Stethoskop ein Pleurareiben hört. Dies ist ein kratzendes Geräusch über dem Thorax, das durch Reibung zwischen den entzündeten Pleurablättern hervorgerufen wird.

Therapie/Pflege

Die Behandlung hängt von der Ursache der Pleuritis ab.

- Bei bakteriellen Entzündungen werden Antibiotika verschrieben.
- Schmerzmittel können notwendig werden. Nicht-steroidale leichte Analgetika in Kombination mit Codein sind oft hilfreich. Wenn die Schmerzen stark sind, sollten z. B. Pethidin (Dolantin) oder Morphiumderivate verabreicht werden, obgleich diese die Gefahr einer Atemdepression beinhalten.
- Manchmal bringt die Anwendung von Wärme, z. B. in Form einer Wärmflasche oder einer elektrischen Heizdecke, die auf die Brust gelegt wird, Erleichterung.

6.14.2 Pleuraerguß

Gelegentlich führt die Pleuritis zu einer beträchtlichen Ansammlung von Flüssigkeit zwischen den beiden Pleurablättern. Dieser Pleuraerguß kann so groß sein, daß die Entfaltung der Lunge behindert und die Atmung erschwert wird. Dies ist besonders dann der Fall, wenn die Pleuritis als Begleiterkrankung einer Pneumonie oder einer Lungentuberkulose auftritt (s. S. 136).

Ein Bronchialkarzinom kann in die Pleura einwachsen und einen Pleuraerguß verursachen, der häufig blutig ist. Ein Pleuraerguß kann auch Teil einer allgemeinen Flüssigkeitsretention als Folge einer chronischen Nephritis, einer Leberzirrhose oder einer Herzinsuffizienz sein. In diesen Fällen können auch Beinödeme und ein Aszites vorhanden sein.

Symptome

Ein Pleuraerguß verursacht in der Regel Atemnot bei Anstrengung und ist meist die Folge einer Infektion. Deshalb sieht man auch allgemeine Infektionszeichen wie erhöhte Temperatur und schlechter Allgemeinzustand. Bei der Perkussion des Thorax (Beklopfen der Thoraxwand mit dem Finger) hört man statt des normalen Lungenschalls eine Dämpfung. Die Röntgenaufnahme des Thorax zeigt die Flüssigkeitsansammlung.

Wenn die Ursache des Ergusses unklar ist, sollte eine **Pleurapunktion** mit Aspiration durchgeführt werden. Dazu wird eine spezielle Nadel durch die Brustwand eingeführt. Ein Teil der Flüssigkeit wird abgesogen und zur Untersuchung und Kultur ins Labor geschickt.

Therapie

- Um die Atemnot zu verbessern, können wiederholte Pleurapunktionen notwendig werden.
- Bei wiederholtem Pleuraerguß aufgrund eines Tumors können Substanzen wie Talcum in den Pleuraraum gespritzt werden, in der Hoffnung, daß die beiden Pleurablätter miteinander verkleben. Dies würde dann eine erneute Ergußbildung verhindern.

6.14.3 Pleuraempyem

Pleuraempyem nennt man eine Ansammlung von Eiter im Pleuraraum.

In den meisten Fällen handelt es sich um einen infizierten, eitrigen Erguß im Rahmen einer Pneumokokken- oder Staphylokokkenpneumonie. Das Empyem entwickelt sich in der Regel ein bis zwei Wochen nach Beginn der Pneumonie bei Patienten, die nicht gut auf die Behandlung ansprechen. Die Temperatur steigt wieder, der Patient wird erneut krank, hat Schweißausbrüche und Atemnot. Eine Röntgenaufnahme bestätigt den Pleuraerguß. Dieser muß punktiert werden und die eitrige Punktionsflüssigkeit zur Untersuchung ins Labor geschickt werden.

Therapie

- **Antibiotika**, in der Regel Penicillin und Flucloxacillin werden oral verabreicht. Zusätzlich können Antibiotika (z. B. Penicillin) direkt in die Pleurahöhle injiziert werden. Es kann notwendig sein, die Pleurapunktionen und Penicillininjektionen mehrere Male zu wiederholen, bevor das Empyem zurückgeht.
- Wenn diese Behandlung unwirksam ist, wird ein chirurgischer Eingriff unumgänglich. Dabei wird ein Rippenstück entfernt, ein großer Thoraxdrain eingeführt und das eitrige Material entleert.

6.15 Pneumothorax

Ein Riß in der Pleura visceralis kann zum Austritt von Luft aus den Alveolen in den Pleuraraum führen. Dies nennt man Pneumothorax.

Manchmal bildet sich ein Ventilmechanismus aus, der Luft in die Pleurahöhle eintreten, jedoch nicht wieder austreten läßt. Wenn der Patient hustet, wird mehr und mehr Luft in den Pleuraraum gepreßt und der Druck steigt an. Diese Form wird als Spannungspneumothorax bezeichnet. Sie kann zu einer gefährlichen Lungenkompression führen.

Ein Pneumothorax kann spontan bei jungen Leuten auftreten, z. B. wenn eine oberflächennahe Alveole platzt und die darüberliegende Pleura visceralis beschädigt. Ein Pneumothorax kann sich auch als Komplikation einer schon bestehenden Lungenerkrankung (z. B. Emphysem, Asthma oder Lungentuberkulose) entwickeln. Außerdem kommt er nicht selten bei Thoraxverletzungen vor.

Symptome

Meist stellt eine leichte Atemnot bei Anstrengungen das einzige Symptom dar. Gelegentlich ist der Beginn durch einen plötzlichen Brustschmerz und eine stetig zunehmende Atemnot gekennzeichnet. Bei einem Spannungspneumothorax kann der Patient eine starke Atemnot entwickeln, zyanotisch und verzweifelt sein.

Die **Diagnose** wird nach der klinischen Untersuchung häufig schon vermutet und durch die Röntgenaufnahme des Thorax bestätigt (Abb. 6.13).

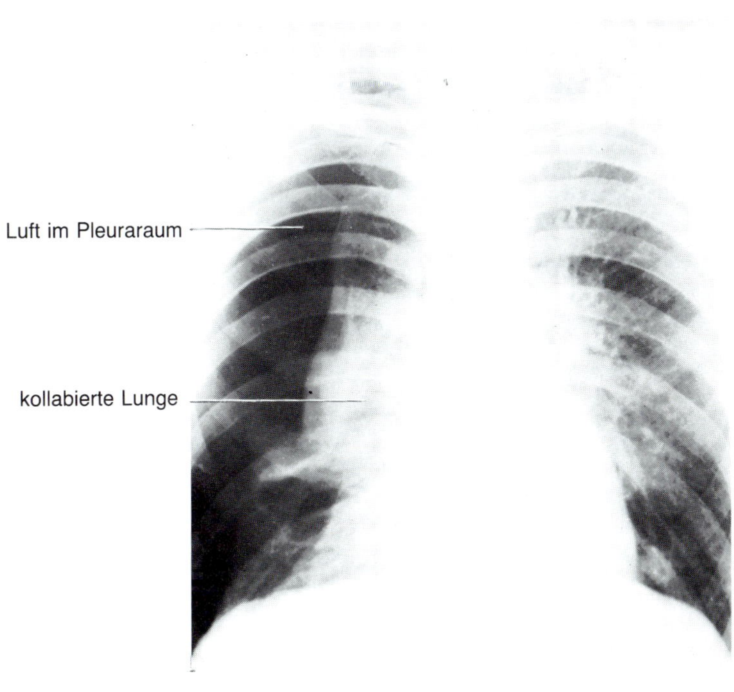

Abb. 6.13 Pneumothorax

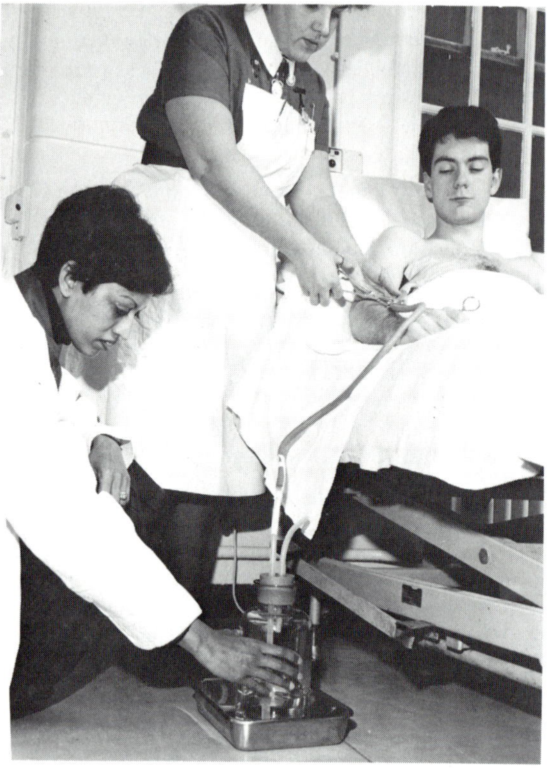

Abb. 6.14 Einlegen eines Katheters zur Behandlung eines Pneumothorax

Letztere zeigt die Luft im Pleuraraum und die Lungenkompression. Durch den Druck der angesammelten Luft können das Herz und das Mediastinum zur Gegenseite verlagert sein.

Therapie

- Der Patient wird am besten zur Beobachtung stationär aufgenommen.
- In leichten Fällen verheilt der Pleurariß von selbst und die Luft wird nach und nach durch die Pleura resorbiert. Die Lunge dehnt sich bald wieder aus, so daß keine weitere Behandlung erforderlich ist.
- In schweren Fällen, insbesondere beim Spannungspneumothorax, muß notfallmäßig eine **Thoraxdrainage (Bülau-Drainage)** in den Pleuraspalt eingelegt werden, um die angesammelte Luft abzulassen und den Druck zu erleichtern (Abb. 6.14). Diese besteht meist aus einer Punktionskanüle und einem Plastikkatheter. Sie wird zwischen den Rippen nach Infiltration mit einem Lokalanästhetikum eingeführt. Das andere Ende des Katheters liegt unter Wasser in einer Flasche, um zu verhindern, daß Luft in den Thoraxraum zurückkehrt. Wenn der Patient hustet, tritt Luft in Form von Blasen in das Wasser aus. Manchmal ist ein leichter Unterdruck hilfreich.

In der Regel bessert sich der Ventilmechanismus nach einigen Tagen. Der Katheter kann herausgezogen werden, die Wunde wird chirurgisch verschlossen.

- In seltenen Fällen ist ein chirurgischer Eingriff nötig, um den Pleurariß zu verschließen.

6.16 Chronisch-obstruktive Lungenerkrankungen

Zu den chronisch-obstruktiven Lungenerkrankungen gehören die chronische Bronchitis, das Lungenemphysem und das Asthma bronchiale. Alle drei führen zu einer Verstopfung (Obstruktion) der Atemwege.

Die chronische Bronchitis und das Lungenemphysem kommen oft zusammen vor. Bei der chronischen Bronchitis besteht eine Schwellung und Verdickung der Bronchienwände, die Obstruktion wird durch dickflüssigen Schleim noch verstärkt. Das Emphysem ist durch eine Erweiterung und Schädigung der Alveolen charakterisiert: Hierdurch entsteht ein Elastizitätsverlust in den Lungen insgesamt.

Die chronische Bronchitis und das Emphysem führen zu einer fortschreitenden Behinderung des Erkrankten, die bis zur Invalidität führen kann.

6.16.1 Chronische Bronchitis

Die chronische Bronchitis ist eine ernste Erkrankung. Sie kommt häufiger bei Männern als bei Frauen vor und wird meist im mittleren Lebensalter diagnostiziert. Die wichtigste Einzelursache ist das Rauchen, obgleich auch eine Luftverschmutzung durch Rauch und Schwefeldioxid oder ein Arbeitsplatz in einer staubbeladenen Umgebung (z. B. Bergarbeiter) zur Entstehung beitragen können.

Symptome

Die chronische Bronchitis beginnt meist schleichend und mit morgendlichem Husten (dem sog. „Raucherhusten"), mit dem Auswurf eines zähflüssigen Sputums und Atemnot bei Anstrengung. Diese Symptome verstärken sich in der Regel in den Wintermonaten, insbesondere nach einer Infektion der oberen Atemwege. Nach und nach tritt der Husten häufiger auf. Das Sputum kann eitrig werden und die Atmung wird erschwert und pfeifend.

Im Lauf der Jahre wird die Erkrankung langsam schlimmer, insbesondere wenn der Patient nicht aufhört zu rauchen. Mit zunehmender Obstruktion der Luftwege wird die Hautfarbe zyanotisch. Die Belastung des rechten Ventrikels des Herzens kann zu einer Rechtsherzinsuffizienz führen, die auch als **Cor pulmonale** bezeichnet wird. Der Patient verspürt dann sogar in Ruhe Atemnot. Das Sputum wird häufiger abgehustet und ist eitrig. Das Gesicht ist bläulich und aufgedunsen. Die Beine weisen Ödeme auf.

Wenn sich eine infektiöse Bronchitis aufpfropft, kommt es zu einer akuten Verschlechterung des Zustandes (Exazerbation), die bis zum Versagen der Atmung (respiratorische Insuffizienz) führen kann. Der Sauerstoffgehalt des Blutes ist dann sehr stark erniedrigt, und es besteht ein bedrohlicher Anstieg des Kohlendioxids. Dadurch wird die Zyanose stärker, und es kommt zu geistiger Verwirrung oder einem Koma. Wenn es nicht gelingt, die Luftwege freizumachen und den Organismus mit Sauerstoff zu versorgen, stirbt der Patient.

Therapie in den Frühstadien

- Der Patient sollte dazu gedrängt werden, das Rauchen völlig aufzugeben. Auch raucherfüllte Räume sollten – wo immer es möglich ist – vermieden werden. Ein Beruf, der mit viel Staubbildung verbunden ist, muß u. U. gewechselt werden.
- **Antibiotika** wie Amoxicillin oder Cotrimoxazol sollten zwei- bis dreimal täglich für 10 Tage verabreicht werden, sobald sich Zeichen einer akuten Infektion der Atemwege zeigen oder wenn das Sputum eitrig wird.
- Wenn eine pfeifende Atmung einsetzt, sind oft **Bronchodilatatoren** hilfreich. Salbutamol ist am wirksamsten. Es wird am besten über ein Inhaliergerät verabreicht. Bronchodilatatoren als Aerosole können bei einer akuten Verschlechterung oder in schweren Fällen zu Hause angewandt werden. Pfeifende Atemgeräusche können auch ein Hinweis auf eine Allergie (s. Asthma) sein.
- In einigen Fällen sind **Steroide** von Nutzen, in der Regel werden sie in Form eines Beclomethason-Aerosols eingesetzt. Bevor man eine Steroidtherapie anfängt, sollte ein Lungenfunktionstest vor und nach einem Therapieversuch durchgeführt werden. Wenn nach der Versuchsperiode keine meßbare Verbesserung der Lungenfunktion eintritt, sollte auf eine Steroidtherapie verzichtet werden.

Therapie im Stadium des Cor pulmonale (Rechtsherzinsuffizienz)

- Die Behandlung muß oft über die Wintermonate aufrechterhalten werden, gelegentlich auch im Sommer. Der Grund hierfür ist, daß die Widerstandskraft des Patienten gegenüber Atemwegserkrankungen zu diesem Zeitpunkt sehr gering ist. Bei erheblich verminderten Atemreserven kann sogar eine kleine Atemwegsinfektion gefährlich werden.
- **Diuretika** helfen dabei, die Ödeme, die durch die Belastung des rechten Herzens entstanden

sind, zu reduzieren (z. B. Bendroflumethiazid oder Furosemid). Sie verbessern die Beinödeme und erleichtern die Atmung.

- Die Zufuhr von **Sauerstoff** erhöht den Sauerstoffgehalt des Blutes und bringt so eine Besserung der Symptome. Bei einem sehr hohen P_{CO_2} kann ein starker Anstieg des Blutsauerstoffes die Atemfunktion unterdrücken und zu einem weiteren CO_2-Anstieg führen. Daher sollte Sauerstoff über eine Venturi-Maske (Abb. 6.6) verabreicht werden, die Sauerstoff in einer Konzentration von 28 % enthält. Die Konzentration von Sauerstoff in der Luft beträgt nur 21 %. Eine Langzeittherapie mit Sauerstoff (mindestens 16 Stunden am Tag) erhöht nachweislich die Überlebensrate von Patienten mit chronisch-obstruktiven Atemwegserkrankungen. Die Sauerstofftherapie kann auch zu Hause durchgeführt werden.

Therapie im Stadium der respiratorischen Insuffizienz (Versagen der Atmung)

Mit zunehmender schwerer Zyanose und Verwirrtheit oder Bewußtlosigkeit ist der Patient akut gefährdet.

- Das erste Wichtige ist jetzt, die Luftwege freizuhalten. Wenn der Patient bei Bewußtsein ist, wird er aufgefordert, das Sputum abzuhusten. Dabei kann Atemgymnastik sehr helfen.
- Wenn dies zu keiner nennenswerten Verbesserung führt, muß ein endotrachealer Tubus in die Trachea eingeführt und ein Beatmungsgerät angeschlossen werden. Hiermit kann der Schleim in den Atemwegen abgesaugt und eine Mischung aus Luft und Sauerstoff durch das Beatmungsgerät in die Lungen geleitet werden. Das Beatmungsgerät arbeitet mit einem intermittierenden (zeitweisen) positiven Druck, der der normalen Atmung vergleichbar ist. Dies nennt man eine **intermittierende Druckbeatmung** (IPPV = intermittend positive pressure ventilation).
- Patienten mit einer respiratorischen Insuffizienz benötigen eine **kontinuierliche Überwachung und Pflege**. Sie werden häufig auf einer Intensivstation behandelt.

Die Prognose der Patienten mit chronisch-obstruktiven Atemwegserkrankungen, die das Stadium der respiratorischen Insuffizienz erreichen, ist häufig sehr schlecht.

6.16.2 Lungenemphysem

Während die Einatmung ein aktiver Prozeß ist, der durch die Kontraktion der Atemmuskulatur zustande kommt, ist die Ausatmung eine passive Bewegung, die sich aus dem elastischen Zurückziehen der Lungen ergibt, wenn sich die Atemmuskulatur entspannt. Beim Lungenemphysem sind die Alveolen erweitert und vergrößert. Die Lungen verlieren ihre Elastizität. Bei der Atmung bewegt sich der Thoraxraum weniger, die Ausatmung ist verlängert und erschwert (Abb. 6.15 a).

Das Emphysem tritt häufig in Verbindung mit der chronischen Bronchitis auf und hat die gleichen Ursachen. Bei einigen Patienten besteht ein Mangel an einem Enzym (Alpha-1-Antitrypsin), das normalerweise die Struktur der Alveolenwände schützt.

Symptome

Das Leitsymptom des Lungenemphysems ist Atemnot.

Die Atemnot wird im Laufe der Jahre immer stärker und kann bis zur Invalidität führen. Husten und Auswurf sind nicht so störend, außer wenn gleichzeitig eine chronische Bronchitis vorhanden ist. Der Thorax bewegt sich bei der Atmung nur wenig. Die Atemfrequenz ist schnell, die Exspiration ist mühsam und verlängert. Häufig ist die Hautfarbe gut, der Patient hat keine Zyanose.

Therapie

Die Therapie ähnelt der der oft gleichzeitig bestehenden chronischen Bronchitis oder deren Komplikationen.

6.16.3 Asthma bronchiale

Asthma bronchiale ist durch Anfälle von Atemnot, die mit Pfeifen und Giemen einhergehen, gekennzeichnet.

Bei der Entstehung eines Asthmaanfalls spielen folgende Faktoren eine Rolle:

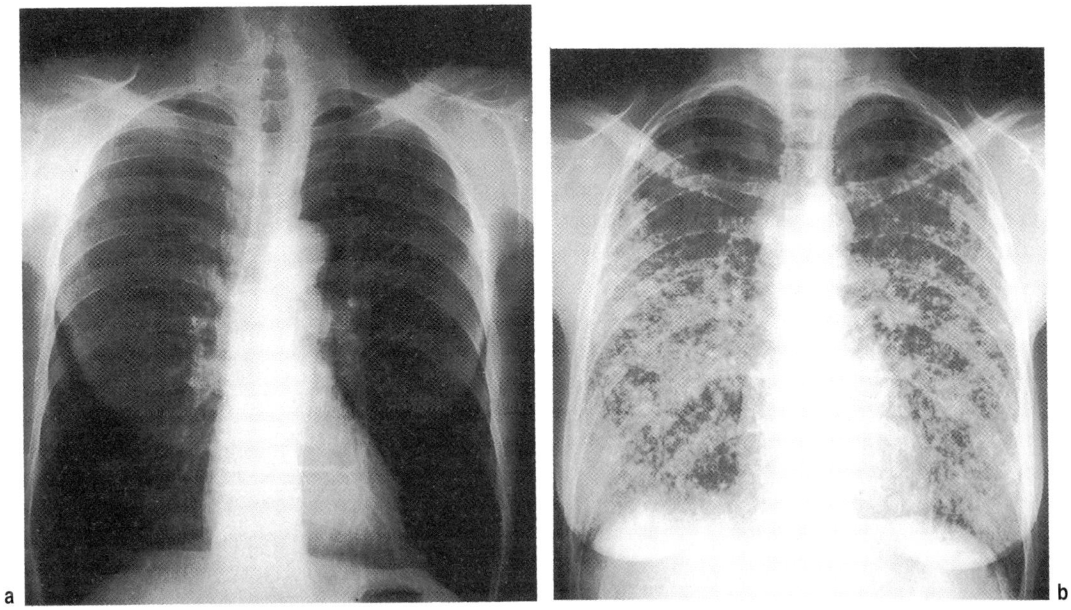

Abb. 6.15 a, b Röntgenaufnahme bei (a) einem Patienten mit obstruktiver Lungenerkrankung und Emphysem. Man achte auf die scheinbar vermehrte Lungengröße aufgrund des erhöhten Luftgehalts, (b) zeigt einen Patienten mit einer restriktiven Lungenerkrankung Sarkoidose. (Mit freundlicher Genehmigung von Dr. Walter Curate, Radiologe am Hammersmith Hospital)

1. Ein Bronchospasmus entsteht durch eine Verkrampfung der Muskeln in den kleineren Bronchiolen.
2. Stauung und Verdickung der Bronchienwände.
3. Ansammlung von Schleim in den kleinen Bronchien.

Ursachen

Es gibt viele Faktoren, die einen Asthmaanfall verursachen oder auslösen können.

- **Erbliche Faktoren**: Besonders in der Kindheit ist Asthma oft mit anderen allergischen Erkrankungen wie Heuschnupfen und Urtikaria kombiniert. Die allergische Veranlagung kommt normalerweise bei mehreren Familienmitgliedern vor, was auf eine übermäßige erbliche Komponente spricht. Allergie bedeutet eine Reaktion auf bestimmte Substanzen in der Umwelt, z. B. Pollen, Pflanzensporen, Schimmelpilze, Tierhaare, milbenhaltigen Hausstaub oder bestimmte Nahrungsmittel. Wenn diese von Allergikern eingeatmet werden, lösen sie einen Spasmus und eine Schwellung der kleinen Bronchien aus.
- **Infektion**: Jede Infektion des oberen Respirationstraktes, selbst eine Erkältung, kann einen Asthmaanfall bei einem Allergiker auslösen.
- **Andere Faktoren**, die die Anfälle begünstigen, sind die plötzliche Einwirkung von kalter Luft, eine übermäßige körperliche Anstrengung, der Verzehr bestimmter Nahrungsmittel wie Schalentiere, Schokolade oder Eier, und die Einnahme bestimmter Medikamente, z. B. Betablocker oder Aspirin.
- **Unbekannte Faktoren.** Asthma kann auch im späteren Leben beginnen. Es wird dann „endogenes Asthma" (intrinsic asthma) genannt. In diesen Fällen scheint keine allergische Veranlagung für die Asthmaanfälle verantwortlich zu sein. Die genaue Ursache kennt man nicht.

Symptome

Ein Asthmaanfall beginnt meistens plötzlich mit einer pfeifenden Atmung und einem Engegefühl in der Brust. Wenn der Anfall leicht ist, kann der Betroffene meist mit seinen Tätigkeiten fortfahren, wenn auch mit gewissen Schwierigkeiten.

Bei einem schweren Anfall muß Ruhe eingehalten werden, wenn keine ärztliche Hilfe erreichbar ist. Die Dauer der Anfälle ist sehr unterschiedlich, in der Regel halten sie einige Stunden an.

Mit zunehmendem Alter werden die Asthmaanfälle im allgemeinen– jedoch nicht immer – seltener. Bei einigen Patienten können sie auch im Erwachsenenalter häufig auftreten, pfeifende Atemgeräusche können bei jeder Exspiration vorhanden sein.

Status asthmaticus

Status asthmaticus nennt man einen schweren Asthmaanfall, der über Stunden oder Tage anhält.

Der Patient wird aufgrund des Schlafmangels und der Atembeschwerden völlig erschöpft und verzweifelt. Häufig ist ein produktiver Husten vorhanden, der zum Auswurf von dickem Schleim führt. Ein Patient, der im Status asthmaticus stationär aufgenommen wird, ist zyanotisch, schwitzt, hat eine schnelle Pulsfrequenz und manchmal einen niedrigen Blutdruck. Dies kann aufgrund des Sauerstoffmangels zu geistiger Verwirrung oder sogar zu einem Koma führen.

Vorbeugung der Asthmaanfälle

- **Aufklärung**: Es ist sehr wichtig, die Patienten über ihre Erkrankung aufzuklären, damit sie die Symptome verstehen und damit umgehen lernen. Die Patienten sollten zu Hause ein Pneumometer mit Höchstwertanzeige haben, um den Krankheitsverlauf beobachten zu können. Außerdem müssen klare Anweisungen gegeben werden, wie sich die Patienten während der Anfälle verhalten sollen und wann eine Klinikeinweisung notwendig ist. Die Patienten müssen die Inhaliertechniken erlernen, dies sollte immer wieder überprüft werden. Für viele Patienten (insbesondere Kinder) stellen die Asthmaanfälle eine starke psychische Belastung dar. Diesen Patienten kann man durch eine ausführliche Aufklärung und genaue Anweisungen viel helfen.
- **Allergie**: Eine sorgfältige Anamnese ist der beste Weg, um herauszufinden, welche Faktoren die Anfälle auslösen und wie man sie konsequent vermeiden kann. Wenn die Anfälle z. B. im Frühjahr oder im Frühsommer auftreten, sind vermutlich Pollen das auslösende Allergen. Wenn die Anfälle in der Nacht oder beim Zubettgehen auftreten, kann Hausstaub oder ein Federkissen verantwortlich sein. Mit Hilfe von Fragebögen sollten Nahrungsmittel, Medikamente, Haustiere und andere mögliche Auslöser besprochen werden.

Hauttests können zur Bestätigung des Verdachts herangezogen werden. Dazu trägt man einen Tropfen einer Lösung, die das vermutete Allergen enthält, auf die Haut auf und ritzt sie leicht an. Innerhalb von 15 Minuten entsteht eine leichte Schwellung, wenn der Patient gegenüber dem jeweiligen Allergen sensibel ist.

Gelegentlich kann ein Asthmakranker die Substanzen, die den Anfall auslösen, vermeiden, z. B. Nahrungsmittel, Medikamente, Hunde oder Katzen. Federkissen können durch andere Materialien ersetzt werden. Das Schlafzimmer sollte durch häufiges Saugen möglichst staubfrei gehalten werden.

- **Infektionen**: Virale Infektionen können ein Asthma begünstigen. Antibiotika sollten für gesicherte Fälle einer bakteriellen Infektion reserviert werden.
- **Rauchen**: Vom Rauchen muß entschieden abgeraten werden.

Therapie des Asthma bronchiale

- **Bronchodilatatoren** (z. B. Salbutamol) sind Medikamente, die die Bronchien bei einem Bronchialspasmus erweitern. Nach einer tiefen Exspiration wird das Aerosol eingeatmet und der Atem für einen Moment angehalten, damit sich das Aerosol gut verteilen kann. Dies führt zu einer schnellen Erleichterung der Atembeschwerden, der Effekt hält jedoch nicht lange an. Die Aerosole können viermal täglich angewendet werden. Es stehen auch Trockenpuderinhalationen, z. B. für ein Nebelzelt, zur Verfügung.
- **Steroidinhalationen** bekämpfen die Stauung in der Bronchialschleimhaut und wirken länger als Bronchodilatatoren. Aerosole mit Beclomethason oder Betamethason wirken nur auf die Bronchien und haben keine allgemeinen Nebenwirkungen wie perorales oder intravenös verabreichtes Kortison (s. S. 339). Steroidinhalationen sind bei einem akuten Anfall nicht wirksam. Ihre Hauptrolle spielen sie bei der Vorbeugung weiterer Anfälle.
- **Chromoglycinsäure** (z. B. Intal®) ist ebenfalls zur Vorbeugung von Anfällen sinnvoll, insbesondere bei Kindern.

- **Theophyllin**: Das hauptsächliche Anwendungsgebiet dieses Medikaments liegt in der Behandlung eines schweren akuten Asthmas. Im Krankenhaus wird es intravenös verabreicht. Bei Patienten mit beunruhigenden nächtlichen Anfällen kann Theophyllin für zu Hause auch als lang wirkende Tabletten verschrieben werden.

Behandlungsprinzipien

1. **Milde Anfälle**: Wenn die Asthmaanfälle nicht häufig vorkommen, reicht die gelegentliche Anwendung eines Bronchodilatators (z. B. Salbutamol).
2. **Mäßig schwere Anfälle**: Wenn die Anfälle häufiger werden und das Inhaliergerät täglich benutzt wird, sollten zusätzlich Steroide oder Cromoglycinsäure verwendet werden. Diese Medikamente wirken allerdings nur, wenn sie regelmäßig (zweimal täglich) verabreicht werden. Es ist sinnvoll, die Steroide nach den Bronchodilatatoren anzuwenden, da hierdurch eine bessere Aufnahme der Steroide gewährleistet ist. Viele Patienten machen sich Sorgen über die möglichen Nebenwirkungen der Steroide. Diese sind jedoch gering, wenn die üblichen Dosen eingehalten werden.
3. **Akute Anfälle**, die nicht auf die Dosieraerosole ansprechen: Hier können hochdosierte Beta-2-Sympathikomimetika (Bronchodilatatoren) über ein Nebelzelt verabreicht werden. Wenn der Patient nicht darauf anspricht, sollte ein kurzer Zyklus mit oralen Steroiden versucht werden.

Wenn diese Maßnahmen nicht wirksam sind, muß der Patient ins Krankenhaus eingewiesen werden.

Therapie/Pflege im Status asthmaticus

Der Status asthmaticus ist ein Notfall und erfordert eine konstante Überwachung des Patienten.

- **Steroide** können lebensrettend sein. Sie sollen dann in ausreichender Dosierung verabreicht werden, wenn klar ist, daß andere zuvor eingesetzte Medikamente ohne Wirkung bleiben. Steroide können als Prednisolon peroral (zuerst 15 mg alle 6 Stunden) verabreicht werden. Bei schwerkranken Patienten wird 100 mg Hydrocortison intravenös gegeben.
- **Bronchodilatatoren** werden mit Hilfe eines Nebelzeltes verabreicht.
- Die intravenöse Therapie kann auch aus Infusionen mit Aminophyllin oder Beta-2-Sympathikomimetika bestehen.
- **Sauerstoff** sollte über einen Nasenkatheter zugeführt werden. Wenn der Patient stark zyanotisch, verwirrt oder komatös ist, können eine Intubation und eine intermittierende Überdruckbeatmung (s. S. 142) notwendig werden. Die beste Kontrolle hierbei stellt die Bestimmung der Blutgase P_{CO_2} und P_{O_2} dar.
- Bei kaum einer Erkrankung ist eine erstklassige Pflege so wichtig wie bei Patienten im Status asthmaticus. Die Betroffenen haben in aller Regel große Angst und sind erschöpft. Durch die Verbreitung von Zuversicht, einer liebevollen Zuwendung und neben einer sorgfältigen körperlichen Pflege können die Pflegenden wesentlich zur baldigen Genesung des Patienten beitragen.
- Der Patient sollte genügend Flüssigkeit und leichte Nahrung zu sich nehmen.

6.17 Interstitielle Lungenerkrankungen

Diese Gruppe umfaßt Erkrankungen, die mit einer Bindegewebsvermehrung (Fibrose) in der Lunge einhergehen.

Hierzu gehören die Sarkoidose (M. Boeck), die Lungenfibrose und die Pneumokoniosen. Die Fibrose der Lungen ist wie in anderen Geweben eine Reaktion auf eine Schädigung, insbesondere auf eine chronische Entzündung. Eine Bindegewebsvermehrung in der Lunge wird bei vielen chronisch-entzündlichen Lungenerkrankungen beobachtet, insbesondere bei der Tuberkulose (fibrös-verkäsender Typus) und bei Bronchiektasen.

6.17.1 Sarkoidose (M. Boeck)

Das von Sarkoidose befallene Gewebe ähnelt unter dem Mikroskop dem der Tuberkulose. Es enthält rundliche Herde (Granulome), in denen jedoch – im Gegensatz zu den Tuberkeln – keine Tuberkelbazillen zu finden sind. Die Ursache ist immer noch unbekannt.

Die Sarkoidose befällt viele Organe und Organsysteme, am häufigsten sind jedoch die Lungen, Lymphdrüsen und die Haut betroffen. Die Sarkoidose ist keine so schwere Krankheit wie die Tuberkulose. Sie kann auch ohne Behandlung eine Besserung zeigen. Der Tuberkulintest ist negativ, außer bei den Patienten, die zusätzlich eine Tuberkulose haben. Die Sarkoidose befällt am häufigsten Erwachsene im Alter zwischen 20 und 40 Jahren.

Symptome

- **Lungen**: Die häufigsten Symptome sind Atemnot und Husten. Die Röntgenbilder zeigen diffuse feinknotige Herde, die an die Miliartuberkulose erinnern (Abb. 6.15 b). Die Erkrankung bessert sich in der Regel nach mehreren Monaten, gelegentlich muß jedoch Kortison (oder ein anderes Steroid) verschrieben werden, wenn die Heilung zu langsam verläuft.
- **Haut**: Rötliche Knötchen können im Gesicht und auf der Brust auftreten. Außerdem ist das Erythema nodosum ein nicht seltenes Symptom der Sarkoidose. Rote schmerzhafte Knoten treten an den Schienbeinen und manchmal an den Unterarmen auf. Sie können einige Wochen bestehen bleiben. Manchmal werden sie von Fieberschüben und einer Verschlechterung des Allgemeinzustandes begleitet.
- **Lymphknoten**: Eine Lymphknotenvergrößerung kann im Halsbereich und im Mediastinum auftreten. Im Gegensatz zur Tuberkulose kommt es nicht zu einer eitrigen Einschmelzung.

Außerdem kann eine Entzündung der Augen (Iritis) und der Speicheldrüsen vorkommen. Wenn die Knochen befallen sind, wird im Urin vermehrt Kalzium ausgeschieden.

Die Krankheit verläuft unterschiedlich. Bei den meisten Patienten kommt es nach vielen Monaten oder sogar Jahren zu einer spontanen Besserung.

Therapie

- In hartnäckigen Fällen helfen Steroide.
- Wenn eine Tuberkulose zusätzlich besteht, muß eine spezifische Behandlung (s. S. 137) durchgeführt werden.

6.17.2 Kryptogene fibrosierende Alveolitis

Die Ursache dieser fibrosierenden Lungenerkrankung ist unbekannt. Manchmal kommt sie zusammen mit Autoimmunerkrankungen vor. Der Patient zeigt typischerweise eine zunehmende Atemnot bei Anstrengungen. Trommelschlegelfinger können sich ausbilden. Die Auskultation des Thorax zeigt in den basalen Lungenanteilen feine Rasselgeräusche. Auf den Röntgenaufnahmen sieht man eine Verschattung der basalen Lungenpartien. Die Diagnose kann durch eine Lungenbiopsie bestätigt werden.

Therapie

Die Behandlung der Erkrankung ist schwierig. Steroide oder zytotoxische Medikamente werden angewendet und zeigen gelegentlich eine Wirkung.

Die Prognose ist jedoch insgesamt schlecht. Die Erkrankung schreitet bis zur Ateminsuffizienz fort. Einige Patienten wurden erfolgreich durch die Transplantation einer Lunge behandelt.

6.17.3 Exogene allergische Alveolitis

Diese Erkrankungen müssen vom Asthma bronchiale abgegrenzt werden. Sie sind die Folge einer allergischen Reaktion in den Alveolen und treten entweder akut oder chronisch auf.

Viele Allergene können verantwortlich sein, die häufigsten sind:

- Pilze in verschimmeltem Heu (Farmerlunge)
- Vögel (Vogelzüchterlunge)
- Pilze in Zellstoff (Zellstoffarbeiter-Lunge)

Bei der **akuten Form** treten typischerweise grippeähnliche Symptome zusammen mit Husten und Atemnot einige Stunden nach dem Kontakt mit dem Allergen auf. In der Regel lassen die Symptome nach einigen Tagen spontan nach. Wenn der Kontakt mit dem Allergen weiterbesteht und wiederholte Anfälle auftreten (die u. U. gar nicht als solche erkannt werden), geht die Erkrankung in eine **chronische Form** über. Die Atemnot verstärkt sich aufgrund einer zunehmenden Lungenfibrose.

Als Diagnostik werden Lungenfunktionstests (die in für restriktive Erkrankungen typischer Art und Weise verändert sind, s. S. 119) und Lungenaufnahmen durchgeführt. Außerdem versucht man, das verursachende Allergen zu identifizieren.

Therapie

- Die Behandlung besteht in erster Linie aus einer Vermeidung des Allergens. Dies kann für den Patienten schwierig sein, wenn der Beruf oder ein besonderes Hobby betroffen ist.
- Kortikosteroide helfen bei der Vorbeugung akuter Anfälle und der Behandlung der chronischen Form.

6.17.4 Pneumokoniosen

Bei einem langdauernden Kontakt mit bestimmten Arten von Staub kann die Lunge durch das ständige Einatmen von feinen Staubpartikeln geschädigt werden. Die Folge ist eine dichte diffuse Fibrose in der gesamten Lunge, die als Pneumokoniose bezeichnet wird.

Das Risiko einer Pneumokoniose ist bei folgenden Berufsgruppen besonders groß:

- Arbeiter in Kohlebergwerken (Anthrakose)
- Steinmetze, Arbeiter in Goldminen und Porzellanfabriken (Silikose)
- Stahlarbeiter, Arbeiter in Zinn-, Blei- und Eisenwerken (Siderose)
- Arbeiter in Asbestfabriken (Asbestose)

Bei all diesen Berufen besteht eine erhöhte Wahrscheinlichkeit, eine Stauberkrankung der Lunge (Staublunge) zu entwickeln. Diese führt zu einer zunehmenden Atemnot mit chronischem Husten und dem Auswurf von Sputum. Die Röntgenaufnahmen der Lungen zeigen ein typisches Bild mit diffusen feinknotigen Herden.

Therapie

- Am wichtigsten sind **vorbeugende Maßnahmen**, um den Umgang mit Staub so gefahrlos wie möglich zu gestalten. Dazu gehört das Anfeuchten der Luft mit Wassersprühern, eine gute Belüftung, wenn nötig mit Ventilatoren. Wo immer dies möglich ist, sollten Schutzmasken getragen werden.
- Wenn eine Pneumokoniose aufgetreten ist, muß der Patient den Beruf wechseln, sonst schreitet die Erkrankung fort.

Die **Pneumokoniose** erhöht das Risiko, an Tuberkulose oder Bronchiektasen und schließlich an einer Herzinsuffizienz zu erkranken.

6.18 Bronchialkarzinom

Lungenkrebs (Bronchialkarzinom) ist der häufigste bösartige Tumor in den entwickelten Ländern.

Das Bronchialkarzinom kommt bei Männern häufiger als bei Frauen vor und ist für die Hälfte aller krebsbedingten Todesursachen bei Männern verantwortlich. Die Beweise, daß das **Rauchen** für die starke Zunahme des Bronchialkarzinoms verantwortlich ist, sind unwiderlegbar. Man schätzt, daß 90 % aller Todesfälle durch ein Bronchialkarzinom bei Männern eine Folge des Rauchens sind. Zigarettenraucher sind stärker gefährdet als Pfeifen- oder Zigarrenraucher. Wer das Rauchen aufgibt, hat eine längere Lebenserwartung.

Pathologie

Das Bronchialkarzinom kann den Körper auf 3 Arten schädigen: durch die lokale Zerstörung der Bronchien, durch Metastasen und durch die Auslösung allgemeiner Symptome.

1. **Die lokale Zerstörung**: Das Bronchialkarzinom beginnt in den epithelialen Zellen des Bronchus. Es dringt in die Bronchuswand ein und breitet sich in der Lunge aus. Dies kann zu einer Ulzeration und zu Blutungen aus dem Bronchus führen. Der Tumor kann jedoch auch den Bronchus verlegen und einen Kollaps (Atelektase) der Lunge verursachen. Darauf kann sich eine Infektion (Pneumonie) oder ein Lungenabszeß entwickeln. Die Verbreitung der malignen Zellen über die Lymphgefäße führt zu einer Vergrößerung der Lymphknoten.
2. Maligne Tumorzellen können in den Blutstrom eintreten und **Metastasen** (sekundäre Absiedelungen) in anderen Organen wie Knochen, Leber und Gehirn bilden. Diese Metastasen wachsen ihrerseits und dringen in andere Gewebe ein.
3. Die **allgemeinen Symptome** werden durch die Produktion von Toxinen und Hormonen durch den Tumor verursacht. Diese führen zu generalisierten Stoffwechselveränderungen und zu einer Schädigung des ZNS. Eine Überproduktion von Hormonen kann z. B. ein Cushing-Syndrom auslösen.

Lokale Symptome

1. Im Frühstadium des Bronchialkarzinoms sind noch keine Symptome vorhanden. Wenn der Patient den Arzt aufsucht, besteht der Tumor meistens schon mindestens ein Jahr.
2. Das häufigste Symptom ist ein **Husten**, der zunächst für einen sog. „Raucherhusten" gehalten wird. Dieser Husten bildet sich nicht mehr zurück. Auch eitriges Sputum kann auftreten.
3. Bei den meisten Patienten kommen gelegentlich **Hämoptysen** (Bluthusten) vor. Das Sputum enthält Blutbeimengungen oder kleine Blutklumpen. Das Abhusten von frischem Blut ist seltener.
4. Ein Hauptmerkmal ist die **Atemnot**, die meist mit einem produktiven Husten kombiniert ist. Die Dyspnoe kann sehr ausgeprägt sein, wenn zusätzlich eine Infektion oder eine Atelektase (Lungenkollaps) besteht.
5. Brustschmerzen können die Folge einer Pleuritis oder durch das Einwachsen des Tumors in die Rippen oder die Interkostalnerven verursacht sein. Je nach der Ursache kann der Schmerz deshalb atemabhängig sein oder als nagender Dauerschmerz auftreten.
6. Eine Bronchusverlegung (Obstruktion) durch den Tumor kann ein pfeifendes Atemgeräusch verursachen.
7. Heiserkeit entsteht, wenn der Tumor auf den Nervus recurrens, der die Stimmbänder versorgt, Druck ausübt.

Metastasen

1. **Hirn**metastasen können Symptome wie Kopfschmerzen, epileptische Anfälle, eine Halbseitenlähmung oder einen unsicheren Gang hervorrufen. Diese Symptome können die ersten Hinweise auf ein Bronchialkarzinom sein.
2. **Knochen**metatasen können zu Spontanfrakturen (pathologische Frakturen) führen und auch unerträgliche Schmerzen verursachen.
3. **Leber**metastasen führen zu einer Vergrößerung der Leber, manchmal auch zu einer Gelbsucht (Ikterus) und Aszites.
4. Eine **Lymphknoten**vergrößerung ist häufig schmerzlos. Ihr Nachweis kann zur richtigen Diagnose führen.

Allgemeine Symptome

1. Selbst ein kleines Bronchialkarzinom kann eine Verschlechterung des Allgemeinbefindens, einen Appetitmangel und einen Gewichtsverlust zur Folge haben.
2. Häufig treten Trommelschlegelfinger auf. Sie können zur richtigen Diagnose führen, wenngleich sie auch bei anderen Lungenerkrankungen, insbesondere bei Bronchiektasen, vorkommen. Die Nägel sind gebogen und die Fingerspitzen aufgetrieben.
3. Eine Beteiligung des ZNS kommt häufig vor. Nicht immer sind **Metastasen für die Symptome** verantwortlich, sondern möglicherweise auch vom Karzinom gebildete Toxine. Verwirrtheitszustände, eine periphere Neuritis und eine Ataxie (Unsicherheit in der Bewegung) können die Folge sein.
4. Endokrine Veränderungen: Manche Bronchialkarzinome produzieren Hormone. Die überschießende Bildung von ACTH führt zu einem Cushing-Syndrom (s. S. 335), überschüssiges Parathormon (s. S. 337) führt zu einem Hyperparathyreoidismus.
5. Venöse Thrombosen treten beim Bronchialkarzinom häufiger auf und können zu einer Lungenembolie führen.

Diagnostik

Eine Gewichtsabnahme und ein allgemeiner Kräfteverlust müssen, vor allem wenn sie mit Husten und Auswurf verbunden sind, immer den Verdacht auf ein Bronchialkarzinom lenken, ganz besonders bei Rauchern.

Die Verdachtsdiagnose wird durch eine Lymphknotenvergrößerung oder Trommelschlegelfinger erhärtet. In den meisten Fällen liefert die **Thoraxaufnahme** die Diagnose (Abb. 6.16). Ein Lungenschatten in Verbindung mit einer Vergrößerung der Hiluslymphknoten deutet auf ein Bronchialkarzinom mit Ausbreitung auf den Hilus hin.

Mit Hilfe der Tomographie (Schichtaufnahmen) und der **Computertomographie** kann die genaue Ausdehnung des Tumors erfaßt werden.

Wenn bei der mikroskopischen Sputumuntersuchung maligne Zellen nachgewiesen werden, ist die Diagnose bestätigt. Gelegentlich benötigt

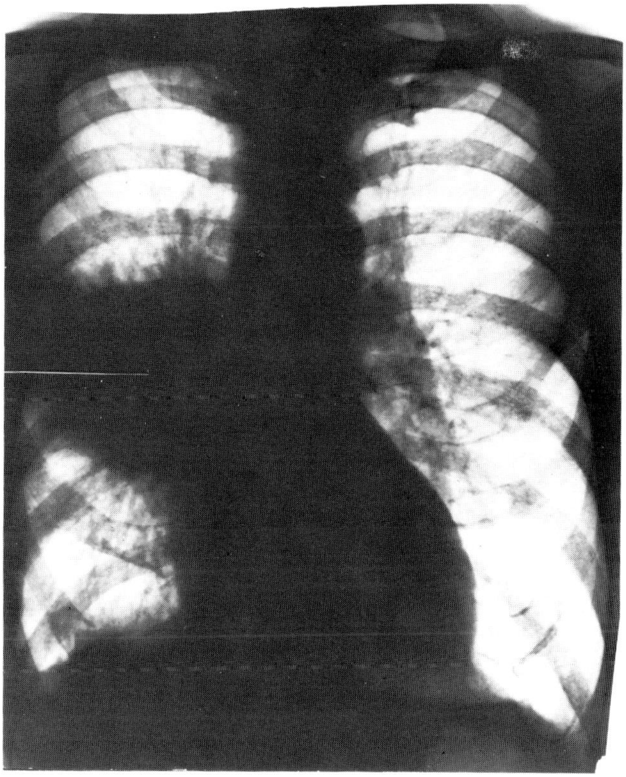

Abb. 6.16 Röntgenaufnahme des Thorax mit einem großen Schatten im rechten Lungenmittelfeld als Folge eines Bronchialkarzinoms

man die Hilfe eines Krankengymnasten, um dem Patienten das Abhusten einer ausreichenden Sputummenge zu ermöglichen.

Bronchoskopie. Das Bronchoskop ist ein mit einer Lichtquelle versehenes Rohr, das in die Trachea und in die Bronchien eingeführt werden kann und die Beurteilung der großen Luftwege erlaubt. Aus verdächtigen Regionen können Gewebeteile (Biopsien) entnommen und nach einer geeigneten Färbung unter dem Mikroskop untersucht werden. Fiberoptische Bronchoskope haben einen kleineren Durchmesser und sind flexibler als feste Rohre. Hiermit können auch kleinere Bronchien beurteilt werden.

Die Bronchoskopie wird im OP durchgeführt. Zuvor erhält der Patient eine anästhesierende Lutschtablette, so daß Mund und Rachen schmerzunempfindlich werden. Der Kehlkopf wird durch Spray betäubt. Wenn das Bronchoskop eingeführt wird, wird der Hals des Patienten überstreckt, der Kopf nach hinten gebogen und entsprechend abgestützt.

Wenn der verdächtige Schatten im Röntgenbild in den äußeren Lungenanteilen liegt, wird er durch die Bronchoskopie nicht erfaßt. In diesen Fällen kann eine Feinnadelbiopsie durchgeführt werden. Die Nadel wird unter Ultraschall- oder CT-Kontrolle durch die Brustwand eingeführt und eine kleine Gewebeprobe aus der betroffenen Region entnommen. Die Biopsie wird gefärbt und unter dem Mikroskop betrachtet.

Therapie

1. Die beste Behandlung ist die **operative Entfernung des Tumors**, z. B. durch eine Pneumonektomie (Entfernung eines Lungenflügels) oder eine Lobektomie (Entfernung eines Lungenlappens). Leider ist die vollständige Tumorentfernung nur selten möglich, weil sich der Tumor zur Zeit der Diagnosestellung meist schon in die Lymphknoten ausgebreitet oder Metastasen gebildet hat. Die chirurgische Therapie kann jedoch oft eine Lebensverlängerung erreichen und die Arbeitsunfähigkeit um

einige Jahre hinausschieben. Ohne Operation beträgt die Überlebenszeit eines Patienten mit Bronchialkarzinom nach der Diagnosestellung weniger als ein Jahr.

2. Die **Strahlentherapie** wird hauptsächlich zur Erleichterung von Thoraxschmerzen eingesetzt. Ein kurzer Bestrahlungszyklus kann durch Rippenmetastasen verursachte Schmerzen lindern oder große Lymphknoten, die die Atmung behindern, verkleinern.
3. **Zytostatika**: Zu diesen Medikamenten gehören intravenös verabreichtes Nitrogen-Mustard und oral verabreichtes Cyclophosphamid (Endosan). Sie hemmen das Wachstum maligner Zellen. Leider sind die Ergebnisse beim Lungenkrebs enttäuschend, obgleich der Tumor manchmal kleiner wird und die Drucksymptome hierdurch nachlassen.
4. In vielen Fällen ist alles, was erreicht werden kann, eine **symptomatische Behandlung** und eine Schmerzlinderung. Wenn man die persönliche Situation des Patienten und seiner Familie kennt, kann man besser entscheiden, ob es für ihn günstiger ist, in der Endphase der Erkrankung zu Hause oder im Krankenhaus zu sein.

Vorbeugung

Das Bronchialkarzinom ist eine schwere Erkrankung mit einer schlechten Prognose. Da es in den meisten Fällen durch Zigarettenrauchen mitverursacht wird, sollte alles getan werden, um die Patienten vom Rauchen abzuhalten. Alle im Gesundheitswesen Tätigen sollten als Vorbild dienen und ihre Angehörigen und die Patienten dazu ermutigen, mit dem Rauchen aufzuhören. Insbesondere junge Leute sollten davon abgehalten werden, mit dieser gefährlichen Gewohnheit anzufangen. Es gibt spezielle Kliniken, in denen Patienten geholfen wird, mit dem Rauchen aufzuhören, wenn sie diesen Schritt nicht alleine durchführen können.

6.19 Atelektasen (Kollaps der Lunge)

Die Lungenatelektase stellt keine Krankheit an sich dar, sondern wird durch andere Erkrankungen, die zu einer Bronchusverstopfung oder zu einer Behinderung der Atmung führen, verursacht. Die Verlegung eines Bronchus oder die Beeinträchtigung der Ausdehnung der Lungen bei der Atembewegung führt zum Kollaps der betroffenen Lungenabschnitte (Atelektase). Diese können sich nicht mehr mit Luft füllen und schränken die normale Atmung ein. Je nach der Ausdehnung der kollabierten Lungenregion entwickelt sich eine unterschiedlich schwere Atemnot.

Ursachen

Am häufigsten treten Atelektasen postoperativ auf.

Sie erfordern eine sofortige Therapie. Die Sedierung des Patienten bei der Anästhesie führt zu einer Unterdrückung des Hustenreflexes, so daß sich dickflüssiger Schleim in den Bronchien ansammeln kann. Dieser verlegt die Bronchien und erzeugt Atelektasen mit unterschiedlichem Ausmaß. Eine Bronchitis, die zu einer vermehrten Ansammlung von Schleim führt, erhöht die Wahrscheinlichkeit einer postoperativen Lungenatelektase.

Die Gefahr einer Lungenatelektase besteht ebenfalls bei einem langdauernden Koma. Auch hier ist eine wirkungsvolle Vorbeugung und Behandlung notwendig.

Ein Bronchialkarzinom verursacht häufig eine Atelektase.

Auch ein Fremdkörper, der einen Bronchus verlegt, kann die Ursache sein.

Eine Lähmung der Atemhilfsmuskulatur, z. B. bei einer Poliomyelitis oder bei der Diphtherie, kann zu einem Lungenkollaps führen. Diese Formen erfordern in der Regel eine künstliche Beatmung.

Flüssigkeit oder Luft im Pleuraraum kann durch Druck von außen einen Lungenkollaps hervorrufen.

Symptome

Die meisten Erkrankungen, die zu einer Atelektase führen, sind bereits besprochen worden, so daß hier nur die sehr häufige **postoperative Form** beschrieben werden muß.

Nach einer Operation entwickeln viele Patienten Symptome von seiten der Lunge, z. B. Husten, Brustschmerzen und Atemschwierigkeiten.

Je ausgedehnter die Atelektase, desto schwerer ist die Atemnot.

Die Atelektase kann zu einer Zyanose führen. In der Regel ist die Temperatur erhöht. Bei der Perkussion (Beklopfen) des Thorax kann die Atelektase festgestellt und ihre Ausdehnung abgeschätzt werden. Die Sicherung der Diagnose erfolgt durch eine Röntgenaufnahme des Thorax.

Therapie/Pflege

Der wichtigste Bestandteil der Therapie ist die Vorbeugung!

Bei Anzeichen einer Lungeninfektion sollte die Operation – wenn möglich – verschoben werden.

- Präoperative Atemübungen sind bei allen Patienten, die zu Atemwegserkrankungen neigen, sehr hilfreich.
- Wenn die Patienten routinemäßig nach einer Operation aufgefordert werden, tief zu atmen, können Atelektasen oft vermieden werden. In diesem Zusammenhang sind auch das frühzeitige Bewegen, häufige Lageveränderungen und das baldige Aufstehen des Patienten wichtig.
- Analgetika können verschrieben werden, um eine schmerzbedingte Bewegungseinschränkung zu vermeiden.
- Wenn eine Atelektase **eingetreten** ist, sind **Atemübungen** zur tiefen Einatmung und zum Abhusten von Schleim wichtig. Sie sollten jede Stunde ein paar Minuten lang durchgeführt werden.
- Die Inhalation von Sauerstoff kann sinnvoll sein, insbesondere wenn eine Dyspnoe oder eine Zyanose besteht.
- Eine **Lagerungsdrainage**, bei der der Patient so gekippt wird, daß die kollabierte Region (meist die Lungenbasis) oben liegt, führt oft zur Ablösung eines dicken Schleimpfropfens. Danach kann sich die Lunge wieder besser ausdehnen. Diese Maßnahme läßt sich jedoch nur bei einigen Patienten durchführen. Sie hängt natürlich von der Schwere der Operation und vom Zustand des Patienten ab. Das Beklopfen der Brustwand durch einen erfahrenen Krankengymnasten wird häufig mit der Lagerungsdrainage kombiniert.
- Wenn alle genannten Maßnahmen nicht ausreichen, um die betroffene Lungenregion wieder auszudehnen, muß eine **Aspiration aus dem Bronchialbaum** durchgeführt werden. Dazu kann man z. B. einen festen Gummikatheter durch die Nase in die Trachea einführen. Über diesen wird der zähflüssige Schleimpfropf mit Hilfe eines Sogs entfernt. Selbst wenn der Schlauch nicht bis in die Bronchien eingeführt werden kann, reichen die ausgelösten Hustenstöße oft aus, um die Schleimpfröpfe hervorzubringen. In schweren Fällen, in denen diese Therapie versagt und die Patienten akute Beschwerden und eine anhaltende Zyanose aufweisen, muß der obstruierende Schleim im Rahmen einer Bronchoskopie entfernt werden.

6.20 Lungenembolie

Die Lungenembolie ist eine gefährliche Erkrankung, deren Häufigkeit durch vorbeugende Maßnahmen wirkungsvoll gesenkt werden kann.

Die Lungenembolie wird durch einen Thrombus verursacht, der sich im venösen System löst und durch die Venen in die Pulmonalarterie oder einen ihrer Äste transportiert wird. Die Verlegung einer Lungenarterie führt – abhängig vom Sitz des Embolus – zu einem **Infarkt der Lunge** oder eines Lungenteils.

Ursachen

1. Eine **venöse Thrombose**, insbesondere der großen tiefen Bein- und Beckenvenen, entsteht z. B. bei älteren Leuten mit einer verlangsamten Blutzirkulation, insbesondere bei einer Herzinsuffizienz. Ein häufiger Grund ist auch eine längere Bettruhe aufgrund einer schweren Erkrankung oder Operation.
2. Verletzungen der großen Venen, insbesondere bei Operationen im Unterbauch, begünstigen eine Thrombusbildung.
3. Häufig wird eine venöse Thrombose auch im Wochenbett beobachtet.
4. Kontrazeptiva („Pille") fördern die Entstehung venöser Thrombosen, wahrscheinlich aufgrund ihres Östrogengehalts.
5. Bei einer Rechtsherzinsuffizienz können sich Thromben nicht nur in den Venen, sondern auch im rechten Herzen bilden. Besonders gefährdet sind Patienten, bei denen Herzinsuffizienz mit Vorhofflimmern kombiniert sind.

Aus den Thrombosen der tiefen Venen, insbesondere des Unterschenkels und des Beckens, resultieren die meisten Embolien. Eine Thrombophlebitis der oberflächlichen Venen ist sehr weniger gefährlich.

Symptome

Das folgende Beispiel ist typisch: Ein Patient hat eine Operation hinter sich und erholt sich zufriedenstellend oder er ist aufgrund einer schweren Erkrankung längere Zeit bettlägerig gewesen. Bei solchen Patienten können Hinweise auf eine tiefe Beinvenenthrombose, z B. eine leichte Schwellung, Druckempfindlichkeit und leichte Schmerzen im betroffenen Bein, auftreten. Diese Zeichen können jedoch auch völlig fehlen oder so leicht sein, daß sie nicht bemerkt werden. Ein leichtes Fieber ohne ersichtlichen Grund ist jedoch häufig bei einer tiefen Beinvenenthrombose vorhanden und sollte daher den Verdacht erwekken. Wenn es zu einer Lungenembolie kommt, kann der Patient zyanotisch werden, nach Luft schnappen, kollabieren und innerhalb weniger Minuten sterben. In diesen Fällen hat ein großer Embolus den Pulmonalishauptstamm verlegt und somit die gesamte Lungenzirkulation abgeschnitten.

In anderen Fällen ist der Embolus kleiner und führt zu einer schweren Dyspnoe, Zyanose und Brustschmerzen. Auch ein stärkerer Husten mit Hämoptysen kann sich entwickeln.

In einigen Fällen gelangen viele kleinere Emboli in die Lunge und führen zu Atemnot bei Anstrengungen ohne Schmerzen oder Hämoptyse.

Vorbeugung

Alle Maßnahmen, die das Risiko einer venösen Thrombose verringern oder vermeiden, müssen durchgeführt werden (Abb. 6.17).

- Von großem Wert ist die **frühe Bewegung der Beine** und die **frühe Mobilisation** der Patienten nach einer Operation. Bei jeder längeren oder schweren Erkrankung,

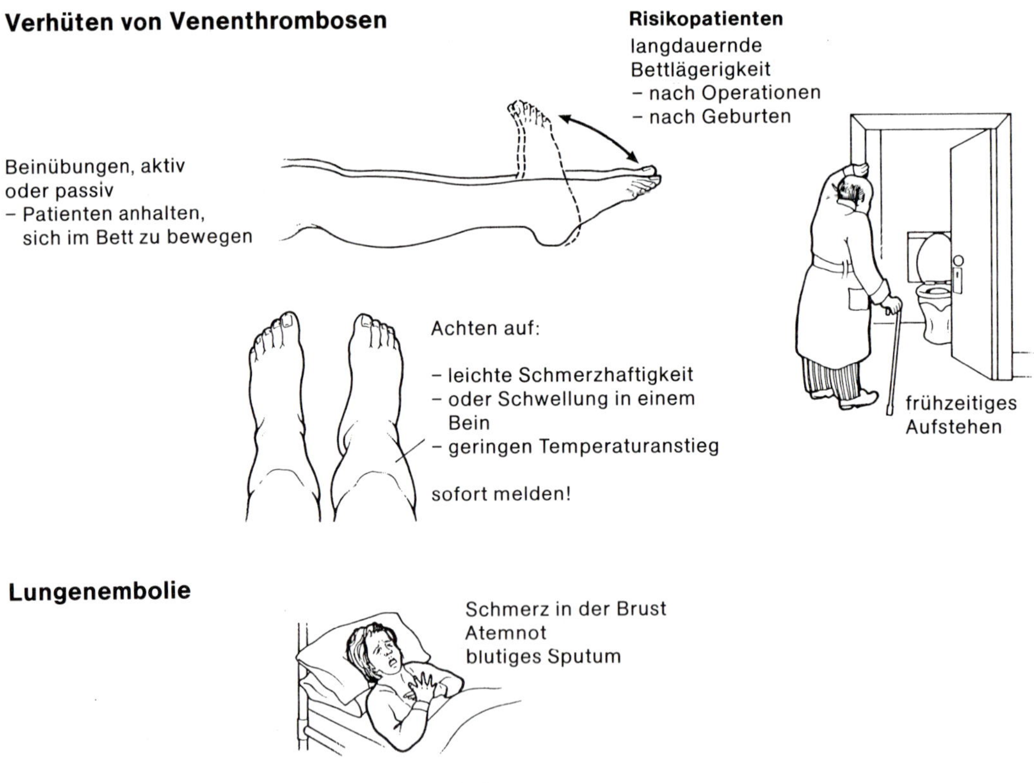

Abb. 6.17 Vorbeugung und Symptome der Lungenembolie

insbesondere bei älteren Menschen, müssen frühzeitig passive und aktive Bewegungen der Beine durchgeführt werden. Diese Übungen sind ein wichtiger Bestandteil der Pflege. Selbstverständlich müssen dabei Kontraindikationen gegen Beinbewegungen beachtet werden, z. B. Frakturen oder Wunden.

- Heparin wird häufig als perioperative Prophylaxe subkutan verabreicht. Einigen Wert haben auch Stützstrümpfe.

Therapie

- Wenn **Hinweise auf eine venöse Thrombose** wie Schmerzen, Berührungsempfindlichkeit oder Schwellung eines Beines bestehen, muß eine **Antikoagulantientherapie** mit Heparin und Marcumar begonnen werden. Dies verhindert die weitere Ausbreitung der Thrombose und verringert so das Risiko und die Schwere einer Lungenembolie.

Da die Hinweise auf eine tiefe Venenthrombose sehr gering sein können, muß jeder leichte Schmerz oder jede Druckempfindlichkeit des Beines ernstgenommen werden. Ein besonderes Alarmsignal sind Schmerzen im Bein zusammen mit einer leichten Temperaturerhöhung.

- Ein großer Embolus kann sofort zum Tode des Patienten führen. Wenn die **Lungenembolie** überlebt wird, ist Sauerstoff in hoher Konzentration zur Behebung der Zyanose und Dyspnoe notwendig.
- Schmerz- und Beruhigungsmittel sind in der Regel notwendig, sowohl zur Schmerzerleichterung als auch zur Angstlinderung und zur Bekämpfung von Schockzuständen. Meist werden Pethidin oder Morphinpräparate verabreicht.
- **Antikoagulantien**, zunächst Heparin als Dauerinfusion und später Tabletten wie Marcumar, werden verordnet, um die Bildung weiterer Embolien zu verhindern.

7 Erkrankungen des Verdauungstraktes

Erkrankungen des Mundes

7.1 Stomatitis

Die Stomatitis ist eine Entzündung der Mundschleimhaut.

Ursachen

1. **Viren**: Das Herpes simplex-Virus Typ 1 verursacht eine akute Stomatitis und gruppiert stehende Bläschen.
2. **Bakterien**: Die bakterielle Stomatitis ist selten, sie kann jedoch bei unterernährten Patienten und bei Menschen mit kranken Zähnen vorkommen. Die Plaut-Vincent-Angina führt zu schweren Ulzerationen im Mundbereich und kann durch Spirochäten ausgelöst werden.
3. **Pilze**: Candida albicans kann einen oralen **Soor** verursachen. Dies ist häufig nach einer Antibiotikatherapie der Fall, weil die Antibiotika die normalen Mundbakterien zerstören und dadurch die Vermehrung der Pilze ermöglichen. Auch bei immunsupprimierten Patienten ist die Erkrankung häufig.
4. **Nicht infektiöse Ursachen**: Bei der aphthösen Stomatitis treten wiederholt schmerzhafte Ulzera im Mund auf. Die Ursache ist unbekannt, möglicherweise sind Viren verantwortlich.

   Mundulzerationen werden auch bei entzündlichen Darmerkrankungen beobachtet: Sie können außerdem als Reaktion auf Medikamente im Rahmen des Stevens-Johnson-Syndroms vorkommen.

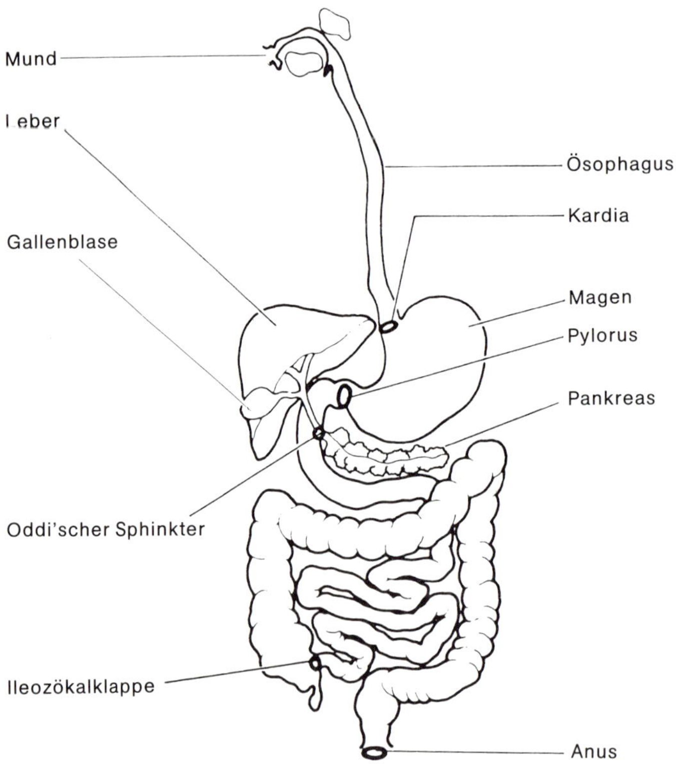

Abb. 7.1 Der Verdauungstrakt

Jedes längere Fieber und jede Allgemeinerkrankung, insbesondere bei älteren oder geschwächten Patienten, kann die Entstehung einer Stomatitis begünstigen.

Symptome

Der Patient klagt über Schmerzen und Schwierigkeiten beim Essen und manchmal auch beim Sprechen. Die Mundschleimhaut ist entzündet und gerötet. Bei der aphthösen Stomatitis sind kleine Geschwüre sichtbar. Beim Soor kann man weiße, abwischbare Beläge auf der Mundschleimhaut erkennen.

Therapie/Pflege

- Vorbeugende Maßnahmen gegen einen zu großen Wasserverlust (Dehydratation) bei älteren Kranken oder Patienten mit Fieber helfen mit, eine Stomatitis zu verhindern.
- Wichtig ist zusätzlich eine regelmäßige vorsichtige Mundpflege, z. B. mit Natriumhydrogenkarbonat oder Thymol.
- Die Angina Plaut-Vincent spricht auf eine antibiotische Behandlung mit Metronidazol an.
- Der Soor sollte mit einer Nystatin-Suspension, die viermal täglich verabreicht wird, behandelt werden.
- Gegen eine Herpes simplex-Stomatitis wird Acyclovir, ein Virostatikum, verschrieben.

7.2 Glossitis

Eine Entzündung der Zunge (Glossitis) kann im Rahmen einer Stomatitis, aber auch bei verschiedenen anderen Erkrankungen beobachtet werden, z. B. Scharlach und bei Anämien, insbesondere bei der perniziösen Anämie (die durch einen Vitamin B_{12}-Mangel bedingt ist). Außerdem kann sie die Folge eines Folsäuremangels sein.

Die Zunge ist rot und sieht glänzend aus. Der Patient klagt über Zungenschmerzen.

Die **Therapie** der Glossitis richtet sich nach der zugrunde liegenden Ursache.

Erkrankungen der Speicheldrüse

Es gibt drei paarige Speicheldrüsen: die Glandula parotis, die Glandula submandibularis und die Glandula sublingualis. Ihre Funktion besteht darin, Speichel zu produzieren, der als Gleitmittel bei der Verdauung dient. Die konstante Sekretion des Speichels hat einen sehr wichtigen Reinigungseffekt. Die häufigsten Erkrankungen der Speicheldrüsen sind:

7.3 Mumps

Diese akute Infektionskrankheit kommt am häufigsten bei Kindern vor und wird durch ein Virus verursacht. Die Speicheldrüsen schwellen schmerzhaft an (s. S. 55).

7.4 Eitrige Parotitis

Die eitrige bakterielle Entzündung einer oder beider Ohrspeicheldrüsen (Glandula parotis) ist in der Regel die Folge einer ungenügenden Mundpflege bei schweren und schwächenden Erkrankungen, z. B. bei einer tumorbedingten Kachexie oder nach größeren Operationen.

Therapie

Die eitrige Parotitis wird durch Flüssigkeitszufuhr, eine sorgfältige Mundpflege und durch eine geeignete Antibiotikatherapie behandelt.

7.5 Speichelsteine

Speichelsteine können sich in den Ausführungsgängen der **Glandula submandibularis** und der **Glandula parotis** bilden. Durch die Verstopfung des Ganges verursachen sie Schmerzen und eine Schwellung der Drüse, insbesondere nach den Mahlzeiten. Einen Submandibularisstein kann man manchmal auf dem Mundboden fühlen, einen Parotisstein in der Wange. Auf Röntgenaufnahmen können die Steine oft nachgewiesen werden.

Therapie

- Manchmal genügt die Entfernung der Steine, um die Symptome zu beheben.

- Häufig sind jedoch aufgrund der Gangverlegung Sekundärveränderungen in der Drüse entstanden, die eine Entfernung der gesamten Speicheldrüse (bei der Glandula submandibularis) oder des oberflächlich gelegenen Teils der Drüse (bei der Glandula parotis) notwendig machen.

7.6 Tumoren der Speicheldrüsen

Die meisten Speicheldrüsentumoren kommen in der Glandula parotis vor.

Die Tumoren wachsen langsam und bleiben viele Jahre lang auf die Drüsen begrenzt. Am häufigsten ist der gemischte Parotistumor. Sehr viel seltener entdeckt man Adenolymphom, das weicher ist und manchmal auf beiden Seiten vorkommt.

Therapie

Die Behandlung besteht in der operativen Entfernung des oberflächlichen Teils der Glandula parotis, der den Tumor enthält. Gelegentlich entsteht nach dieser Operation eine zeitweise Lähmung des Nervus facialis.

7.7 Xerostomie (Mundtrockenheit)

Ein trockener Mund kann die Folge eines Fiebers, von Medikamenten, eines Flüssigkeitsmangels oder eines krankhaften Prozesses in den Speicheldrüsen sein.

Erkrankungen der Speiseröhre (Ösophagus)

7.8 Dysphagie

Die meisten Erkrankungen des Ösophagus führen zu Schwierigkeiten beim Schlucken, Dysphagie genannt.

Andere Symptome sind Sodbrennen und Schmerzen beim Schlucken.

Ursachen

1. **Fremdkörper**: Manchmal bleibt ein verschlucktes Stück Nahrung, z. B. eine Fischgräte, im Ösophagus stecken und löst eine Dysphagie aus, die schmerzhaft sein kann. Die Diagnose wird durch die Anamnese gestellt.
2. **Ösophaguskarzinom**: Ein Ösophaguskarzinom kommt in der Regel bei Personen mittleren Alters oder älteren Menschen vor. Es verursacht eine zunehmende Dysphagie zu Beginn bei festen Speisen, später auch beim Trinken. Schmerzen können beim Schlucken entstehen. Anhaltende Schmerzen weisen auf eine lokale Infiltration durch den Tumor hin. Die Patienten magern ab. Auch eine Anämie und Lymphknotenschwellungen können auftreten.
3. **Ösophagusstenose**: Die gutartige Verengung des Ösophagus kommt am häufigsten als Komplikation der Refluxösophagitis, die mit einer Hiatushernie einhergeht, vor (s. S. 169). Der Reflux von Magensäure in den Ösophagus verursacht wiederholte Entzündungen, die zu einer narbigen Einengung führen. Der Patient klagt häufig über Sodbrennen. Gelegentlich fehlen jedoch die Symptome einer Ösophagitis und der Patient stellt sich lediglich mit einer Dysphagie vor.

Schwere Ösophagusstenosen können sich auch als Folge einer Verätzung der Speiseröhre mit Säuren oder Laugen entwickeln.

4. **Achalasie**: Eine Dysphagie kann auch die Folge einer gestörten Nervenversorgung des Schließmuskels am Übergang des Ösophagus in den Magen (Kardia) sein. Wenn die Erschlaffung des Schließmuskels ausbleibt, wird die Nahrungspassage in den Magen verzögert und der Ösophagus weitet sich stark aus. Diese Erkrankung kommt in der Regel bei Frauen zwischen 30 und 40 Jahren vor. Die Dysphagie entwickelt sich erst im Laufe vieler Jahre. Sie kann von Refluxsymptomen, einer Regurgitation (Zurückfließen der Speisen in den Mund) und von starken Schmerzen hinter dem Brustbein begleitet sein. In den Spätstadien kommt es zu Erbrechen mit Aspiration von Ösophagusinhalt in die Lungen. Dies führt zu einer Aspirationspneumonie, die eine sehr ernste Komplikation darstellt.
5. **Druck auf den Ösophagus von außen**: Eine Dysphagie durch Druck auf den Ösophagus von außen entsteht am häufigsten bei folgenden Grunderkrankungen:

- maligne Tumoren im Mediastinum
- retrosternale Struma
- Aortenaneurysma im Bereich des Aortenbogens
- Pharynxdivertikel

6. **Lähmung der Ösophagusmuskulatur (Bulbärparalyse)**: Hirnerkrankungen (Schlaganfall) und neurologische Störungen, z. B. Myasthenia gravis, können zu einer Lähmung der Ösophagusmuskeln und so zu Schwierigkeiten, den Schluckakt in Gang zu bringen, führen. Hieraus entsteht eine Dysphagie.
7. **Angstzustände**: Akute Angstzustände führen ebenfalls zu Schluckschwierigkeiten. Die Patienten klagen über einen „Kloß im Hals“. Diese Symptome können chronisch („Globus hystericus“) und so stark werden, daß die Patienten weder Flüssigkeit noch feste Nahrung mehr schlucken können.

Diagnostik

Die Diagnose kann manchmal bereits anhand der Anamnese gestellt werden, z. B. bei einer verschluckten Fischgräte.

Ansonsten wird eine **Röntgenuntersuchung** des Ösophagus mit Kontrastmittel (Ösophagus-Breischluck) bei allen Patienten mit Dysphagie angeordnet (Abb. 7.2, 7.3 und 7.4). Der Patient wird

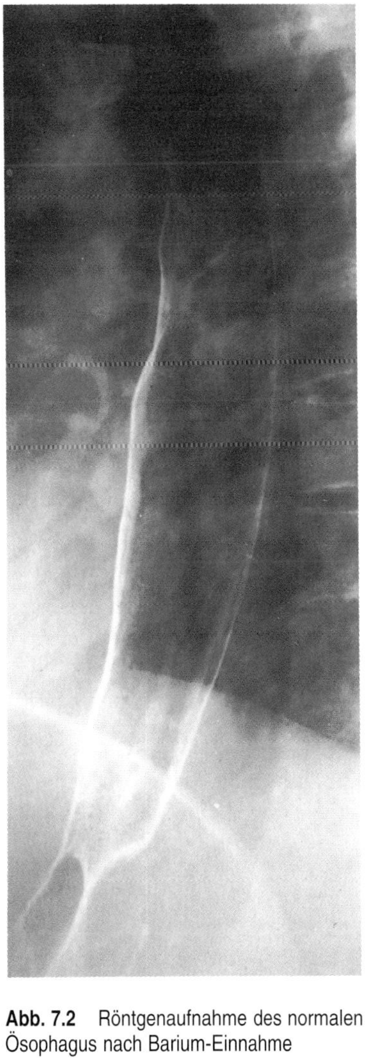

Abb. 7.2 Röntgenaufnahme des normalen Ösophagus nach Barium-Einnahme

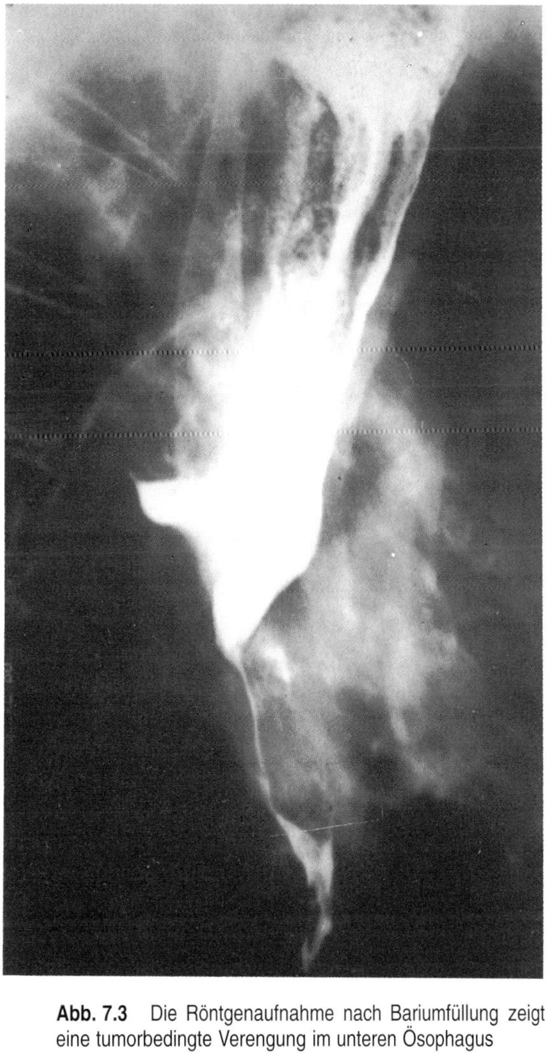

Abb. 7.3 Die Röntgenaufnahme nach Bariumfüllung zeigt eine tumorbedingte Verengung im unteren Ösophagus

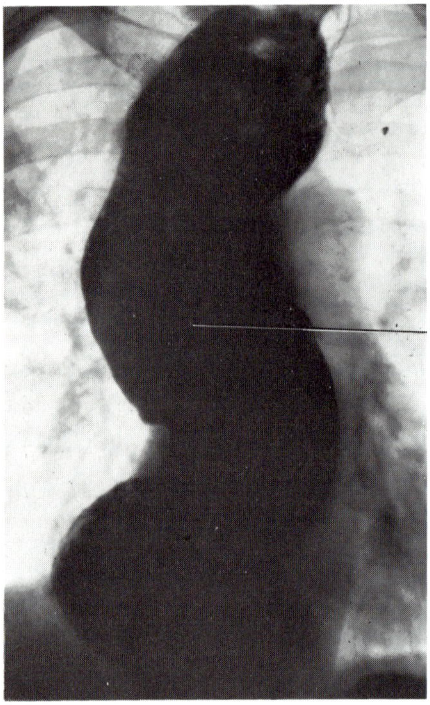

Abb. 7.4 Diese Röntgenaufnahme (Barium-Schluck) zeigt eine starke Ausweitung des Ösophagus bei Achalasie. Dilatierter Ösophagus

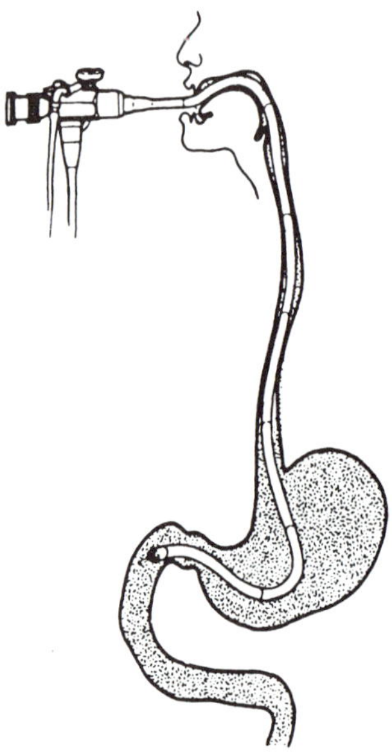

Abb. 7.5 Eingeführtes Ösophagus-Gastroduodenoskop (Gastroskop)

gebeten, röntgendichtes Bariumsulfat zu schlukken, während die Röntgenaufnahmen der Hals- und Thoraxregion durchgeführt werden, die den Sitz und die Art der Passagebehinderung im Ösophagus zeigen.

Unregelmäßige Verengungen sind in der Regel bösartig, während glattbegrenzte Stenosen meist gutartig sind.

Das Zurückfließen (Reflux) des Bariumbreis aus dem Magen in den Ösophagus kann bei Patienten mit narbigen Stenosen aufgrund einer Refluxösophagitis beobachtet werden.

Alle Patienten mit einer Dysphagie sollten **endoskopisch** untersucht werden, in der Regel mit einem flexiblen Fiberglasgastroskop oder einem Ösophagoskop, um die Diagnose zu bestätigen. Hierbei kann man auch eine Biopsie entnehmen und so benigne von malignen Erkrankungen unterscheiden (Abb. 7.5).

Die **Computertomographie** wird eingesetzt, um mediastinale Raumforderungen abzugrenzen, die einen Druck auf den Ösophagus von außen ausüben.

Therapie

- Ein **Fremdkörper** wird mit Hilfe des Ösophagoskops entfernt.
- Ein **Ösophaguskarzinom** im unteren Drittel kann operativ entfernt werden. Gute Resultate liefert auch die Strahlentherapie. Sie ist die Behandlung der Wahl bei Tumoren des oberen Drittels. Leider sind die Tumoren bei der Diagnosestellung in der Regel schon sehr fortgeschritten. Deshalb überleben weniger als 20 % der Patienten 3 Jahre.
- **Narbige Stenosen** des Ösophagus aufgrund einer Refluxösophagitis müssen endoskopisch aufgedehnt (dilatiert) werden. Gleichzeitig wird der Reflux von Magensäure medikamentös behandelt, z. B. mit H-2-Antagonisten, die die Säureresektion im Magen vermindern. Zusätzlich werden Antazida gegeben, um das untere Drittel des Ösophagus zu schützen. Kalziumantagonisten unterstützen die Funktion des unteren Ösophagusschließmuskels. Wenn eine Hiatushernie besteht und die medikamentöse Therapie versagt, ist eine operative Korrektur der Hernie erforderlich.
- Eine **Achalasie** kann durch die endoskopische Dilatation des unteren Ösophagus behandelt werden. Diese Methode ist bei 80 % der Patienten erfolgreich. Bei den wenigen Patienten, die weiterhin schwere Symptome aufweisen, kann die Muskulatur des kardioösophagealen Übergangs operativ gespalten werden (Kardiomyotomie nach Gottstein-Heller).

Erkrankungen des Magens und des Duodenums

7.9 Verdauungsstörungen (Dyspepsie)

Der Begriff „Verdauungsstörung" wird vom Patienten selbst sehr unterschiedlich verwendet. Er umfaßt ein weites Spektrum an Symptomen:

- **Schmerzen**. Ein brennender Schmerz oder Mißempfindungen im Oberbauch in Verbindung mit den Mahlzeiten wird klassischerweise als Verdauungsstörung gedeutet. Bei den verschiedenen Erkrankungen gibt es unterschiedliche Schmerzmuster: So beginnt der Schmerz beim Magenulkus in der Regel innerhalb einer halben Stunde nach dem Essen. Er verschlechtert sich, wenn noch mehr gegessen wird, insbesondere, wenn es sich um stark gewürzte Speisen handelt. Beim Duodenalulkus beginnt der Schmerz in der Regel erst zwei oder mehr Stunden nach den Mahlzeiten und wird durch Nahrungsaufnahme gelindert. Häufig wacht der Patient mitten in der Nacht mit Schmerzen auf und erleichtert diese, indem er ein Glas Milch oder Antazida zu sich nimmt.
- Als **Blähungen (Flatulenz)** bezeichnet man entweder das Aufstoßen von Luft oder den Verlust von Winden durch das Rektum.
- **Sodbrennen** nennt man ein Brennen, das vom Epigastrium bis zum Rachen aufsteigt. Es entsteht durch einen Reflux von Mageninhalt in den Ösophagus, z. B. bei einer Hiatushernie.

  Andere Symptome, die bei Erkrankungen des Magens und des Duodenums auftreten, sind:
- Plötzliches Aufstoßen einer klaren geschmacklosen Flüssigkeit in den Mund, vermutlich als Folge einer reflexartigen Speichelbildung. Dieses Symptom wird oft mit einem Duodenalulkus in Zusammenhang gebracht.
- Appetit- und Gewichtsverlust.
- Übelkeit (Nausea) und Erbrechen. Erbrechen ist nicht nur ein Symptom von Magenerkrankungen, sondern kann auch andere Erkrankungen begleiten. Erbrechen kommt durch eine Kontraktion der Magen-, der Bauch- und der Zwerchfellmuskulatur bei gleichzeitiger Erschlaffung der Kardia zustande. Das spezielle Zentrum in der Medulla oblongata des Gehirns kontrolliert diesen komplizierten Vorgang. Dieses Brechzentrum ist eng mit dem Nervus vagus verbunden, insbesondere mit den Ästen, die die Bauchorgane versorgen.

Erbrechen kann in gut abgrenzbare Gruppen eingeteilt werden:

1. **Erbrechen aufgrund abdomineller Erkrankungen**

Erkrankungen des Magens:

- Akute Gastritis
- Peptisches Ulkus
- Pylorusstenose
- Magenkarzinom
- Gastroenteritis

Erkrankungen anderer Bauchorgane:

- Nieren- und Gallenkolik
- Appendizitis und Peritonitis
- Darmverschluß

2. **Erbrechen als Folge einer Medikamenteneinnahme**. Manche Medikamente greifen die Magenschleimhaut an oder stimulieren das Brechzentrum und führen so zum Erbrechen. Manchmal werden sie auch zu diesem Zweck bewußt eingesetzt, z. B. bei Vergiftungen, wenn der Mageninhalt mit dem Gift entleert werden soll. Das häufigste für diesen Zweck verwendete Medikament ist Ipecacuanha.
3. **Erbrechen bei Erkrankungen des Ohres**. Das vestibuläre System des Innenohres ist für die Haltung und das Gleichgewicht zuständig und ist eng mit dem Brechzentrum verbunden. Erkrankungen des vestibulären Systems führen oft zu schwerem Erbrechen. Zwei Beispiele sind die Reisekrankheit (Seekrankheit) und der Morbus Menière.
4. **Erbrechen als Folge von Hirnerkrankungen**. Jede Erkrankung, die zu einem erhöhten intrakraniellen Druck führt, z. B. Hirntumoren, Abszesse oder eine Meningitis, kann durch direkten Druck auf das Brechzentrum ein Erbrechen auslösen.
5. **Erbrechen als Folge einer Stimulation höherer Hirnzentren**. Hierzu gehört das Erbrechen als Folge von emotionalen Spannungen wie Nervosität, Angstzustände und Hysterie. Diese Art von Erbrechen kann häufig durch Chlorpromazin oder ähnliche Medikamente beherrscht werden.
6. **Erbrechen bei Stoffwechselerkrankungen**, z. B. Urämie und Hyperkalzämie.
7. **Schwangerschaft**.

Außerdem sollte man nicht vergessen, daß jede schwere Erkrankung zu einem reflexartigen Erbrechen führen kann.

Charakteristika des Erbrechens bei häufigen Erkrankungen

- Ein **profuses Erbrechen** (d. h. in reichlichen Mengen) wird bei Patienten mit einem Darmverschluß oder einer Pylorusstenose beobachtet. Bei einem Darmverschluß wird zuerst eine galleartige (grüne) Flüssigkeit erbrochen. Wenn die Erkrankung fortschreitet, wird das Erbrochene immer stuhlähnlicher (fäkulentes Erbrechen).
- Nach Operationen im Oberbauch kann eine akute Dilatation des Magens (Magenatonie) auftreten. Sie führt zum Erbrechen von **reichlich brauner Flüssigkeit**. Dies kann durch das Einführen einer Magensonde nach Bauchoperationen verhindert werden.
- Andere Baucherkrankungen, wie die Appendizitis oder eine Gallenkolik, können zu **reflexartigem Erbrechen** führen. Wenn der Magen entleert ist, werden kleine Mengen an Flüssigkeit erbrochen.
- Ein **schwallartiges Erbrechen** kommt bei Säuglingen mit einer Pylorusstenose und bei Patienten mit einem erhöhten intrakraniellen Druck vor.
- **Blut im Erbrochenen** kann rot aussehen, wenn es sich um frisches Blut handelt. Normalerweise wird das Blut jedoch im Magen zersetzt und erscheint dann wie dunkle Körner, die mit „kaffeesatzartig“ gut beschrieben sind. Bei einem Magenkarzinom können kleine Blutbeimengungen im Erbrochenen sein.

Das Erbrechen großer Mengen Blut wird Hämatemesis genannt und ist die Folge eines Magengeschwürs oder von Ösophagusvarizen.

Auswirkungen des Erbrechens

Erbrechen hat meist nur ernste Auswirkungen, wenn es anhält und sehr stark ist, z. B. bei einer Pylorusstenose, einem Darmverschluß und einer akuten Magenatonie.

Die wichtigste Folge ist ein Verlust an Flüssigkeit und Säure. Der Flüssigkeitsverlust führt zu einer Dehydratation, die einen Kreislaufkollaps und in einigen Fällen ein akutes Nierenversagen zur Folge hat. Durch den Verlust von Salzsäure mit dem Mageninhalt entwickelt der Patient eine Alkalose, die zu einer Tetanie führen kann (s. S. 337).

7.10 Hypertrophische Pylorusstenose

Die hypertrophische Pylorusstenose tritt in den ersten Lebenswochen auf und kommt überwiegend bei Jungen vor. Die Ursache ist ungeklärt. Der Pylorus wird durch einen Muskelspasmus verdickt, er hypertrophiert, bis schließlich eine schwere Stenose entstanden ist.

Symptome

1. In der Regel ist das Kind in den ersten drei Lebenswochen völlig unauffällig. Danach beginnt es jedoch, nach jeder Mahlzeit zu erbrechen. Es handelt sich typischerweise um ein „Erbrechen im Strahl", d. h. die Nahrung wird mit Gewalt in hohem Bogen ausgespuckt.
2. Das Baby ist hungrig und trinkt gierig.
3. Immer besteht eine Obstipation. Die Stühle sind meist klein und dunkelgrün („Hungerstühle").
4. Durch die Mangelernährung verliert das Kind an Gewicht und wird dehydriert. Haut und Schleimhäute sind trocken, die Augen und die Fontanellen sind eingesunken.
5. Wenn man das Baby, während es gefüttert wird, bei guter Beleuchtung untersucht, kann man peristaltische Wellen über dem Oberbauch sehen. Diese Wellen sind die Folge der Kontraktionen des Magens, der gegen den verengten Pylorus arbeiten muß.
6. In den meisten Fällen kann man den hypertrophierten Pylorus als festen, harten, kontrahierenden Tumor in der Pylorusregion fühlen.

Therapie

- Die medizinische Therapie mit Spasmolytika und intravenöser Flüssigkeitszufuhr führt bei einer ausgeprägten Pylorusstenose selten zum Erfolg.
- In der Regel wird die Operation nach *Ramstedt* durchgeführt, bei der der Pylorusmuskel gespalten wird. Dieser Eingriff erfolgt meist in Allgemeinnarkose, selten in Lokalanästhesie. Die Ergebnisse sind meist gut.

7.11 Gastritis

Die Gastritis ist eine Entzündung der Magenschleimhaut. Sie kann akut oder chronisch verlaufen.

Akute Gastritis

Bei der akuten Entzündung der Magenschleimhaut kommt es zu einer Schädigung der oberflächlichen Epithelzellen. Der Patient verspürt kurzzeitig Schmerzen im Oberbauch und erbricht. Die Ursache ist nicht immer offensichtlich, Alkohol und Medikamente (z. B. Analgetika wie Aspirin) können für die Gastritis verantwortlich sein. In schweren Fällen entstehen viele kleine Ulzera. Diese können bluten und dann Bluterbrechen und Teerstuhl zur Folge haben. Solche akuten Ulzera entwickeln sich oft nach schwerem Streß, z. B. Unfällen oder Verbrennungen.

Chronische Gastritis

Die chronische Gastritis kann die Folge einer langdauernden Fehlernährung oder eines Alkoholmißbrauchs sein. Sie geht häufig mit einer Infektion der Magenschleimhaut durch das Bakterium Helicobacter pylori einher. Dies ist vermutlich die häufigste Ursache einer chronischen Gastritis. Die chronische Entzündung führt zu einer Atrophie der Magenschleimhaut. Viele Patienten haben keine Beschwerden. Es kann jedoch auch zu Schmerzen im mittleren Oberbauch und zu einer Gewichtsabnahme kommen.

Eine zweite Form der chronischen Gastritis entwickelt sich bei der **perniziösen Anämie**. Bei dieser Erkrankung wird die Entzündung durch Antikörper gegen die Magenschleimhaut ausgelöst. Zusätzlich ist die Sekretion des Intrinsic factor, der für die Aufnahme von Vitamin B_{12} im Dünndarm benötigt wird, eingeschränkt. Der Patient entwickelt aufgrund des Vitamin B_{12}-Mangels eine Anämie.

Therapie

- Die **akute Gastritis** erfordert keine spezifische Therapie, sondern die Beseitigung der zugrunde liegenden Ursache.
- Die **chronische** mit Helicobacter pylori assoziierte Gastritis wird mit Antibiotika und einem wismuthaltigen Medikament behandelt, um den Erreger zu beseitigen.
- Wenn eine **perniziöse Anämie** besteht, muß diese behandelt werden (s. S. 253 ff).

7.12 Peptische Ulkuskrankheit

> Mit dem Begriff „Peptische Ulkuskrankheit" bezeichnet man sowohl Magengeschwüre (Ulcera ventriculi) als auch Zwölffingerdarmgeschwüre (Ulcera duodeni).

Magenulzera kommen normalerweise einzeln vor und befinden sich meist an der kleinen Kurvatur des Magens. Duodenalulzera kommen vor allem im oberen Anteil des Duodenums (Bulbus duodeni) vor.

Peptische Ulzera können akut oder chronisch sein. **Akute** Magenulzera wurden bereits bei der Gastritis beschrieben. Akute Duodenalulzera können sich als Folge von schwerem Streß, z. B. Verbrennungen und schweren Verletzungen, entwickeln. Sie können zu Blutungen oder Perforationen führen, ohne daß zuvor Symptome bemerkt wurden.

Chronische peptische Ulzera entwickeln sich aus nicht verheilten akuten Geschwüren. An den Rändern eines chronischen Ulkus bildet sich Narbengewebe, das Komplikationen verursachen kann.

Ursachen

Die genauen Ursachen einer peptischen Ulkuskrankheit sind unbekannt. Duodenalulzera sind häufiger als Magenulzera.

- **Magenulkus**: Die meisten Patienten mit einem Magengeschwür haben normale oder niedrige Säurewerte im Magensaft. Es müssen also andere Faktoren für die Ulkusentstehung verantwortlich sein, z. B. eine chronische Gastritis und Veränderungen der Produktion des Magenschleims, der die Schleimhaut schützt.
- **Duodenalulkus**: Patienten mit einem Duodenalulkus haben hohe Salzsäurewerte im Magensaft. Die Infektion mit Helicobacter pylori regt die Säureproduktion im Magen an und begünstigt so die Geschwürbildung im nachfolgenden Zwölffingerdarm.
- **Andere Faktoren**: Peptische Ulzera kommen häufiger bei Männern und bei älteren Menschen vor. Nicht selten entwickeln mehrere Familienmitglieder ein peptisches Ulkus. Ein schwächerer Zusammenhang besteht mit Rauchen (bei Duodenalulzera), Ernährungsfehlern und psychologischen Faktoren wie Streß.

Symptome (Abb. 7.6)

Schmerzen im Oberbauch sind die Hauptmerkmale des peptischen Ulkus.

Im allgemeinen unterscheidet sich der **Schmerzcharakter** eines Magengeschwürs deutlich von

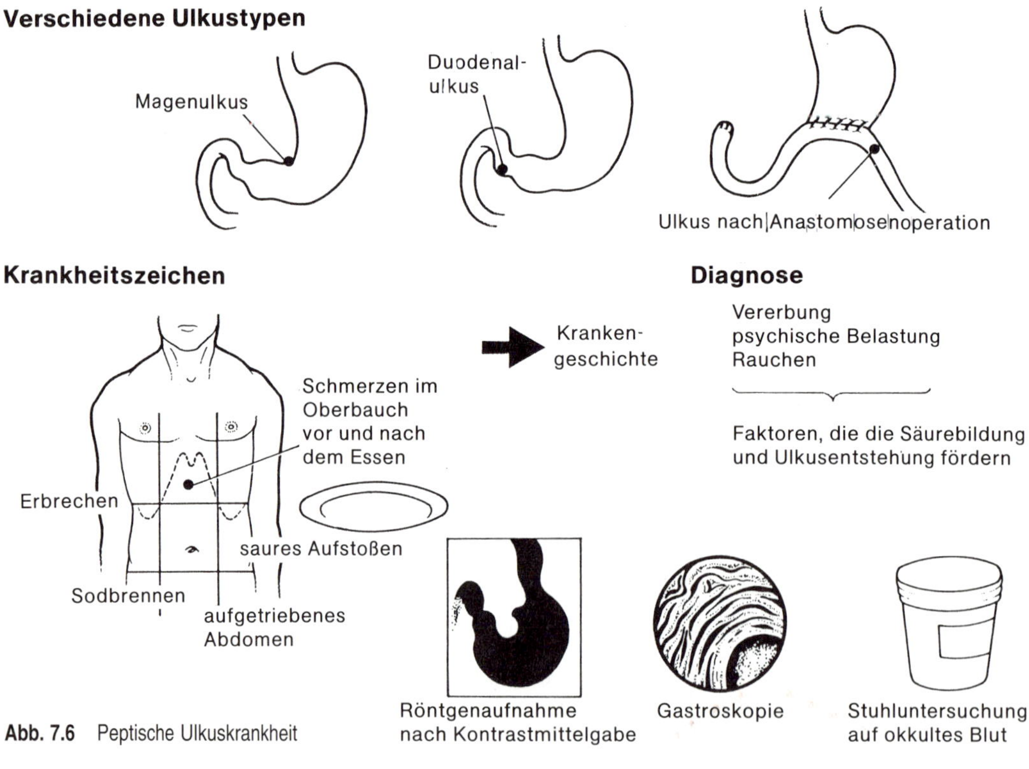

Abb. 7.6 Peptische Ulkuskrankheit

dem eines Zwölffingerdarmgeschwürs: Bei einem Magenulkus treten die Schmerzen häufig nach den Mahlzeiten auf und werden beim Essen stärker. Die Schmerzen bei einem Duodenalulkus werden dagegen häufig als „Hungerschmerzen" beschrieben und durch Nahrungsaufnahme gelindert. Patienten mit einem Duodenalulkus wachen oft mitten in der Nacht mit Schmerzen auf.

Erbrechen kann vorkommen, insbesondere wenn die Schmerzen stark sind. Es führt häufig zu einer Besserung der Beschwerden. Schweres Erbrechen deutet auf eine Komplikation, z. B. eine Perforation, hin. Die Patienten können kleine Mengen Blut erbrechen. Bei schweren **Blutungen** aus dem oberen Verdauungstrakt kann der Stuhlgang durch die große Menge angedauten Blutes schwarz und teerartig sein.

Schwarze Teerstühle nach Blutungen im oberen Gastrointestinaltrakt werden als Melaena bezeichnet.

Im Gegensatz dazu ist Blut im Stuhl, das aus dem unteren Verdauungstrakt stammt, rot oder pflaumenfarbig und liegt meistens dem Stuhl auf, z. B. bei einem Rektumkarzinom, bei Hämorrhoiden oder einer Kolitis. **Sodbrennen** und **Blähungen** können ebenfalls vorkommen.

Der **Appetit** ist bei Patienten mit einem Duodenalulkus in der Regel gut, während Patienten mit einem Magenulkus oft Angst vor dem Essen haben und an Gewicht verlieren. Die Ulkusbeschwerden treten in der Regel periodisch auf und sind im Frühling und im Herbst am stärksten.

Diagnostik

Der Verdacht auf eine peptische Ulkuskrankheit kann nur durch eine Röntgenuntersuchung mit Kontrastmittel (Bariumsulfat) oder durch eine Endoskopie gesichert werden.

Röntgenuntersuchung

Eine spezielle Röntgenuntersuchung, die Magendarmpassage mit Bariumsulfat zeigt die Ulzera in Magen und Duodenum (Abb. 7.7 und 7.8). Der Patient wird unter Durchleuchtung untersucht, unmittelbar nachdem er Bariumsulfat getrunken hat. Barium ist röntgenundurchlässig und stellt daher den ganzen Magen und das Duodenum dar.

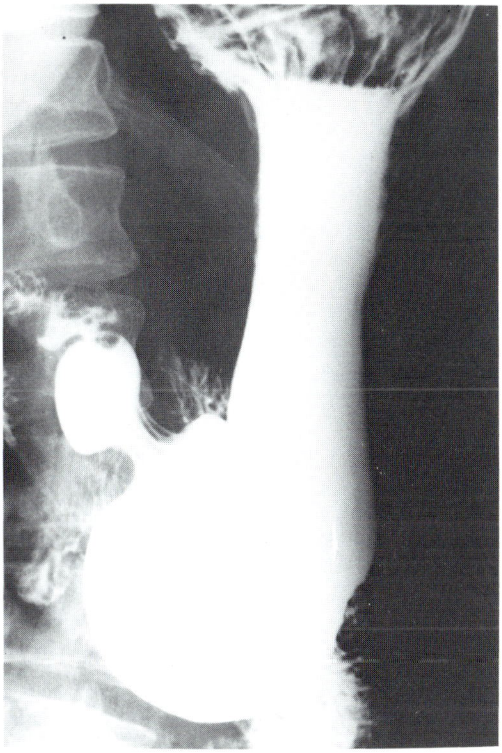

a

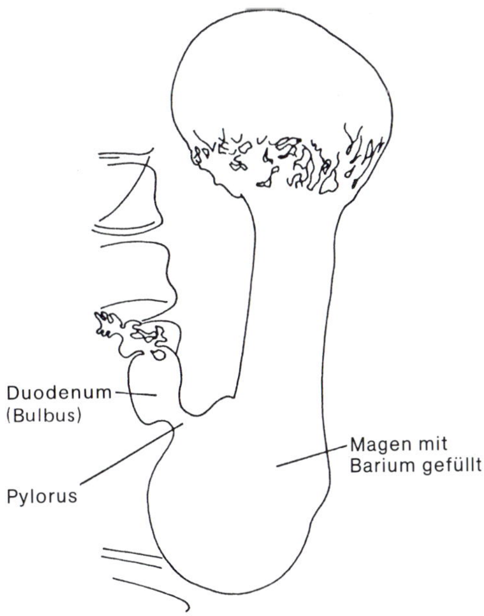

b

Abb. 7.7 a, b Magendarmpassage. Darstellung des Magens, des Pylorus und des Bulbus duodeni im Röntgenbild (**a**), Skizze (**b**)

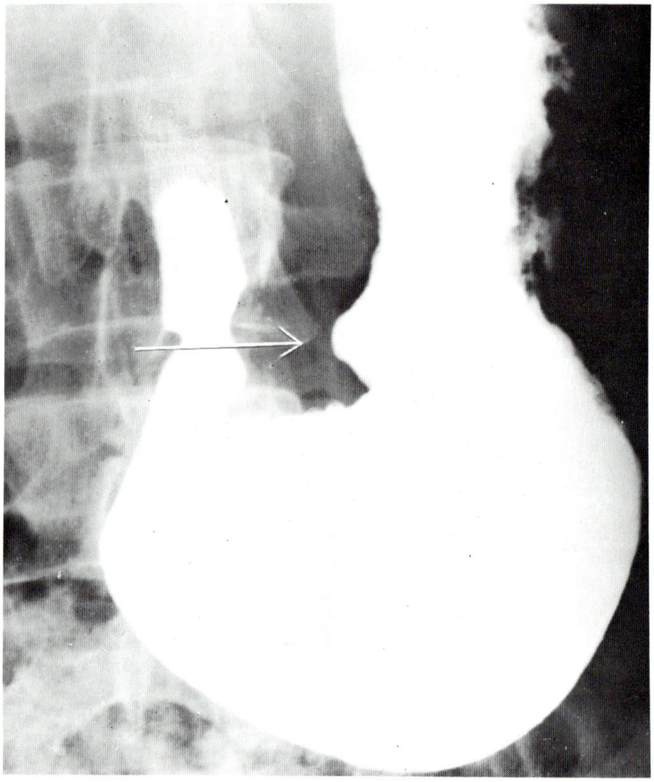

Abb. 7.8 Die Magendarmpassage mit Barium zeigt ein Ulkus an der kleinen Kurvatur des Magens (Pfeil)

Geschwüre sind an nischenförmigen Ausstülpungen zu erkennen. Gelegentlich kann jedoch ein vorhandenes Ulkus bei der Röntgenuntersuchung nicht nachgewiesen werden.

Vor der Röntgenuntersuchung darf der Patient 6 Stunden lang nichts essen oder trinken. Außerdem müssen alle Medikamente abgesetzt werden.

Endoskopie (Gastroskopie)

Das Mageninnere kann mit einem Gastroskop betrachtet werden. Dieses flexible fiberoptische Instrument wird in den Magen geschoben und erlaubt dann eine gute Beurteilung des Magens und des Duodenums. Mit einer Biopsiezange, die durch das Gastroskop eingeführt wird, können Biopsien vom Ulkusrand entnommen werden. Eine endoskopische Biopsie ermöglicht auch den Nachweis des Bakteriums Helicobacter pylori.

Therapie

1. Allgemeine Ratschläge/Pflege

- Die Mahlzeiten sollten in regelmäßigen Abständen eingenommen werden. Häufige kleine leichte Mahlzeiten werden empfohlen. Stark gewürzte, gebratene oder essighaltige Nahrungsmittel sollten vermieden werden, ebenso Alkohol.
- Rauchen verzögert die Ulkusheilung. Den Patienten sollte deshalb dringend vom Rauchen abgeraten werden.
- Die Patienten müssen nach den **Medikamenten** gefragt werden, die sie wegen anderer Erkrankungen, z. B. Arthritis, einnehmen. Medikamente, die die Magenschleimhaut reizen, sollten möglichst abgesetzt werden, z. B. leichte Analgetika und entzündungshemmende Medikamente wie Acetylsalicylsäure (Aspirin).

- Bestehen Angstzustände oder eine Depression, sollte eine entsprechende Behandlung eingeleitet werden. Streß sollte soweit wie möglich ausgeschaltet werden, da er die Symptome verschlimmert.
- Bettruhe im Krankenhaus läßt Magenulzera ausheilen, ist jedoch auch recht kostspielig.

2. Medikamentöse Therapie

- **Antazida** wie Magnesiumtrisilikat oder Aluminiumhydroxid können zur Behandlung leichter Schmerzen und Verdauungsbeschwerden verabreicht werden.
- **Duodenalulkus**: **H-2-Antagonisten** reduzieren die Säureproduktion im Magen. Sie können die meisten Duodenalulzera heilen, wenn sie 4 bis 6 Wochen lang eingenommen werden. Leider kommen die Symptome oft nach einiger Zeit wieder, so daß weitere Behandlungszyklen mit diesen Medikamenten notwendig werden. Eine Alternative stellen Protonenpumpenhemmer (Omeprazol) dar, die die Magensäureproduktion vollständig hemmen. Da die Infektion mit Helicobacter pylori ein Faktor der Ulkusentstehung ist, wird eine Kombination aus **Antibiotika** und **wismuthaltigen Medikamenten** zur Bekämpfung dieses Erregers eingesetzt. Damit kann die Rezidivrate gesenkt werden. Stärkere Antazida wie Omeprazol können auch eingesetzt werden, wenn die H-2-Antagonisten nichts bewirken.
- **Magenulkus**: **H-2-Antagonisten** sind die Hauptsäule der Therapie. Auch die anderen Substanzen, die beim Ulcus duodeni genannt wurden, können eingesetzt werden.

Zur **Verlaufskontrolle** sind Röntgenuntersuchungen oder Gastroskopien mit Biopsie notwendig. Dies ist insbesondere deshalb wichtig, weil ein nicht ausgeheiltes Ulkus auch ein Magenkarzinom sein kann!

3. Chirurgische Therapie

- **Duodenalulkus**: Eine Operation ist bei den Patienten sinnvoll, die starke Beschwerden ha-

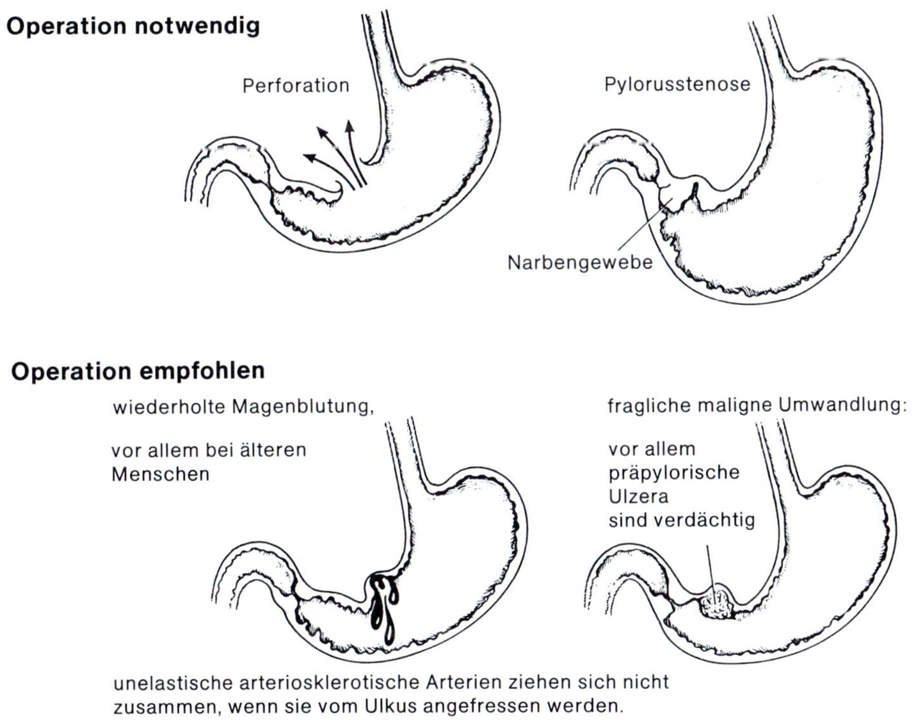

Abb. 7.9 Indikationen für die chirurgische Ulkusbehandlung

ben und bei denen die medikamentöse Behandlung keinen Erfolg gebracht hat. Am häufigsten wird eine **selektive proximale Vagotomie** durchgeführt. Bei dieser Operation werden die Äste des Nervus vagus durchtrennt, die die säureproduzierenden Bereiche des Magens versorgen. Auf diese Weise kann die Säureproduktion vermindert werden. Die trunkuläre Vagotomie, bei der der gesamte Nervus vagus durchtrennt wird, wenn er mit dem Ösophagus durch das Zwerchfell tritt, hat den gleichen Effekt. Sie muß jedoch mit einer Pyloroplastik kombiniert werden, da die Nervenversorgung des Pylorus hierdurch ebenfalls unterbunden wird und der Magen sich sonst nicht entleeren kann.

- **Magenulkus**: Die **Magenteilresektion** (z. B. nach *Billroth*) zur Entfernung des Geschwürs ist die Therapie der Wahl, wenn das Ulkus durch die medikamentöse Therapie nicht ausheilt oder wenn Verdacht besteht, daß das Ulkus maligne sein könnte.

Sowohl beim Magen- als auch beim Duodenalulkus ist ein chirurgischer Eingriff bei allen **Komplikationen** notwendig (Abb. 7.9).

Komplikationen der Ulkuskrankheit

Mögliche Komplikationen der peptischen Ulkuskrankheit sind:

1. Blutungen
2. Perforation des Ulkus
3. Pylorusstenose
4. Maligne Entartung

1. Blutungen

Peptische Ulzera können Blutgefäße „anfressen" und so eine Blutung verursachen. Sowohl das Duodenal- als auch das Magenulkus können die Ursache einer Hämatemesis (Bluterbrechen) sein. Sie kommt jedoch beim Magenulkus häufiger vor. Manchmal ist auch Teerstuhl das einzige Symptom einer Ulkusblutung. Wenn die Blutung sehr schwer ist, entwickeln sich **Schockzeichen**:

- Die Haut wird kalt und klamm.
- Der Puls wird sehr schnell.
- Der Patient ist meist sehr unruhig.
- Der Blutdruck ist niedrig.

Bei der Behandlung der Hämatemesis spielen das Alter des Patienten, die Höhe und die Dauer des Blutverlustes und das Vorhandensein anderer Erkrankungen eine Rolle.

Therapie/Pflege

- Schwere Blutungen führen zu einem Schockzustand. In diesen Fällen stehen die Maßnahmen zur **Schockbekämpfung** an erster Stelle.
- Der Patient muß absolute Ruhe einhalten. Das Fußende des Bettes sollte angehoben werden, um den Blutdruck zu verbessern. Der Patient sollte warm zugedeckt, aber nicht überhitzt werden.
- Halbstündlich müssen **Puls** und **Blutdruck** gemessen werden, um den Krankheitsverlauf kontrollieren zu können. Ein sinkender Blutdruck und ein ansteigender Puls sind Hinweise auf eine weiterbestehende Blutung.
- Bei Patienten mit einer **massiven Blutung** und einem schweren Schockzustand, der sich durch einen Puls von über 100 Schlägen in der Minute und einen systolischen Blutdruck von unter 100 mm Hg verrät, ist **Volumenersatz** sofort erforderlich. Zunächst werden Plasmaexpander infundiert. Nach der Kreuzprobe sollten Erythrozytenkonzentrate und Fresh Frozen Plasma (FFP) gegeben werden. Der Patient muß wegen möglicher Transfusionszwischenfälle sehr genau überwacht werden.
- Schwerkranke und ältere Patienten benötigen einen zentralen Venenkatheter, um einen venösen Zugang zu sichern und zur Kontrolle des ZVD (zentraler Venendruck). Auch die Urinausscheidung muß kontrolliert werden.
- Wenn das Abdomen gebläht ist, was bei massiven Blutungen vorkommt, kann ein kleiner Einlauf angeordnet werden. Leichte Laxantien sind sinnvoll, damit die Stühle leicht bleiben. Der Patient muß vor starkem Pressen beim Stuhlgang gewarnt werden, da dies eine neue Blutung auslösen kann.
- **Ernährung**: Ob der Patient essen darf, hängt von der Auffassung des behandelnden Arztes ab. Im Akutstadium sollte der Patient nüchtern bleiben, da noch nicht feststeht, ob eine Endoskopie oder eine

Operation durchgeführt werden muß. Später erhält der Patient in der Regel häufige kleine Mahlzeiten, die aus einer leicht verdaulichen Schonkost bestehen. Der Appetit der Patienten ist unterschiedlich. In den ersten Tagen ist es ratsam, den Essenswünschen der Patienten innerhalb der gesetzten Grenzen nachzugeben.

- **Medikamente**: H_2-Rezeptorantagonisten (Cimetidin oder Ranitidin) blockieren wirksam die Säureproduktion im Magen. Es hat sich jedoch gezeigt, daß die Sterblichkeitsrate bei schweren Blutungen des oberen Verdauungstraktes dadurch nicht gesenkt wird. Da die Säure jedoch die Ulkusblutung verstärken kann, wirken sich diese Medikamente auch günstig auf die Blutstillung aus.
- **Endoskopische Blutstillung**: Eine Gastroskopie wird durchgeführt, sobald der Patient wieder bei Bewußtsein bzw. wiederbelebt ist oder – bei weniger schweren Blutungen – innerhalb von 12 bis 24 Stunden nach der stationären Aufnahme. Mit der Gastroskopie kann die Diagnose bestätigt werden; bei sichtbaren Geschwüren erfolgt eine direkte Blutstillung, um wiederholte Blutungen zu verhindern.
- **Chirurgische Maßnahmen**: Bei den meisten Patienten kommt die Blutung mit den genannten Maßnahmen zum Stehen. Bei einer kleinen Anzahl geht die Blutung weiter, in der Regel handelt es sich um ältere Patienten mit großen chronischen Ulzera. Die Arterien älterer Menschen sind oft arteriosklerotisch verändert und können daher nicht so schnell kontrahieren, um die Blutung zum Stillstand zu bringen. Bei diesen Patienten kann eine Operation notwendig werden. Beim Magenulkus ist die Magenteilresektion die Operation der Wahl. Bei Duodenalulzera wird das Ulkus umstochen und das versorgende Blutgefäß abgebunden. Anschließend führt man eine Vagotomie mit Pyloroplastik durch, um die Ulkusheilung zu beschleunigen.

Andere Ursachen von Bluterbrechen und Teerstuhl

1. Magenerosionen (oberflächliche Schleimhautschäden)
2. Magenkarzinom
3. Leberzirrhose mit Pfortaderhochdruck und Blutungen aus Ösophagusvarizen
4. Bluterkrankungen (Purpura, Leukämie, Vitamin K-Mangel)
5. Verschlucktes Blut, z. B. als Folge von Nasenbluten oder nach Operationen im Nasen- und Rachenbereich

In 90 % der Fälle sind Bluterbrechen und Teerstuhl jedoch auf ein peptisches Ulkus zurückzuführen.

2. Ulkusperforation

Ein peptisches Ulkus kann in die Bauchhöhle perforieren. Die Ulkusperforation ist eine der häufigsten Ursachen des „akuten Abdomens“. Es bestehen Schocksymptome und sehr starke Bauchschmerzen. Bei der körperlichen Untersuchung findet man ein bretthartes Abdomen. Dies sind Zeichen der Peritonitis, die sich durch den Austritt von Mageninhalt in die Bauchhöhle entwikkelt. In diesen Fällen muß **sofort operiert** werden, um das perforierte Ulkus zu übernähen und eine Drainage der Bauchhöhle zu ermöglichen (Abb. 7.10).

3. Pylorusstenose

Bei der Heilung eines chronischen Ulkus wird Narbengewebe gebildet. Wenn das Ulkus in der Nähe des Pylorus liegt, kann dieses Narbengewebe die Pylorusöffnung verengen und so eine Pylorusstenose verursachen. In schweren Fällen kann nur noch sehr wenig Nahrung ins Duodenum gelangen. Folgende Symptome sind typisch:

1. Massives Erbrechen ist häufig. Das Erbrechen von Essensresten, die am Vortag gegessen wurden, ist für die Pylorusstenose charakteristisch.
2. Der Gewichtsverlust hängt vom Grad der Stenose ab und ist in schweren Fällen sehr ausgeprägt.
3. In der Regel besteht eine Obstipation.
4. Wenn eine Magensonde eingeführt wird, findet man bis zu 500 bis 700 ml Magensaft.
5. Eine Röntgenuntersuchung mit Barium zeigt, daß der Magen ausgeweitet ist und sich verspätet entleert.

4. Maligne Entartung (Ulkuskarzinom)

Magengeschwüre können maligne entarten. Duodenalulzera werden selten bösartig.

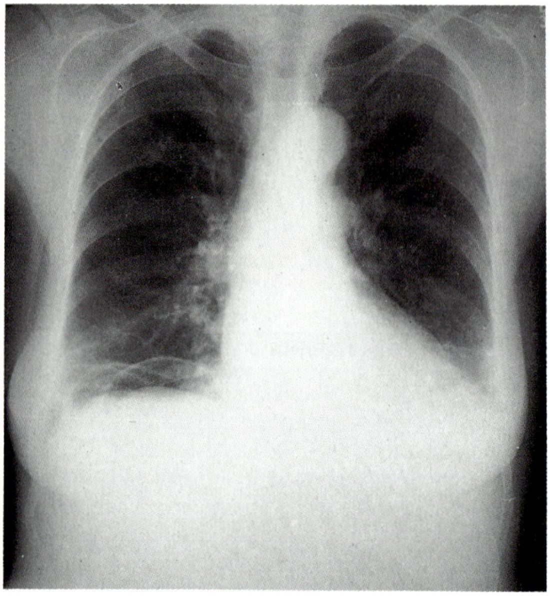

Abb. 7.10 Luft unter dem rechten Zwerchfell nach der Perforation eines peptischen Ulkus

7.13 Magenkarzinom

Das Magenkarzinom ist einer der häufigsten Tumoren und kommt im mittleren oder höheren Lebensalter vor.

Symptome

Die Symptome des Magenkarzinoms ähneln häufig denen der peptischen Ulkuskrankheit:

- Die Oberbauchschmerzen beim Magenkarzinom können die Beschwerden bei der peptischen Ulkuskrankheit nachahmen. Häufig halten die Schmerzen jedoch länger an und zeigen nicht das typische schubweise Auftreten.
- Ein Appetitverlust entsteht relativ früh und ist fast immer vorhanden.
- Es kommt zu einem zunehmenden Gewichtsverlust, der beim komplikationslosen peptischen Ulkus meist fehlt.
- Oft besteht eine Anämie.
- In den Spätstadien kann sich ein Ikterus entwickeln, wenn der Tumor auf die Leber übergreift. Da die Symptome des Magenkarzinoms in den Frühstadien der peptischen Ulkuskrankheit sehr ähneln, wird die Diagnose nicht selten erst gestellt, wenn die Erkrankung bereits weit fortgeschritten ist.

Diagnostik

Die Diagnose wird meistens aufgrund der klinischen Symptome vermutet. Verdächtig sind Verdauungsstörungen, die im mittleren oder höheren Alter zum ersten Mal auftreten. Die Verdachtsdiagnose wird durch die Röntgenuntersuchung des Magens mit Barium und die Endoskopie bestätigt. Bei der Gastroskopie kann eine Biopsie gewonnen und histologisch untersucht werden. Auf diese Weise ist es fast immer möglich, einen malignen Tumor von einem gutartigen Magenulkus zu unterscheiden.

Therapie

In den meisten Fällen ist das Magenkarzinom so weit fortgeschritten, daß die Erkrankung nicht geheilt werden kann und nur noch eine palliative Therapie möglich ist.

- Wenn der Tumor im Frühstadium entdeckt wird, stellt die teilweise oder vollständige Magenresektion oder Gastrektomie die einzige Möglichkeit einer Heilung dar.
- Wenn der Tumor nicht mehr operabel ist, kann eine Bypass-Operation eine Gastrojejunostomie, die Symptome (Passagebehinderung) lindern.

- Bei einigen wenigen ausgewählten Fällen, insbesondere bei jüngeren Patienten, besteht heute die Möglichkeit einer Chemotherapie, die Resultate sind jedoch noch immer schlecht.

7.14 Hiatushernie

Diese häufige Erkrankung kann in jeder Altersgruppe und bei beiden Geschlechtern vorkommen. Am häufigsten sind jedoch übergewichtige Frauen im mittleren Lebensalter betroffen.

Ein Teil des Magens schiebt sich durch die Ösophagusöffnung (Hiatus ösophageus) im Zwerchfell in den Thoraxraum. Die Hernie muß nicht ständig vorhanden sein. Sie kann auch in den Thorax gleiten (Gleithernie), wenn die Patienten sich z. B. nach einer schweren Mahlzeit nach vorne beugen.

Häufig besteht ein Reflux von Magensäure in den Ösophagus, der zu brennenden Schmerzen im Oberbauch und hinter dem Sternum führt (Sodbrennen). Die Entzündung der Ösophagusschleimhaut in der Hernie kann zu Blutungen und als Folge davon zu einer Anämie führen.

Die Diagnose der Hiatushernie kann durch eine Röntgenuntersuchung mit Barium in Kopftieflage, die die Hernie oberhalb des Zwerchfells zeigt, bestätigt werden (Abb. 7.11).

Um Beschwerden zu vermeiden, sollte der Patient:

1. sein Gewicht reduzieren und keine schweren Mahlzeiten zu sich nehmen;
2. enge Kleidung im Bereich des Abdomens vermeiden;
3. nach Mahlzeiten nicht liegen oder in einer gekrümmten Stellung sitzen;
4. nachts das Kopfteil des Bettes erhöhen.

Therapie

- **Antazida** sind hilfreich, insbesondere wenn sie mit einem Gleitmittel (Gaviscon) kombiniert sind, das eine Schutzschicht im unteren Ösophagusdrittel bildet.
- H_2-Rezeptorantagonisten oder Protonenpumpenhemmer (Omeprazol) werden eingesetzt, um die refluxbedingte Ösophagitis zu behandeln. Sie bringen in der Regel Erleichterung.

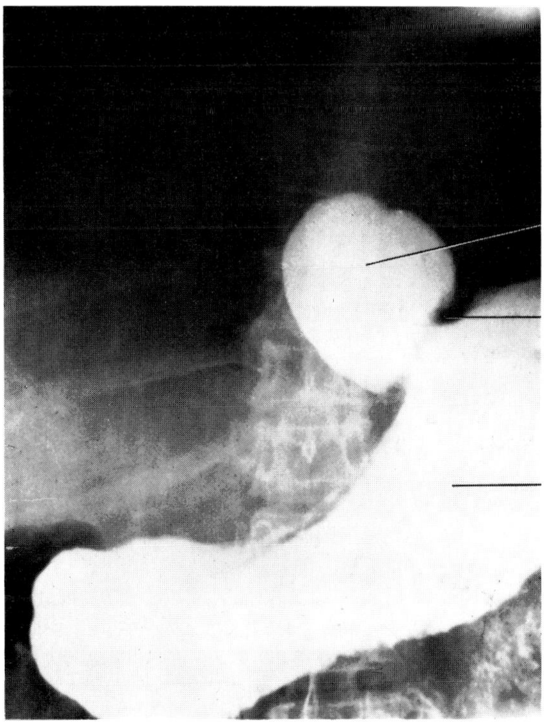

Abb. 7.11 Hiatushernie. Der in den Thoraxraum geglittene Magenteil ist oberhalb des Zwerchfells deutlich sichtbar

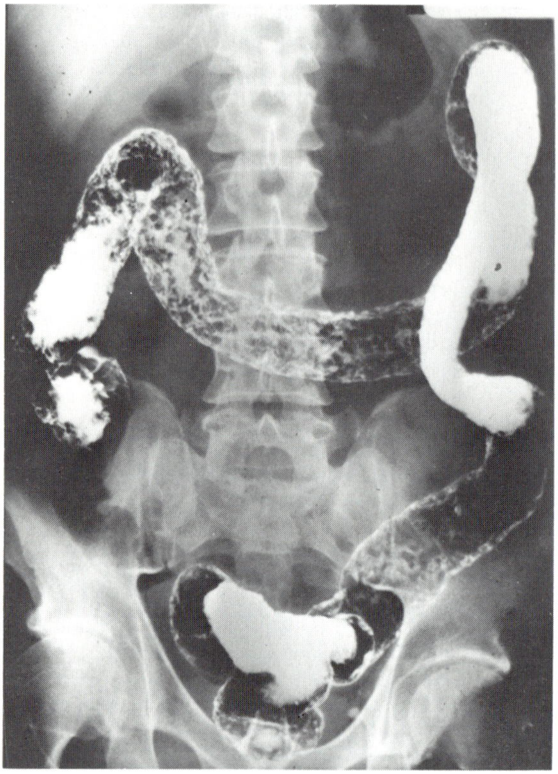

Abb. 7.12 Kolonkontrasteinlauf. Normalbefund

- Eine Operation ist nur bei Patienten mit schweren Symptomen, die nicht auf eine konservative Therapie ansprechen, notwendig, außerdem, wenn sich Komplikationen wie eine narbige Ösophagusstenose entwickeln.

Erkrankungen des Darms

Erkrankungen des Darms führen zu Symptomen wie Erbrechen, Verstopfung, Bauchschmerzen und Durchfall.

7.15 Bauchschmerzen

Man unterscheidet zwei verschiedene Arten von Bauchschmerzen:

1. **Koliken**: Diese Schmerzen treten alle 5 bis 15 Minuten auf. Sie nehmen zuerst an Stärke zu und klingen nach einigen Minuten wieder ab. In der Regel werden die Schmerzen in der Mitte des Abdomens angegeben. Die Patienten sind unruhig.
2. **Peritonealschmerz**: Dieser Schmerz ist die Folge einer Entzündung des Peritoneums. Er ist ständig vorhanden und kann sehr stark sein. Der Patient bleibt bewegungslos liegen, da jede Bewegung die Schmerzen verstärkt.

7.16 Obstipation (Verstopfung)

Obstipation bedeutet eine verzögerte Darmentleerung.

Dabei muß stets bedacht werden, daß die Stuhlgewohnheiten von Mensch zu Mensch sehr verschieden sind.

Ursachen

1. **Gewohnheit**. Wenn der normale Drang zur Stuhlentleerung aus irgendwelchen Gründen ignoriert wird, geht der normale Defäkationsreflex, der durch die Anwesenheit von Stuhl im Rektum ausgelöst wird, allmählich verlo-

ren. Zurückgehaltener Stuhl wird durch Wasserentzug hart und trocken. Dieser Obstipationstyp ist bei älteren Menschen besonders häufig. Eine chronische Obstipation führt zum Verlust des Muskeltonus im Rektum und dadurch zu einer erschwerten oder unvollständigen Entleerung des Darms, die den Zustand noch mehr verschlimmert.

2. Eine **ballaststoffarme Ernährung** führt zu einer verlangsamten Darmpassage und zur Bildung kleiner harter Stühle.
3. **Veränderungen im Anusbereich**: Schmerzhafte Veränderungen wie die Analfissur oder Hämorrhoiden führen zu einer Obstipation. Oft ist es schwierig, zu unterscheiden, ob die Hämorrhoiden die Ursache einer Obstipation sind oder durch diese begünstigt wurden.
4. Jede Erkrankung, die mit einer Einengung des Darms, insbesondere des Dickdarms, einhergeht, hat eine Obstipation zur Folge.
5. Megakolon (s. S. 182).

Therapie/Pflege

Die Therapie der Obstipation besteht in der Behandlung der Ursache.

- Die gewohnheitsbedingte Obstipation spricht in der Regel auf Einläufe mit Phosphatseife an.
- In leichteren Fällen können Gleitmittel, entweder als Zäpfchen oder peroral verabreicht, ausreichen. Einige Gleitmittel sollten jedoch sobald wie möglich abgesetzt werden, da ihre dauernde Anwendung ebenfalls zu einer Obstipation führen kann.
- Sobald die Obstipation behoben ist, sollte eine **ballaststoffreiche Ernährung**, wenn nötig unterstützt durch Darmfüllmittel wie Agiolax® zugeführt werden, um einen Rückfall zu vermeiden. Bei älteren oder dementen Patienten kann eine chronische Obstipation ein besonders schwieriges Problem darstellen.

7.17 Diarrhoe (Durchfall)

Als Diarrhoe bezeichnet man nichtgeformte Stühle.

Die Diarrhoe ist ein häufiges und wichtiges Symptom einer Darmerkrankung. Ihre Schwere und ihre Art hängen von der zugrunde liegenden Erkrankung ab. Es gibt eine Vielzahl von möglichen Ursachen. Die häufigsten Ursachen einer Diarrhoe sind:

Ursachen der akuten Diarrhoe

1. Akute Gastroenteritis
   - Infektiöse Gastroenteritis
   - Lebensmittelvergiftung
   - Vergiftung durch Chemikalien
2. Appendizitis (einige Patienten)
3. Typhus und Parathyphus
4. Bakterienruhr
5. Angstzustände

Ursachen der chronischen Diarrhoe

1. Entzündliche Erkrankungen
   - Colitis ulcerosa
   - Ileitis regionalis (M. Crohn)
   - Divertikulitis
   - Darmtuberkulose
2. Kolonkarzinom
3. Zöliakie und tropische Sprue
4. Vitamin B-Mangel (Pellagra)
5. Thyreotoxikose
6. Reizkolon (Colon irritabile)

Um die Ursache der Diarrhoe herauszufinden und auch um den Therapieerfolg zu kontrollieren, muß die Art der Stühle (Häufigkeit, Beschaffenheit) genau festgehalten werden.

7.18 Akute Gastroenteritis

Akute Darminfektionen sind bei Säuglingen und Kindern häufig und führen bei ersteren nicht selten zum Tode. Begünstigende Faktoren stellen Mangelernährung, Frühgeburten und Abwehrschwäche dar. Gestillte Säuglinge sind in dieser Zeit praktisch immun gegenüber einer Gastroenteritis. Die Ursachen sind entweder Bakterien (Salmonellen, Shigellen und einige Typen von E. coli) oder Viren (Rota-Virus).

Symptome

1. Die Erkrankung kommt bevorzugt bei Kindern unter 2 Jahren vor. Säuglinge unter einem Jahr sind besonders gefährdet.

2. Der Beginn ist oft sehr plötzlich. Das Kind kann im Laufe weniger Stunden schwer krank werden. Es gibt sowohl relativ milde Verläufe als auch schwerste Erkrankungen, die innerhalb kürzester Zeit zum Tode führen.
3. Das Kind erbricht jegliche Nahrung. Dieses Erbrechen hält an. Rasch setzt eine Diarrhoe ein. Die Stühle sind typischerweise häufig, wäßrig und grünlich. In schweren Fällen können die Stühle hellorange sein.
4. Das Kind ist stark beeinträchtigt. In schweren Fällen kommt es zu einer Dehydratation. Die Augen und die Fontanellen sind eingesunken. Wenn eine Hautfalte abgehoben wird, bleibt sie stehen. Das Kind macht einen schwerkranken Eindruck. Auch Fieber kann bestehen.
5. Die Bronchopneumonie ist eine häufige Komplikation.

Therapie/Pflege

Die akute infektiöse Gastroenteritis muß aus zwei Gründen als **medizinischer Notfall** behandelt werden:

1. um die Ansteckung anderer Kinder zu vermeiden, sollten gleich zu Beginn **strenge Isolierungsmaßnahmen** durchgeführt werden;
2. um zu verhindern, daß sich der Zustand verschlechtert und um das Risiko eines tödlichen Ausgangs zu verringern.

- **Wärme**: Das Kind muß in einem warmen, gut gelüfteten Raum gepflegt werden.
- **Nahrungskarenz**: Eine Hungerpause ist in allen Fällen notwendig. Während dieser Zeit dürfen nur abgekochtes Wasser, Glukose- oder Glukose-/Elektrolytlösungen peroral eingenommen werden. Die Gesamtmenge an Flüssigkeit, die in 24 Stunden notwendig ist, sollte in etwa 165 ml Flüssigkeit/kg Körpergewicht entsprechen. Hinzu kommt eine zusätzliche Menge von 150 bis 450 ml, um eine bestehende Dehydratation zu beseitigen. Die Flüssigkeit muß in kleinen, häufig verabreichten Mengen zugeführt werden, um ein Wiedereinsetzen des Erbrechens und eine Ermüdung des Kindes zu vermeiden. Diese Maßnahmen erfordern den vollen Einsatz der Pflegenden.
- **Therapie der Dehydratation**: Kinder, die Symptome einer schweren Dehydratation zeigen (d. h. Teilnahmslosigkeit, eingesunkene Augen und Fontanellen und eine faltige Haut), müssen sobald wie möglich einen intravenösen Flüssigkeitsersatz erhalten. Eine Verzögerung der Flüssigkeitszufuhr kann in diesen Fällen fatal sein. Eine intravenöse Therapie ist auch dann notwendig, wenn selbst abgekochtes Wasser, peroral verabreicht, vom Kind nicht vertragen wird. Intravenös können verdünnte Kochsalzlösungen oder Kochsalz-Glukose-Lösungen gegeben werden.
- Die Nahrungskarenz dauert zwischen 12 und 36 Stunden, je nach dem Verlauf des Erbrechens und der Anzahl der Stühle. Wenn sich die Symptome gebessert haben, kann mit der Milchnahrung wieder begonnen werden. Zunächst wird ein Teil Milch, der mit drei bis vier Teilen Wasser verdünnt wird, gegeben, da das Kind noch keine konzentriertere Nahrung verträgt. Wenn das Kind diese Mahlzeiten bei sich behält, wird der Anteil der Milch bei jeder Fütterung allmählich erhöht, bis das Kind schließlich die seinem Alter entsprechende volle Milchstärke verträgt. Dies dauert in der Regel zwei bis drei Tage.

  Muttermilch ist die ideale Ernährung für einen Säugling. Flaschenkinder sollten in der ersten Zeit nach einer akuten Gastroenteritis eine halbfette Milch erhalten, da Fette meist schlecht vertragen werden.
- **Medikamente**: Es ist nachgewiesen, daß Antibiotika das Wachstum pathogener Bakterien im Darm anregen. Sie sollten deshalb nur verabreicht werden, wenn die Infektion auf andere Organe übergreift.

7.19 Darmverschluß (Ileus)

Es gibt zwei Arten eines Darmverschlusses:

1. Ein **akuter** Darmverschluß ist meist die Folge einer Obstruktion (d. h. einer Verlegung oder Verstopfung) des Dünndarms, z. B. aufgrund von Verwachsungen nach einer Bauchoperation oder aufgrund einer eingeklemmten Leistenhernie.

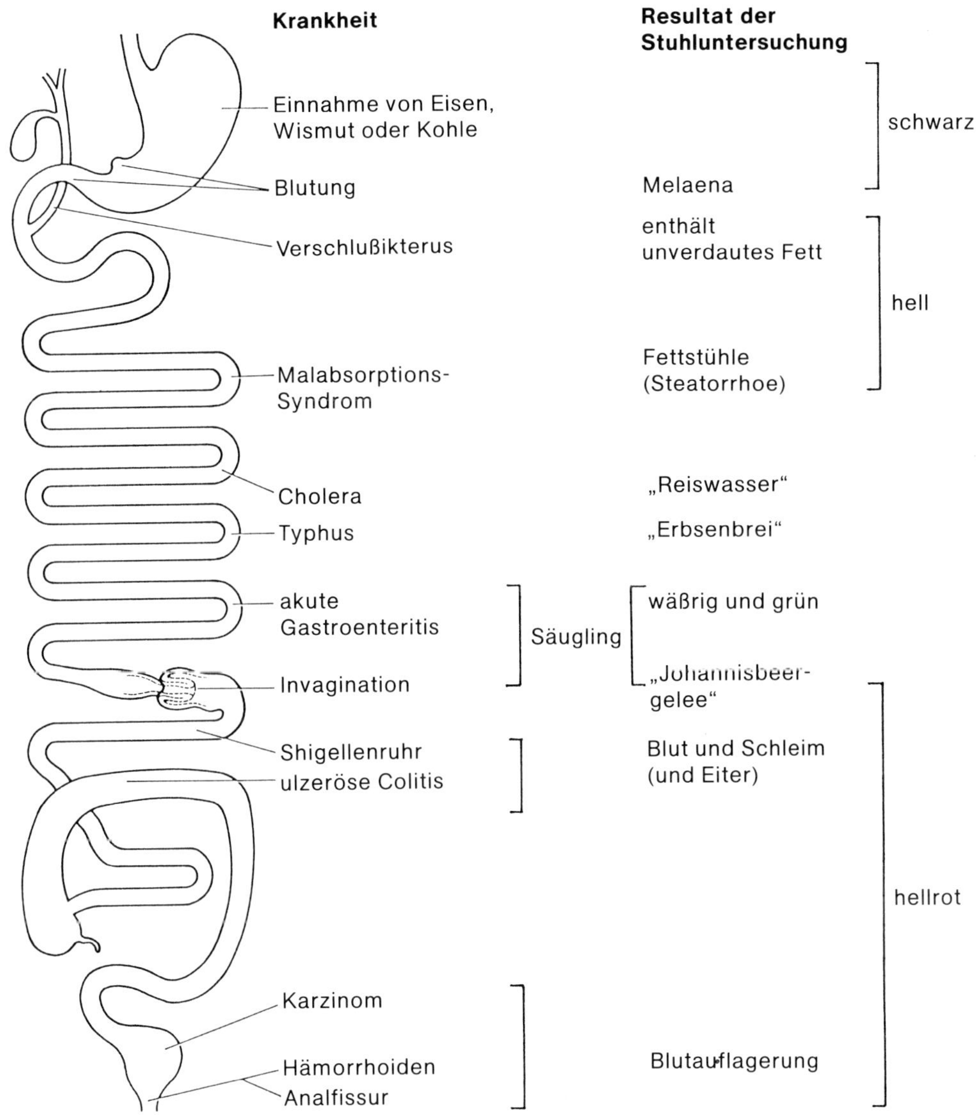

Abb. 7.13 Aussehen der Stühle bei verschiedenen Erkrankungen

2. Ein **chronischer** Verschluß ist meist die Folge einer Obstruktion des Dickdarms, z. B. durch ein Kolonkarzinom, eine Divertikulitis, einen Morbus Crohn oder eine chronische schwere Obstipation bei älteren Menschen.

Symptome

1. **Erbrechen**. Dieses ist meist schwer und tritt beim akuten Darmverschluß früh auf, bei der chronischen Obstruktion als Spätsymptom. In Spätstadien wird das Erbrechen dicklich und bräunlich. Man spricht dann von einem fäkulenten Erbrechen.
2. **Schmerzen**. Kolikartige abdominelle Schmerzen treten früh auf. Sie sind bei der akuten Obstruktion erheblich stärker als bei der chronischen.

3. **Aufgetriebenes Abdomen**. Dies ist in der Regel ein Hauptsymptom des chronischen Darmverschlusses.
4. **Obstipation**. Beim chronischen Darmverschluß ist die Obstipation ein Frühsymptom. Beim akuten Verschluß kann es in den ersten Stunden nach Beginn der Obstruktion noch zu Darmbewegungen und Stuhlgang kommen.

Diagnostik

Die Diagnose wird meist aufgrund der klinischen Symptome gestellt. Es ist sehr wichtig, nach der Ursache für die Obstruktion zu suchen, z. B. nach einer eingeklemmten Hernie, einer OP-Narbe oder Stuhlverhaltung. Auf Röntgenaufnahmen des Abdomens im Liegen sieht man ausgeweitete Darmschlingen, während im Stehen oft Flüssigkeitsspiegel nachweisbar sind.

Therapie/Pflege

- Zuerst muß die schwere Dehydratation mit intravenösen Flüssigkeitsgaben korrigiert werden. Meist verabreicht man physiologische Kochsalzlösungen, manchmal angereichert mit Kalium.
- Zusätzlich muß eine Magensonde gelegt werden, um den Magen zu entleeren und die Beschwerden zu lindern.
- Die Flüssigkeitsein- und -ausfuhr müssen sorgfältig bilanziert werden.
- Danach besteht die Therapie des Darmverschlusses im Beheben der Ursache. Stuhlverhaltung kann eventuell durch eine manuelle Ausräumung des Enddarms oder durch Einläufe behandelt werden.
- Ansonsten ist meist eine **Operation** notwendig, z. B. bei einer eingeklemmten Hernie oder bei Verwachsungen in der Bauchhöhle. Bei einem Verschluß des Dickdarms durch ein Karzinom oder eine Divertikulitis wird eine Hemikolektomie durchgeführt. Bei Erkrankungen des linksseitigen Colon descendens wird oft zunächst eine Kolostomie (künstlicher Darmausgang) im Bereich des Colon transversum angelegt, um den Verschluß zu umgehen. Eine Hemikolektomie links kann dann später durchgeführt werden, wenn sich der Zustand des Patienten gebessert hat.

7.20 Akute Appendizitis

Dieser häufige chirurgische Notfall kann in jedem Alter auftreten, er kommt jedoch bevorzugt bei jungen Leuten vor. Die Ursache ist entweder eine Obstruktion der Appendix durch einen Kotstein oder eine Infektion des lymphatischen Gewebes unter der Schleimhaut des Wurmfortsatzes (Appendix vermiformis).

Symptome

Der Patient klagt über kolikartige Bauchschmerzen, die im mittleren Abdomen beginnen und sich dann in den rechten Unterbauch verlagern und konstanter werden. Zusammen mit den Schmerzen treten Erbrechen, Übelkeit und Appetitlosigkeit auf. Meist besteht eine Obstipation, gelegentlich kann jedoch eine Diarrhoe vorkommen. Bei der Untersuchung des Patienten ist die Zunge oft belegt, und es bestehen die Zeichen einer leichten Dehydratation. Der rechte Unterbauch ist druckschmerzhaft. In fortgeschrittenen Stadien kann dort manchmal eine Raumforderung getastet werden.

Diagnostik

Die Diagnose wird aufgrund der klinischen Symptome gestellt. Röntgen- und Laboruntersuchungen sind nicht aussagekräftig. Der Patient kann eine erhöhte Leukozytenzahl aufweisen.

Therapie/Pflege

- Die Therapie der Appendizitis besteht in der **Appendektomie**, die möglichst bald nach der Diagnosestellung durchgeführt werden muß.
- Wenn man eine Raumforderung tastet, wird manchmal auch eine konservative Behandlung begonnen. Der Patient darf nicht essen. Er erhält eine intravenöse Infusion, um den Flüssigkeitsverlust zu ersetzen. Außerdem werden Antibiotika verabreicht. Wenn der Patient auf diese Therapie anspricht und sich die Raumforderung verkleinert, kann in den nächsten Tagen Flüssigkeit oral zugeführt werden. Der Patient wird entlassen, sobald sich die Raumforderung zurückgebildet hat. Eine Appendektomie sollte dann innerhalb von zwei bis drei Monaten durchgeführt werden, um ein Rezidiv zu verhindern.

Komplikationen der Appendizitis

1. Die **Perforation der Appendix** führt zu
- einer **Peritonitis** durch die Ausbreitung der Infektion im Abdomen.
- einer **Abszeßbildung um die Appendix**: Das große Netz hilft, die Ausbreitung der Infektion zu begrenzen, indem es sich um den Infektionsherd legt. So entsteht eine Raumforderung im Bereich der Appendix. Sie kann sich unter konservativer Therapie spontan zurückbilden oder platzen und zu einer Peritonitis führen.
- **Beckenabszeß**: Die Infektion kann sich ins Becken ausbreiten und einen Abszeß verursachen, der sich ins Rektum entleeren kann.
2. **Wundinfektion**. Die Häufigkeit kann durch eine vorbeugende Antibiotikagabe gesenkt werden. Wenn Eiter aus der Bauchwunde austritt, muß die Wunde geöffnet und drainiert werden. Nach der Wundreinigung werden Gazestreifen in die Wunde gelegt. Dieser Verband muß täglich gewechselt werden.
3. **Multiple Leberabszesse**. Diese Komplikation, bei der sich die Infektion über die Pfortader in die Leber ausbreitet, wird heute aufgrund der vorbeugenden Antibiotikagabe vor einer Appendektomie nur noch selten beobachtet.

7.21 Divertikulose und Divertikulitis

Divertikel sind kleine Schleimhautausstülpungen im Dickdarm.

Sie entstehen vermutlich durch Dickdarmspasmen, die zu einem erhöhten Druck im Darm führen. Die Erkrankung tritt bei einer ballaststoffarmen Ernährung gehäuft auf. Die Divertikel kommen in der Regel im Sigma vor, in 50% der Fälle bei Menschen über 50 Jahren. Die allermeisten Patienten (ca. 90%) sind völlig beschwerdefrei, einige klagen jedoch über Obstipation und Diarrhoe und Schmerzen im linken Unterbauch. Bei einer Infektion der Divertikel kann ein Abszeß in der Kolonwand entstehen. Dieses Krankheitsbild wird **Divertikulitis** genannt.

Symptome und Diagnostik

Der Patient ist in der Regel im mittleren oder höheren Lebensalter. Die vorherrschenden Symptome sind Schmerzen im linken Unterbauch zusammen mit Übelkeit und Erbrechen. Meist besteht eine Obstipation. Bei der Untersuchung fällt eine Druckschmerzhaftigkeit im linken Unterbauch auf. Die Temperatur ist in der Regel erhöht, Zeichen einer Dehydratation können vorhanden sein.

Die Diagnose wird aufgrund der klinischen Symptome gestellt.

Therapie

Die Behandlung besteht in der Ruhigstellung des Dickdarms. Der Patient sollte nüchtern bleiben. Wenn Erbrechen auftritt, wird eine Magensonde gelegt.

- Eine intravenöse Infusion hilft, die verlorengegangene Flüssigkeit zu ersetzen, Antibiotika werden in der Regel verschrieben.

Unter dieser Behandlung bessert sich der Zustand meist spontan. Sobald es dem Patienten besser geht, sollten eine Röntgenuntersuchung des Kolons mit Kontrastmittel (Abb. 7.14) und eine Koloskopie durchgeführt werden, um ein zusätzlich vorhandenes Kolonkarzinom auszuschließen.

Komplikationen

Akute Komplikationen

- Der **perikolische Abszeß**. Die Infektion kann die Darmwand durchbrechen und einen Abszeß um das Kolon herum bilden. Der Patient ist schwerkrank und entwickelt septische Temperaturen. Ansonsten sind die Symptome die gleichen wie bei der akuten Divertikulitis. Der Abszeß löst sich meist auf, indem er sich in das Kolon entleert. Drei Wochen nach dem Abklingen der Symptome kann man die Abszeßhöhle auf einem Röntgenbild nach Kontrastmitteleinlauf erkennen.
- **Perforation eines Divertikels**. Gelegentlich perforiert ein entzündetes Divertikel in die Bauchhöhle. Die nachfolgende Peritonitis ist entweder infektiös bedingt oder eine Folge des Stuhlaustritts (fäkale Peritonitis). Der Patient klagt über plötzlich einsetzende Schmerzen im linken Unterbauch, die zunehmen und sich auf das ganze Abdomen ausbreiten. Bei der Untersuchung wirkt der Patient schwerkrank, das Abdomen ist bretthart. Es kann unmöglich

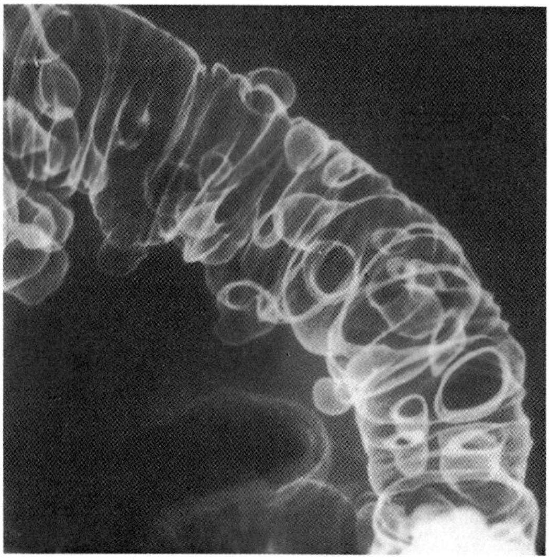

Abb. 7.14 Multiple Divertikel in einem Kolonsegment

sein, diesen Zustand von einem perforierten peptischen Ulkus zu differenzieren.

Die Therapie besteht in einem operativen Eingriff. Der betroffene Kolonabschnitt wird reseziert (Sigmaresektion). Die beiden Enden werden entweder als Kolostoma und rektale Fistel fixiert oder mit einer End-zu-End-Anastomose verbunden. Die Sterblichkeitsrate ist bei dieser Komplikation sehr hoch.

- **Blutungen**. Gelegentlich kann eine akute Divertikulitis zu massiven Blutungen aus dem Dickdarm führen.

Chronische Komplikationen

Die chronische Divertikulitis entsteht durch das wiederholte Auftreten einer akuten Divertikulitis. Wiederkehrende Entzündungen führen zu folgenden Komplikationen:

- **Stenosen**. Die Symptome einer narbigen Einengung des Darmes ähneln denen des Kolonkarzinoms (s. S. 180). Es besteht eine zunehmende Obstipation mit kleinen „Kaninchenkot“-artigen Stühlen. Die Verengung kann so ausgeprägt werden, daß sie zu einem Darmverschluß führt.
- **Fistelbildung**. Gelegentlich kann ein Abszeß, der aus einer Divertikulitis entstanden ist, in die Vagina oder die Harnblase durchbrechen und eine Fistel bilden. Die Therapie besteht aus einer operativen Entfernung des betroffenen Darmabschnitts und der Fistel.

7.22 Colitis ulcerosa

Die Colitis ulcerosa ist eine chronisch-entzündliche Erkrankung des Dickdarms. Sie führt zu Ulzerationen in der Rektumschleimhaut und kann sich auf das ganze Kolon ausbreiten. Die Ursache ist nicht bekannt.

Symptome

1. Die Erkrankung kommt am häufigsten bei Menschen im jüngeren und mittleren Lebensalter vor. Es handelt sich um eine chronisch-rezidivierende Erkrankung, die sich spontan oder durch die Therapie zeitweise bessern kann, jedoch immer wieder auftritt.
2. Zu den Hauptbeschwerden gehört eine chronische Diarrhoe mit wäßrigen Stühlen, die Blut und Schleim enthalten. In schweren Fällen werden 10 bis 20 Stühle pro Tag entleert. Diese können nur aus Blut und Eiter bestehen.
3. Manchmal begleiten abdominelle Koliken die Diarrhoe, das Abdomen kann sehr druckempfindlich sein.
4. Die Allgemeinsymptome umfassen ein verschlechtertes Allgemeinbefinden und eine erhebliche Gewichtsabnahme.
5. In schweren Fällen ist der Patient schwerkrank, abgemagert und anämisch und weist die Symptome eines akuten Abdomens auf.

Diagnostik

Die Diagnose wird meist aufgrund der charakteristischen Symptome gestellt und **endoskopisch** bestätigt. Ein Rektosigmoidoskop ist ein starres Rohr mit einer Lichtquelle und einer Linse. Es wird durch das Rektum eingeführt und ermöglicht die Beurteilung des Rektums und des Sigmas. Bei der Colitis ulcerosa ist die Schleimhaut stark entzündet, ulzeriert und blutet leicht bei Kontakt. Mit der Rektosigmoidoskopie kann man auch andere Ursachen einer chronischen Diarrhoe mit Blutabgang ausschließen, insbesondere ein Karzinom des absteigenden Kolons. Sie ermöglicht auch eine Biopsie aus dem Rektum zur histologischen Untersuchung.

Das **Koloskop** ist ein flexibles fiberoptisches Instrument, das die Untersuchung des gesamten Kolons ermöglicht. Mit Hilfe von Biopsien kann man die Aktivität und die Ausdehnung einer Kolitis beurteilen (Abb. 7.15).

Auch eine **Röntgenuntersuchung** mit Kontrastmittel (Kolonkontrasteinlauf) kann die Ausdehnung und den Grad des Dickdarmbefalls zeigen. Das befallene Kolon ist verengt und kontrahiert sich nicht normal. Ulzerationen können im gesamten Kolon vorhanden sein (Abb. 7.16).

Der Stuhl muß im Labor untersucht werden, um infektiöse Erkrankungen wie eine Amöbenruhr auszuschließen. Das Hämoglobin muß ebenfalls bestimmt werden, um den Grad der Anämie zu beurteilen. Das Serumalbumin kann erniedrigt sein.

Komplikationen

1. **Blutungen**. Geringe Blutungen aus dem Darm kommen bei der Colitis ulcerosa häufig vor. Gelegentlich jedoch tritt auch eine massive lebensbedrohliche Blutung auf.
2. **Perforation**. In akuten Fällen wird das Abdomen gedehnt (toxische Dilatation), Schleimhautschäden können zu einer Perforation des Darmes mit nachfolgender Peritonitis führen.
3. **Karzinom**.

Viele Jahre nach Beginn einer Colitis ulcerosa kann sich auf dem Boden der Erkrankung ein **Kolonkarzinom** entwickeln.

Therapie/Pflege

Die Colitis ulcerosa ist meistens eine chronische Erkrankung. Selbst wenn sie über viele Jahre geheilt erscheint, kann sie plötzlich wieder auftreten. Es gibt jedoch auch Patienten, die nach dem ersten Schub keine weiteren Beschwerden entwickeln.

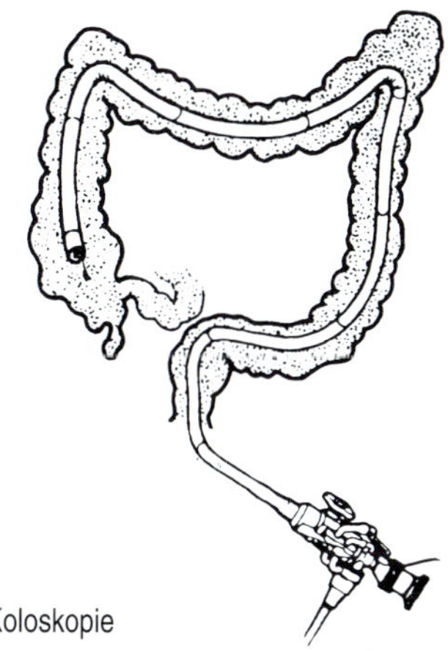

Abb. 7.15 Koloskopie

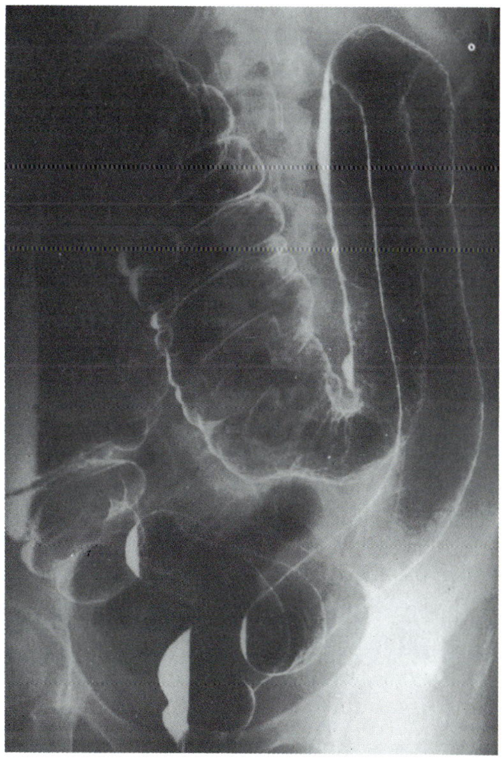

Abb. 7.16 Röntgenuntersuchung mit Barium (Doppelkontrasttechnik) bei einer Colitis ulcerosa. Man sieht einen verengten Kolonabschnitt, der seine normale Haustrierung verloren hat

- Patienten mit einer Colitis ulcerosa haben oft tiefgreifende Ängste vor ihrer Erkrankung und ihrer Zukunft. Diese Ängste sollten auf jeden Fall ernst genommen und mit dem Patienten besprochen werden.
- Die Beschaffenheit und die Anzahl der Stühle müssen genau notiert werden, ebenso, ob der Stuhl Blut oder Schleim enthält.
- In schweren Fällen sollte die Flüssigkeitsein- und -ausfuhr kontrolliert werden.
- In der akuten Phase, insbesondere wenn die Temperatur erhöht und die Diarrhoe schwer ist, sollte der Patient Bettruhe einhalten, in der Regel im Krankenhaus. Die Dauer der Bettruhe hängt vom Krankheitsverlauf ab. In schweren Fällen kann sie mehrere Wochen dauern.
- **Ernährung**. Während der Akutphase hängt die Ernährung vor allem davon ab, was der Patient überhaupt verträgt. Schwere Mahlzeiten sollten vermieden werden. Auf lange Sicht scheint eine Diät, die viele Proteine und Ballaststoffe enthält, der früher empfohlenen schlackenarmen Kost überlegen zu sein. Der Patient merkt für gewöhnlich selbst, welche Nahrungsmittel zu einer Diarrhoe führen und vermeidet sie aus diesem Grund.
- Bei einer schweren akuten Kolitis ist der Patient manchmal unfähig, zu essen oder zu trinken. Diese Patienten benötigen einen intravenösen Flüssigkeitsersatz und gelegentlich auch eine parenterale Ernährung.
- In der Akutphase sind **Prednisolon** und andere Steroide sehr wirksam. Peroral verabreichtes Prednisolon reduziert die Entzündung der Darmschleimhaut und bessert so die allgemeinen Symptome und die Diarrhoe. Leider führt die Langzeitbehandlung mit Steroiden zu gefährlichen Nebenwirkungen und sollte deshalb möglichst vermieden werden. Bei schwerkranken Patienten können die Steroide intravenös verabreicht werden.
- Wenn das Rektum besonders betroffen ist, kann Prednisolon in Form eines Zäpfchens oder als Einlauf gegeben werden. Die Einläufe sind in Plastikbehältern mit Ansatz als Einmalartikel erhältlich. Der mit Vaseline eingeriebene Ansatz wird ins Rektum eingeführt, was am besten gelingt, wenn sich der Patient in Linksseitenlage befindet. Die Lösung wird dann hineingedrückt. Der Patient sollte eine halbe Stunde lang auf dem Bauch liegen bleiben und den Einlauf halten.
- Salazasulfapyridin (Azulfidine®) oder andere salicylsäurehaltige Medikamente sind bei der Langzeitbehandlung der Colitis ulcerosa zur Verhinderung eines Rückfalls wirksam.
- Kodein und verwandte Medikamente können bei der Kontrolle der Diarrhoe helfen, während Spasmolytika bei abdominellen Koliken nützlich sind.
- Eisen wird zur Behandlung der Anämie verabreicht.
- Die Diät sollte alle notwendigen **Vitamine** enthalten, einige Patienten brauchen jedoch zusätzliche Vitamine, insbesondere Vitamin B und K.
- **Bluttransfusionen** können notwendig werden, um eine Anämie, die die Heilung verzögert, zu beheben.
- Da es sich um eine chronisch-rezidivierende Erkrankung handelt und fast immer viele Ängste vorhanden sind, brauchen Patienten mit Colitis ulcerosa viel Verständnis und eine ständige Aufmunterung durch Ärzte und Schwestern.
- Ein chirurgischer Eingriff wird notwendig:

1. wenn die konservative Behandlung nicht anspricht und der Patient chronisch krank ist;
2. in langdauernden Fällen, bei denen der Verdacht auf ein Karzinom besteht;
3. bei einem Darmverschluß aufgrund von Vernarbungen, die durch die Heilung der Ulzera entstehen können.

Die Operation besteht in der Regel aus einer Entfernung des gesamten Kolons (Kolektomie), so daß der Patient dauernd mit einem Ileostoma (Anus praeter; künstlicher Darmausgang) leben muß. Über der Öffnung des Anus praeter befindet sich ein Beutel, der zwei- oder dreimal täglich geleert wird. Diese Patienten können ein weitgehend normales Leben führen und müssen keine besondere Diät einhalten.

7.23 Morbus Crohn (Enteritis regionalis)

Der Morbus Crohn läßt sich nicht immer leicht von der Colitis ulcerosa unterscheiden, in vielen Fällen sind die Symptome ähnlich. Er befällt hauptsächlich das terminale Ileum, es können jedoch auch das Kolon und andere Teile des Gastrointestinaltrakts betroffen sein. Die Entzündung erfaßt die gesamte Darmwand. Dies hat zur Folge, daß die Darmwand stellenweise verdickt und starr wird. Narbige Verengungen und Verwachsungen sind häufig. Die Darmschlingen können miteinander verwachsen und tastbare Raumforderungen bilden, die die Darmpassage behindern. Sowohl Perforationen als auch Fistelbildungen zwischen dem Darm und der Haut oder dem Darm und anderen Bauchorganen kommen vor.

Symptome

Wie bei der Colitis ulcerosa sind eine chronische Diarrhoe und abdominelle Koliken häufige Symptome. Zusätzlich kann sich ein Darmverschluß mit schweren Schmerzen und Erbrechen entwickeln. Diese Symptome können mit Fieber und einem beträchtlichen Gewichtsverlust einhergehen. Eine Blutung aus dem Rektum ist nicht ungewöhnlich, manchmal ist sie mit einer Abszeßbildung im Rektum oder in der Analregion verbunden.

Diagnostik

Röntgenaufnahmen des Dünndarms mit Kontrastmittel (Bariumsulfat) können Abschnitte mit Ulzerationen und einer Verengung des Ileums zeigen. Eine Beteiligung des Kolons kann durch einen Kolonkontrasteinlauf nachgewiesen werden.

Die Koloskopie und die Rektosigmoidoskopie zeigen ebenfalls einen Befall des Dickdarms und ermöglichen die Entnahme von Biopsien zur Bestätigung der Diagnose.

Zusätzlich müssen ein großes Blutbild und Stuhlkulturen angefertigt werden.

Therapie

- **Ernährung**. Bei einigen Patienten spricht die Diarrhoe auf eine Änderung der Ernährungsgewohnheiten an, in der Regel gelten die gleichen Richtlinien wie bei der Colitis ulcerosa.
- Kodein (60 mg dreimal täglich) kann helfen, die Diarrhoe zu beheben.
- **Steroide** wie Prednisolon helfen dem Patienten über eine schwere Attacke hinweg. Salazasulfapyridin (Azulfidine®) kann bei einem Kolonbefall eingesetzt werden.
- Antibiotika wie Metronidazol werden bei Abszessen in der Perianalregion verschrieben.
- Ein **operativer Eingriff** ist notwendig, wenn die Erkrankung zu einem Darmverschluß führt oder wenn sich ein Abszeß gebildet hat. Die meisten Patienten mit einem Morbus Crohn müssen sich im Verlauf ihrer Erkrankung einer Darmoperation unterziehen. Der verlegte Darmabschnitt wird reseziert. Bei einigen Patienten tritt die Erkrankung jedoch nach einer gewissen Zeit in einem anderen Teil des Darms wieder auf.

7.24 Colon irritabile

Dieser Begriff wird bei Patienten angewandt, die sich über das häufige Auftreten einer Diarrhoe, Bauchschmerzen und Blähungen beklagen. Häufig sind junge Frauen betroffen. Stuhluntersuchungen, die Rektosigmoidoskopie und ein Kolonkontrasteinlauf zeigen keine Hinweise auf eine organische Erkrankung. Die Störung wird als funktionell betrachtet, psychische Faktoren scheinen eine Rolle zu spielen.

Therapie

- Hilfreich ist oft eine beruhigende Aussprache und die Erklärung des Krankheitsbildes. Im beruflichen und häuslichen Umfeld sollte nach möglichen Streßfaktoren gesucht werden, die u. U. für die Erkrankung verantwortlich sind.
- Spasmolytika können die Beschwerden erleichtern.

7.25 Kolonkarzinom

Dickdarmkarzinome sind die zweithäufigste Krebsart in der westlichen Welt.

Sie kommen meist bei Menschen im mittleren oder höheren Alter vor. Zwei Drittel der Karzinome sind im Sigma oder Rektum lokalisiert.

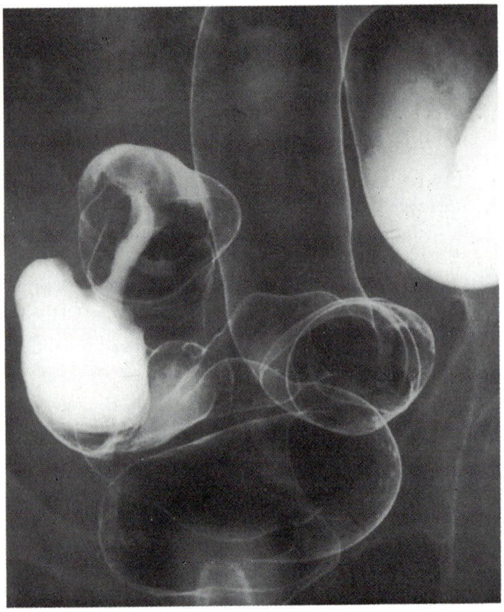

Abb. 7.17 Der Kolonkontrasteinlauf zeigt die starke Einengung des Sigmas durch ein Karzinom.

Symptome

1. **Veränderungen der Stuhlgewohnheiten.** Als Folge der Einengung des Kolons kommt es abwechselnd zu einer Obstipation und einer Diarrhoe. Diese Symptome nehmen in der Regel zu.
2. Ein anderes häufiges Symptom ist eine **Blutung aus dem Rektum**, die die Patienten häufig auf Hämorrhoiden zurückführen. Dadurch wird die Diagnose eines Kolon- oder Rektumkarzinoms oft verzögert.
3. **Akuter Darmverschluß.** Bei manchen Patienten ist das erste Zeichen eines Kolonkarzinoms ein Darmverschluß.
4. In fortgeschrittenen Fällen bestehen eine Anämie, eine Kachexie (starke Abmagerung) und eine Hepatomegalie aufgrund von Metastasen.

Diagnostik

Die Verdachtsdiagnose wird häufig durch den Wechsel zwischen Obstipation und Diarrhoe gestellt, in vielen Fällen auch aufgrund der Blutbeimengungen im Stuhl. Wenn das Karzinom im Rektum lokalisiert ist, kann man bei der digitalen Untersuchung eine harte Raumforderung tasten.

Durch die Sigmoidoskopie kann ein Tumor im Rektum oder im Sigma festgestellt und biopsiert werden. Auch ein Kolonkontrasteinlauf ist zur Bestätigung der Diagnose geeignet (Abb. 7.17). Der Tumor kann sich als Füllungsdefekt, Ulkus oder Verengung darstellen. In zweifelhaften Fällen sollte eine Koloskopie durchgeführt werden, bei der eine Biopsie entnommen werden kann.

- Die Behandlung des Kolonkarzinoms besteht in der **operativen** Entfernung des Tumors, in der Regel durch eine Hemikolektomie.

Therapie

Die Prognose des Kolonkarzinoms ist besser als bei den meisten anderen Tumoren. Etwa die Hälfte der Patienten ist 5 Jahre nach der Erstvorstellung noch am Leben. Wenn der Tumor auf die Darmschleimhaut begrenzt ist, liegt die 5-Jahres-Überlebensrate bei 95 %.

7.26 Malabsorptionssyndrom

Von einem Malabsorptionssyndrom spricht man, wenn der Dünndarm bestimmte Stoffe aus der Nahrung nicht mehr resorbieren kann.

Da vor allem Fett im Stuhlgang erscheint, wird dieser Zustand auch als Steatorrhoe (Entleerung von Fettstühlen) bezeichnet. Dies ist jedoch nur ein Aspekt der Malabsorption, auch Glukose, Vitamine, Mineralien und andere Nährstoffe werden mangelhaft resorbiert. Zum Malabsorptionssyndrom rechnet man drei klinisch abgrenzbare Krankheitsbilder:

1. Die **Zöliakie** (einheimische Sprue) kommt vor allem bei Kindern, gelegentlich auch bei Erwachsenen vor. Sie ist die Folge einer Unverträglichkeit von Gluten. Dieses Protein ist in Weizen und anderen Getreidearten enthalten. Als Folge dieser Störung atrophiert die Dünndarmschleimhaut und arbeitet nicht mehr richtig, wenn Gluten in der Nahrung enthalten ist.
2. Die Ursache der **idiopathischen Steatorrhoe der Erwachsenen** ist meist unbekannt. Manchmal werden Dünndarmschäden durch eine Tuberkulose oder einen malignen Tumor gefunden.

3. Bei der **tropischen Sprue**, die insbesondere in Indien und China auftritt, ist die Ursache ebenfalls nicht bekannt.

Symptome

1. Die Patienten sind unterernährt, abgemagert und ermüden leicht. Appetitmangel ist ein hervorstechendes Merkmal. Kinder mit einer Zöliakie haben ein aufgeblähtes Abdomen und wachsen und gedeihen schlecht.
2. Das charakteristische Merkmal ist eine **chronische Diarrhoe** mit massigen, farblosen, übelriechenden Stühlen (als Folge des hohen Fettgehaltes).
3. Viele **Komplikationen** können auftreten:

- Ungenügende Resorption von Vitaminen:
  - ein Folsäure- und Vitamin B_{12}-Mangel führt zu einer perniziösen (makrozytären) Anämie.
  - Vitamin D-Mangel führt bei Kindern zu einer Rachitis und bei Erwachsenen zur Osteomalazie. Der Vitamin D-Mangel ist zusammen mit einer zu geringen Kalziumresorption auch für Anfälle von Tetanie verantwortlich.
  - ein Vitamin B-Komplex-Mangel verursacht eine Entzündung der Zunge (Glossitis) und eine periphere Neuritis.
  - ein Vitamin K-Mangel hat einen Prothrombinmangel und Blutgerinnungsstörungen zur Folge.
- Verminderte Resorption von Mineralien:
  - Eisenmangel führt zu einer hypochromen Anämie.
  - Kalziummangel löst eine Tetanie und Osteomalazie (Erweichung der Knochen) aus.
- Die Kombination der zu geringen Resorption von Fetten, Kohlehydraten, Mineralien und Vitaminen führt zu **Minderwuchs** und einem Entwicklungsrückstand bei Kindern.

Therapie/Pflege

- Während der aktiven Stadien der Erkrankung ist **Bettruhe** notwendig, um eine schnelle Erholung zu gewährleisten.
- Wichtig ist in allen Fällen von Malabsorption eine **Diät**. Bei der Zöliakie muß die Nahrung **glutenfrei** sein. Dies kann man erreichen, indem man alle Lebensmittel, die mit Weizenmehl hergestellt sind, meidet und statt dessen Maismehl oder Sojabohnenmehl verwendet. Wenn Gluten aus der Nahrung entfernt wird, sind Kinder mit Zöliakie fähig, sehr viel mehr Fett zu tolerieren. Lediglich die tropische Sprue spricht besser auf eine Folsäurezufuhr als auf eine glutenfreie Diät an.

Die Diät bei der idiopathischen Steatorrhoe und der Zöliakie sollte viel Proteine, wenig Stärke und wenig Fett sowie kein Gluten enthalten. Alle Vitamine müssen verabreicht werden, insbesondere die Vitamine A, D, B-Komplex und K. Auch Kalzium sollte der Ernährung hinzugefügt werden. Die Mahlzeiten werden am besten in kleinen Mengen und mehrmals am Tag eingenommen, die Menge kann allmählich erhöht werden, wenn sich der Zustand des Patienten bessert.

- Folsäure (und in einigen Fällen Vitamin B_{12}) wird bei einer makrozytären Anämie verabreicht.
- Wenn eine hypochrome Anämie nachgewiesen wird, sollten Eisenpräparate verschrieben werden.

7.27 Darminvagination

Die akute Darminvagination kommt meist bei Kleinkindern vor. Sie kann mit einer akuten Gastroenteritis verwechselt werden. Bei der Invagination stülpt sich ein Teil des Darmes in den nachfolgenden Darmabschnitt. Der eingestülpte (invaginierte) Darmanteil kann ziemlich weit vorgeschoben werden und so zu einem Darmverschluß führen (Abb. 7.18). Die Invagination beginnt in der Regel am unteren Ende des Ileums, in der Nähe der Ileozökalklappe.

Symptome

1. In der Regel sind gestillte Kleinkinder unter einem Jahr betroffen.
2. Die Erkrankung beginnt plötzlich mit abdominellen Koliken. Das Kind schreit und zieht seine Beine zum Körper.
3. Erbrechen beginnt früh. Es ist massiv und wiederholt sich häufig.
4. Nach dem ersten Stuhlgang entleert das Kind nur noch pures Blut und Schleim aus dem Darm, den sog. „Johannisbeergelee–Stuhl“.

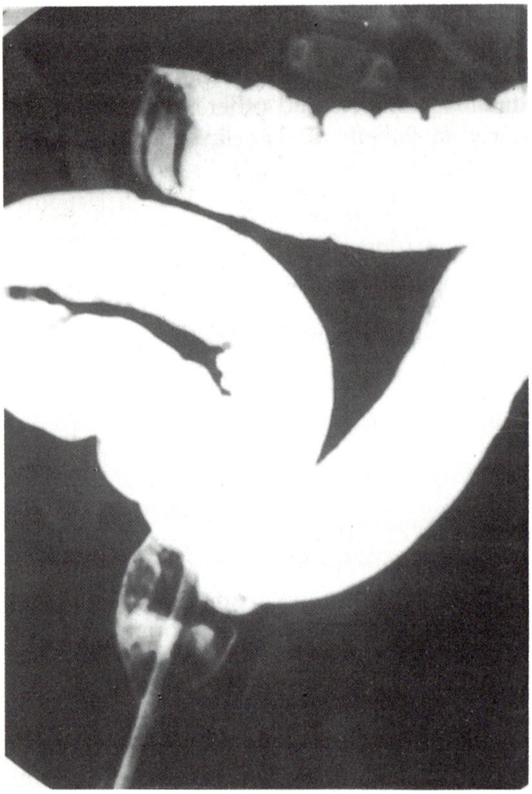

Abb. 7.18 Der Kolonkontrasteinlauf zeigt einen invaginierten Darmabschnitt, den der Bariumbrei nicht passieren kann

5. Ein typischer wurstförmiger Tumor läßt sich im Abdomen tasten. Dabei handelt es sich um den eingestülpten Darmabschnitt. Bei der rektalen Untersuchung kann man gelegentlich das invaginierte Ende tasten. Wenn der Finger zurückgezogen wird, ist er blutbedeckt.

Diagnostik

Die Invagination muß von anderen akuten Erkrankungen bei Kleinkindern, bei denen Blut und Schleim im Stuhl vorhanden sind, abgegrenzt werden. Am häufigsten wird die akute Bakterienruhr (meist Shigella sonnei) mit der akuten Darminvagination verwechselt. Bei ihr fehlt jedoch das Erbrechen, und die Schreianfälle mit Koliken sind leicht oder fehlen. Auch ein abdomineller Tumor läßt sich nicht tasten.

Therapie

- Die Therapie der Invagination besteht in der **sofortigen Operation**. Der invaginierte Anteil des Darmes wird vorsichtig zurückgeschoben, um einen Darmriß zu vermeiden. Wenn der Darmabschnitt bereits nekrotisch ist, muß er reseziert werden.

7.28 Megakolon

Der Begriff Megakolon beschreibt eine Anzahl angeborener und erworbener Zustände, bei denen das Kolon stark erweitert ist. In manchen Fällen entwickelt sich ein Megakolon sekundär bei einer chronischen Obstipation.

Bei Kindern jedoch muß der **Morbus Hirschsprung** ausgeschlossen werden. Diese Erkrankung entsteht aufgrund einer Störung der Nervenversorgung des Sigmas und Rektums. Die betroffene Region verengt und verdickt sich. Dies hat zur Folge, daß sich der Darm oberhalb des verengten Abschnitts enorm ausweitet. Die Leitsymptome des Megakolons sind eine extreme Obstipation und ein stark aufgetriebenes Abdomen. Bei Kindern treten die Symptome bald nach der Geburt auf, in schweren Fällen ist das Abdomen enorm vergrößert, und man kann Darmschlingen durch die Bauchwand sehen. Eine Darmentleerung ist manchmal nur in Abständen von Wochen möglich. In solchen schweren Fällen kann der Tod aufgrund einer Blutvergiftung oder eines Darmverschlusses eintreten. Die Röntgenuntersuchung mit Kontrastmittel zeigt den grotesk erweiterten Dickdarm.

Therapie

Die Behandlung des Megakolons besteht in der Resektion des verengten Segments (Rektosigmoidektomie).

7.29 Wurmerkrankungen

Würmer (Helminthen) besiedeln nicht selten als Parasiten den Darmtrakt.

Die in den westlichen Ländern am häufigsten gefundenen Wurmarten sind:

1. Fadenwürmer
2. Spulwürmer
3. Bandwürmer

In tropischen Ländern gibt es noch viele andere Wurmarten, die zu ernsten Erkrankungen mit einer schweren Anämie als Hauptmerkmal führen können.

7.29.1 Fadenwürmer

Eine Infektion mit Fadenwürmern ist sehr häufig, insbesondere bei Kindern. Man sieht die kleinen weißen Würmer im Stuhl oder um den Anus herum. Es besteht ein ausgeprägter perianaler Juckreiz. Das Kind infiziert sich selbst, indem es die Eier schluckt: durch Kratzen an den juckenden Stellen geraten Wurmeier an die Finger und von dort wieder in den Mund.

Therapie

- Da in einer Familie meist alle Kinder und oft auch die Erwachsenen zur gleichen Zeit infiziert sind, müssen alle Familienmitglieder untersucht und behandelt werden. Wenn dies nicht geschieht, sind Reinfektionen die Regel.
- Ein **Wurmmittel** (Anthelminticum), das die Würmer vernichtet, wird verabreicht, nachdem der Darm durch ein mildes Gleitmittel gut entleert wurde. Piperazin oder Mebendazol sind geeignete Präparate.
- Zur **Vorbeugung einer Reinfektion** muß die Analregion nach jedem Stuhlgang gründlich gesäubert werden. Die Hände müssen nach jedem Gang zur Toilette mit Seife gewaschen werden. Unterwäsche, Nacht- und Bettwäsche sollten beim Waschen gekocht werden.

7.29.2 Spulwürmer (Ascaris lumbricoides)

Die Spulwurminfektion entsteht durch das Essen oder Trinken von verunreinigter Nahrung (insbesondere von rohem Gemüse und Salaten) oder Wasser. Die Würmer (Abb. 7.19) leben hauptsächlich im Darm, sie können gelegentlich auch in die Gallengänge, die Leber oder die Trachea eindringen. Bei Erwachsenen bestehen die Hauptsymptome aus Bauchschmerzen, Diarrhoe oder Obstipation, während bei Kleinkindern Bettnässen und Krämpfe auftreten. Bei vielen Patienten ist der erste Hinweis auf die Erkrankung die Entdeckung der Würmer im Stuhlgang.

Piperazin heilt die Erkrankung in der Regel aus.

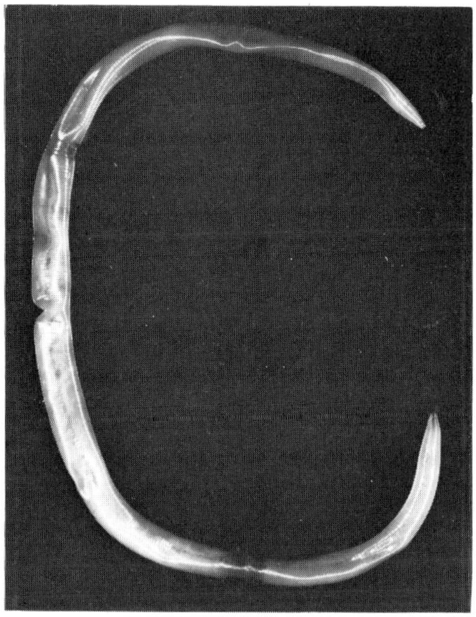

Abb. 7.19 Spulwurm

7.29.3 Bandwürmer

Eine Bandwurminfektion kann sowohl bei Erwachsenen als auch bei Kindern vorkommen. Es gibt zwei häufige Typen: die Taenia saginata stammt von infizierten Kühen, die Taenia solium von infizierten Schweinen. Der Mensch steckt sich durch den Verzehr von infiziertem Rind- oder Schweinefleisch an, das nicht genügend lange erhitzt wurde. Durch längeres Braten der Fleischstücke werden die Würmer zerstört.

Die Würmer (Abb. 7.20) können mehrere Meter lang werden. Der flache und weiße Bandwurm besteht aus einem Kopf und vielen kleinen Segmenten, die abfallen und im Stuhl ausgeschieden werden.

Die Symptome einer Bandwurminfektion sind leicht und bestehen aus übermäßigem Appetit, leichten Bauchschmerzen und eventuell einem geringen Gewichtsverlust.

Therapie

- Es gibt mehrere wirksame Anthelmintika zur Behandlung von Bandwürmern, z. B. Niclosamid.

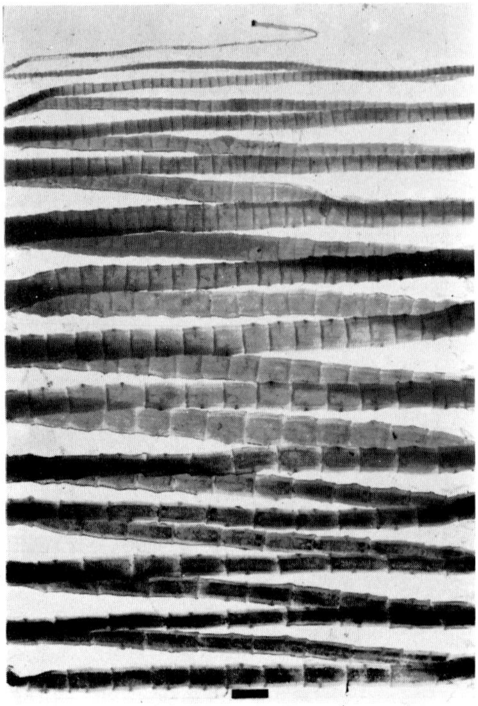

Abb. 7.20 Bandwurm

7.29.4 Echinokokkuszysten

Echinokokkuszysten sind bei uns selten, kommen aber nach Fernreisen häufiger vor. Der Bandwurm Taenia echinococcus ist klein (ca. 0,5 cm lang) und lebt im Darm von **Hunden**. Die mit dem Stuhl ausgeschiedenen Eier werden über verschmutztes Gemüse auf den Menschen oder auf Schafe und Kaninchen übertragen, die dann als Zwischenwirte dienen. Die Eier entwickeln sich im Darm zu Larven. Die Larven durchdringen die Darmwand und besiedeln verschiedene Organe, insbesondere die Leber, in der sich Zysten bilden. Hunde fressen die infizierten Eingeweide von Schafen und Kaninchen. Die Entwicklung des Wurms wird im Hund (primärer Wirt) wieder abgeschlossen und der Zyklus kann erneut beginnen (Abb. 7.21).

Die Zysten in der Leber können eine enorme Größe erreichen und zu einer Schwellung des Abdomens und zu Schmerzen führen. Gelegentlich entsteht ein Ikterus durch den Druck der Zysten auf die Gallenwege.

Die Diagnose sollte bei Patienten mit einer großen Leber in Betracht gezogen werden. Eine Operation ist gelegentlich notwendig, um die Zysten zu entfernen.

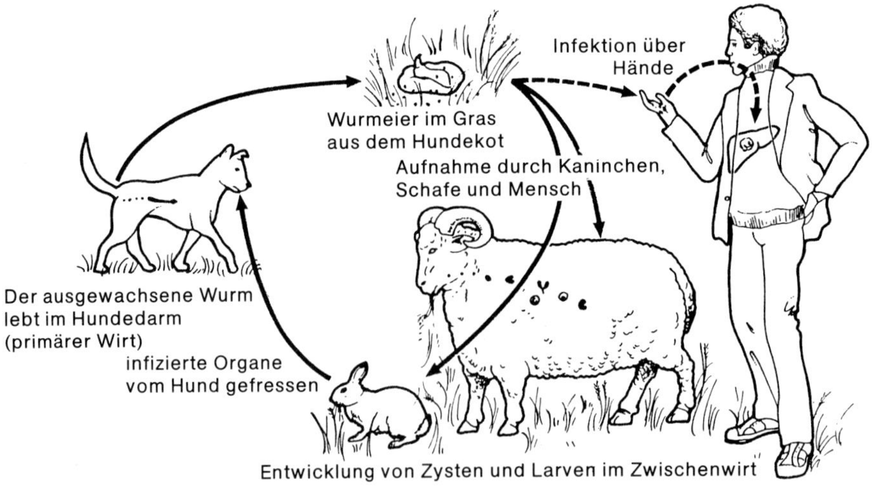

Abb. 7.21 Echinokokkus-Zyklus

Erkrankungen des Peritoneums

7.30 Peritonitis

Eine Entzündung des Peritoneums (Peritonitis) entsteht häufig durch die Ausbreitung im Gastrointestinaltrakt oder in den Beckenorganen. In der Regel stellt die akute Peritonitis einen **chirurgischen Notfall** dar wie die akute Appendizitis, das perforierende peptische Ulkus oder die akute Adnexitis (Entzündung der Eierstöcke und der Eileiter). Seltenere Peritonitisursachen sind ein perforiertes Typhusgeschwür im Darm oder eine Pneumokokkenperitonitis, die im Rahmen einer generalisierten Infektion entstehen kann. Eine weitere Sonderform ist die tuberkulöse Peritonitis.

Tuberkulöse Peritonitis

Die tuberkulöse Peritonitis entsteht in der Regel durch die Reaktivierung eines tuberkulösen Herdes im Peritoneum im Rahmen einer gleichzeitig bestehenden pulmonalen, gastrointestinalen oder genitalen Tuberkulose. Die Infektion wird durch den bovinen Typ des Tuberkelbazillus hervorgerufen.

Die tuberkulöse Peritonitis beginnt langsam und allmählich. Die Hauptsymptome sind ein leichter abdomineller Schmerz mit Fieber, Gewichtsverlust und Appetitmangel. In den Spätstadien ist das Abdomen durch Aszites aufgetrieben. Die Behandlung erfolgt mit Tuberkulostatika (s. S. 137).

7.31 Aszites

Aszites nennt man eine Ansammlung von Flüssigkeit in der Peritonealhöhle.

Aszites kann die Folge von vielen verschiedenen Erkrankungen sein, die wenig Beziehungen zueinander haben (Abb. 7.22).

Ursachen

1. **Rechtsherzinsuffizienz**: Sie ist der häufigste Grund eines Aszites. Die Flüssigkeitsansammlung ist Teil der generalisierten Ödeme.
2. **Erkrankungen des Peritoneums**:
   - Metastasen im Peritoneum (Peritonealkarzinose), die von Primärtumoren der Ovarien, des Magens oder des Kolons ausgehen, verursachen einen ausgeprägten Aszites. Häufige Punktionen sind notwendig. Der Allgemeinzustand der Patienten ist schlecht, sie sind stark abgemagert und anämisch. Die Behandlung ist rein symptomatisch, d. h. sie dient lediglich dazu, den Zustand des Patienten zu verbessern. In einigen Fällen können Zytostatika (wie Stickstofflost) oder radioaktive Stoffe in die Peritonealhöhle injiziert werden, in der Hoffnung, die malignen Zellen hiermit zu vernichten.
   - Bei der tuberkulösen Peritonitis ist der Aszites von einer allgemeinen Abmagerung, Fieber und einer Diarrhoe begleitet. Meist erübrigt sich eine Entlastung des Aszites durch Punktionen unter der Tuberkulostatikatherapie.

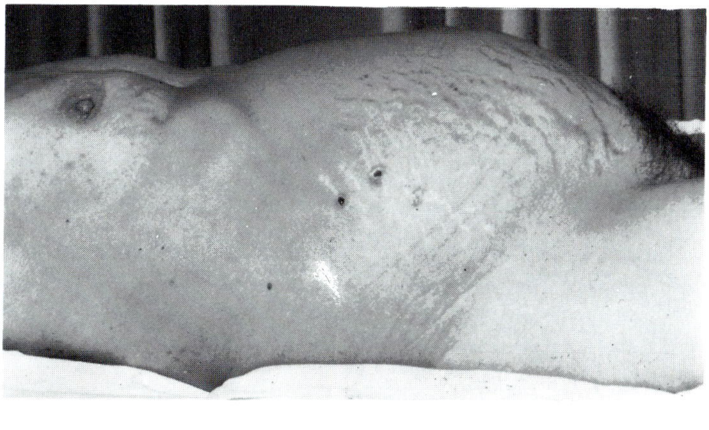

Abb. 7.22 Aszites. Das Abdomen ist stark aufgetrieben. Die zwei Punktionsstellen der Parazentese sind gut zu erkennen.

3. **Erkrankungen der Leber**:
   - Lebertumoren oder noch häufiger Metastasen von Karzinomen der Bronchien, des Magens oder des Darms führen ebenfalls zu einem Aszites.
   - Ein Aszites ist auch im Spätstadium der Leberzirrhose vorhanden. Er kommt u. a. durch die Behinderung des Pfortadersystems durch die knotigen Regenerate in der Leber zustande. Häufig sind erweiterte Venen auf der Bauchwand sichtbar (Caput medusae).
4. **Glomerulonephritis**:
   - Bei einer Glomerulonephritis kann sich ein Aszites als Teil der generalisierten Ödeme entwickeln. Immer ist er beim nephrotischen Syndrom vorhanden.

7.32 Verwachsungen im Abdomen

(Adhäsionen, Bridenbildung)

Verwachsungen können sich in der Peritonealhöhle als Folge einer Infektion bilden. Hierbei spielen die Verwachsungen eine nützliche Rolle, da sie die Ausbreitung der Infektion begrenzen. Bei sehr jungen und bei alten Menschen ist die Fähigkeit des Peritoneums und des großen Netzes, Adhäsionen zu bilden, nicht so gut ausgebildet wie bei Erwachsenen im mittleren Lebensalter. Das bedeutet, daß Erkrankungen wie die akute Appendizitis oder eine Divertikulitis bei jungen und alten Patienten häufiger zu einer generalisierten Peritonitis führen. Abgesehen von dieser erwünschten Schutzwirkung können Verwachsungen aber auch den Darm einschnüren und so zu einem Darmverschluß führen (Bridenileus). Solche Adhäsionen sind oft die Folge von Bauchoperationen. Mehrfache Verwachsungen, die wiederholte Darmverschlüsse verursachen, können auch durch den Talkpuder auf den Gummihandschuhen der Chirurgen und der OP-Schwestern entstehen.

8 Erkrankungen der Leber, der Gallenwege und der Bauchspeicheldrüse

8.1 Anatomie und Physiologie der Leber

Die Leber ist eines der wichtigsten Organe des Körpers. Sie wiegt ca. 1,5 kg und liegt unterhalb des Zwerchfells im rechten Oberbauch. Der Oberrand liegt zwischen der 5. und der 6. Rippe, der untere Rand kann bei der Einatmung unter dem rechten Rippenbogen hervortreten. Die Leber besteht aus zwei Hauptlappen, dem rechten und dem linken Leberlappen, und zwei kleineren Lappen (Lobus caudatus und Lobus quadratus), die dem rechten Leberlappen zugerechnet werden. Die Leberzellen (Hepatozyten) sind von einem Netzwerk aus Bindegewebe umgeben. Sie sind in Läppchen angeordnet, in deren Zentrum sich die zentrale Lebervene befindet. Die Periportalfelder in der Peripherie der Läppchen enthalten stets einen Ast der Vena portae (Pfortader), einen Ast der Leberarterie und kleine Gallengänge. Zwischen den Leberzellen verlaufen winzige Gallenkanälchen, die in einen Gallengang im Periportalfeld münden. Diese wiederum vereinigen sich zum Ductus hepaticus communis. Dieser bildet zusammen mit dem Gallenblasengang (Ductus cysticus) den **Ductus choledochus**, der ins Duodenum mündet (Abb. 8.1).

Außer Hepatozyten enthält die Leber auch Kupfersche Sternzellen, die als Phagozyten zum retikulohistiozytären System gehören.

8.1.2 Funktionen der Leber

Die Leber spielt eine wichtige Rolle bei vielen Stoffwechselprozessen. Sie nimmt das Blut aus der Pfortader auf, so daß alle Nährstoffe aus dem Darm (mit Ausnahme der Fette, die durch die Lymphe transportiert werden) die Leber passieren, bevor sie in den Körperkreislauf gelangen.

Kohlenhydratstoffwechsel

Die Leber speichert Glukose, einen wichtigen Energiespender in der Form von Glykogen. Gly

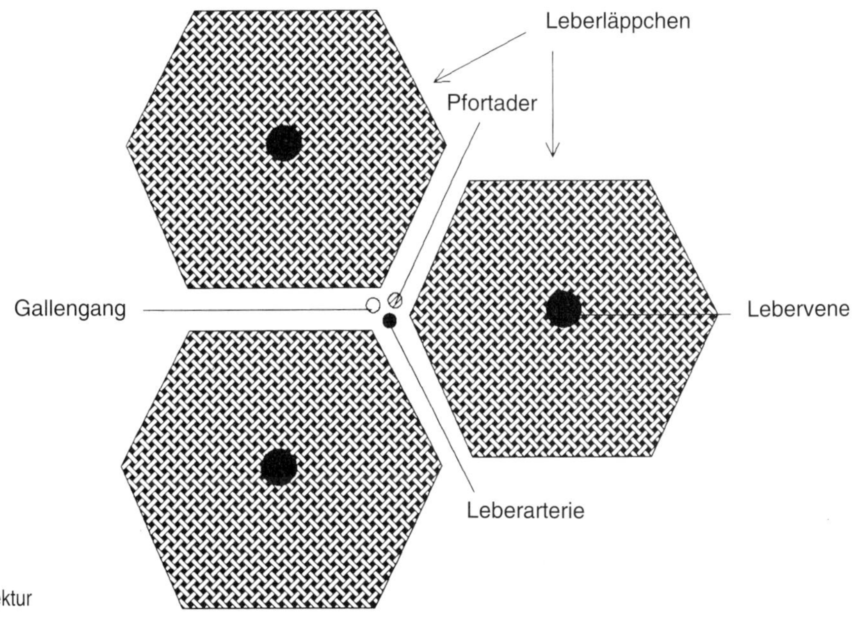

Abb. 8.1
Normale Leberarchitektur

kogen kann wieder zu Glukose abgebaut werden, um in Hungerperioden den Blutglukosespiegel aufrechtzuerhalten.

Proteinsynthese

Die Leber synthetisiert viele Plasmaproteine, z. B. Albumin, Trägerproteine wie Transferrin (Eisen) und Zäruloplasmin (Kupfer) und die meisten Proteine der Blutgerinnung. Während dieses Prozesses wird Harnstoff aus Ammonium im Krebszyklus (s. u.) gebildet. Er muß als Abfallprodukt über die Nieren ausgeschieden werden.

Fettstoffwechsel

Fette, zu denen die VLDL (very low density lipoproteins) und die HDL (high density lipoproteins), das Cholesterin und die Triglyzeride gehören, werden von den Leberzellen aufgebaut. Cholesterin wird zu Gallensalzen abgebaut und mit der Galle ausgeschieden.

Speicherfunktionen

Viele Vitamine (z. B. die Vitamine D und B_{12}) sowie Eisen und Folsäure werden in der Leber gespeichert.

Ausscheidung und Entgiftung

Gallensalze und **Cholesterin** werden mit der Galle ausgeschieden. Gallensalze sind für die Verdauung und die Aufnahme von Fetten und fettlöslichen Vitaminen (wie Vitamin K) aus dem Darm wichtig.

Ammonium, das aus dem Proteinstoffwechsel stammt, wird zu Harnstoff umgewandelt, der weniger toxisch ist und von den Nieren ausgeschieden wird.

Viele **Medikamente** werden in der Leber entgiftet. Fettlösliche Medikamente können in wasserlösliche Substanzen umgewandelt und mit der Galle ausgeschieden werden. Steroide werden in der Leber inaktiviert.

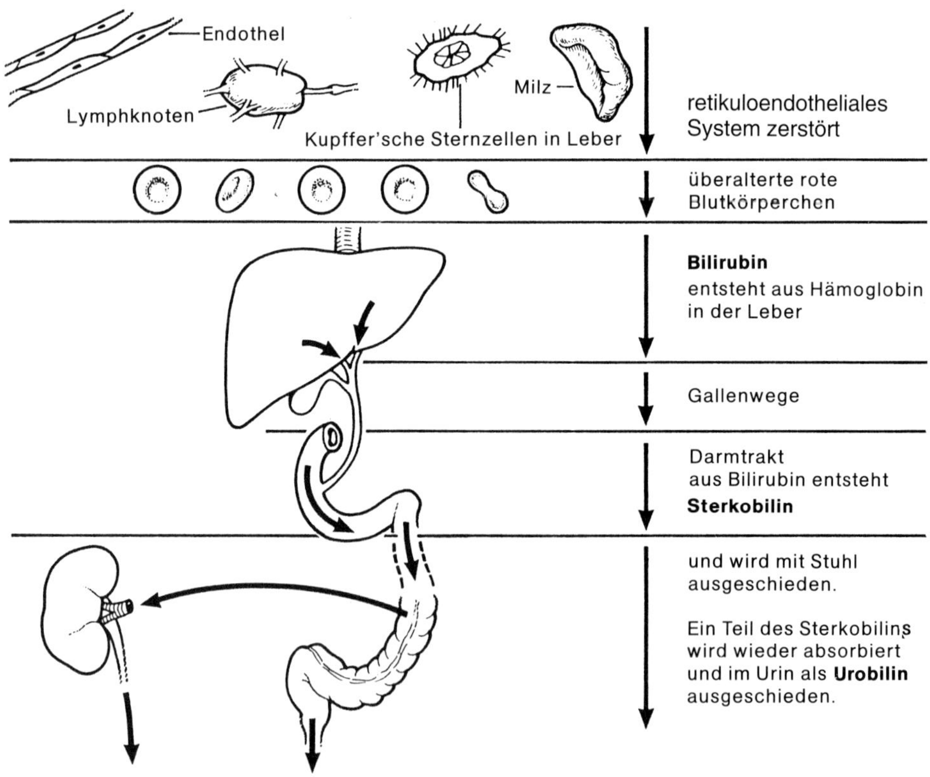

Abb. 8.2 Bildung und Kreislauf der Gallenfarbstoffe

Gallenpigmente sind Abbauprodukte aus roten Blutkörperchen. Die Zellen geben Hämoglobin frei, das in den Proteinanteil (Globin) und in den Häm-Anteil, der das Eisen enthält, aufgespalten wird. Nach der Entfernung des Eisens wird das Häm-Molekül in den Zellen des retikulohistiozytären Systems der Leber und der Milz zu **Bilirubin** umgewandelt. Bilirubin wird dann im Blutstrom (als unkonjugiertes Bilirubin) zu den Leberzellen transportiert. In den Leberzellen wird es mit einem Säuremolekül verbunden (konjugiertes Bilirubin) und dann mit der Gallenflüssigkeit ins Duodenum entleert. Im Darm wird das Bilirubin von Bakterien zu Sterkobilinogen abgebaut, einem Pigment, das dem Stuhl die dunkelbraune Farbe verleiht.

Wenn Sterkobilinogen im Darm fehlt, ist der Stuhlgang farblos.

Zusätzlich zu der Ausscheidung über den Darm wird eine kleine Menge von Sterkobilinogen in den Blutstrom rückresorbiert und dann teilweise im Urin ausgeschieden. Dieser kleine Anteil, der im Urin ausgeschieden wird, heißt Urobilinogen, obwohl er mit Sterkobilinogen identisch ist (Abb. 8.2).

8.2 Untersuchungen bei Erkrankungen der Leber

8.2.1 Blutuntersuchungen

Es gibt verschiedene Blutuntersuchungen, die dabei helfen, die **Leberfunktion** einzuschätzen. Diese umfassen die Bestimmung des Serumbilirubins, des Serumalbumins und der Prothrombinzeit, eines Gerinnungstests, der sehr sensibel auf einen akuten Leberschaden reagiert.

Die **Enzyme** Glutamat-Pyruvat-Transaminase (GPT) und Glutamat-Oxalacetat-Transaminase (GOT) treten aus den Leberzellen ins Blut aus, wenn die Zellen zerstört werden, z. B. bei der Virushepatitis. Die alkalische Phosphatase ist bei einem Gallengangsverschluß erhöht.

Bei Alkoholikern können die Erythrozyten vergrößert (Makrozytose) und das Enzym Gammaglutamyltransferase (Gamma-GT) im Serum erhöht sein.

8.2.2 Urinuntersuchungen

Der Nachweis von **Bilirubin** im Urin ist immer pathologisch und zeigt einen Leberschaden an.

8.2.3 Leberbiopsie

Eine Leberbiopsie kann in Lokalanästhesie durchgeführt werden. Man führt eine spezielle Nadel in die Leber und entnimmt ein Stück Lebergewebe, das dann mikroskopisch untersucht werden kann. Mit Hilfe dieser Untersuchung kann man die Schwere einer Erkrankung (z. B. einer Leberzirrhose) abschätzen und unklare Störungen der Leberfunktion, eine Lebervergrößerung, medikamentenassoziierte Lebererkrankungen und Lebertumoren abklären. Die Patienten müssen bei einer Leberbiopsie in der Lage sein, flach zu liegen und ihren Atem anzuhalten. Eine Biopsie kann gefährlich werden, wenn zusätzlich ein Gallenwegsverschluß besteht (weil dann Gallelecks entstehen können) oder wenn der Patient eine verstärkte Blutungsneigung hat. Das Risiko kann reduziert werden, indem man die Punktion unter Ultraschall- oder CT-Kontrolle durchführt (s. u.).

Nach einer Biopsie muß der Patient 24 Stunden lang im Bett bleiben. Puls und Blutdruck müssen in der ersten Stunde viertelstündlich und in den nächsten 5 Stunden halbstündlich gemessen werden, da ein Blutungsrisiko besteht.

8.2.4 Bildgebende Verfahren

Zur Beurteilung der Leberstruktur eignen sich drei verschiedene bildgebende Verfahren:

1. **Ultraschall**. Schallwellen reflektieren an der Leberoberfläche, so daß die Lebergröße und Strukturveränderungen wie Tumoren oder Abszesse beurteilt werden können. Wenn das Lebergewebe beschädigt ist, z. B. bei einer Zirrhose, ändert sich das Schallwellenmuster. Eine Ultraschalluntersuchung kann bei übergewichtigen Patienten jedoch schwierig sein.
2. **Computertomographie (CT)**. Mit Hilfe eines Computers werden Schichtaufnahmen angefertigt, die in der Leber Zysten, Abszesse oder Tumoren zeigen können.
3. **Szintigraphie**. Hierbei muß ein Radioisotop intravenös gespritzt werden. Dieses wird von den Leberzellen aufgenommen. Lebertumoren können auf diese Weise oft gut dargestellt werden. Eine verminderte Isotopenaufnahme spricht für eine Erkrankung des Lebergewebes, z. B. für eine alkoholische Lebererkrankung.

8.3 Ikterus (Gelbsucht)

Als Ikterus bezeichnet man die gelbliche Verfärbung der Haut, der Schleimhäute und der Skleren, die durch einen Überschuß an Bilirubin in der Blutbahn hervorgerufen wird.

Ein Ikterus ist eine sehr häufige Erscheinung und ein Leitsymptom bei vielen Erkrankungen der Leber und der Gallenwege. Nach der Entstehungsursache unterscheidet man zwei Haupttypen:

1. **Hämolytischer Ikterus** (Abb. 8.3). Dieser ist die Folge einer erhöhten Bilirubinmenge, die in die Leberzelle gelangt. Sie entsteht durch einen gesteigerten Erythrozytenabbau wie bei einer Hämolyse. Neugeborene und Säuglinge sind anfälliger gegenüber einem hämolytischen Ikterus, und ihre Leber ist weniger dazu in der Lage, mit einem Überschuß an Gallenpigmenten fertig zu werden. Die Ursachen für eine Hämolyse der Erythrozyten, die zu einem Ikterus führen können, werden bei den hämolytischen Anämien besprochen.
2. **Hepatozellulärer Ikterus bei Leberschäden und Cholestase** (Abb. 8.4). Unter Cholestase versteht man den Rückstau von Galle in der Leber infolge eines gestörten Galleabflusses ins Duodenum. Diesen Typ nannte man früher Verschlußikterus. Leberzellschäden und Cholesta-

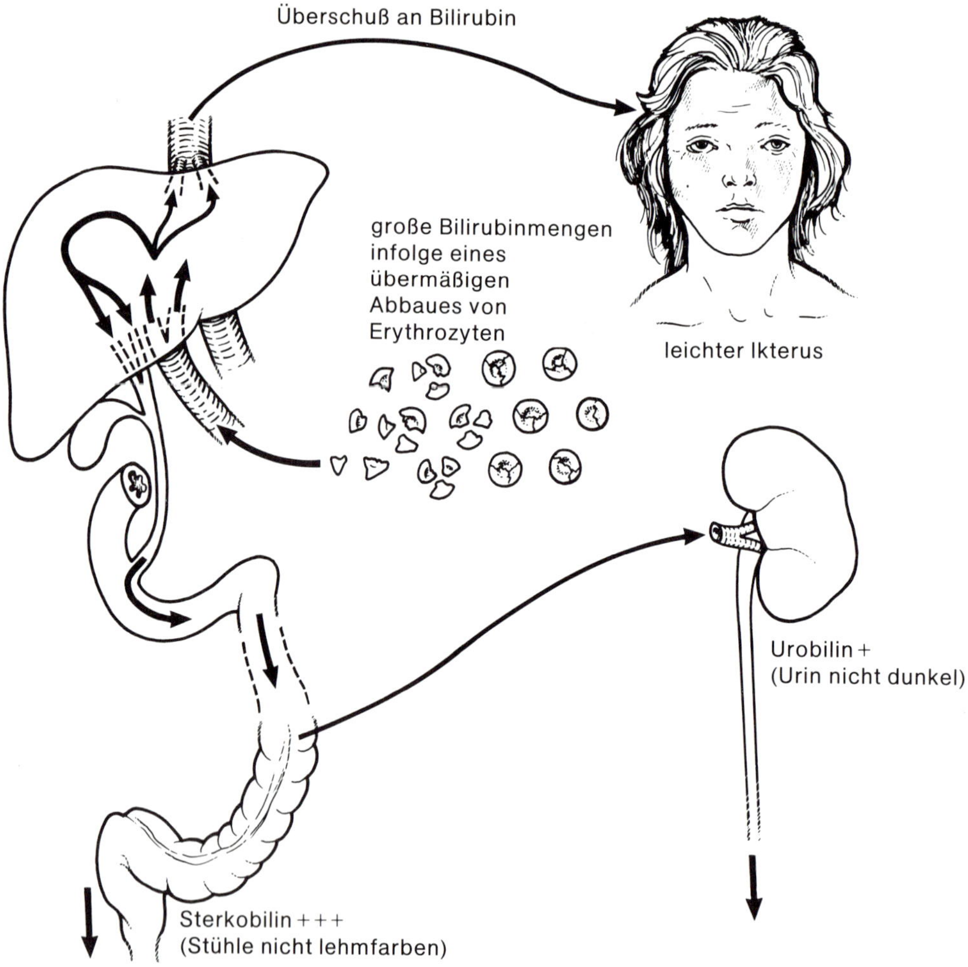

Abb. 8.3 Entstehung des hämolytischen Ikterus

se führen zu einem Ikterus, weil das Bilirubin aus den Leberzellen nicht in die Gallenwege ausgeschieden werden kann, da der Abfluß von Galle aus der Leber nicht mehr möglich ist. Galle wird in die Blutbahn rückresorbiert und führt so zu einem Ikterus.

Ursachen eines Leberzellschadens

1. Akute Hepatitis, meist viral bedingt
2. Lebergifte, z. B. polychlorierte Kohlenwasserstoffe, Paracetamol
3. Chronische Hepatitis (diese kann die Folge einer akuten Hepatitis sein)
4. Ein Leberzellschaden kann auch sekundär nach einem lange bestehenden Gallenwegsverschluß auftreten.
5. Hypoxie
6. Unbekannte Ursachen. Die Ursache eines Leberzellschadens läßt sich nicht in allen Fällen sicher feststellen.

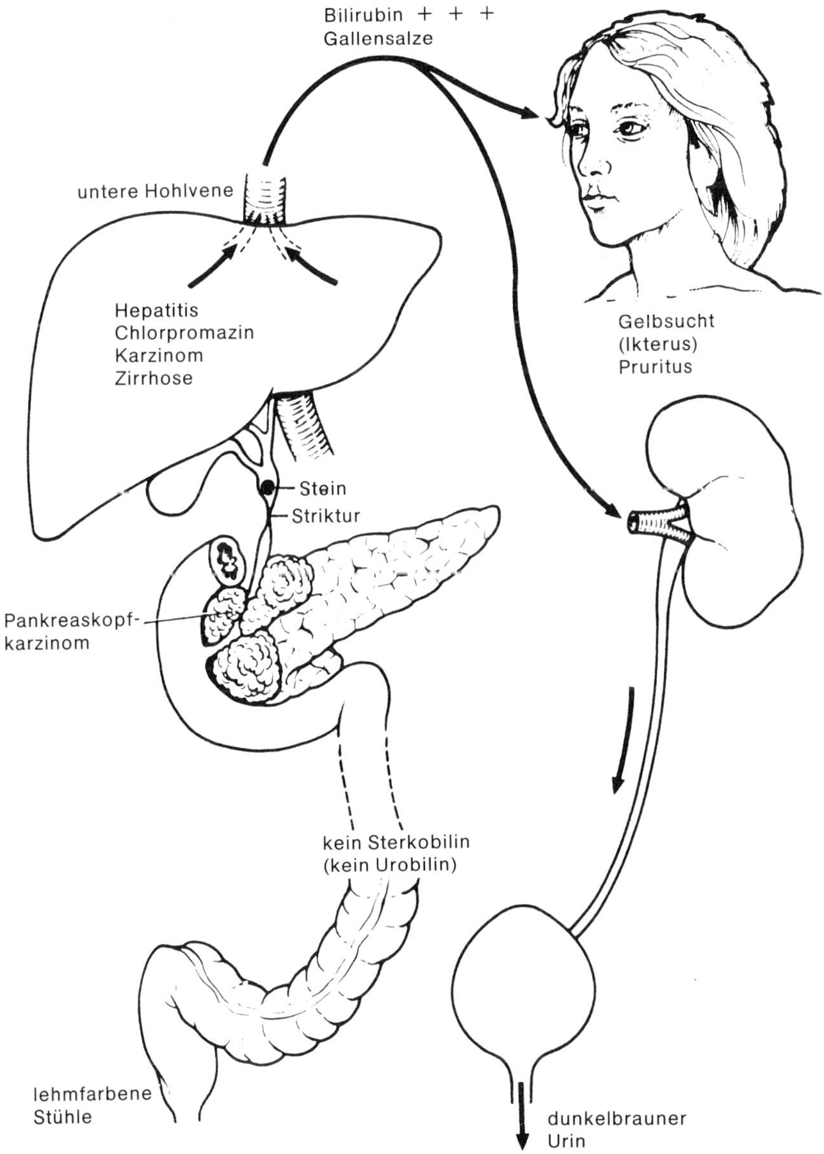

Abb. 8.4 Die wichtigsten Ursachen und Merkmale einer Cholestase

Ursachen eines Gallenstaus in der Leber (intrahepatische Cholestase)

Eine intrahepatische Cholestase beruht oft auf einem Leberzellschaden:

1. Virushepatitis
2. Medikamente, z. B. Chlorpromazin
3. Leberzirrhose (einige Fälle)
4. Cholangitis (Entzündung der Gallenwege)
5. Infiltration der Leber, z. B. durch ein Karzinom oder Metastasen
6. Seltene Erkrankungen, z. B. die biliäre Zirrhose

Ursachen eines Gallenstaus außerhalb der Leber (extrahepatische Cholestase)

1. Gallensteine im Ductus choledochus
2. Pankreaskopfkarzinom, Papillenkarzinom (Einmündungsstelle des Ductus choledochus ins Duodenum) oder, selten, Gallengangskarzinom
3. Narbige Verengung der Gallengänge
4. Verschluß der Gallengänge oder Druck von außen durch Tumoren oder vergrößerte Lymphknoten.

Symptome

Ein **cholestatischer Ikterus** hat eine auffallende grün-gelbe Hautverfärbung zur Folge, der Stuhl ist farblos, da keine Gallenpigmente im Darm ankommen. Der Urin ist dunkelbraun aufgrund seines Gehalts an Bilirubin. Gallensalze sammeln sich im Blut an und verursachen einen starken Juckreiz der Haut. Da im Darm Gallensalze fehlen, können fettlösliche Vitamine nicht resorbiert werden. Der Vitamin K-Mangel führt zu einem Prothrombinmangel und einer verlängerten Gerinnungszeit. Auch Cholesterin wird zurückgehalten, da es in der Regel in Gallensäure umgewandelt und mit der Galle ausgeschieden wird. In einigen Fällen, insbesondere bei Patienten mit einer primären biliären Zirrhose, kann dies zu einer Xanthomatose führen, d. h. zu gelbknotigen Cholesterinablagerungen auf der Haut, vor allem an Druckstellen, Narben und um die Augen herum.

Der **hämolytische Ikterus** ist meist mäßig ausgeprägt. Die Gallenpigmente (Sterkobilinogen) können in den Darm gelangen, so daß der Stuhl gefärbt ist. Da die Gallenpigmente den Darm sogar verstärkt erreichen, wird mehr Sterkobilinogen resorbiert und im Urin (als Urobilinogen) ausgeschieden. Der Urin enthält überschüssiges Urobilinogen, aber kein Bilirubin. Gallensalze sammeln sich nicht im Blut an, so daß kein Juckreiz entsteht.

Erkrankungen der Leber

Alter und **Geschlecht** der Patienten geben oft Hinweise auf die zugrunde liegende Lebererkrankung. Eine akute Hepatitis ist bei jungen Menschen am häufigsten. Gallensteine und die alkoholische Lebererkrankung kommen bevorzugt im mittleren Lebensalter vor. Karzinome, insbesondere das Pankreaskopfkarzinom, treten am häufigsten bei älteren Patienten auf. Die alkoholische Lebererkrankung ist bei Männern häufiger, während die primäre biliäre Zirrhose in der Regel eine Erkrankung der Frauen darstellt.

8.4 Virushepatitis

Die Virushepatitis ist eine Leberentzündung, die durch die Hepatitisviren (A–E) hervorgerufen wird.

Es können jedoch auch andere Viren eine Hepatitis verursachen, insbesondere das Zytomegalievirus (CMV) und das Epstein-Barr-Virus (EBV), der Erreger des Pfeifferschen Drüsenfiebers.

8.4.1 Hepatitis A

Die Übertragung der Hepatitis A erfolgt über den **fäkal-oralen Weg**. Die Inkubationszeit beträgt 2 bis 6 Wochen. Die Hepatitis A ist die häufigste Ursache einer viralen Hepatitis und kommt meist in Gegenden mit schlechten sanitären Verhältnissen vor.

Bei Kindern verläuft die Infektion meist mild und geht unbemerkt vorüber. Bei jungen Erwachsenen entstehen Symptome wie Fieber, Appetitverlust, Übelkeit und Schmerzen unter dem rechten Rippenbogen. Nach einigen Tagen oder Wochen treten ein Ikterus und ein dunkler Urin auf. Die Faeces können kreidefarbig sein, wenn eine Cholestase (Gallenstau) besteht.

Bei der Untersuchung dieser Patienten fällt in der Regel außer dem Ikterus eine vergrößerte druckschmerzhafte Leber auf. Leberfunktionstests und die Suche nach Antikörpern gegen Hepatitis A dienen zur Bestätigung der Diagnose.

Therapie/Pflege

Die Patienten können im Prinzip zu Hause versorgt werden. Aus sozialen Gründen werden sie gelegentlich ins Krankenhaus eingewiesen, wenn die Erkrankung schwer verläuft und z. B. zu Blutergüssen, Flüssigkeitseinlagerungen oder Desorientiertheit führt oder wenn die Diagnose zweifelhaft ist.

- Im Krankenhaus sollten die Patienten isoliert werden.
- Besondere Vorsicht verlangt der Umgang mit dem Stuhl des Patienten, da das Virus im Stuhl ausgeschieden wird.
- Es gibt keine spezifische Behandlung der Hepatitis; eine spezielle Diät ist nicht notwendig.

Die Erkrankung bildet sich meist nach drei bis vier Wochen zurück. Sehr selten kommt es zu einem Rückfall. Ein Hepatitis A-Impfstoff wird entwickelt. Derzeit können Touristen in Endemiegebieten durch eine intramuskuläre Injektion von humanem Immunglobulin geschützt werden.

8.4.2 Hepatitis B

Die Hepatitis B ist eine weit verbreitete Infektionskrankheit mit einer Inkubationszeit von 2 bis 6 Monaten. Sie wird durch **Blut** oder **Blutprodukte** übertragen. Hierzu gehört die Übertragung durch verunreinigte Spritzen bei Operationen, Zahnbehandlungen oder bei Tätowierungen. Die Hepatitis B kann auch durch Geschlechtsverkehr übertragen werden (was insbesondere bei männlichen Homosexuellen häufiger vorkommt) und möglicherweise durch Küsse. Außerdem können erkrankte Mütter ihre Säuglinge entweder über die Plazenta oder beim Stillen infizieren.

Die akute Hepatitis beginnt in der Regel als unspezifische Erkrankung, die der Hepatitis A vor dem Auftreten des Ikterus ähnelt. Einige Patienten entwickeln einen Hautausschlag oder Gelenkschmerzen. Die Diagnose kann durch Leberfunktionstests und durch den Nachweis des Hepatitis B-Oberflächenantigens (des sog. HB_S-Antigens oder Australia-Antigens, das zuerst bei einem australischen Ureinwohner entdeckt wurde) bestätigt werden.

Therapie/Pflege

- Wie bei der Hepatitis A gibt es **keine spezifische Behandlung**. Die Patienten werden nach den gleichen Richtlinien versorgt.
- Wegen der Ansteckungsgefahr ist beim Umgang mit Spritzen und Nadeln größte Vorsicht geboten. Blut sollte in extra gekennzeichneten Behältern transportiert werden.

Verlauf

Rückfälle sind möglich, außerdem kann die Hepatitis B in eine **chronische Lebererkrankung** (chronische Hepatitis oder Zirrhose) übergehen, da die Viren nicht vollständig aus den Leberzellen verschwinden. Ca. 5 % der Weltbevölkerung leiden an einer chronischen Hepatitis. Bei diesen Patienten kommt das **Leberzellkarzinom** gehäuft vor. Patienten, die über längere Zeit das HB_e-Antigen (ein anderes, für Hepatitis B spezifisches Antigen) im Blut aufweisen, bleiben hochinfektiös. Die chronische Hepatitis B kann auf Virostatika wie Alpha-Interferon ansprechen, wobei das Virus in 40 % der Fälle vernichtet wird.

Vorbeugung

Die Hepatitis B war eine gefürchtete Komplikation bei Dialysepatienten und nach Bluttransfusionen. Seit potentielle Blutspender auf das Australia-Antigen untersucht werden, ist die Häufigkeit der Hepatitisfälle im Anschluß an eine Blutübertragung gesenkt worden. **Hepatitis B-Immunglobulin** kann Menschen gegeben werden, die mit Hepatitis B-infiziertem Material Kontakt hatten.

Seit einigen Jahren gibt es eine spezielle **Impfung gegen Hepatitis B**, die besonders gefährdeten Personen (z. B. in medizinischen Berufen Tätigen, Dialysepatienten, Blutern) empfohlen werden kann.

8.4.3 Hepatitis C

Das Hepatitis C-Virus ist für die meisten Infektionen verantwortlich, die früher Non A-/Non B-Hepatitis genannt wurden. Dieser Erreger hat ähnliche epidemiologische und klinische Merkmale wie das Hepatitis B-Virus. Heutzutage ist es die Ursache fast aller Hepatitiden, die nach einer **Bluttransfusion** auftreten. Die akute Krankheit verläuft in der Regel mild, sie kann aber auch fulminant sein. Eine chronische Hepatitis C wird mit Alpha-Interferon behandelt. Auch hier ist das Risiko eines Leberzellkarzinoms erhöht.

8.4.4 Hepatitis D

Die Hepatitis D (Infektion mit dem Hepatitis Delta-Virus) wird in bestimmten Fällen zusammen mit der Hepatitis B übertragen und führt zu einer Verschlechterung der Hepatitis B.

8.4.5 Hepatitis E

Die Hepatitis E verhält sich wie die Hepatitis A und wird über den **fäkal-oralen Weg** übertragen. Größere durch das Hepatitis E-Virus ausgelöste Epidemien kommen auf dem indischen Subkontinent und in anderen Teilen der Tropen vor. Im Gegensatz zur Hepatitis A befällt die Erkrankung Erwachsene häufiger als Kinder. Bei schwangeren Frauen ist die Hepatitis E besonders gefährlich. Die Sterblichkeitsrate liegt in dieser Gruppe bei über 20 %.

Die klinischen Symptome entsprechen der Hepatitis A, die Therapie ist symptomatisch. Einen chronischen Verlauf gibt es nicht.

Es ist gut möglich, daß noch andere Hepatitis-Viren existieren, weil nicht bei allen Fällen einer durch Blut übertragenen Hepatitis Antigene oder Antikörper gegen Hepatitis B oder C nachweisbar sind.

8.5 Chronische Hepatitis

Man kann zwei Typen der chronischen Hepatitis unterscheiden:

1. Die **chronische persistierende Hepatitis** kann auf eine Virushepatitis folgen oder durch Medikamente ausgelöst werden. Sie ist keine schwere Erkrankung und geht nicht in eine Zirrhose über. Die Patienten weisen eine leichte Lebervergrößerung auf. Eine Therapie ist nicht erforderlich, die Patienten sollten jedoch Alkohol bzw. das auslösende Medikament meiden.
2. Die **chronische aktive Hepatitis** ist eine ernstere Erkrankung, da sie zu einer Leberzirrhose fortschreiten kann. Die Leber entzündet sich, es bilden sich bindegewebige Septen aus und Leberzellen sterben ab. Die Ursachen einer chronisch-aktiven Hepatitis umfassen die Virushepatitis, Alkohol, Medikamente wie Sulfonamide und Alpha-Methyldopa sowie Autoimmunerkrankungen, z. B. der systemische Lupus erythematodes (SLE). Bei Patienten mit einer Autoimmunerkrankung wirken Steroide günstig. Eine spezifische Therapie der chronischen Hepatitis gibt es jedoch nicht.

8.6 Alkoholische Lebererkrankung

Welche tägliche Menge an Alkohol eine Lebererkrankung hervorruft, ist nicht bei allen Menschen gleich. Generell kann man jedoch sagen, daß Frauen viel schneller einen alkoholischen Leberschaden bekommen können als Männer. Die Obergrenze, die für Männer als sicher gilt, liegt bei 60 g Alkohol pro Tag (das sind z. B. 2 Liter Exportbier oder 0,75 l Wein) bzw. für Frauen bei 30 bis 40 g.

Alkohol wird von Enzymen in der Leber abgebaut. Exzessiver Alkoholkonsum führt zur Bildung von Acetaldehyd und einer Veränderung des Fettstoffwechsels. Als Folge davon steigen die Triglyzeride im Blut an, und es entwickelt sich eine alkoholbedingte **Fettleber**. Eine Fettleber verursacht keine Symptome und bildet sich zurück, wenn kein Alkohol mehr konsumiert wird.

Die nächste Stufe der Leberschädigung ist die Fettleberhepatitis, bei der geschädigte Leberzellen absterben und die Leber eine akute Entzündung durchmacht. Wenn diese Patienten weiterhin Alkohol konsumieren, kann eine Leberzirrhose entstehen, bei der die gesamte Leberstruktur zerstört wird.

Schließlich entwickelt sich bei 10 bis 15 % der Patienten mit Leberzirrhose ein Leberzellkarzinom. Patienten mit einer alkoholischen Lebererkrankung können nur leichte Symptome zeigen, wie Appetitlosigkeit, morgendlichen Brechreiz und Durchfälle sowie eine vergrößerte Leber. Wenn sich eine akute Fettleberhepatitis entwickelt, was nicht selten nach einem Trinkgelage der Fall ist, sind diese Patienten in kurzer Zeit schwer krank und weisen Symptome wie Fieber, Ikterus, Bauchschmerzen und eine große druckschmerzhafte Leber auf. Es können auch Zeichen einer hepatischen Enzephalopathie (s. u.) auftreten.

Das Blutbild dieser Patienten zeigt typischerweise große Erythrozyten, reichlich Neutrophile und wenig Thrombozyten. Die Leberfunktion ist eingeschränkt, Bilirubin und Leberenzyme sind im Blut erhöht.

Patienten mit einer alkoholischen Leberzirrhose können langsam die Zeichen des Pfortaderhochdrucks (s. u.) entwickeln. Ihr Zustand kann sich jederzeit verschlechtern, insbesondere wenn sich auf dem Boden der Zirrhose eine akute alkoholische Hepatitis oder ein Leberzellkarzinom entwikkelt. Wenn sich die vorgeschädigte Leber gegen die zusätzliche Belastung nicht länger wehren kann, spricht man von einer „dekompensierten" Leberzirrhose.

Therapie/Pflege

Die einzige mögliche Behandlung einer alkoholischen Lebererkrankung ist die vollständige Abstinenz.

Die 5-Jahres-Überlebensrate bei Patienten mit Leberzirrhose, die weiterhin Alkohol trinken, beträgt nur 30 %.

- Patienten mit einer akuten alkoholischen Hepatitis oder einer dekompensierten Zirrhose sollten ins Krankenhaus eingewiesen werden. Das Ziel der Alkoholabstinenz kann nur durch eine starke Unterstützung durch Familie, Arzt und Pflegeteam erreicht werden.
- Die Patienten erhalten eine salzarme Diät mit wenig Proteinen, Zufuhr von Folsäure und Vitamin B-Komplex. Die Behandlung umfaßt außerdem die sofortige Therapie eventuell vorhandener Infektionen, eines Aszites (Diuretika) und einer hepatischen Enzephalopathie (s. u.).
- Einige Patienten mit einer akuten alkoholischen Hepatitis erhalten Steroide, diese wirken jedoch nicht immer.

8.7 Leberzirrhose

Die Leberzirrhose ist immer die Folge eines massiven Absterbens von Leberzellen. Die normale Läppchenstruktur wird zerstört. Nachwachsende Leberzellen bilden unterschiedlich große Regeneratknoten. Außerdem entwickelt sich eine Leberfibrose (Abb. 8.5). Die Zirrhose entsteht auf dem Boden einer chronisch-aktiven Hepatitis, so daß die Ursachen ähnlich sind: Am häufigsten liegen eine Virushepatitis und Alkoholmißbrauch zugrunde, andere Ursachen sind Medikamente und Autoimmunerkrankungen (primäre biliäre Zirrhose), oft ist die genaue Ursache auch unbekannt. Die Leberzirrhose führt zu einem Leberversagen und einer Behinderung des Pfortaderkreislaufs (Pfortaderhochdruck).

Die **Lebertransplantation** stellt die letzte Behandlungsmöglichkeit bei einer Leberzirrhose dar. Patienten mit einer Autoimmunerkrankung profitieren vermutlich auch von einer Transplantation, obgleich die Gefahr besteht, daß die Erkran-

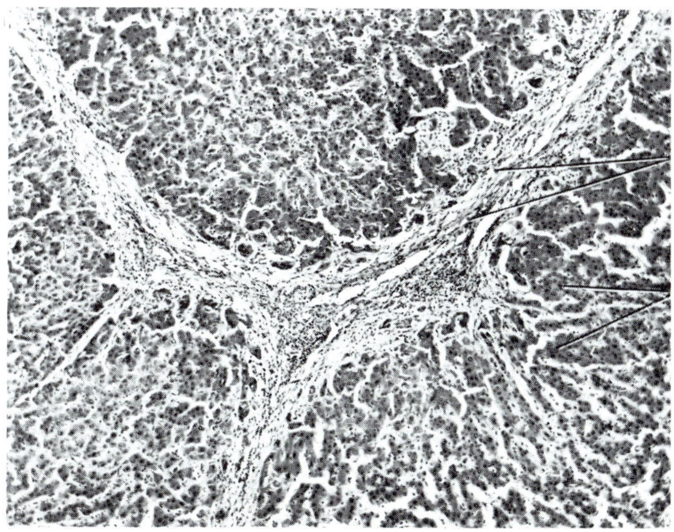

Abb. 8.5 Leberzirrhose. Das histologische Bild der Leber zeigt dichte Bindegewebsstränge und geschädigte Leberzellen

kung der neuen Leber wieder auftritt. Die Ergebnisse einer Lebertransplantation sind bei Alkoholikern gut, wenn es ihnen dauerhaft gelingt, vom Alkohol abzusehen. Die Patienten müssen mindestens 6 Monate vor der Operation abstinent sein. Lebertransplantationen sind auch bei Lebertumoren und einem akuten Leberversagen als Folge einer viralen oder medikamentös bedingten Erkrankung, insbesondere beim Paracetamol-Mißbrauch, durchgeführt worden. Die Resultate sind in dieser Patientengruppe jedoch weniger günstig, da in der ersten Gruppe Tumorrezidive oder Metastasen auftreten können und in der zweiten Gruppe die Auswirkungen des Leberversagens auf den gesamten Organismus die Ergebnisse verschlechtern.

8.8 Pfortaderhochdruck

Die Pfortader (Vena portae) bringt das venöse Blut aus dem Magen, dem Darm, der Milz und dem Pankreas zur Leber. Der Blutdruck in der Vena portae ist normalerweise niedrig (5 bis 10 mmHg). Jede Behinderung des Blutflusses führt zu einem Druckanstieg in der Pfortader. Die Obstruktion kann in der Pfortader selbst, in der Leber oder beim Verlassen der Leber in den Lebervenen stattfinden.

Die häufigste Ursache des Pfortaderhochdrucks ist die Leberzirrhose. Sie verändert den Blutfluß in den kleinen Pfortaderästen der Leber.

Der Pfortaderhochdruck hat folgende Auswirkungen:

1. Überall, wo Verbindungen zwischen dem Pfortadersystem und dem venösen Kreislauf bestehen, bildet sich ein **Umgehungskreislauf** (Kollateralen) aus. Indem Blut in das venöse System ausweicht, wird der erhöhte Druck im Pfortadersystem gesenkt. Kollateralen entwickeln sich zwischen dem Ösophagus und dem Magen (Ösophagusvarizen), im retroperitonealen Bindegewebe, im Rektum (Hämorrhoiden) und um den Nabel herum (Caput medusae). Wenn diese Blutgefäße platzen, entstehen sehr starke Blutungen – meist von den Ösophagusvarizen.
2. Die **Milzgröße** nimmt zu. Dies kann zu einer Anämie, Leukopenie (Verminderung der Leukozyten) und Thrombozytopenie (Verminderung der Thrombozyten) führen.
3. Ein **Aszites** ist eine weitere Folge des Pfortaderhochdrucks.

Therapie/Pflege der Ösophagusvarizenblutung

Die Ösophagusvarizenblutung ist ein Notfall, der nicht selten zum Tode führt.

- Oft muß der Patient wiederbelebt werden.
- Periphere und zentrale venöse Zugänge sind häufig notwendig, um Plasmaexpander und Blutkonserven schnell verabreichen zu können. Blut muß für Kreuzproben (mindestens 6 Einheiten) abgenommen werden.
- Alle Vitalzeichen müssen sorgfältig überwacht werden.
- Eine Bilanzierung der Flüssigkeitsein- und -ausfuhr ist notwendig.
- Wenn der Patient das Bewußtsein wiedererlangt, wird meist eine **Endoskopie** durchgeführt, bei der die Blutung exakt lokalisiert werden kann. Die Blutung wird entweder medikamentös oder durch direkten Druck behandelt.

Eine Vasopressin-Infusion wirkt über eine Engstellung der Blutgefäße, die in die Pfortader münden. Erneute Blutungen treten jedoch nach dem Absetzen der Infusion häufig auf.

Sehr effektiv ist der Einsatz der **Sengstaken-Blakemore-Sonde** (Abb. 8.6), sie muß jedoch sehr vorsichtig in den Ösophagus eingeführt werden, damit es nicht zu einer Perforation kommt. Eine Aspiration von Sekreten aus dem Nasen-Rachen-Raum ist möglich.

Nach der Wiederbelebung kann die Blutung auch durch eine **endoskopische Verödung** der Varizen gestillt werden. Ein sklerosierendes Mittel wird durch das Endoskop in die Varizen injiziert. Die daraus resultierende Entzündung verschließt die Varizen.

Langzeittherapie des Pfortaderhochdrucks

Viele verschiedene Behandlungsformen – internistisch und chirurgisch – wurden schon versucht, um das Risiko einer Blutung aus Ösophagusvarizen zu verringern.

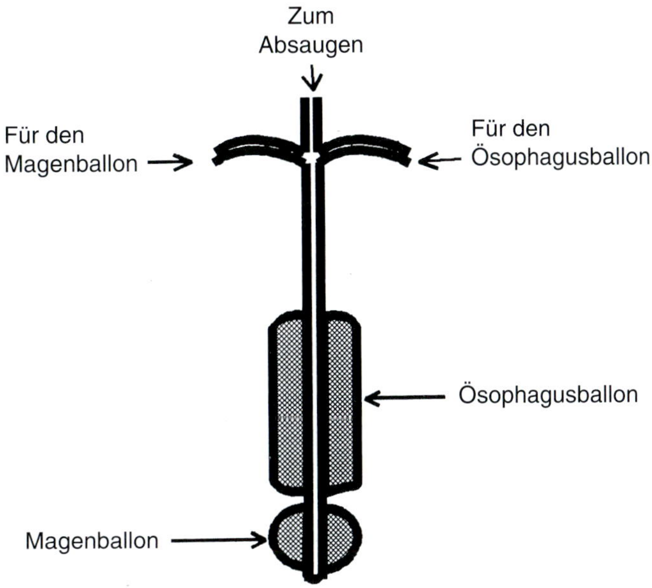

Abb. 8.6
Sengstaken-Blakemore-Sonde

- Betarezeptorenblocker verlangsamen die Pulsfrequenz und können zu einer Senkung des Pfortaderdrucks führen.
- Häufig wird auch eine regelmäßige endoskopische Varizenverödung vorgenommen.
- Es gibt auch verschiedene **Operationen**, die darauf abzielen, Blut aus dem Pfortaderkreislauf in den Körperkreislauf umzuleiten. Z. B. kann die Pfortader mit der Vena cava inferior oder die Milzvene mit der linken Nierenvene verbunden werden. Ein Hauptproblem dieser Operationen ist die hohe Rate einer postoperativen Enzephalopathie. Sie ist eine Folge des Leberversagens aufgrund der zusätzlichen Belastung durch die Narkose und die Operation.

In neuerer Zeit ist es möglich, den Pfortader- und den venösen Kreislauf durch eine Röhre aus Metall (Stent) zu verbinden. Diese wird bei einer Angiographie von einem Radiologen eingeführt. Der relativ sichere Eingriff bringt gute Ergebnisse.

8.9 Leberversagen

Leberversagen bedeutet, daß die Leber ihre verschiedenen Stoffwechselfunktionen nicht mehr wahrnehmen kann.

Ein Leberversagen kann die Folge einer chronischen Lebererkrankung (Zirrhose, chronische-aktive Hepatitis, alkoholische Lebererkrankung, ausgedehnte Tumoren oder Metastasen) sein. Ein plötzliches Leberversagen entsteht meist sekundär nach einer Virushepatitis oder einer Paracetamol-Vergiftung.

Das Leberversagen führt zu folgenden Symptomen:

1. Ikterus
2. Hepatische Enzephalopathie. Dieser Begriff umfaßt die Auswirkungen eines Leberversagens auf das Gehirn, die von relativ geringen Erscheinungen wie Desorientiertheit bis zu einem tiefen Koma reichen können.
3. Blutungsneigung
4. Aszites
5. Osteomalazie und Osteoporose, die zu Knochenschmerzen und Frakturen führen können.
6. Verstärkte Empfindlichkeit gegenüber vielen Medikamenten (insbesondere Schlaf- und Schmerzmittel), die eine hepatische Enzephalopathie auslösen können.

Therapie/Pflege

- Schwerkranke Patienten sollten auf einer **Intensivstation** behandelt werden. Patienten mit akutem Leberversagen (deren Leberfunktion vor diesem Ereignis normal war) haben die Chance, vollständig zu genesen. Wenn sich allerdings ein tiefes Koma ausbildet, liegt die Erholungsrate nur bei 30 %.

- Jede Komplikation muß für sich behandelt werden, da es **keine spezifische Behandlung** für das Leberversagen gibt und keine Geräte zur Verfügung stehen, die die Funktion der Leber in gleicher Weise übernehmen könnten, wie Dialysegeräte dies bei einem Nierenversagen tun.
- Die **hepatische Enzephalopathie** kann durch Proteine ausgelöst werden. Hierbei kann es sich um Proteine aus der Nahrung oder um freigesetzte Proteine bei gastrointestinalen Blutungen, bei einer Obstipation (mit Erhöhung der Ammoniakresorption), bei Infektionen (insbesondere Aszitesinfektionen), bei einer Diuretikatherapie, die ein niedriges Serumkalium (Hypokaliämie) verursacht, und bei einer medikamentösen Therapie, insbesondere mit Narkotika, handeln. Patienten mit einer hepatischen Enzephalopathie sollten deshalb mit einer **proteinfreien Diät** ernährt werden. Schlaf- und Beruhigungsmittel sind kontraindiziert.
- Der Darm sollte mit Lactulose, die peroral und durch einen Einlauf verabreicht wird, geleert werden, um die Ammoniakresorption zu verringern.

Orale Antibiotika (z. B. Neomycin) werden verordnet, um die Bakterien im Darm zu reduzieren. Darmbakterien können toxische Substanzen produzieren, die die Enzephalopathie verschlimmern, da sie nicht durch die Leber entgiftet werden können.

- Diuretika sollten vermieden, Elektrolytstörungen korrigiert und Infektionen behandelt werden.

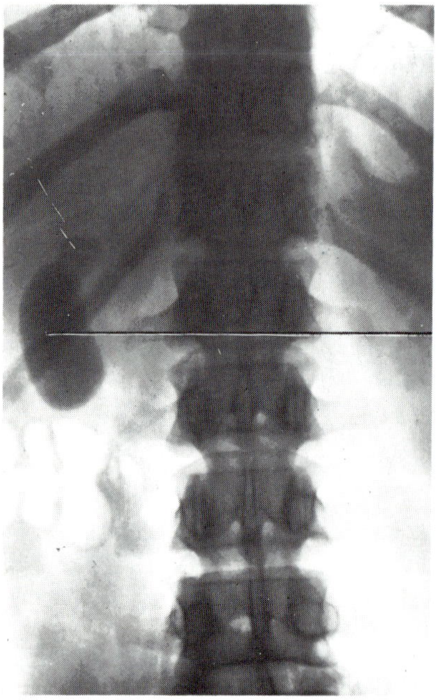

Abb. 8.7 Röntgenaufnahme (Cholezystogramm) der normalen Gallenblase

8.10 Lebertumoren

Die häufigsten Lebertumoren sind Metastasen.

Die Leber vergrößert sich und wird druckschmerzhaft. Metastasen verändern selten die Leberfunktion, ihr Nachweis bedeutet stets eine schlechte Prognose.

Das **primäre Leberzellkarzinom** kommt weltweit häufig vor, in Westeuropa ist es allerdings selten. Das Karzinom kann die letzte Folge einer chronischen Hepatitis B sein. In Afrika wird der Tumor mit Aflatoxinen, das sind krebserregende Gifte, die von dem Pilz Aspergillus flavus produziert werden, in Verbindung gebracht. Aflatoxine findet man oft in gespeichertem Getreide.

Ein Leberkarzinom führt zunächst zu Gewichtsverlust, Bauchschmerzen und Fieber. Später kommt es zu einer Schwellung des Abdomens als Folge des Aszites und zu einer vergrößerten Leber. Das Alpha-Fetoprotein ist bei primären Leberzelltumoren in der Regel im Blut erhöht. Die Prognose ist schlecht. Wenn das Karzinom nicht zu groß ist, kann der Tumor operativ entfernt werden.

8.11 Andere Lebererkrankungen

Die Leber kann von vielen anderen Erkrankungen befallen sein. Einige kommen häufig vor – z. B. die große druckschmerzhafte Leber bei Patienten mit Rechtsherzinsuffizienz oder die große Fettleber, die sich bei Diabetikern entwickelt.

Viele tropische Infektionen befallen die Leber. Hierzu gehören die Malaria, der Amöbenabszeß, die Schistosomiasis und das Lassa-Fieber.

Kinder mit Mukoviszidose können eine leichte Lebererkrankung entwickeln, die im Erwachsenenalter zu einer Zirrhose fortschreiten kann.

Zu den erblichen Erkrankungen, die die Leber ebenfalls betreffen können, gehören Störungen des Eisen- und Kupferstoffwechsels (bei denen große Mengen dieser Mineralien in der Leber angehäuft werden) und verschiedene Erkrankungen des Glykogen- und Fettstoffwechsels.

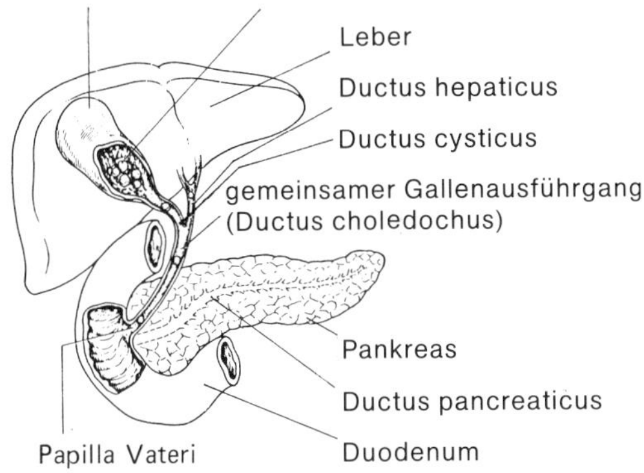

Abb. 8.8 Oberbauchorgane mit der möglichen Lokalisation von Gallensteinen

Erkrankungen der Gallenwege

8.12 Gallensteine

Das Gallenwegssystem umfaßt den Ductus hepaticus (der die Galle aus der Leber sammelt), den Ductus cysticus (der den Ductus hepaticus mit der Gallenblase verbindet, wo die Galle gespeichert wird) und den Ductus choledochus, der die Galle aus dem Ductus hepaticus und dem Ductus cysticus in das Duodenum entleert.

In der Gallenblase können sich durch den Überschuß von normalen Bestandteilen der Galle wie Cholesterin oder Bilirubin, Gallensteine bilden. Normalerweise werden diese Gallenbestandteile durch die Gallensalze in Lösung gehalten. Gallensteine entwickeln sich in der Gallenblase, wenn die Galle durch Rückresorption von Wasser konzentriert wird (Abb. 8.8 und 8.9).

Gallensteine können jahrelang unbemerkt bleiben. Sie können aber auch zu einer Reihe verschiedener Erkrankungen führen:

1. **Verdauungsstörungen**. Chronische Verdauungsstörungen, die mit Blähungen einhergehen, sind nicht selten. Sie verschlimmern sich meist durch fette Speisen, da Fette die Gallenblase zur Kontraktion anregen.
2. **Gallenkolik**. Wenn ein Stein vorübergehend in den Gallengängen steckenbleibt, meistens im Gallenblasenhals, treten kolikartige Bauchschmerzen, zum Teil mit starkem Erbrechen auf. Der Anfall kann bis zu 12 Stunden dauern, danach bewegen sich die Steine weiter, und die Schmerzen lassen nach. Die Gallensteine können auch im Ductus choledochus steckenbleiben und so Koliken und einen Ikterus verursachen.

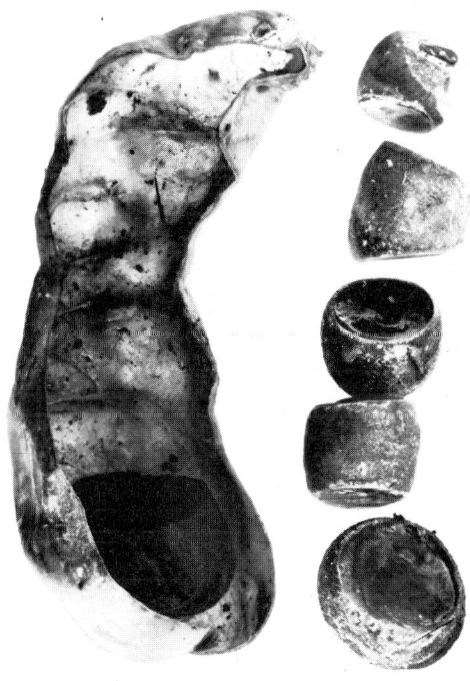

Abb. 8.9 Große erweiterte, chronisch entzündete Gallenblase, die mit Gallensteinen gefüllt ist

3. **Akute Cholezystitis**. Wenn ein Stein im Gallenblasenhals oder im Ductus cysticus steckenbleibt, erweitert und entzündet sich die Gallenblase.

Diese Entzündung (**Cholezystitis**) ist zunächst steril. Wenn sich eine bakterielle Infektion aufpfropft, tritt charakteristischerweise ein Schmerz im rechten Oberbauch mit Fieber auf, der in der Regel 2 bis 4 Tage anhält.

Die Patienten erhalten eine Nulldiät, um die Gallenblase ruhigzustellen. Zur Verhinderung einer Dehydratation werden intravenöse Infusionen verabreicht, Antibiotika bekämpfen die Infektion. Die Entzündung bessert sich meist durch diese Maßnahmen. Wenn der akute Anfall vorüber ist, wird die Gallenblase durch eine Cholezystektomie entfernt.

4. **Gallenblasenempyem**. Wenn die akute bakterielle Cholezystitis nicht ausheilt, kann sich die Gallenblase mit Eiter füllen. Dies nennt man Gallenblasenempyem. Die Therapie entspricht der der akuten Cholezystitis. Wenn das Empyem in die Bauchhöhle einbricht, entsteht eine Peritonitis, die eine Notfalloperation notwendig macht.
5. **Mukozele (Schleimzyste) der Gallenblase**. Diese seltene Erkrankung entwickelt sich, wenn Steine den Abfluß aus der Gallenblase verlegen und sich vorübergehend Schleim in der Gallenblase ansammelt.
6. Gelegentlich kann ein Stein aus der Gallenblase in den **Ductus choledochus** gelangen und zu folgenden drei Erkrankungen führen:

- **Cholestatischer Ikterus**. Die Verlegung des Ductus choledochus durch einen Gallenstein führt zu Schmerzen, Fieber und Ikterus. Die Blockade ist oft vorübergehend und wiederholt sich, so daß die Patienten über wiederkehrende Oberbauchschmerzen klagen. Diese Symptome können den cholestatischen Ikterus von anderen Ikterusursachen (z. B. Pankreaskarzinom) abgrenzen helfen.
- **Aufsteigende Cholangitis**. Ein Stein im Ductus choledochus kann zu einer Infektion der Gallengänge und damit zu hohem Fieber, Schüttelfrost und Ikterus führen.
- **Akute Pankreatitis**. (s. S. 202).

Diagnostik

Der Verdacht auf Gallensteine entsteht aufgrund der Verdauungsstörungen mit Blähungen oder einer vorangegangenen Kolik oder einer Cholezystitis. Bei den beiden zuletzt genannten Erkrankungen wartet man im allgemeinen, bis sich die Symptome gelegt haben, bevor man weitere Untersuchungen durchführt.

Gallensteine stellen sich nur bei 10% der Patienten auf Röntgenleeraufnahmen dar (Abb. 8.10), die meisten Gallensteine werden bei einer **Ultraschalluntersuchung** (Sonographie) der Gallenblase entdeckt. Die Steine reflektieren die Schallwellen.

Wenn der Steinnachweis sonographisch nicht gelingt, wird eine **orale Cholezystographie** durchgeführt. Am Abend vor der Untersuchung muß der Patient ein Röntgenkontrastmittel in Form von Tabletten einnehmen. Das Kontrastmittel wird resorbiert, mit der Galle ausgeschieden und in der Gallenblase angereichert. Die Steine zeigen sich als Füllungsdefekte in der Gallenblase. Die Gallenblase stellt sich jedoch nicht dar, wenn sie entzündet ist oder wenn der Ductus cysticus verlegt ist.

Bei Patienten mit einem Ikterus darf keine orale Cholezystographie durchgeführt werden, da die Galle nicht in die Gallenwege austreten kann.

Therapie

- Patienten mit Gallensteinen wird meist geraten, die Gallenblase entfernen zu lassen (**Cholezystektomie**), da Gallensteine, die einmal Beschwerden verursacht haben, dies in der Regel wieder tun. Während der Cholezystektomie wird eine Röntgenuntersuchung des Ductus choledochus durchgeführt (intraoperatives Cholangiogramm), damit auch die im Ductus choledochus gelegenen Steine entdeckt und entfernt werden können. Nach der Untersuchung des Ductus choledochus wird ein T-Drain eingelegt, die Gallendrainage beschleunigt die Heilung. Bevor der T-Drain entfernt wird, führt man ein weiteres Cholangiogramm durch den Drain durch, um sicherzugehen, daß keine Steine zurückgelassen wurden. Wenn in diesem Stadium noch Steine gefunden werden, können sie durch den T-Drain mit einem Dormier-Körbchen entfernt werden.
- Es gibt auch **Medikamente** wie Ursodeoxycholsäure zur Auflösung von Gallensteinen. Es dauert jedoch lange (6 Monate bis 2 Jahre), bis ein Erfolg eintritt. Häufig zeigen sie auch gar keine Wirkung.
- Eine Alternative zur Operation stellt bei ausgewählten Patienten auch die Gallensteinzertrümmerung (Lithotrypsie) dar.

a

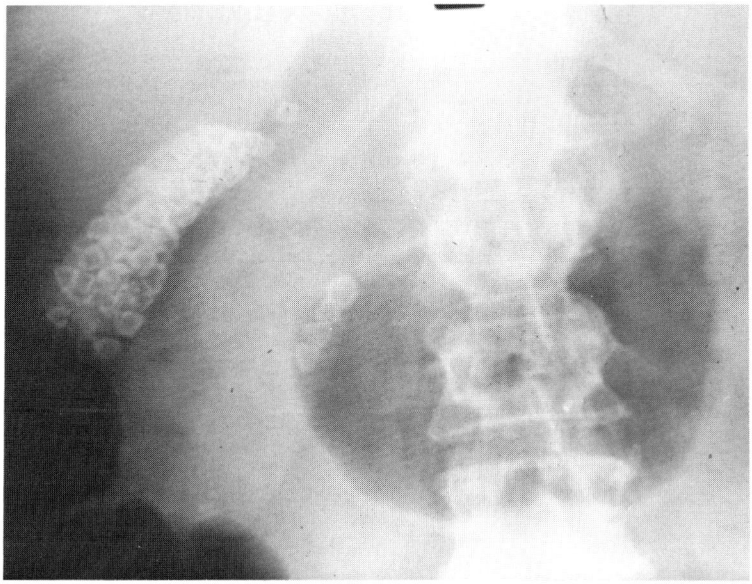

b

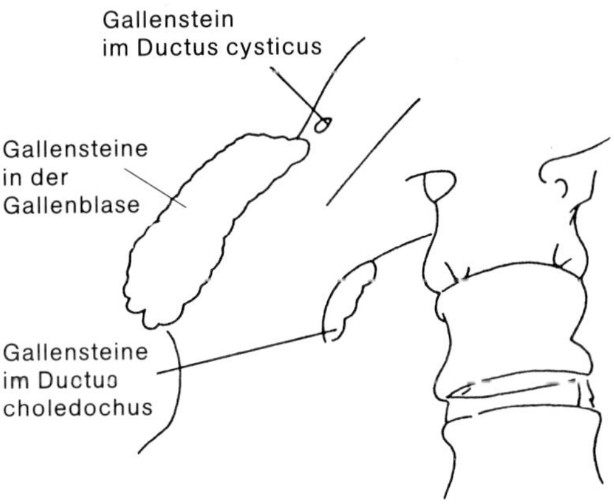

Abb. 8.10 a, b Multiple Gallensteine

Bauchspeicheldrüse (Pankreas)

8.13 Anatomie und Physiologie der Bauchspeicheldrüse

Die Bauchspeicheldrüse liegt retroperitoneal. Der Pankreaskopf wird vom Duodenum umrahmt, der Pankreasschwanz grenzt an die Milz.

Der **exokrine Teil** des Pankreas scheidet Enzyme zur Verdauung von Proteinen, Fetten und Kohlehydraten und Bikarbonat zur Neutralisation der Magensäure in das Duodenum aus.

Der **endokrine Teil** des Pankreas enthält Gruppen von hormonproduzierenden Zellen (Langerhanssche Inseln). Die wichtigsten Hormone sind Insulin und Glukagon (s. Kap. 13).

8.14 Pankreaskarzinom

Das Pankreaskarzinom kommt relativ häufig vor. Das Leitsymptom sind Oberbauchschmerzen, die wegen des Drucks auf Nerven in den Rücken ausstrahlen. Bei Tumoren des Pankreaskopfes kann es durch den Druck auf den Ductus choledochus, der durch den Pankreaskopf verläuft, zu einem Ikterus kommen. Weitere mögliche Symptome umfassen Gewichtsverlust, eine Thrombophlebitis und eine Anämie.

Diagnostik

Beim cholestatischen Ikterus kann die Differentialdiagnose zwischen einem Pankreaskarzinom und Gallensteinen schwierig sein. Beim Pankreaskarzinom nimmt der Ikterus in der Regel zu. Eine Reihe von Untersuchungen kann bei der Diagnosestellung helfen:

1. **Ultraschall**. Die Sonographie kann einen Tumor im Pankreas darstellen und zeigt oft die Erweiterung der Gallenwege. Auch Gallensteine können erkannt werden.

2. **ERCP** (endoskopische retrograde Cholangiopancreaticographie). Bei dieser Untersuchung wird ein Katheter durch ein Endoskop in die Mündung des Ductus choledochus und des Ductus pancreaticus im Duodenum eingeführt. Röntgenkontrastmittel wird injiziert. Dieses zeigt eine Verlegung der Gänge. Beim Pankreaskopfkarzinom kann man mit Hilfe der ERCP auch eine kleine Röhre in den verlegten Gallengang einlegen, um den Ikterus zu beheben. Die ERCP kann außerdem therapeutisch eingesetzt werden, um Gallensteine aus dem Ductus choledochus zu entfernen.
3. Die **Computertomographie** zeigt Raumforderungen im Pankreas.

Therapie

Das Pankreaskarzinom ist bei der Diagnosestellung in der Regel so weit fortgeschritten, daß die Erkrankung nicht mehr geheilt werden kann. Die meisten Patienten sterben innerhalb von 9 Monaten.

- Der Tumor spricht selten auf eine Chemotherapie oder eine Strahlentherapie an. Gelegentlich können kleinere Tumoren operativ entfernt werden.
- Der Ikterus kann durch eine künstliche Verbindung zwischen der Gallenblase und dem Dünndarm gebessert werden. Dies ist im Rahmen einer ERCP oder einer Operation möglich.

8.15 Akute Pankreatitis

Bei der akuten Pankreatitis treten Pankreasenzyme ins Gewebe aus und führen zu einer Selbstandauung des Organs.

Die beiden wichtigsten Ursachen sind Gallensteine und Alkoholmißbrauch.

Symptome

Der Patient klagt über plötzlich einsetzende starke Oberbauchbeschwerden, die in den Rücken ausstrahlen. Oft befindet sich der Patient in einem Schockzustand, der sehr schwer sein kann. Zusätzlich treten Übelkeit und Erbrechen auf. Der Patient ist unruhig, der Puls schnell und der Blutdruck meist niedrig. Selbst die leichteste Berührung des Abdomens ist schmerzhaft. Gelegentlich treten um den Nabel herum oder an den Flanken Blutergüsse auf.

Der Nachweis erhöhter Pankreasamylasespiegel im Serum bestätigt die Verdachtsdiagnose.

Therapie/Pflege

Die akute Pankreatitis ist ein Notfall.

- Starke Schmerzmittel (z. B. Tramal) sind meist notwendig.
- Der Patient sollte nüchtern bleiben. Über eine Magensonde muß der Mageninhalt regelmäßig abgesaugt werden.
- Flüssigkeit sollte durch intravenöse Infusionen verabreicht werden, solange der Patient noch erbricht oder im Schock ist.
- Die Flüssigkeitsein- und -ausfuhr, der Puls, der Blutdruck und die Temperatur, die in den Frühstadien erniedrigt sein kann, müssen engmaschig kontrolliert werden.
- Sauerstoff kann bei Bedarf über eine Gesichtsmaske zugeführt werden.
- In den meisten Fällen bessert sich die Entzündung nach wenigen Tagen oder einer Woche, in schweren Fällen kann es jedoch nötig sein, den Patienten über Wochen künstlich zu ernähren.
- In einigen Fällen entwickeln sich Zysten oder Abszesse im Pankreas, die eine Drainage notwendig machen. Die Sterblichkeitsrate liegt in leichten Fällen unter 1 %, in schweren Fällen beträgt sie jedoch über 50 %.

8.16 Chronische Pankreatitis

Die chronische Pankreatitis ist durch wiederholte Anfälle von schweren Oberbauchschmerzen und durch einen ausgeprägten Appetit- und Gewichtsverlust charakterisiert. Erbrechen kann vorkommen. Dünne Stühle mit einem hohen Fettgehalt (Steatorrhoe) sind die Folge einer gestörten Fettresorption aufgrund eines Mangels an Pankreasenzymen (Pankreasinsuffizienz).

Eine Schädigung der hormonproduzierenden Inselzellen kann einen Diabetes mellitus zur Folge haben. Die Serumamylase kann während der akuten Anfälle erhöht sein.

Die Diagnose wird entweder durch den Nachweis von Pankreasverkalkungen im Röntgenbild oder im CT oder durch den Nachweis eines erweiterten und verzogenen Ductus pancreaticus in der ERCP gestellt. Die Stühle sollten drei Tage lang gesammelt werden, damit der Fettgehalt bestimmt werden kann.

Therapie

- An erster Stelle steht die Behandlung der Schmerzen. Die Patienten benötigen meist sehr starke Analgetika (eine Schmerzmittelabhängigkeit entsteht nicht selten).
- Der Fettgehalt der Nahrung sollte verringert und Alkohol gemieden werden.
- Ein Diabetes mellitus kann eine Insulintherapie erfordern.
- Pankreasenzyme in Tablettenform werden zur besseren Verdauung verabreicht. Sie sollten mit jeder Hauptmahlzeit eingenommen werden.
- Wenn die Schmerzen nicht kontrollierbar sind, kann ein Teil des Pankreas chirurgisch entfernt werden. Dies ist jedoch nur dann sinnvoll, wenn die Patienten eine vollständige Alkoholabstinenz einhalten. Die Ergebnisse einer solchen Operation sind jedoch selbst unter diesen Voraussetzungen unterschiedlich.

9 Erkrankungen des Nervensystems

9.1 Anatomie und Physiologie

Die Kenntnis der Anatomie und Physiologie des Nervensystems ist für das Verständnis neurologischer Erkrankungen besonders wichtig.

Die **Nervenzelle** (Neuron) ist das Grundelement des Nervensystems. Sie besteht aus dem Zellkörper, in dem der Nervenimpuls bzw. das Signal beginnt, einem langen Fortsatz (Axon), über den der Impuls fortgeleitet wird, und aus einer Endstation (Synapse), aus der eine chemische Substanz (Neurotransmitter) durch den nervalen Impuls freigesetzt wird. Diese freigesetzte Substanz aktiviert den Zellkörper des nächsten Neurons. Auf diese Weise wird der Impuls bzw. das Signal weitergegeben.

Das Nervensystem besteht aus solchen Ketten von Neuronen, von denen einige spezielle Aufgaben haben (z. B. motorische oder sensible).

Die Nervenzellen des Gehirns und des Rückenmarks bilden das Zentralnervensystem (ZNS), die außerhalb liegenden Nerven das „periphere" Nervensystem.

Die Nervenzellen sind von Glia-Zellen umgeben. Bei den peripheren Nerven bilden die Glia-Zellen eine geschlossene Hülle (die Markscheide) um die größeren Nervenstränge. Im ZNS gibt es zwei verschiedene Arten von Glia-Zellen: Astrozyten und Oligodendrozyten.

Nervenzellen erhalten Nährstoffe (z. B. Glukose) und Sauerstoff über die Blutbahn.

9.1.1 Motorisches System

Das motorische Nervensystem kann in zwei Teile gegliedert werden: in das **pyramidale System**, das für die willkürlichen Bewegungen verantwortlich ist, und in das **extrapyramidale System**, das die Körperhülle und die Koordination der Bewegungen kontrolliert.

Abbildung 9.1 enthält eine vereinfachte Darstellung der Pyramidenbahn.

Die **Pyramidenbahn** nimmt ihren Ursprung in dem Teil der **Hirnrinde**, der für Bewegungen zuständig ist (motorischer Kortex). Von diesen Zellen ziehen Nervenfasern zum Rückenmark. Sie bilden dabei eine gemeinsame Bahn. Von besonderer Bedeutung ist die Tatsache, daß die Pyramidenbahn von der rechten motorischen Hirnrinde im Bereich des Hirnstamms (Medulla oblongata) auf die linke Seite kreuzt. Aus diesem Grund kontrolliert der rechte motorische Kortex die Bewegungen der linken Körperseite. Ebenso kreuzt die Pyramidenbahn, die vom linken motorischen Kortex ihren Ursprung nimmt, im Hirnstammbereich auf die rechte Seite. Infolge der Kreuzung der Nervenbahnen kommt es bei Erkrankungen im rechten motorischen Kortex oder in der rechten Pyramidenbahn oberhalb der Kreuzungsstelle zu Störungen auf der linken Körperhälfte und umgekehrt.

Im Rückenmark (Abb. 9.2) aktiviert die Pyramidenbahn die motorischen Nervenzellen (Motoneurone) in den Vorderhörnern. Von dort ziehen Axone direkt zu den Muskeln, wo sie eine neuromuskuläre Synapse bilden. Die Impulse entlang der Motoneuronen bewirken, daß sich die von ihnen versorgten Muskeln zusammenziehen (kontrahieren).

Die Nervenzellen in der motorischen Hirnrinde und ihr Axon bilden zusammen das **zentrale motorische Neuron**. Die Vorderhornzelle im Rükkenmark und ihr Axon werden als **peripheres motorisches Neuron** bezeichnet. Diese Aufteilung des motorischen Systems spielt eine wichtige Rolle bei der Lokalisation einer Erkrankung im Nervensystem, da eine Erkrankung des zentralen motorischen Neurons ganz andere Symptome erzeugt als eine Erkrankung des peripheren motorischen Neurons.

9.1.2 Sensibles System

Es gibt verschiedene Formen von Sensibilität, z. B. Berührung, Vibration, Kälte und Wärme, Lageempfinden und Schmerzen.

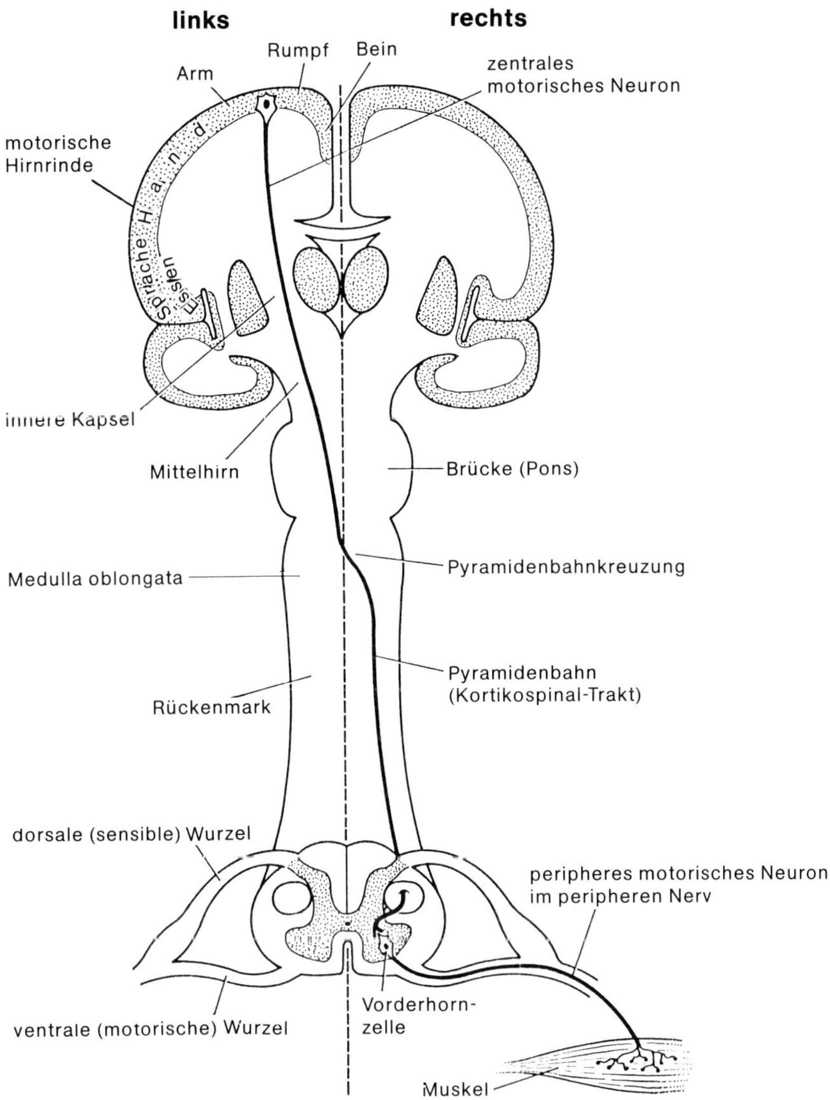

Abb. 9.1 Das motorische System

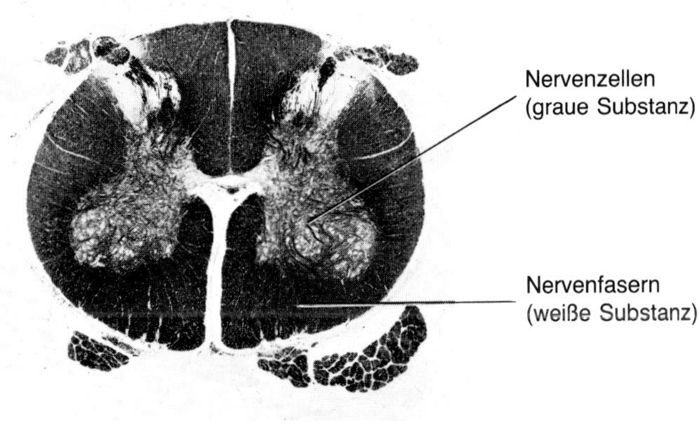

Abb. 9.2 Querschnitt des normalen Rükkenmarks. Die zentral gelegene graue Substanz (Nervenzellen) kann von der weißen Substanz differenziert werden. Im Bild (oben) Nervenzellen (graue Substanz), (unten) Nervenfasern (weiße Substanz)

Die Nervenbahnen, die Impulse für diese Empfindungen leiten, bilden das sensible System. Zusätzlich verfügt der Körper über spezielle Sinnesorgane für das Sehen, Hören, Riechen und Schmekken, die besondere Empfangseinrichtungen (Rezeptoren) und spezielle Bahnen besitzen. Der Ursprung der Impulse, die zu sensiblen Empfindungen führen, liegt in den peripheren Organen (z. B. Haut, Blase, Gelenke).

Es gibt zwei Relaisstationen im sensiblen System. Die sensiblen Fasern gelangen von der Peripherie ins Hinterhorn des Rückenmarks, wo sie den Impuls auf die Rückenmarkszellen übertragen. Diese ziehen zum Thalamus und bilden eine zweite Relaisstation mit den Zellen, die zur sensiblen Hirnrinde ziehen. Wie das motorische System kreuzt auch das sensible in der Medulla oblongata auf die Gegenseite. Deshalb hat eine Erkrankung der linken sensiblen Hirnrinde Sensibilitätsstörungen auf der rechten Körperhälfte zur Folge.

Der Reflex

Ein Reflex stellt eine einfache Form der Erregungsübertragung innerhalb des Nervensystems dar. Er läuft unwillkürlich, d. h. ohne die bewußte Beteiligung des Betroffenen ab.

Der Reflex besteht aus einem sensiblen und einem motorischen Anteil. Man unterscheidet Oberflächenreflexe (z. B. Bauchdeckenreflex) und Tiefenreflexe (z. B. Sehnenreflexe). Das klassische Beispiel eines Tiefenreflexes ist der Patellarsehnenreflex (Abb. 9.3). Wenn die Sehnen des M. quadriceps unterhalb der Kniescheibe mit dem Reflexhammer angeschlagen wird, löst die plötzliche Muskeldehnung Signale in den sensiblen Nerven aus. Diese werden zum Rückenmark weitergeleitet und aktivieren dort motorische Zellen, die zu einer Kontraktion des M. quadriceps führen. Die Folge ist das typische „Ausschlagen“ des Unterschenkels, d. h. eine plötzliche Streckung

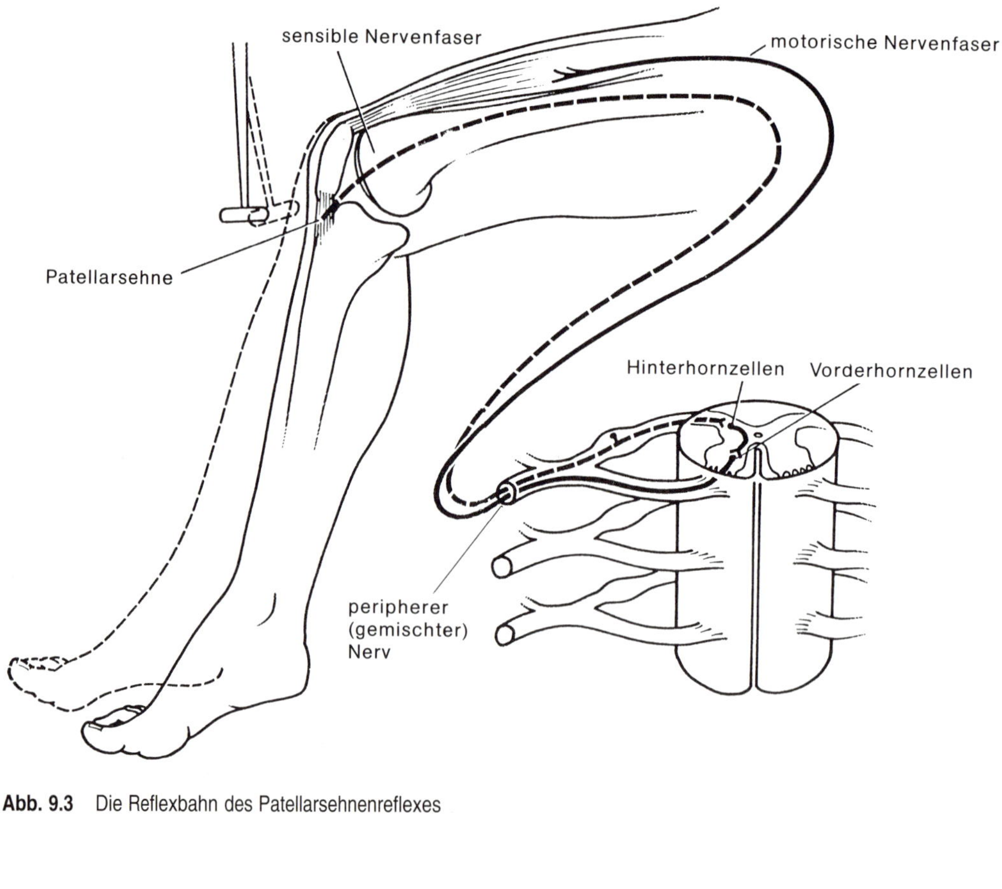

Abb. 9.3 Die Reflexbahn des Patellarsehnenreflexes

des Unterschenkels. Bei diesem Reflex laufen alle Impulse über das periphere motorische Neuron. Der Patellarsehnenreflex geht bei Erkrankungen des peripheren motorischen Neurons und des lokalen sensiblen Systems verloren.

9.1.3 Autonomes (vegetatives) System

Zum autonomen System gehören die Nerven, die Körperfunktionen regulieren, die dem Willen nicht unterworfen sind (z. B. die Verdauung) oder die für die Aufrechterhaltung bestimmter Zustände verantwortlich sind (z. B. für einen konstanten Blutdruck).

Das autonome (vegetative) Nervensystem gliedert sich in zwei Teile: in das **sympathische** und das **parasympathische Nervensystem.**

Das **sympathische Nervensystem** nimmt seinen Ursprung im thorakalen und oberen lumbalen Rückenmark. Mit Ausnahme der Fasern, die die Schweißdrüsen versorgen (bei denen Acetylcholin der Überträgerstoff ist), stellen Noradrenalin und Adrenalin die Überträgerstoffe des sympathischen Nervensystems dar. Der Sympathikus versetzt den Körper in Aktionsbereitschaft: die Herzfrequenz steigt, Blut wird von der Haut zu den Muskeln umgeleitet, die Luftwege erweitern sich und die Schweißsekretion nimmt zu.

Die **parasympathischen Nerven** verlassen das ZNS in einigen Hirnnerven (z. B. dem Nervus vagus) und über das sakrale Rückenmark. Ihr Überträgerstoff ist Acetylcholin. Im Gegensatz zum sympathischen System fördert das parasympathische System die Funktionen, die der Erholung dienen, z. B. die Verdauung und die Urogenitalfunktion. Es verlangsamt die Herzfrequenz und leitet das Blut zu den Eingeweiden um.

Darüber hinaus gibt es eine Gruppe von Substanzen, die als **Neuropeptide** bezeichnet werden. Sie dienen ebenfalls als Überträgerstoffe im autonomen Nervensystem.

9.1.4 Höhere Funktionen

Zu diesen gehören **Bewußtsein**, **Sprache** und **Gedächtnis**. Bei den meisten Menschen liegt das Sprachzentrum in der linken Hirnhälfte. Diese Tatsache kann bei der Diagnose der Lokalisation einer Hirnerkrankung ausgenutzt werden. Klinisch wichtig ist auch die Unterscheidung zwischen dem Kurzzeit- und dem Langzeitgedächtnis. Das Kurzzeitgedächtnis kann durch verschiedene Erkrankungen gestört werden und läßt auch im Alter nach.

9.2 Symptome neurologischer Erkrankungen

Die neurologischen Symptome dienen vor allem zur Lokalisation des Krankheitsherdes, zur Diagnose der Grunderkrankung und zur Verlaufskontrolle.

9.2.1 Motorisches System

Die wichtigsten Symptome bei Erkrankungen des motorischen Systems sind Schwäche, Koordinationsstörungen oder abnorme Bewegungen, Steifigkeit oder Schlaffheit. Schwäche kann die Folge einer Störung in den motorischen Bahnen (zentrales oder peripheres motorisches Neuron), in den neuromuskulären Synapsen oder im Muskel selbst sein. Bei einer leichten Schwäche spricht man von einer **Parese**, in schweren Fällen von einer **Lähmung** (Paralyse).

Die häufigsten Formen einer Lähmung sind
- die **Hemiplegie** (die Lähmung einer Körperhälfte)
- die **Paraplegie** (die Lähmung der beiden unteren oder der beiden oberen Extremitäten)
- die **Monoplegie** (die Lähmung einer einzelnen Gliedmaße).

Mit Hilfe weiterer Symptome und Befunde kann man unterscheiden, ob es sich um Störungen des zentralen oder des peripheren motorischen Neurons handelt (s. Tabelle 9.1). Bei Erkrankungen des **zentralen motorischen Neurons** wird die Schwäche von Steifheit (Spastik), verstärkten Sehnenreflexen und abnormen Fußsohlenreflexen (die Großzehe bewegt sich nach oben, wenn man über die Fußsohle streicht – Babinski-Reflex) begleitet. Die Erkrankungen des **peripheren motorischen Neurons** führen zu **schlaffen** Lähmungen, einer Muskelatrophie, abgeschwächten Sehnenreflexen und einem normalen Fußsohlenreflex (die Großzehe bewegt sich zur Fußsohle hin).

Doppelbilder (Diplopie) können aus einer Schwäche der Muskeln, die die Augäpfel bewegen, resultieren. **Tremor** nennt man schnelle rhythmische Bewegungen. Sie treten entweder

Tab. 9.1

Veränderungen in den betroffenen Gliedmaßen	Bei Erkrankungen des zentralen motorischen Neurons	Bei Erkrankungen des peripheren motorischen Neurons
1. Lähmung (Verlust der motorischen Kraft)	vorhanden, oft nicht komplett. Tendiert dazu, *die ganzen Gliedmaßen* zu befallen	vorhanden, meist komplett befällt *Muskelgruppen* in einer Gliedmaße oder ganze Gliedmaßen
2. Muskeltonus	steif (spastisch)	schlaff
3. Muskelatrophie	meist leicht	meist ausgeprägt
4. Sehnenreflexe	vorhanden (meist verstärkt)	nicht auslösbar
5. Bauchdeckenreflexe	nicht auslösbar	vorhanden
6. Fußsohlenreflex	positiver Babinski-Reflex	normal
7. Sensibilität	meist nur leicht gestört	deutlichere Störungen

als Verstärkung der normalen Eigenbewegungen der Muskulatur (physiologischer Tremor) auf oder als ausfahrende, ruckartige oder windende Bewegungen bei Erkrankungen des extrapyramidalen Systems (Athetose, Chorea, Hemiballismus).

Nystagmus nennt man rasche, ruckartige Bewegungen der Augäpfel. **Ataxie** bezeichnet eine Koordinationsstörung. Sie läßt sich am besten beurteilen, wenn der Patient aufgefordert wird, zu gehen.

Das **Gangbild** ist charakteristisch für eine Reihe von Erkrankungen. Beim Morbus Parkinson geht der Patient z. B. schlurfend mit kleinen Schritten. Bei der Hemiplegie zieht der Patient das gelähmte Bein nach und hält den gelähmten Arm eng am Körper.

9.2.2 Sensibles System

Störungen der Sensibilität umfassen:
- **Anästhesie**: Verlust des Berührungsempfindens
- **Analgesie**: Verlust des Schmerzempfindens
- **Hyperalgesie**: Verstärktes Schmerzempfinden
- **Parästhesie**: abnorme Empfindungen wie Kribbeln, „Ameisenlaufen“, „Pelzigsein“.

Jede Empfindungsqualität – Berührung, Schmerz, Hitze und Kälte, Gelenkstellung (Tiefensensibilität) und Vibration – muß getestet werden. Eine Schädigung der peripheren Nerven verursacht in der Regel einen vollständigen Sensibilitätsverlust in der Region, die von dem Nerven versorgt wird.

Die **Sinnesorgane** umfassen das Sehen, Hören, Riechen und Schmecken. Eine Sehstörung kann sich als die Unfähigkeit, in der Ferne zu lesen (Kurzsichtigkeit), als Verlust eines Teiles des Blickfelds (Gesichtsfeldeinschränkung) oder in Form von Doppelbildern (Diplopie) darstellen. Hörstörungen treten als Schwerhörigkeit oder Tinnitus (Ohrgeräusche) auf. Stimmgabeltests erlauben eine Unterscheidung zwischen neurologischen und anderen Ursachen einer Schwerhörigkeit.

9.3 Infektionskrankheiten

9.3.1 Meningitis

Die Meningen (Hirnhäute) bestehen aus drei Schichten, die das Gehirn und das Rückenmark bedecken: die Pia mater, die Arachnoidea und die Dura mater. Eine Meningitis (Entzündung der Meningen) ist die häufigste und wichtigste Erkrankung der Meningen. Die Infektion kann auf dem Blutweg oder durch das Übergreifen eines lokalen Prozesses auf die Hirnhäute entstehen (Abb. 9.4).

Symptome

Die Leitsymptome einer Meningitis sind Kopfschmerzen, Nackensteife und eine Bewußtseinseinschränkung.

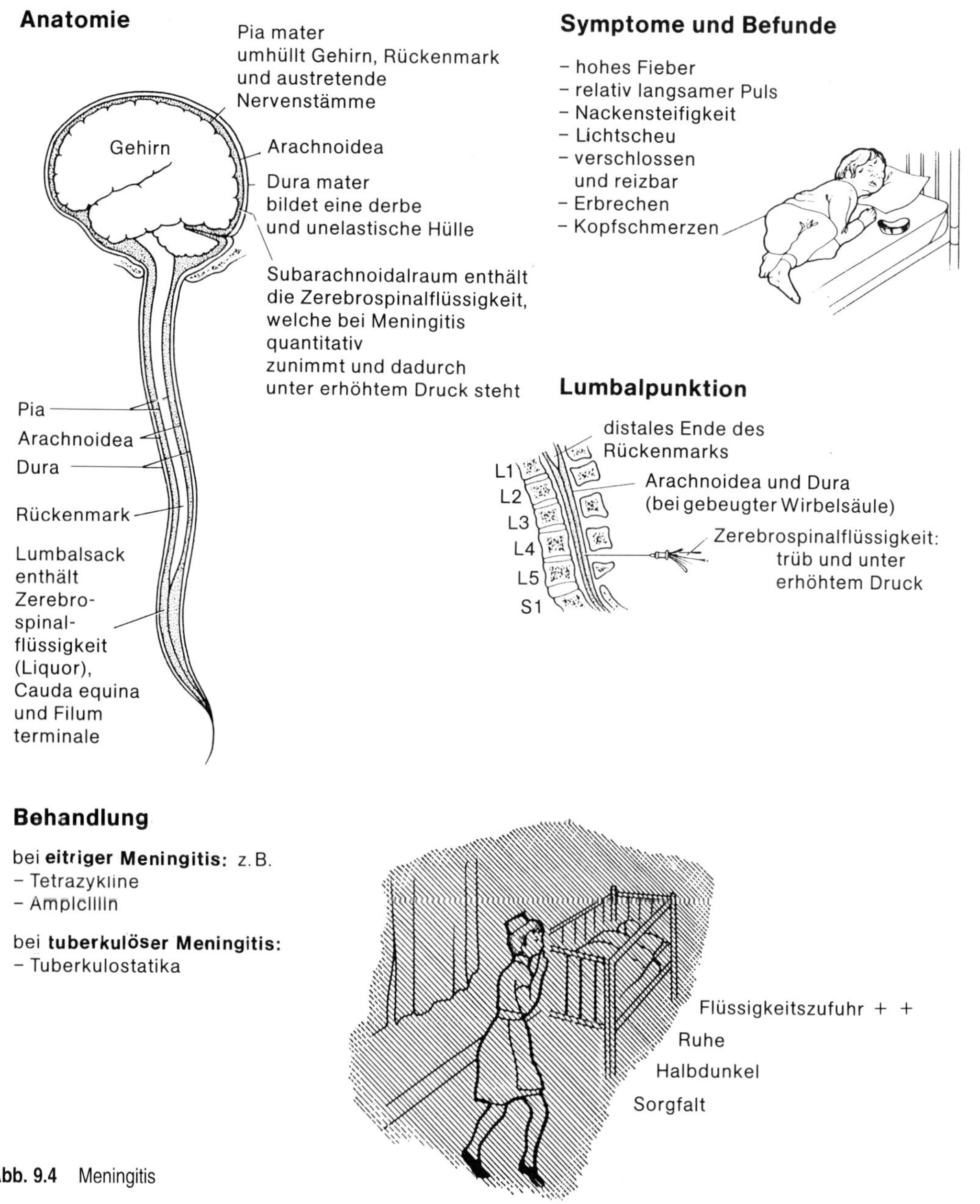

Abb. 9.4 Meningitis

1. Die Erkrankung beginnt in den meisten Fällen akut (innerhalb von Stunden bis Tagen). Eine Ausnahme stellt lediglich die tuberkulöse Meningitis dar. Der Patient ist schwer krank und hat Fieber.
2. Kopfschmerz ist stets vorhanden. Er tritt früh auf und ist oft von Erbrechen begleitet.
3. Bewußtseinsveränderung: Der Patient ist schläfrig und reizbar, nicht selten delirant. Er fürchtet jede Berührung und Störung.
4. Nackensteifigkeit. Es besteht eine ausgeprägte Versteifung im Nackenbereich. Der Patient wendet sich vom Licht ab, da eine deutliche Lichtscheu (Photophobie) besteht.

5. Krampfanfälle sind häufig, besonders bei Kindern.
6. Kernig-Zeichen. Der Patient wehrt sich, wenn man versucht, sein gebeugtes Knie zu strekken, weil diese Bewegung die entzündeten Meningen dehnt und dadurch Schmerzen verursacht.

Einteilung

1. **Eitrige Meningitis**. Die Meningokokkenmeningitis ist die häufigste Form im Erwachsenenalter. Sie kommt oft in Epidemien vor. Bei Kindern können auch Haemophilus influenzae und E. coli die verantwortlichen Erreger sein. Beginn und Verlauf der Erkrankung sind bei Kindern oft rapide. Bei der Streptokokken- und der Staphylokokkenmeningitis bestehen Hinweise auf eine Infektion im Ohr (Otitis media), im Mastoid oder in den Nasennebenhöhlen (Sinusitis). Die Meningitis kann auch die Folge einer lokalen Entzündungsausbreitung sein.
2. **Tuberkulöse Meningitis**. Sie kann sich allmählich (über Wochen) entwickeln, bevor das charakteristische Bild der Meningitis besteht. Die Ansammlung von eitrigem Exsudat an der Hirnbasis kann die austretenden Hirnnerven schädigen.
3. **Virale Meningitis**. Diese ist meist weniger schwer und kommt in Epidemien vor.

Diagnostik

Zum Ausschluß eines Hirnabszesses wird ein **Computertomogramm** des Schädels angefertigt. Die anschließende **Lumbalpunktion** (Abb. 9.5) dient der Bestätigung der Verdachtsdiagnose Meningitis. Dazu wird unter strengsten aseptischen Bedingungen eine spezielle Nadel zwischen dem 3. und 4. oder zwischen dem 4. und 5. Lendenwirbel eingeführt und durch die Dura in den Subarachnoidalraum vorgeschoben. Nach der Entfernung des Mandrins fließt der zerebrospinale Liquor durch die Nadel ab. Normaler Liquor tropft langsam unter einem bestimmten Druck (der mit einem speziellen Manometer gemessen werden kann) ab und ist kristallklar.

Bei einer Meningitis ist der Liquor trüb und schießt unter hohem Druck aus der Nadel. Bei der bakteriellen Meningitis ist er eitrig. Durch die Untersuchung der Liquorflüssigkeit im Labor und das Anlegen von Kulturen kann der Erreger der Meningitis festgestellt werden. Dies ist besonders wichtig für die frühzeitige Diagnose einer tuberkulösen Meningitis.

Therapie/Pflege

- Patienten mit einer Meningitis sind schwer krank und benötigen eine umfassende Krankenpflege. Sie fürchten jede noch so geringe Störung, so daß die Pflegenden viel Verständnis und Geduld aufbringen müssen.

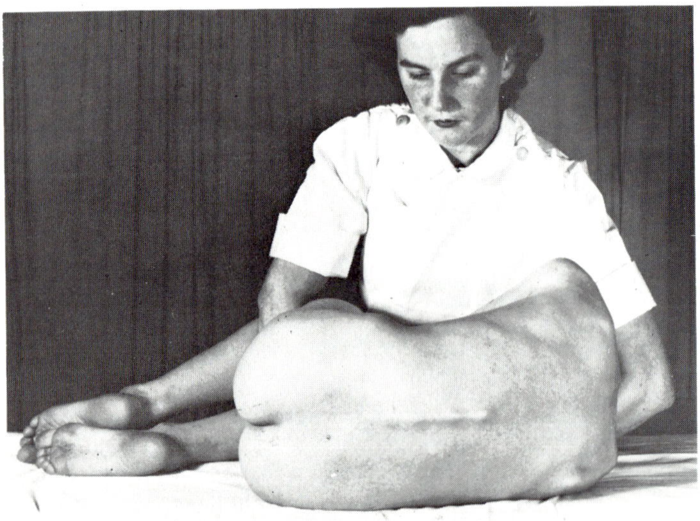

Abb. 9.5 Die Position des Patienten bei einer Lumbalpunktion. Die Wirbelsäule muß stark gekrümmt sein

- Es muß dafür gesorgt werden, daß der Patient genügend Flüssigkeit zu sich nimmt. Oft sind intravenöse Infusionen notwendig.
- Der Patient wird wegen seiner Photophobie am besten in einem abgedunkelten Zimmer untergebracht. Ruhe ist absolut notwendig, da der Patient Lärm sehr schlecht verträgt. Der Patient muß isoliert werden, um die Ausbreitung der Infektion zu verhindern.
- Eine sorgfältige Beobachtung des Patienten ist notwendig, um alle Anzeichen einer Verschlechterung zu erfassen.
- Die Basistherapie besteht aus Bettruhe und der Bekämpfung der Kopfschmerzen mit Paracetamol oder kodeinhaltigen Präparaten.

Spezielle Therapie

- Vor der Ära der Antibiotika starben die meisten Patienten mit einer eitrigen bakteriellen Meningitis. Heute werden die meisten geheilt. Abhängig von der Schwere der Infektion und dem Erreger gibt man Sulfonamide und Penicillin (bis zu 2 Millionen Einheiten alle 2 bis 4 Stunden). Chloramphenicol kann zusätzlich verabreicht werden, insbesondere bei Kindern. Penicillin (10000 bis 20000 Einheiten) wird manchmal intrathekal, d. h. durch eine Lumbalpunktion, verabreicht.

> Eine frühe Antibiotikatherapie kann lebensrettend sein.

- Bei der **tuberkulösen Meningitis** werden Streptomycin, Paraaminosalicylsäure (PAS) und Isoniazid so lange verabreicht, bis die Sensibilität des Erregers bekannt ist. Danach müssen die zwei Mittel, die am wirksamsten sind, mindestens 6 Monate lang weiter eingenommen werden. In schweren Fällen kann man die Medikamente ebenfalls intrathekal verabreichen. Um die neurotoxischen Wirkungen von Isoniazid zu mildern, wird Pyridoxin verschrieben, zusätzlich können krampflösende Mittel (Antikonvulsiva) notwendig sein, insbesondere bei Kindern.

9.3.2 Enzephalitis

> Die Enzephalitis ist eine Entzündung des Hirngewebes.

Sie kann z. B. durch eine Virusinfektion oder als Immunkomplikation entstehen.

Die epidemische virale Enzephalitis kommt in vielen Teilen der Welt vor. Die Patienten klagen meist über Kopfschmerzen und Benommenheit, worauf Krampfanfälle und ein Koma folgen können. Die Herpes simplex-Enzephalitis ist eine schwere Erkrankung, die mit intravenösen Infusionen des Virostatikums Acyclovir behandelt wird.

9.3.3 Hirnabszeß

Ein Hirnabszeß entsteht meist durch eine Ausbreitung von bakteriellen Infektionen der Ohren, der Mastoidzellen oder der Nasennebenhöhlen. Ein Hirnabszeß kann aber auch die Folge eines septischen Embolus sein, der sich im Gehirn festsetzt, z. B. als Komplikation bei Bronchiektasen.

Symptome

Hirnabszesse verursachen ähnliche Symptome wie Hirntumoren (s. S. 232), zusätzlich tritt jedoch Fieber auf. Es bestehen Hinweise auf einen erhöhten Hirndruck und lokale Symptome, die vom Sitz des Abszesses im Gehirn abhängen. Infektionszeichen wie Fieber und eine erhöhte Leukozytenzahl helfen dabei, den Abszeß von Tumoren abzugrenzen. Auch das Vorhandensein einer eitrigen Ohrerkrankung oder von Bronchiektasen hilft bei der Diagnose.

Therapie

- Antibiotika sind notwendig.
- Zusätzlich kann eine Operation zur Entlastung des Abszesses erforderlich werden. Penicillin und Streptomycin werden nach der Entleerung des Abszesses lokal in die Abszeßhöhle injiziert.
- Auch der primäre Entzündungsherd (Ohr, Mastoid usw.) muß entsprechend behandelt werden.

9.3.4 Poliomyelitis (Kinderlähmung)

Die Poliomyelitis wird durch ein Virus verursacht, das vor allem die Vorderhornzellen (Motoneurone) im Rückenmark angreift.

Die Erkrankung kann auch das Gehirn befallen, insbesondere das Mittelhirn, und zu einer Enzephalitis führen. Man spricht in diesen Fällen von einer Polioenzephalitis. Die Poliomyelitis tritt vorzugsweise im Herbst in Epidemien auf.

Übertragung

Das Virus ist im Darm angesiedelt und wird mit dem Stuhl ausgeschieden. Die Infektion breitet sich vor allem bei schlechten sanitären Verhältnissen und mangelhafter Hygiene aus. Die Übertragung erfolgt durch verunreinigte Nahrungsmittel, aber auch durch Tröpfcheninfektion.

Symptome

1. Kinder und junge Erwachsene sind am häufigsten betroffen. Die Erkrankung verläuft jedoch bei verschiedenen Epidemien unterschiedlich schwer. In den letzten Jahren wurde die Poliomyelitis auch bei älteren Patienten beobachtet. Die Erkrankung beginnt mit Fieber, Kopfschmerzen und einem allgemeinen Krankheitsgefühl.
2. Zu den Frühsymptomen gehören Nackensteifigkeit und Rückenschmerzen. Bei manchen Patienten bleibt die Erkrankung in diesem präparalytischen Stadium stehen. Diese Fälle werden nur während einer Epidemie vermutet und diagnostiziert.
3. Bei anderen Patienten entwickelt sich die Erkrankung weiter bis zum **paralytischen Stadium**. Hier können eine oder mehrere Gliedmaßen oder die Rumpfmuskulatur gelähmt sein. Am häufigsten sind die Beine, der Schultergürtel (insbesondere der M. deltoideus), die Interkostalmuskulatur oder das Zwerchfell betroffen. Jeder Muskel kann befallen sein. Der gelähmte Körperteil ist schlaff, die Sehnenreflexe gehen verloren. Eine Muskelatrophie entwickelt sich früh. Die Poliomyelitis ist ein typisches Beispiel für die Lähmung eines peripheren motorischen Neurons.
4. Die befallenen Muskeln schmerzen, dies kann in einigen Fällen sehr ausgeprägt sein. Die Muskeln sind im akuten Stadium stets druckempfindlich.
5. Wenn das Gehirn befallen ist (Polioenzephalitis), kann es zu einer Lähmung der Hirnnerven, z. B. des Nervus facialis, kommen. Diese führt zur Schwäche einer Gesichtshälfte.

Gefährlich ist die Lähmung der lebenswichtigen Zentren im Gehirn (**Bulbärparalyse**). Eine Paralyse des Atemzentrums führt zu einer ausgeprägten Dyspnoe und Zyanose. Die Atemlähmung kann auch durch die Paralyse der Atemmuskulatur entstehen.

Eine andere wichtige Folge der Bulbärparalyse ist die Lähmung der Rachenmuskulatur. Sie verursacht Schwierigkeiten beim Schlucken, so daß sich Sekrete im Hals ansammeln, die in schweren Fällen zum Ersticken führen können.

Diagnostik und Verlauf

Wenn einige Tage nach einer fieberhaften Erkrankung plötzlich eine schlaffe Lähmung einer Gliedmaße oder einer Muskelgruppe auftritt, muß eine Poliomyelitis vermutet werden, vor allem, wenn mehrere Fälle gleichzeitig auftreten. Die Diagnose wird durch die Untersuchung des Liquors bestätigt. Dieser zeigt eine erhöhte Leukozytenzahl.

Die Lähmungen erreichen ihr Maximum meist in wenigen Tagen, danach schreiten sie nicht weiter fort. Sie scheinen besonders ausgeprägt zu sein, wenn der Patient kurz zuvor stärkere körperliche Anstrengungen unternommen hat. Meist kommt es im Lauf der nächsten Monate zu einer allmählichen Rückbildung der Lähmungen; es kann jedoch bis zu einem Jahr dauern, bis die maximal erreichbare Besserung eingetreten ist. In einigen Fällen heilt die Krankheit vollständig, bei anderen Patienten bleiben Lähmungen mit einer schweren Muskelatrophie bestehen (Abb. 9.6).

Vorbeugung

Aktive Immunisierung. Heute steht eine sichere Impfung zur Verfügung, die einen guten Schutz vor der Kinderlähmung bietet. Mit ihrer Hilfe ist die früher so gefürchtete Erkrankung inzwischen selten geworden. Die Lebendimpfung mit abgeschwächten Poliomyelitisviren bietet einen sicheren Schutz vor der früher so gefürchteten Kinderlähmung. Sie wird als **Schluckimpfung** verabreicht. Die erste Dosis kann ab dem 3. Lebensmonat gegeben werden. Zwei weitere Dosen folgen im Abstand von mindestens 6 Wochen. Eine Auffrischimpfung wird im Alter von 10 Jahren empfohlen. Die abgeschwächten Viren können keine

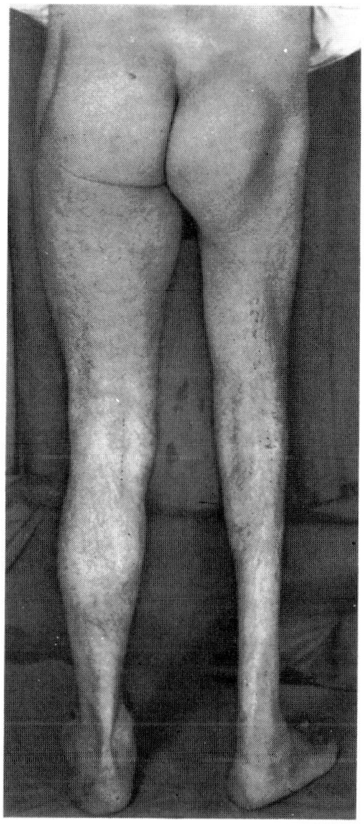

Abb. 9.6 Poliomyelitis im Spätstadium mit einer deutlichen Muskelatrophie des rechten Beines

Erkrankung auslösen, führen jedoch zur Bildung von Antikörpern, deren Schutz jahrelang anhält.

Therapie/Pflege

- Der Patient muß strenge Bettruhe einhalten.
- **Isolierungsmaßnahmen** sind notwendig. Bei der Pflege sollten Mundschutz, Schutzkittel und Handschuhe getragen werden. Der infektiöse Stuhl des Patienten muß mit besonderer Sorgfalt behandelt und sofort beseitigt werden. Die Hände müssen peinlich sauber gehalten werden.
- Die **gelähmten Gliedmaßen** werden in einer optimalen Ruhestellung gelagert. Gelähmte dürfen nicht gedehnt werden, sonst kann ein Dauerschaden resultieren.
- **Passive Bewegungen** müssen von Beginn an durchgeführt werden. Aus diesem Grund sollten alle verwendeten Schienen leicht zu entfernen sein. Die längere starre Fixierung einer Gliedmaße in schweren Schienen muß auf jeden Fall vermieden werden.
- Sobald die Schmerzen und die akute Berührungsempfindlichkeit der Muskeln nachlassen, sollten aktive Bewegungsübungen erfolgen, am besten unter der Anleitung eines erfahrenen Krankengymnasten, da aktive Muskelbewegungen unter Wasser weniger Kraft benötigen. Die Krankengymnastik muß u. U. über Monate oder sogar Jahre fortgesetzt werden, um die bestmögliche Wiederherstellung zu erreichen.
- Wenn die **Atemmuskulatur** (Interkostalmuskeln und Zwerchfell) befallen sind, kann sich eine Atemlähmung entwickeln. In diesen Fällen werden spezielle Beatmungsgeräte (Respiratoren) eingesetzt. Für die Patienten bedeutete die künstliche Beatmung eine schwere Beeinträchtigung und oft auch einen Anlaß für Ängste und Sorgen. Die Notwendigkeit und die Vorteile der Beatmung müssen den Patienten so gut wie möglich erklärt werden. Außerdem benötigen sie ständige Aufmunterung und Zuwendung.
- Bei der **Bulbärparalyse** kann sich eine Pharynxlähmung ausbilden, die zu einer Schluckstörung und zum Ersticken durch Schleimansammlungen im Hals führen kann. In diesen Fällen muß stets ein Absauggerät neben dem Bett vorhanden sein, um die Sekrete aus dem Mund zu entfernen. Eine **Lagerungsdrainage** hilft mit, Schleimansammlungen im Rachen zu verhindern. Aus diesem Grunde werden diese Patienten am besten in Bauchlage oder in teilweiser Bauchlage mit hochgestelltem Fußende des Bettes gepflegt (s. Abb. 9.7 und 9.8).
- In schweren Fällen kann ein Tracheostoma notwendig werden (Abb. 9.9).

Patienten mit Lähmung der Atem- oder Pharynxmuskulatur dürfen nicht unbeaufsichtigt bleiben.

- Da sich die Lähmungen oft nur langsam zurückbilden und viele Monate oder Jahre dauern können, brauchen diese Patienten besonders viel Zuwendung, Verständnis und Aufmunterung.

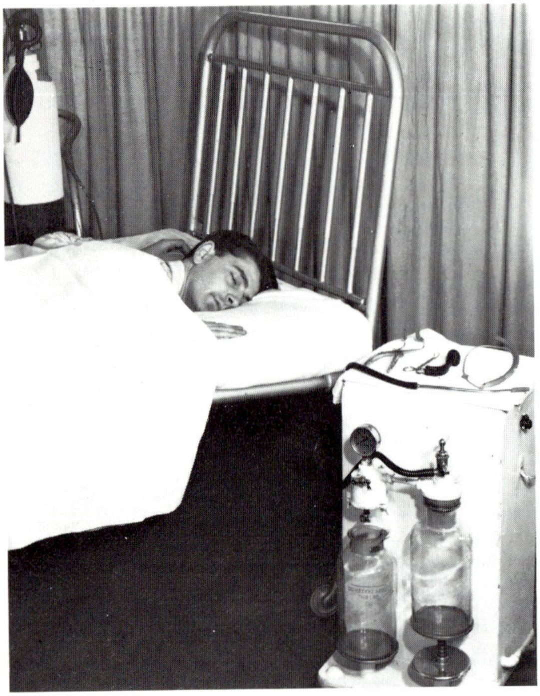

Abb. 9.7 Die verschiedenen Instrumente, Absauggerät und Sauerstoff, die für die Pflege eines Patienten mit Pharynxlähmung notwendig sind. Sie müssen immer griffbereit liegen

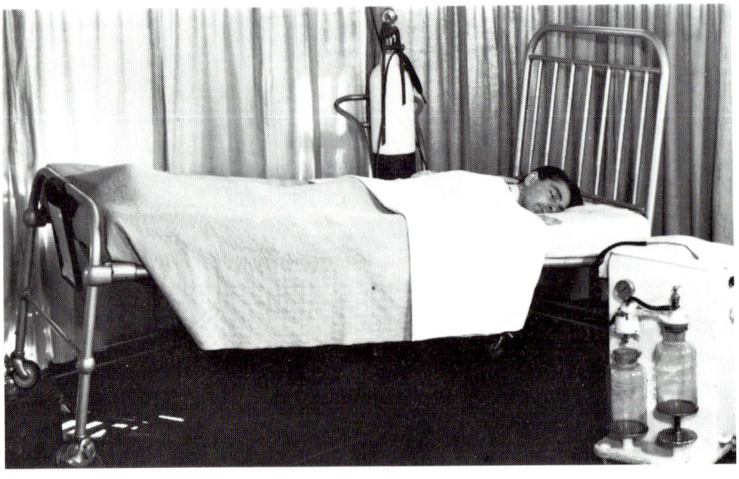

Abb. 9.8 Die korrekte Lagerung eines Patienten mit Pharynxlähmung. Der Patient wird in Bauchlage (oder teilweise Bauchlage) mit seitwärts gedrehtem Kopf gelagert und das Fußende des Bettes hochgestellt, damit eine optimale Drainage der Mundsekrete möglich ist. Der Patient sollte häufig auf die andere Seite gedreht werden

9.3.5 Herpes zoster (Gürtelrose)

Der Herpes zoster wird durch die Reaktivierung des Virus, das in der Kindheit die Windpocken hervorgerufen hat, verursacht.

Die Erkrankung befällt die hinteren Rückenmarkswurzeln. Jeder Nerv kann betroffen sein.

Symptome

Zunächst treten Schmerzen entlang des Verlaufs des befallenen Nerven auf, bald danach sieht man einen Ausschlag. Dieser besteht aus kleinen Bläschen, die in Gruppen angeordnet sind und den Verlauf des befallenen Nerven genau nachzeichnen. Die Bläschen trocknen ein und bilden Krusten. Die Schmerzen können, besonders bei älteren Pa-

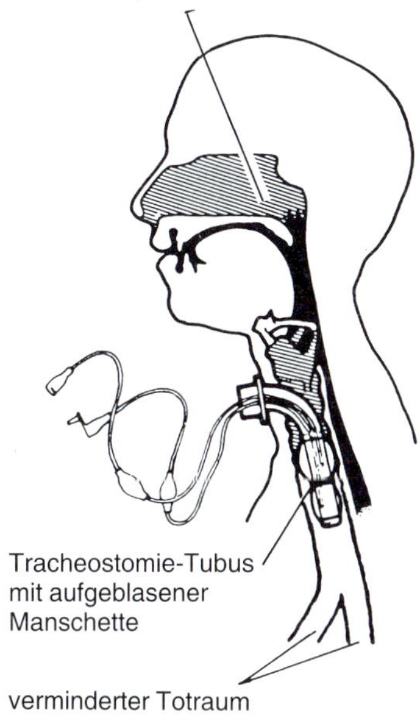

Abb. 9.9 Tracheostoma

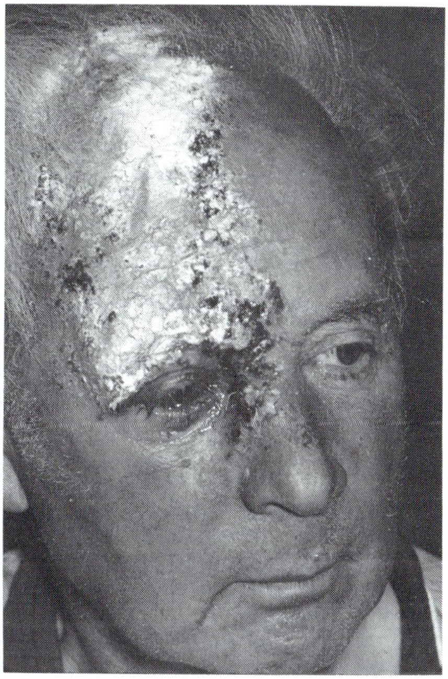

Abb. 9.10 Herpes zoster des ophthalmischen Astes des Nervus trigeminus

tienten, sehr heftig sein und viele Wochen oder Monate nach dem Rückgang des Ausschlags bestehen bleiben.

Zwei Nerven sind besonders häufig von Herpes zoster-Infektionen befallen:

1. Der **Nervus ophthalmicus, ein Endast des fünften Hirnnerven**. Er führt zu Schmerzen und einem Ausschlag über dem betroffenen Auge. Auch an der Hornhaut können Ulzerationen entstehen (Abb. 9.10).
2. Die **Interkostalnerven**. Schmerzen und der typische gürtelförmige Ausschlag auf der betroffenen Körperhälfte sind die Folgen.

Therapie

- In schweren Fällen sollte der Patient Bettruhe einhalten.
- Zur Behandlung des Ausschlags verwendet man einen leichten Wundpuder, z. B. Zinkoxid.
- Ansonsten kann das Virostatikum Acyclovir verschrieben werden.
- Schmerzmittel sind in der Regel notwendig. In schweren Fällen kann auch ein Antidepressivum wie Amitriptylin erforderlich sein.
- Bei einem Befall des **Auges** sollten Hornhautulzerationen nach Möglichkeit verhindert oder begrenzt werden. Scopolamin- oder Atropintropfen werden in das Auge geträufelt, um die Pupille zu erweitern. Auch warme Augenbäder können die Beschwerden lindern.

9.3.6 Neurolues

Die Syphilis des Zentralnervensystems, meist als Neurolues bezeichnet, ist heute eine seltene Erkrankung. Es gibt drei Hauptformen: Die meningovaskuläre Syphilis, die Tabes dorsalis und die progressive Paralyse.

9.3.6.1 Meningovaskuläre Syphilis

Die Hirnhäute und die Hirngefäße können besonders im zweiten Stadium der Syphilis befallen sein. Die Syphilis ist eine seltene Ursache einer Meningitis. Ihre Symptome entsprechen den anderen akuten Meningitisformen.

9.3.6.2 Tabes dorsalis

Die als Tabes dorsalis bezeichnete Form der Neurolues kommt im dritten Stadium der syphilitischen Infektion, 5 bis 15 Jahre nach dem Primärstadium, vor. Die Krankheitsherde befinden sich in den **Hinterhörnern des Rückenmarks**. Da diese sensible Impulse leiten, sind die ersten Symptome sensible Ausfallserscheinungen.

Symptome

Männer sind häufiger befallen, insbesondere im mittleren Lebensalter. Bei der kongenitalen Syphilis wird jedoch auch eine jugendliche Form der Tabes dorsalis beschrieben.

1. Das früheste Symptom sind die „lanzinierenden Schmerzen". Sie werden so genannt, weil sie (wie Dolchstiche) blitzartig auftreten und oft nur wenige kurze Sekunden anhalten. Am häufigsten sind die Beine betroffen. Die Schmerzen werden oft mit Nadelstichen in den Gliedmaßen verglichen.
2. Störungen der Blasenfunktion treten früh auf. Sie bestehen in der Regel aus einer Harninkontinenz oder einer Harnverhaltung.
3. Der ataktische Gang ist häufig so typisch, daß die Tabes dorsalis auch die Bezeichnung „lokomotorische Ataxie" erhalten hat.
4. Der Verlust der Schmerzempfindung führt dazu, daß Schädigungen der Gelenke nicht wahrgenommen werden. Die Folge können starke Schwellungen, eine ausgeprägte Zerstörung der Gelenkflächen und Verkrümmungen sein. Eine abnorme Beweglichkeit der Gelenke ohne Schmerzen ist typisch. Ähnlich trophische Gelenkveränderungen, die als Charcot-Gelenke bezeichnet werden, können bei jeder neurologischen Erkrankung mit einem Verlust der Schmerzempfindung auftreten. Wiederholte kleine Gelenkschädigungen führen schließlich zu einer Zerstörung der Gelenke.
5. Akute schwere Bauchschmerzen mit Erbrechen können ein akutes Abdomen vortäuschen. Sie werden als gastrische Krisen der Tabes dorsalis bezeichnet. Ähnliche Schmerzattacken können an anderen Organen, z. B. am Kehlkopf auftreten und zu Atemnot und Schluckstörungen führen.
6. Die Pupillen sind eng und entrundet.
7. Die tiefen Sehnenreflexe, insbesondere der Patellar- und der Achillessehnenreflex, sind schon in frühen Stadien nicht mehr auslösbar.

Diagnostik

Die blitzartigen Schmerzen und der ausgeprägte ataktische Gang bilden die Basis der Diagnose. Eine Lumbalpunktion, die meist ausgeführt wird, zeigt eine Vermehrung der Zellzahl und des Proteins im Liquor. Zur Bestätigung der Diagnose werden serologische Tests durchgeführt (s. auch S. 71).

9.3.6.3 Progressive Paralyse (Dementia paralytica)

Die progressive Paralyse tritt wie die Tabes dorsalis im dritten Stadium der Syphilis auf. Sie befällt die höher gelegenen Hirnzentren und die Pyramidalbahnen. Der Name beschreibt die vorherrschenden Veränderungen, d. h. eine Lähmung und eine **Demenz** (Verlust der geistigen Fähigkeiten).

Symptome

1. Psychische Veränderungen: Die frühesten Symptome sind ein intellektueller Abbau und ein abnormes Benehmen des Patienten, insbesondere was sein persönliches Auftreten und seine Lebensführung betrifft. Später setzt eine vollständige Demenz ein.
2. Paralyse. Die Lähmung befällt vor allem die Beine und verursacht eine Paraplegie (Lähmung der beiden unteren Gliedmaßen). Die Paralyse kann fortschreiten, so daß der Patient bettlägerig und inkontinent wird.
3. Krampfanfälle sind häufig vorhanden.

Diagnostik

Die Kombination von psychischen Veränderungen, Lähmungen und Krampfanfällen deutet auf die Diagnose hin. Serologische Untersuchungen sichern die Diagnose.

Therapie der Neurolues

1. Die spezifische Therapie der Neurolues besteht wie bei allen Formen der syphilitischen Infektion aus hohen Dosen **Penicillin**. Mindestens 10 Millionen Einheiten werden innerhalb von ca. 14 Tagen verabreicht. Ein zweiter Zyklus kann notwendig sein.
2. **Tabes dorsalis**. Übungen zur Besserung der Gehfähigkeit sind sehr wichtig. Sie können die Bettlägerigkeit hinausschieben oder vermeiden helfen.

9.3.7 AIDS

AIDS (acquired immunodeficiency syndrome) kann zu einer Reihe von neurologischen Symptomen führen. Zu diesen gehören eine perihere Neuropathie, Enzephalitis, Meningitis und Demenz, opportunistische Infektionen des Gehirns (wie Toxoplasmose und Tuberkulose) sowie Lymphome im Zentralnervensystem.

9.4 Erkrankungen der Hirngefäße

9.4.1 Schlaganfall (Apoplexie)

Ursachen (Abb. 9.11)

Ein Schlaganfall ist eine häufige Erkrankung. Er kann durch drei verschiedene Veränderungen in den Hirngefäßen ausgelöst werden, die alle zu einem ähnlichen klinischen Bild führen:
- durch eine Thrombose der Hirngefäße
- durch eine Hirnblutung und
- durch eine Hirnembolie.

1. **Thrombotischer Verschluß der Hirngefäße**. Insbesondere bei älteren Menschen sind die Hirngefäße häufig arteriosklerotisch verändert, d. h. die Wand der Arterien ist verdickt und aufgerauht. Der Blutfluß wird hierdurch verringert. Diese Thromben können die Arterie verlegen und so die Blutzufuhr zu einem Teil des Gehirns unterbinden.
2. **Hirnblutung**. Wenn ein Hirngefäß zerreißt, kommt es zu einer Blutung in das Gehirn. Betroffen sind häufig Patienten mit Bluthochdruck.
3. **Hirnembolie**. Ein Embolus (losgelöstes Blutgerinnsel) kann in die Hirnarterien gelangen und zu einem Schlaganfall führen. Diese Form des Schlaganfalls wird beobachtet, wenn sich Gerinnsel in der A. carotis oder im linken Herzen bilden, vom Blutstrom mitgenommen werden und sich in einem der Hirngefäße festsetzen.

Folgende Erkrankungen begünstigen eine Thrombenbildung im linken Herzen:
- die Mitralstenose mit Vorhofflimmern
- ein Herzinfarkt
- die subakute bakterielle Endokarditis.

Symptome

1. Die Symptome einer Thrombose der Hirngefäße, einer Blutung und einer Embolie gleichen sich, mit Ausnahme des Beginns. Eine Thrombose kann sich im Laufe von Stunden bis Tagen entwickeln, während eine Embolie plötzlich beginnt. Bei der Blutung setzt der Schlaganfall ebenfalls relativ rasch ein.
2. In vielen Fällen wird der Patient zuerst schläfrig und dann bewußtlos (Koma), er kann aber auch plötzlich komatös werden. Die Atmung kann tief und geräuschvoll sein. Die Pupillen sind erweitert. Es besteht eine Harn- und Stuhlinkontinenz. In leichten Fälle, die meist die Folge einer zerebralen Thrombose sind, kann der erste Hinweis auf einen Schlaganfall eine Lähmung ohne Bewußtseinsverlust sein.
3. In schweren Fällen kann der Patient sterben, ohne das Bewußtsein wiederzuerlangen. In anderen Fällen zeigen sich die typischen Symptome eines Schlaganfalls, wenn der Patient das Bewußtsein wiedererlangt. Auf der dem Herd gegenüberliegenden Seite des Körpers können Lähmungen und ein Sensibilitätsverlust vorhanden sein (da die sensiblen und motorischen Bahnen aus dem Gehirn im Hirnstamm auf die Gegenseite des Körpers kreuzen). Bei einem Apoplex in der linken Hirnhälfte kann auch die Sprachregion betroffen sein. Dies führt zu einem Verlust des Sprechvermögens (Aphasie) in Verbindung mit einer rechtsseitigen Hemiplegie.
4. Der Verlauf der Erkrankung variiert erheblich. Der Patient gewinnt oft einen Teil seiner Bewegungsfähigkeit zurück, diese Erholung kann sich jedoch über mehrere Wochen hinziehen.

Beurteilung einer Bewußtseinsstörung

Der bewußtlose Patient muß überwacht werden, damit jede Verschlechterung des Zustandes erfaßt wird und dem Arzt gemeldet werden kann. Bei diesen schwerkranken Patienten wird oft ein spezielles neurologisches Beobachtungsblatt angelegt. Ein wichtiger Bewertungspunkt ist der **Grad der Bewußtseinsstörung**.

Man kann folgende Schweregrade einer Bewußtseinsstörung unterscheiden:

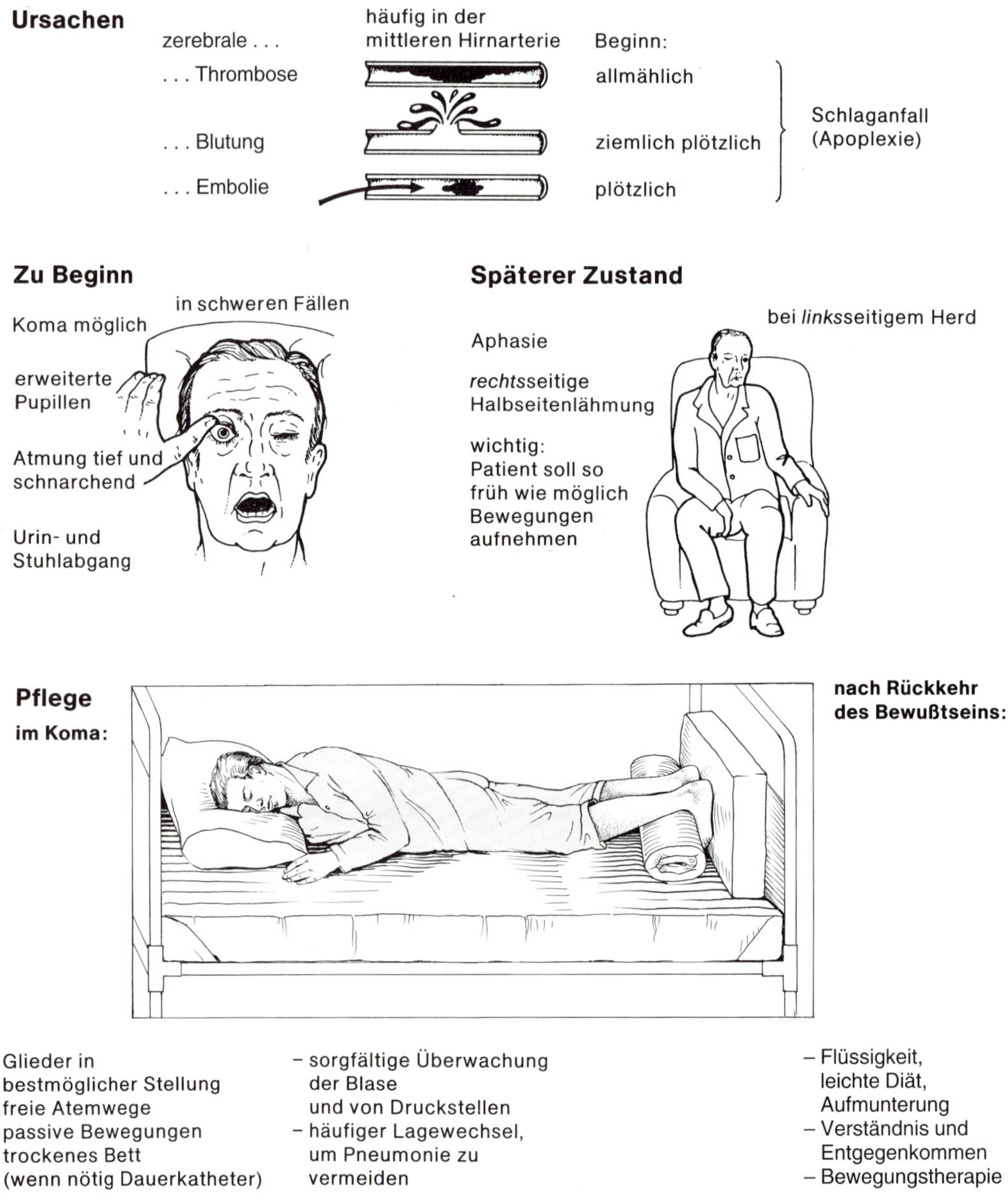

Abb. 9.11 Schlaganfall

1. **Wach und orientiert.** Der Patient kennt seinen Namen, weiß wo er sich befindet und welche Tageszeit gerade ist.
2. **Gehorcht auf Befehle.** Der Patient bewegt die Gliedmaßen, schließt die Augen oder führt eine bestimmte Handlung aus, wenn er darum gebeten wird.
3. **Reagiert auf Schmerzreize.** Der Patient bewegt die Gliedmaßen und verzieht das Gesicht, wenn er z. B. gekniffen wird.
4. **Reagiert nicht.**

Zur **Beurteilung einer Verschlechterung des Zustands** sind außerdem folgende Zeichen, die meist durch einen erhöhten Druck innerhalb des Schädels nach einem Schlaganfall oder einer Hirnverletzung entstehen, wichtig:

1. abnehmende Pulsfrequenz
2. steigender Blutdruck
3. Erweiterung einer oder beider Pupillen, die später auf Lichteinfall nicht mehr reagieren (dies ist ein wichtiges Zeichen!)
4. Veränderungen der Atemfrequenz oder des Atemmusters.

Therapie/Pflege

- Während des Komastadiums ist die Pflege des Patienten von größter Wichtigkeit. Wie bei jedem Koma-Patienten mit Lähmungen drohen bestimmte Gefahren, die mit allen Mitteln verhindert werden sollten:

1. Die **Atemwege** müssen freigehalten werden, damit der Patient nicht durch ein Zurückfallen der Zunge erstickt. Wenn es notwendig ist, sollte der Patient intubiert werden. Wenn die Speichelsekretion zu Schwierigkeiten führt, kann der Patient in der Bauchlage oder in einer Schräglage gepflegt werden. Ein Absauggerät sollte immer zur Hand sein.
2. **Dekubitus** (Abb. 9.12) entsteht leicht bei jedem länger dauernden Koma, insbesondere bei älteren Menschen und wenn zusätzlich Lähmungen vorliegen. Dies trifft für die meisten Patienten mit einem Schlaganfall zu. Aus diesem Grund sind vorbeugende Maßnahmen, wie die Pflege der Haut über den Druckstellen und häufige Lagewechsel (alle 2 Stunden) besonders wichtig. Laken, die leicht gewechselt werden können, und geeignete Hilfsmittel bei Inkontinenz sind erforderlich, um den Patienten sauber- und trockenzuhalten.
3. Häufige Lagewechsel und Atemgymnastik helfen, eine andere ernste Gefahr zu vermeiden – die **Pneumonie**. Wenn sich eine Pneumonie entwickelt, müssen Antibiotika verabreicht werden.
4. Eine sorgfältige Überwachung der **Blasenfunktion** ist notwendig. Es kann sich sowohl eine Harninkontinenz als auch (seltener) eine Harnverhaltung entwickeln. Bei einer starken Dehnung der Harnblase kann es zu einem spontanen Urinabgang kommen (Überlaufblase). Eine große Blase kann als rundlicher praller Tumor in der Mitte des Unterbauches über dem Schambein getastet werden. In beiden Fällen wird ein Dauerkatheter eingeführt, der mit einem Urinbeutel verbunden ist.
5. **Ernährung** und Flüssigkeitszufuhr erfolgen über eine intravenöse Infusion oder eine Magensonde. Später, wenn der Patient sein Bewußtsein wiedererlangt hat, können Getränke und eine leichte Diät verabreicht werden.

- Die **gelähmten Gliedmaßen** müssen mehrmals am Tag bewegt werden. Die **passiven Bewegungen** dienen zur Vorbeugung einer Arthrose und einer Versteifung der Gelenke.
- Die gelähmten Gliedmaßen dürfen durch keinerlei Gewicht belastet werden. Sie müssen in

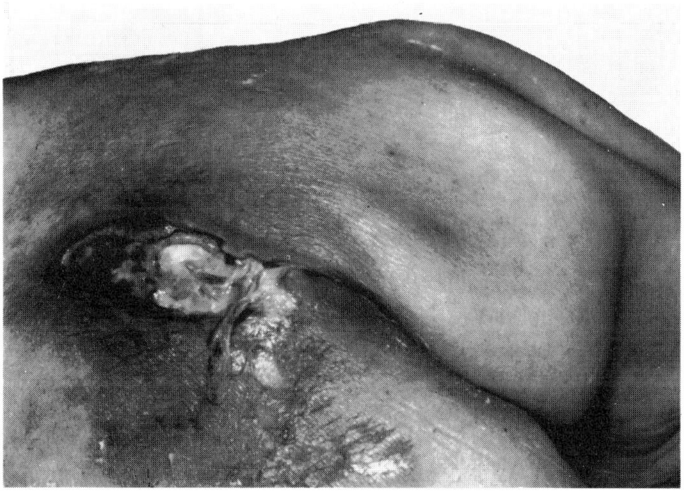

Abb. 9.12 Dekubitus

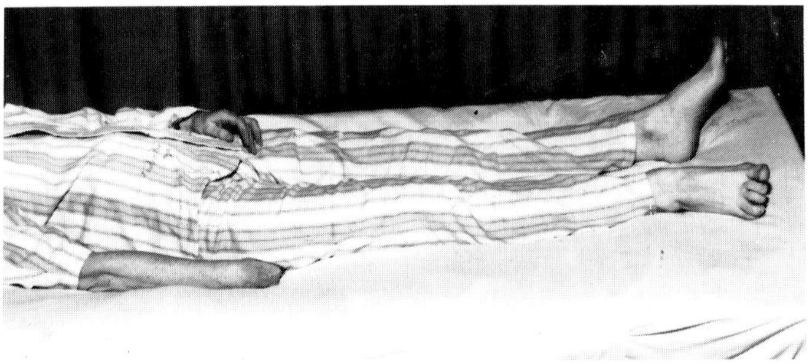

Abb. 9.13 Rechtsseitige Hemiplegie. Das gelähmte Bein ist nach außen rotiert, der Fuß fällt auf die Unterlage. Der gelähmte Arm ist eng an den Körper gepreßt und die Hand liegt eingerollt unter dem Körper

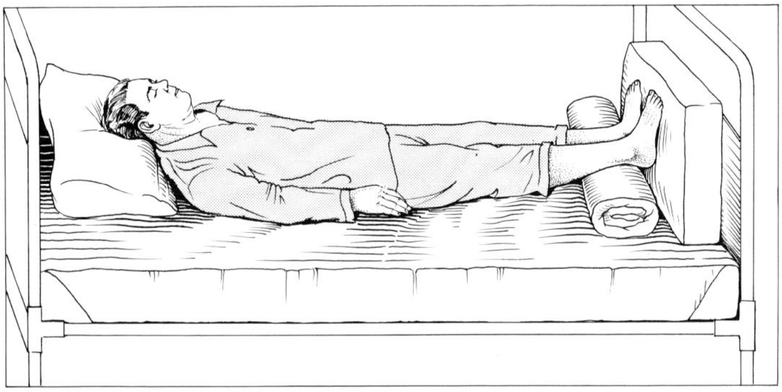

Abb. 9.14 Die korrekte Lagerung der unteren Gliedmaße bei einer Hemiplegie. Das große feste Kissen an der Außenseite des Oberschenkels verhindert die Außenrotation des gesamten Beines. Das Kissen unter dem Knie sorgt für eine leichte Beugung im Kniegelenk und entspannt die Muskeln. Das kleine Kissen unter den Knöcheln verhindert Druckstellen an den Fersen, und die Fußstütze wirkt einer Spitzfußbildung entgegen

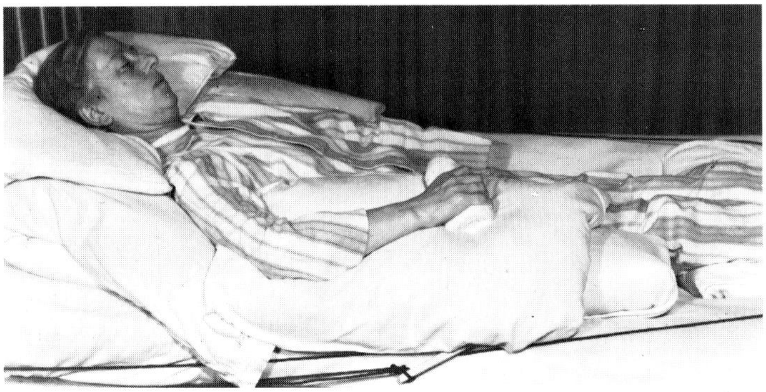

Abb. 9.15 Die korrekte Lagerung der oberen Gliedmaße bei einer Hemiplegie. Das Kissen verhindert die Adduktion des Armes. Die Handrolle hält Finger und Daumen in Oppositionsstellung

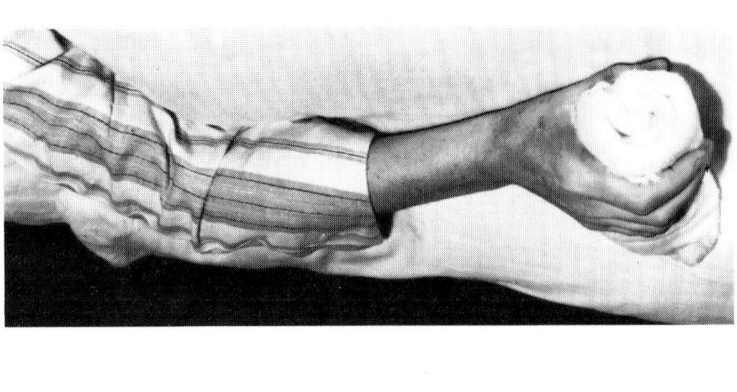

Abb. 9.16 Nahaufnahme der Hand mit der eingelegten Rolle. Sie zeigt die korrekte Stellung der Finger, des Daumens und des Handgelenks

die **bestmögliche Stellung** gebracht werden, um spätere Deformitäten zu verhindern oder zu verringern.

Das betroffene **Bein** sollte durch Sandsäcke oder feste Kissen gestützt werden, damit es nicht nach außen rotiert. Es sollte gestreckt, aber mit leicht gebeugtem Knie gelagert sein, um die Muskulatur zu entlasten. Dazu wird ein kleines Kissen unter das Knie geschoben. Zur Vermeidung von Druckstellen an den Fersen sollte ein kleines flaches Kissen unter die Knöchel plaziert werden. Auf keinen Fall dürfen Gummiringe unter die Fersen gelegt werden, da sie selbst Druckstellen verursachen. Ein Fußgestell oder ein Polster am Fußende des Bettes verhindert eine Spitzfußstellung (Abb. 9.13 und 9.14).

Ein kleines Kissen sollte unter die Achsel des gelähmten Armes gelegt werden, um die Muskeln zu entspannen und eine Adduktion des **Armes** zu verhindern (Abb. 9.15 und 9.16).

- Bei einer **Hemiplegie** (Halbseitenlähmung) ist es sehr wichtig, den Patienten so früh wie möglich zu mobilisieren. Der Patient sollte nicht im Bett gehalten werden, wenn er in einem Stuhl sitzen kann. Aktive Bewegungen müssen mit Hilfe der Krankengymnasten durchgeführt werden. Das Gehen mit dem gelähmten Glied verlangt vom Patienten eine bewußte Willensanstrengung. Diese Erkenntnis ist häufig deprimierend für den Patienten und erfordert eine ständige Aufmunterung und Ermutigung. Mit Hilfe eines Gehwagens oder einer vierbeinigen Gehstütze muß der Patient lernen, das Gleichgewicht zu halten und Vertrauen zu gewinnen (Abb. 9.17 und 9.18).
- Bei einer rechtsseitigen Lähmung sind in den meisten Fällen auch **Sprachstörungen** vorhanden. Verständlicherweise sind die Patienten sehr erregt, wenn sie feststellen, daß sie andere Menschen nicht mehr verstehen oder daß sie sich selbst nicht mehr ausdrücken können. In diesen Fällen sollte sich das Pflegeteam ständig bemühen, den Patienten zu beruhigen und seine Wünsche zu verstehen, auch wenn er sie nicht in Worte fassen kann. Ein Sprachtherapeut (Logopäde) kann dem Patienten helfen, seine Worte wieder formulieren zu lernen und die Sprache zu verbessern.
- Eine Hauptrolle bei der Rehabilitation nach einem Schlaganfall spielt die **Beschäftigungstherapie**. Der Beschäftigungstherapeut berei-

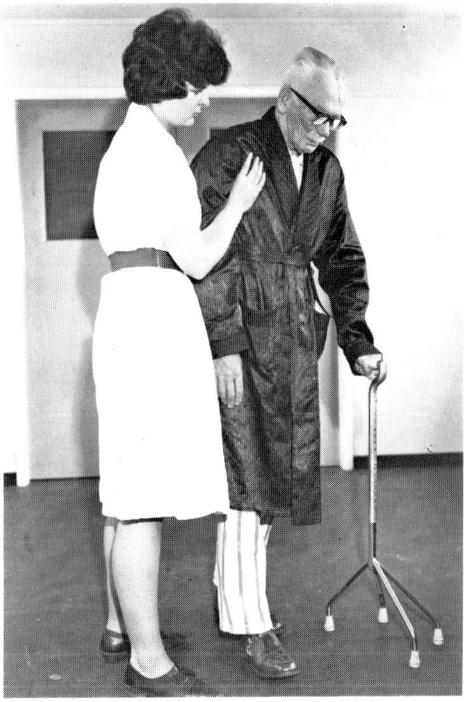

Abb. 9.17 Rechtsseitige Hemiplegie. Mobilisierung des Patienten

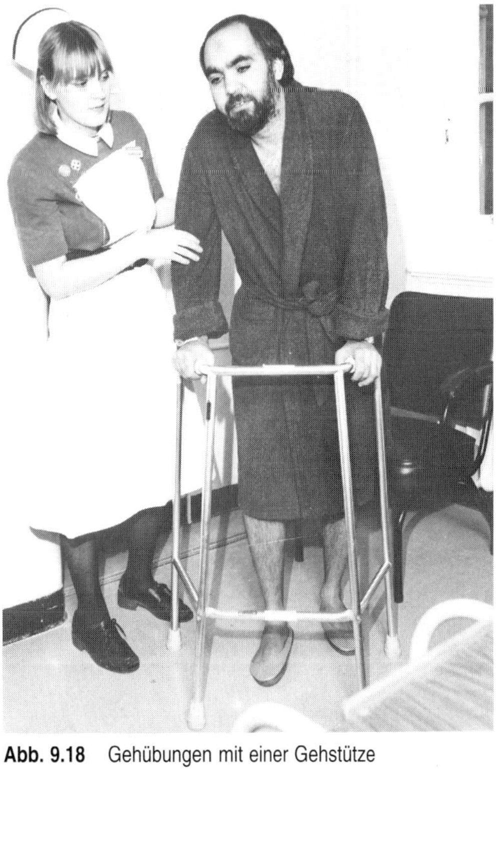

Abb. 9.18 Gehübungen mit einer Gehstütze

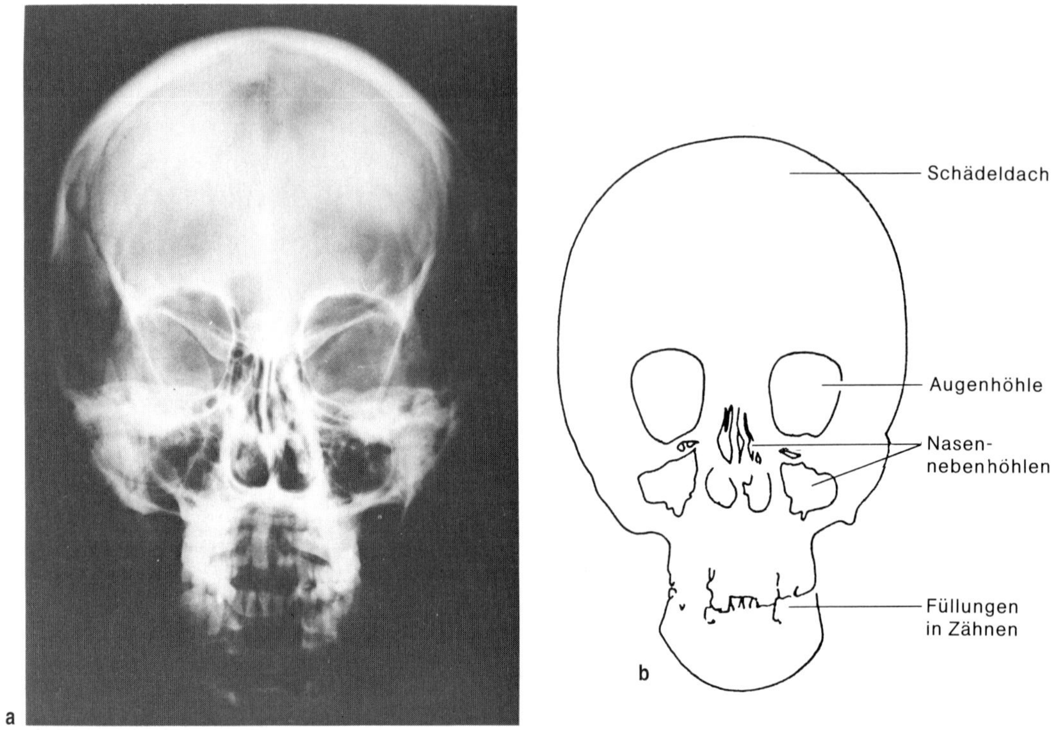

Abb. 9.19 a, b Röntgenaufnahme des Schädels (**a**) mit Skizze (**b**)

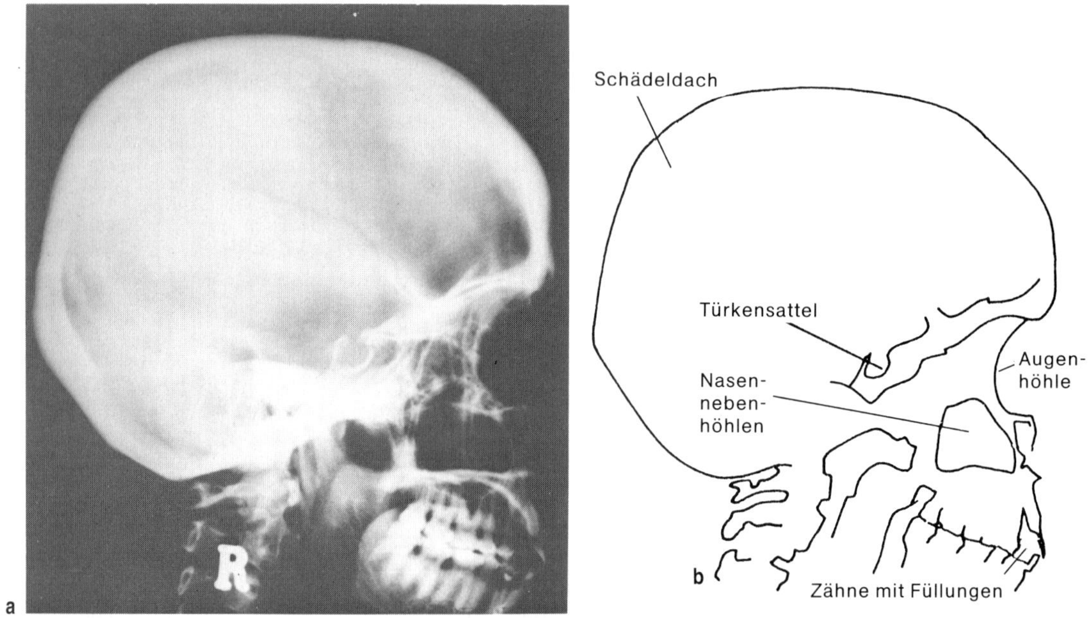

Abb. 9.20 a, b Seitliche Röntgenaufnahme des Schädels (**a**) mit Skizze (**b**)

tet den Patienten auf die Aufgaben vor, die er verrichten muß, wenn er nach Hause kommt. Das Treppensteigen, die Benutzung des Bades und der Toilette, das Essen und die Zubereitung von Mahlzeiten sind alles Tätigkeiten, die zuvor ohne großes Nachdenken verrichtet wurden. Sie erfordern nun eine beträchtliche Willensanstrengung und müssen neu erlernt werden. Im Idealfall kann der Therapeut die Wohnverhältnisse des Patienten kennenlernen, bevor dieser entlassen wird.

- Besprechungen mit der Familie, dem Pflegeteam, den Ärzten und dem Sozialarbeiter kön-

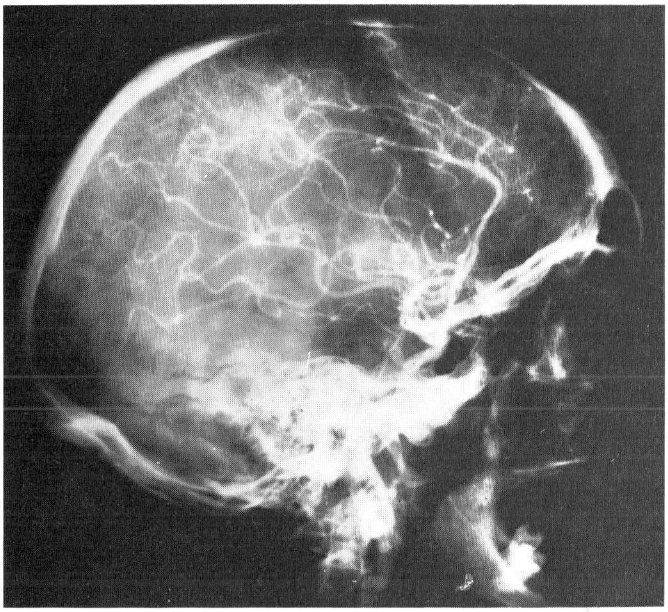

Abb. 9.21 Angiographie der Hirngefäße bei einem gesunden Menschen. Das Kontrastmittel wurde in die A. carotis gespritzt. Die Arteria carotis und die Hirnarterien stellen sich gut dar

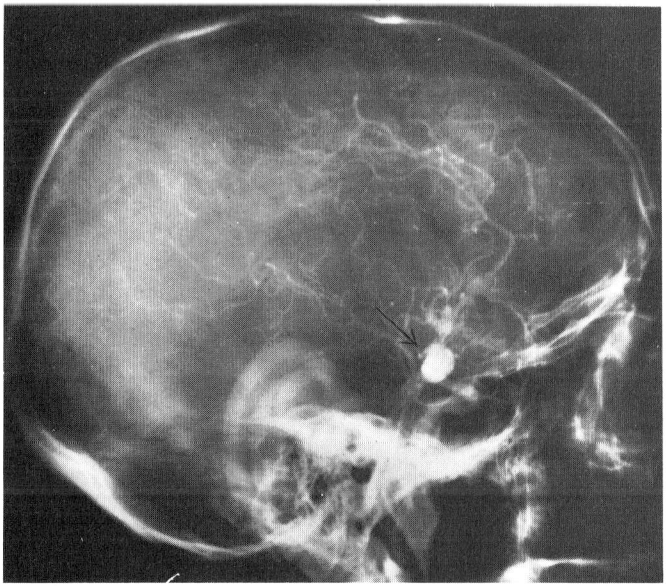

Abb. 9.22 Die Angiographie der Hirngefäße zeigt ein großes Aneurysma

nen helfen, das Vertrauen wiederherzustellen. In Zweifelsfällen sollte der Patient versuchsweise für einen Tag oder ein Wochenende nach Hause entlassen werden, bevor der definitive Entlassungstermin festgelegt wird. An vielen Orten gibt es auch spezielle Rehabilitationszentren für die Nachbehandlung der Patienten.

- Der wichtigste Risikofaktor für einen Schlaganfall ist der **Bluthochdruck**. Wenn ein hoher Blutdruck nachgewiesen wird, ist eine entsprechende medikamentöse Therapie notwendig (s. S. 84). Der Blutdruck darf jedoch nicht zu stark gesenkt werden, da sonst die Gefahr besteht, daß das Gehirn nicht mehr genügend durchblutet wird.
- Wenn der Schlaganfall die Folge eines Embolus bei **Vorhofflimmern** ist, wird eine **Antikoagulantientherapie** (S. 81) durchgeführt, um eine weitere Gerinnselbildung im Herzen zu verhindern. Digoxin kann eingesetzt werden, um die Herzfrequenz zu senken.

9.4.2 Subarachnoidalblutung

Eine Blutung in den Subarachnoidalraum kann spontan auftreten. In diesen Fällen ist meist die Ruptur (Zerreißung) eines Hirnaneurysmas oder einer arteriovenösen Mißbildung die Ursache. Kleine Erweiterungen der Hirnarterien (Aneurysmen) sind nicht selten. Sie beruhen auf einer angeborenen Schwäche der Arterienwand. Diese Aneurysmen führen in der Regel nur zu Symptomen, wenn sie zerreißen (Abb. 9.19 und 9.20).

Bei älteren Menschen läßt sich die Subarachnoidalblutung häufiger auf eine schwere hypertensive Krise zurückführen als auf ein angeborenes Aneurysma. Auch eine Verletzung des Gehirns, insbesondere bei Schädelfrakturen, kann eine Subarachnoidalblutung zur Folge haben.

Symptome

1. Die Subarachnoidalblutung beginnt meist plötzlich mit sehr starken Kopfschmerzen und Erbrechen. Bei massiven Blutungen kann der Patient in ein Koma fallen und Krämpfe entwickeln.
2. Der Puls ist langsam. Nackensteifigkeit ist ein charakteristisches Merkmal. Eine Photophobie kann auftreten.
3. Der Urin enthält manchmal Albumin und Glukose.
4. In einigen Fällen entwickelt sich eine Lähmung der Hirnnerven und der Gliedmaßen.

Diagnostik

Das klinische Bild mit starken Kopfschmerzen, Erbrechen, Nackensteife und einem langsamen Puls ähnelt einer Meningitis. Eine Lumbalpunktion ermöglicht die Abgrenzung, da der Liquor bei der Subarachnoidalblutung stark blutig und bei der Meningitis eitrig ist.

Auch eine Angiographie wird vor jeder operativen Maßnahme durchgeführt. Dabei wird ein Kontrastmittel in die A. carotis gespritzt und dann Röntgenaufnahmen des Schädels angefertigt. Das Kontrastmittel verteilt sich in den Blutgefäßen und kann das Aneurysma zeigen (Abb. 9.21 und 9.22).

Therapie

- Ein chirurgisch zugängliches Aneurysma sollte operativ versorgt werden.
- Bei einer konservativen Therapie müssen die Patienten vollständige Bettruhe einhalten, damit selbst die geringste Anstrengung vermieden wird. Der Patient muß ca. 6 Wochen das Bett hüten.

Eine erneute Ruptur des Aneurysmas ist nicht selten. Sie tritt oft innerhalb einer Woche nach der ersten Blutung auf. Bei einigen Patienten kommt es in den ersten Tagen nach der Blutung zu einem schweren Spasmus der Hirngefäße, der zum Tod führen kann.

9.5 Kopfschmerzen

1. Kopfschmerzen treten bei vielen **Allgemeinerkrankungen** auf, und viele **Infektionskrankheiten** werden durch sie angekündigt.
2. **Spannungskopfschmerzen** kommen bei manchen Menschen vor, wenn sie unter Streß stehen. Dieser Kopfschmerz wird häufig als „enges Band um den Kopf“ beschrieben. Manchmal ist er am Hinterkopf lokalisiert. Aura und Erbrechen fehlen. Der Spannungskopfschmerz spricht in der Regel auf die üblichen Schmerzmittel an.
3. Entgegen einer weitverbreiteten Ansicht verursacht der Bluthochdruck meist keine Kopfschmerzen. Erst wenn die Werte sehr hoch steigen, können Kopfschmerzen und Erbrechen auftreten.

4. **Hirntumoren** können sich durch Kopfschmerzen bemerkbar machen. Jeder muß immer an diese Möglichkeit denken, wenn Patienten über plötzlich auftretende, anhaltende Kopfschmerzen klagen. In diesen Fällen sind weitere Untersuchungen notwendig, die Verdachtsdiagnose zu sichern oder auszuschließen.
5. Die **Arteriitis temporalis** (s. S. 352), die Entzündung der Temporalarterien, kommt häufiger bei älteren Menschen vor. Der Kopfschmerz ist von einem verschlechterten Allgemeinbefinden, Fieber und manchmal von Verwirrtheitszuständen begleitet. Wenn die Entzündung auf die A. centralis retinae übergreift, kann der Patient erblinden. Deshalb ist die Frühdiagnose und die frühe Behandlung der Arteriitis temporalis mit Kortikosteroiden außerordentlich wichtig.

9.6 Migräne

Die Migräne ist ein anfallsartig auftretender Kopfschmerz. Er kommt häufig bei mehreren Familienmitgliedern vor. Die Migräne hat bestimmte charakteristische Merkmale, doch weist nicht jeder Migräne-Patient alle diese Symptome auf:

1. Dem Kopfschmerz geht häufig eine sog. **Aura** voraus. Diese besteht meist aus Sehstörungen mit Lichtblitzen, Zickzacklinien aus verschiedenen Farben oder sogar einem teilweisen Sehverlust. Auch ein Taubheitsgefühl und ein Kribbeln in einer Gesichts- oder Körperhälfte können vorkommen. Die Aura kann eine halbe Stunde anhalten, danach setzt der Kopfschmerz ein.
2. Der Kopfschmerz wird häufig als klopfend beschrieben, oft ist er auf einer Seite stärker. Ein Appetitverlust, Übelkeit oder Erbrechen sind häufige **Begleitsymptome**. Die Kopfschmerzen können viele Stunden oder (selten) mehrere Tage anhalten. Die Migräneanfälle treten vor allem in Zeiten der Entspannung auf, z. B. nach besonders großen Anspannungen oder Streß, bevorzugt auch an den Wochenenden.
3. Bei manchen Patienten können bestimmte „**Trigger-Faktoren**" Migräneanfälle auslösen: Dies können bestimmte Nahrungsmittel (z. B. Schokolade, Käse, Alkohol), Medikamente (z. B. Kontrazeptiva), starkes Licht, übermäßige körperliche Betätigung, psychische Belastungen oder die prämenstruelle Phase sein.

Pathologie

Die Migräne wird auf **Veränderungen der Hirndurchblutung** zurückgeführt. Im Stadium der Aura verengen sich die Gefäße, während die klopfenden Kopfschmerzen bei der nachfolgenden Erweiterung der Gefäße auftreten.

Therapie

- Migränepatienten sollten herausfinden, welche Triggerfaktoren eine Attacke auslösen und wie sie diese vermeiden können.
- Wenn die Migräne sehr häufig auftritt und streßbedingt ist, gelingt es mit Beruhigungsmitteln, die für kurze Zeit verordnet werden, die Häufigkeit der Anfälle zu reduzieren.
- Propanolol, Pizotifen und Clonidin können manchmal Migräneanfälle verhindern, wenn sie regelmäßig eingenommen werden.
- Ergotamin oder Ergotamin-Kombinationspräparate können oft die Entwicklung eines Anfalls verhindern, wenn sie beim ersten Anzeichen eingenommen werden.

9.7 Krampfanfälle

Krampfanfälle (Konvulsionen) können bei vielen Erkrankungen auftreten. Sie sind bei Kleinkindern und Kindern häufiger als bei Erwachsenen. Bei Kindern entwickelt sich ein Krampfanfall oft anstelle eines Schüttelfrosts bei fieberhaften Erkrankungen. Auf der anderen Seite gibt es das Krankheitsbild der Epilepsie, die durch wiederholte Krampfanfälle charakterisiert ist und deren Ursache in vielen Fällen nicht bekannt ist (Abb. 9.23).

9.7.1 Symptomatische Krampfanfälle

Symptomatische Krampfanfälle stellen ein Symptom einer bestimmten Grunderkrankung dar. Im Gegensatz dazu treten die Anfälle bei der Epilepsie wiederholt auf, ohne daß ein offensichtlicher Grund gefunden wird, und sie kommen sowohl bei Kindern als auch bei Erwachsenen vor. Symptomatische Krampfanfälle sind viel häufiger als die Epilepsie. Der besseren Übersicht wegen werden die symptomatischen Anfälle bei Kindern und bei Erwachsenen getrennt besprochen.

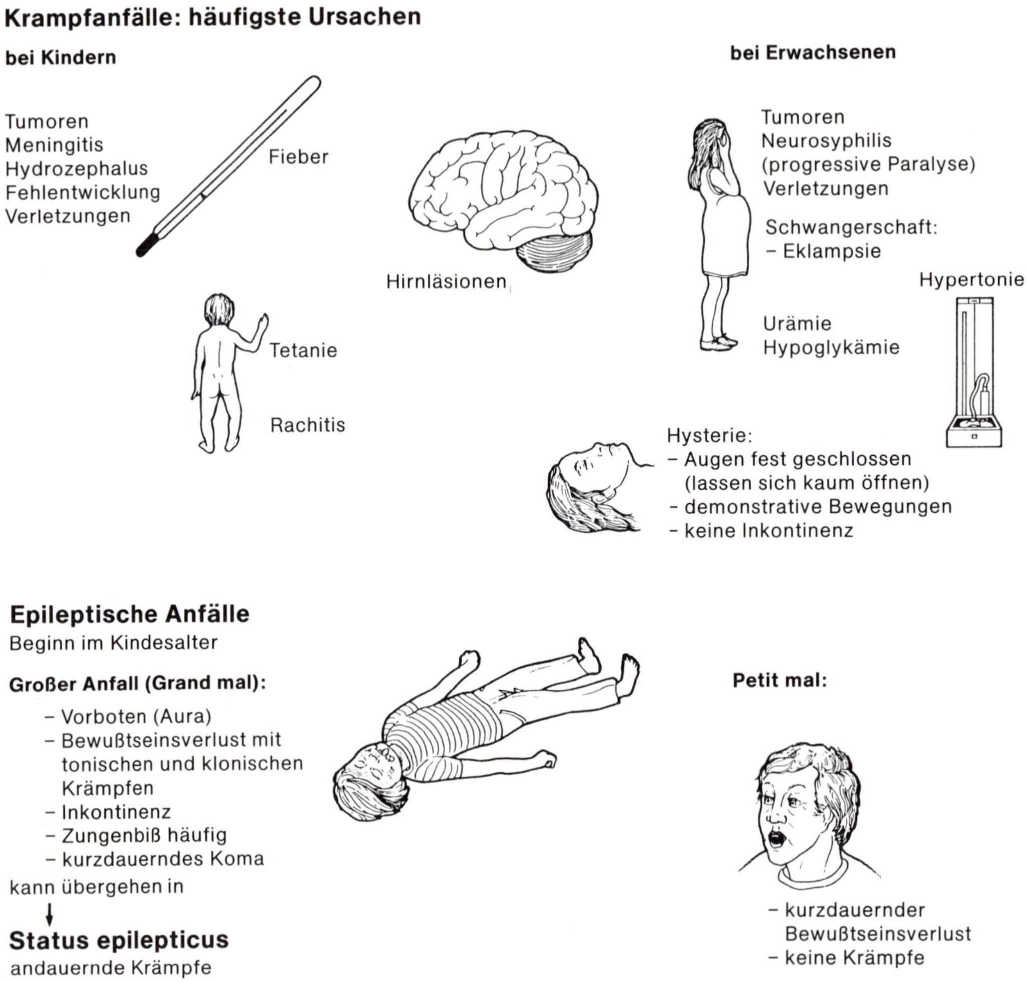

Abb. 9.23 Einige häufige Ursachen von Krampfanfällen

Häufige Ursachen von Krampfanfällen bei Kindern

Krampfanfälle werden bei Kleinkindern sehr oft beobachtet.

> Jede schwere Allgemeinerkrankung und jedes Fieber kann bei einem Kleinkind mit einem Krampfanfall beginnen.

Keuchhusten, Masern, eine Pneumonie und eine Mittelohrentzündung sind häufiger Auslöser, ebenso Magen-Darm-Erkrankungen, insbesondere im ersten Lebensjahr. Die Gastroenteritis und Wurmerkrankungen können mit Krampfanfällen einhergehen. Selbst leichte Verdauungsstörungen, insbesondere zur Zeit des Zahndurchbruchs, können Anfälle auslösen.

Erkrankungen des ZNS (wie Meningitis, Hirntumoren, Hydrozephalus und Lähmungen bei Mißbildungen) oder Verletzungen werden oft von wiederholten Krampfanfällen begleitet.

Häufige Ursachen von Krampfanfällen bei Erwachsenen

Bei Erwachsenen führen folgende Erkrankungen häufig zu Krampfanfällen:

- schwere Kopfverletzungen
- Urämie (Nierenversagen)

- schwerer Bluthochdruck (hypertensive Enzephalopathie)
- Schwangerschaftstoxikose (Eklampsie)
- Hirntumoren
- Neurolues
- Hypoglykämie
- Hysterie

9.7.2 Epilepsie

Mit Epilepsie bezeichnet man wiederholte Krampfanfälle ohne faßbare Ursache.

Die Epilepsie beginnt in der Regel in der Kindheit, sie tritt selten im Erwachsenenleben zum ersten Mal auf. Bei Anfällen, die im Erwachsenenleben zum ersten Mal auftreten, läßt sich in der Regel eine zugrunde liegende Ursache feststellen, sie gehören somit in die Kategorie der symptomatischen Krampfanfälle.

Bei der Epilepsie werden **zwei Hauptformen** unterschieden: der große epileptische Anfall (Grand mal) und kurzdauernde Anfälle (Petit mal).

Grand mal-Epilepsie

Bei dieser Form sind die Krampfanfälle mit einem Bewußtseinsverlust verbunden und können in gut abgrenzbare Stadien eingeteilt werden:

1. **Aura**. Die Aura stellt eine Art Vorwarnung dar und kann in verschiedenen Formen auftreten: z. B. als außergewöhnliche Empfindung, als seltsamer Geschmack oder Geruch, als Übelkeitsgefühl usw. Bei einigen Patienten fehlt die Aura.
2. **Tonisches Stadium**. In diesem Stadium wird der Patient bewußtlos und fällt um, häufig mit einem sog. epileptischen Schrei. Eine Muskelstarre tritt auf, die Atmung stockt, der Patient wird zyanotisch und beißt häufig auf die Zunge.
3. **Klonisches Stadium**. Muskelzuckungen treten auf, die zu heftigen unkoordinierten Bewegungen der Gliedmaßen führen. Meist sieht man Schaum vor dem Mund. Nicht selten kommt es zu einem Urin- und Stuhlabgang.
4. **Komastadium**. Nach den klonischen Muskelzuckungen fällt der Patient in ein Koma, das jedoch schnell in einen tiefen Schlaf übergeht, wenn der Patient nicht aufgeweckt wird. Die Dauer des Anfalls beträgt selten mehr als zwei Minuten. In schweren Fällen folgt ein Anfall dem anderen. Hier spricht man vom sog. **Status epilepticus**. Wenn die Krämpfe stundenlang anhalten und nicht behandelt werden, kann die Erschöpfung des Patienten zum Tode führen.

Petit mal-Epilepsie (Absencen)

Kleine epileptische Anfälle sind häufiger als Grand mal-Anfälle. Sie können allein oder in Kombination mit großen Anfällen vorkommen. Die Anfälle sind viel kürzer und häufig zahlreicher. Der Anfall besteht in einem kurzdauernden Bewußtseinsverlust, der vielleicht nur eine oder zwei Sekunden dauert und auch „Absence“ genannt wird. Der Bewußtseinsverlust kann so kurz sein, daß der Patient sich lediglich „benommen“ fühlt, und die Umstehenden manchmal gar nichts Außergewöhnliches bemerken. Krämpfe treten nicht auf. Der Patient steht vielleicht kurz still, hat einen leeren Gesichtsausdruck und unterbricht kurz die Tätigkeit, die er gerade ausführt.

Lokale Krampfanfälle und postepileptische Automatismen

Postepileptische Automatismen folgen gelegentlich einem epileptischen Anfall. In diesem Stadium, das mehrere Stunden anhalten kann, führt der Patient Handlungen aus, deren er sich nicht bewußt ist und an die er sich später nicht mehr erinnern kann. Die Bedeutung dieses Stadiums besteht darin, daß der Patient auch Dinge tun kann, die gerichtliche Folgen haben können.

Mit der Bezeichnung **psychomotorische Epilepsie** werden Anfälle beschrieben, bei denen sowohl psychische Störungen als auch Bewegungsautomatismen auftreten. Diese Anfälle werden oft im Temporallappen ausgelöst (Jackson-Anfälle).

Diagnostik

Die Diagnose eines einmaligen Bewußtseinsverlustes ist oft schwierig, wenn kein verläßlicher Zeuge den Vorfall beobachtet hat.

Eine **Synkope** (Ohnmacht) ist ein kurzer Bewußtseinsverlust. Sie kommt insbesondere bei jungen Leuten häufiger vor und muß von der Epilepsie abgegrenzt werden. Bei einer Synkope kommt es kurzfristig zu einer mangelhaften Blutversorgung des Gehirns. Der Blutdruck ist dabei sehr niedrig und der Puls verlangsamt. Eine Synkope tritt oft nach langem Stehen in einem warmen Raum oder beim Anblick von Blut, in manchen Fällen auch

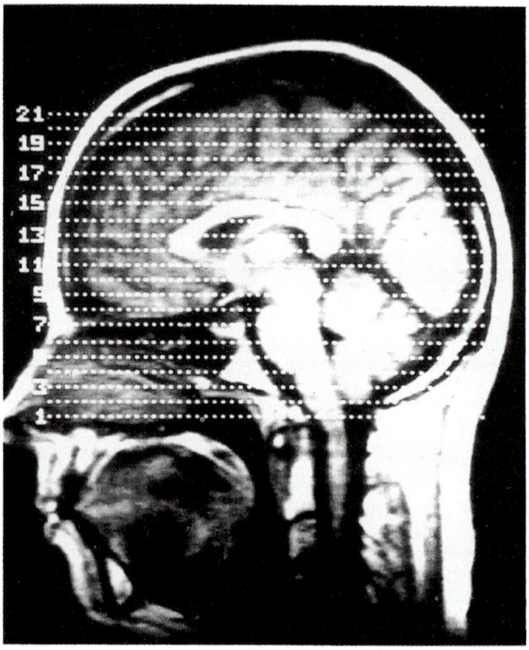

a

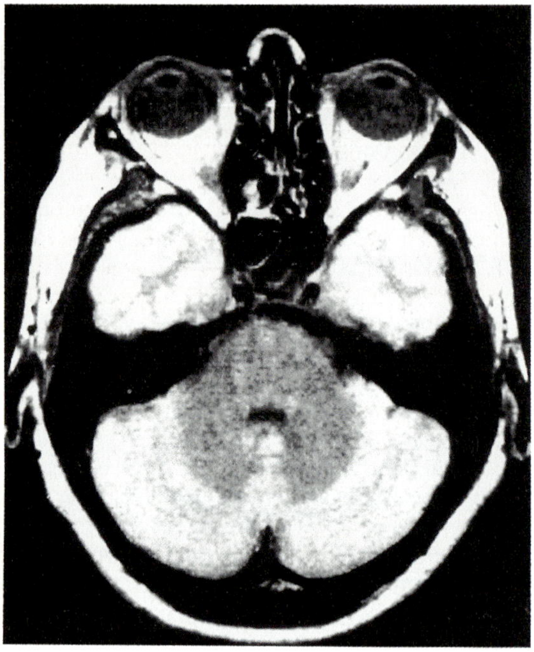

b

Abb. 9.24 a, b Kernspintomographie: Sagittale (**a**) und axiale (**b**) Schnitte einer normalen Kernspintomographie des Gehirns. Diese zeigt Einzelheiten der Hirnsubstanz besser als ein CT

schon bei der Erwähnung eines medizinischen Themas auf. Meist geht das Gefühl, den Boden unter den Füßen zu verlieren, oder ein Schweißausbruch voraus. Das Gesicht der Betroffenen ist blaß, der Puls langsam und schwach und die Haut feucht. Krampfartige Bewegungen treten selten auf. Obgleich der Betroffene zu Boden sinken kann, erholt er sich rasch. In der Erholungsphase bleibt kein Verwirrtheitszustand zurück.

Bei einem **epileptischen Anfall** kann man in der Regel keine auslösenden Faktoren erkennen. Die Krämpfe sind auffallend und anhaltend und können von einem Verwirrtheitszustand gefolgt sein. Der Puls ist kräftig und schnell, Schweißausbrüche treten nicht auf.

Das **Elektroenzephalogramm** (EEG) kann bei der Bestätigung der Diagnose helfen. Es zeichnet die elektrische Aktivität des Gehirns auf. Bei einer Epilepsie kann es abnorme Kurvenbilder aufweisen.

Eine Computertomographie oder Kernspintomographie des Gehirns (Abb. 9.24) liefert eine Serie von Schnittbildern, die krankhaft veränderte Bezirke darstellen können.

Therapie der Anfälle

- Ein **Grand mal-Anfall** ist für einen ahnungslosen Zuschauer häufig höchst beunruhigend. Grundsätzlich ist es wichtig, ruhig zu bleiben und andere von überstürzten Aktionen abzuhalten. In den meisten Fällen genügt es sicherzustellen, daß sich der Epileptiker während des Krampfanfalls nicht in einer Gefahrenzone, z. B. im Straßenverkehr oder in der Nähe von elektrischen Geräten befindet. Alles, was die Bewegungen des Patienten behindert, sollte entfernt und etwas Weiches, z. B. eine zusammengefaltete Jacke unter seinen Kopf gelegt werden. Die Kleidung kann am Hals vorsichtig gelockert werden, wenn dies den nur halb bewußtlosen Patienten nicht erschreckt. Wenn die Krämpfe aufhören, sollte der Patient in eine Seitenlage gebracht werden, um die Atmung zu erleichtern und eine bequemere Lage zu erreichen. Der Patient ist nach dem Grand mal-Anfall häufig eine Zeitlang verwirrt. Während dieser Phase kann man durch Beruhigung und Mitgefühl viel helfen.

- Man sollte nie versuchen, die Krampfbewegungen zu unterbinden oder etwas zwischen die Zähne zu schieben. Insbesondere bei nicht diagnostizierten Fällen ist eine genaue Beobachtung des Anfalls durch Angehörige medizinischer Berufe von größter Bedeutung. Die Beobachtungen können gezielt zur Diagnose führen. Es empfiehlt sich, Aufzeichnungen vom Einsetzen des Anfalls, der Art der Krämpfe, dem Erholungstadium und der Pulsfrequenz zu machen.
- Beim **Status epilepticus** erreicht der Patient zwischen den Anfällen das Bewußtsein nicht. Hier sind sofortige Maßnahmen zur Beendigung der Anfälle notwendig. Intravenöse oder intramuskuläre Diazepam-Injektionen (Valium) helfen in aller Regel. Wenn sie keinen Erfolg zeigen, wird eine intravenöse Infusion mit einem Antikonvulsivum vorgenommen.

Vorbeugung

- Zunächst muß man dem Patienten raten, mögliche Auslöser der Anfälle zu vermeiden.
- Zur Dauerbehandlung der Epilepsie steht eine Reihe von Medikamenten zur Verfügung, entweder als Einzelmedikation oder als Kombinationspräparate. Hierzu gehören Carbamazepin, Phenytoin, Clonazepam, Valproinsäure, Phenobarbital und Primidon.

  Ethosuximid und Valproinsäure sind bei der Behandlung der Petit mal-Anfälle besonders wirksam, Carbamazepin bei Herdanfällen. Neuere Antikonvulsiva wie z. B. Clobazam können in schweren Fällen mit einer der oben aufgeführten Substanzen kombiniert werden.

Patienten, die Antiepileptika einnehmen, müssen regelmäßig ärztlich untersucht werden, da Nebenwirkungen auftreten können. Der Blutspiegel des verordneten Medikaments sollte bestimmt werden, damit die Dosierung angepaßt werden kann.

- Operative Eingriffe am Gehirn kommen nur in Frage, wenn ein umschriebener Herd für das Auftreten der Anfälle verantwortlich ist (sog. Jackson-Anfälle).

Verlauf

Bei einigen Kindern sind die Anfälle trotz therapeutischer Maßnahmen so häufig, daß sie in Spezialschulen gehen müssen. Erwachsene mit einer Epilepsie sollten einen Arbeitsplatz suchen, der bei einem Krampfanfall keine Gefahren bietet. Sie sollten nicht Auto fahren und nicht in großer Höhe oder in der Nähe von Maschinen arbeiten.

Viele Epilepsieanfälle verlaufen im Erwachsenenleben weniger schwer. Bei manchen Patienten hören die Krampfanfälle völlig auf. Einige schwere Fälle führen jedoch zu einem geistigen Abbau. Diese Patienten werden am besten in speziellen Heimen versorgt.

9.8 Koma

Koma nennt man eine tiefe Bewußtlosigkeit, bei der der Patient auch auf Schmerzreize nicht mehr reagiert.

Außer der Epilepsie können weitere Erkrankungen zu einer Bewußtlosigkeit oder einem Koma führen. Häufige Ursachen sind (Abb. 9.25):

1. **Medikamentenüberdosierung**. Sie ist eine häufige Komaursache bei jungen Leuten. Man muß sich darüber im klaren sein, daß Tranquilizer und Antidepressiva bei Angstzuständen oder Depressionen verschrieben werden, und daß diese Patienten auch zu der Gruppe gehören, die selbstmordgefährdet ist. Nicht bei allen Fällen einer Überdosierung haben die Patienten tatsächlich die Absicht, Selbstmord zu begehen. Häufig ist die Einnahme einer Tablettenüberdosis ein Hilferuf, der der Umwelt demonstrieren soll, wie groß das Unglück und die Verzweiflung des Betroffenen sind. Die am häufigsten verwendeten Medikamente sind Schmerzmittel, Beruhigungsmittel und Antidepressiva.
2. **Verletzungen**, insbesondere Kopfverletzungen. In den meisten schweren Fällen liegt eine Schädelfraktur und eine Prellung des Gehirns (Kontusion) vor. Mit dem Begriff Gehirnerschütterung wird ein kurzdauernder Bewußtseinsverlust nach einem Unfall bezeichnet.
3. **Hirndurchblutungsstörungen** (s. S. 217 ff). Hierzu gehören die Gehirnblutung und die Thrombose und die Embolie der Hirngefäße.
4. **Diabetisches Koma** (s. S. 321 ff). Das Koma entwickelt sich in der Regel langsam und wird meist durch Erbrechen angekündigt. Die Atmung ist tief und seufzend, der Atem riecht nach Azeton. Der Urin enthält Glukose und Azeton.

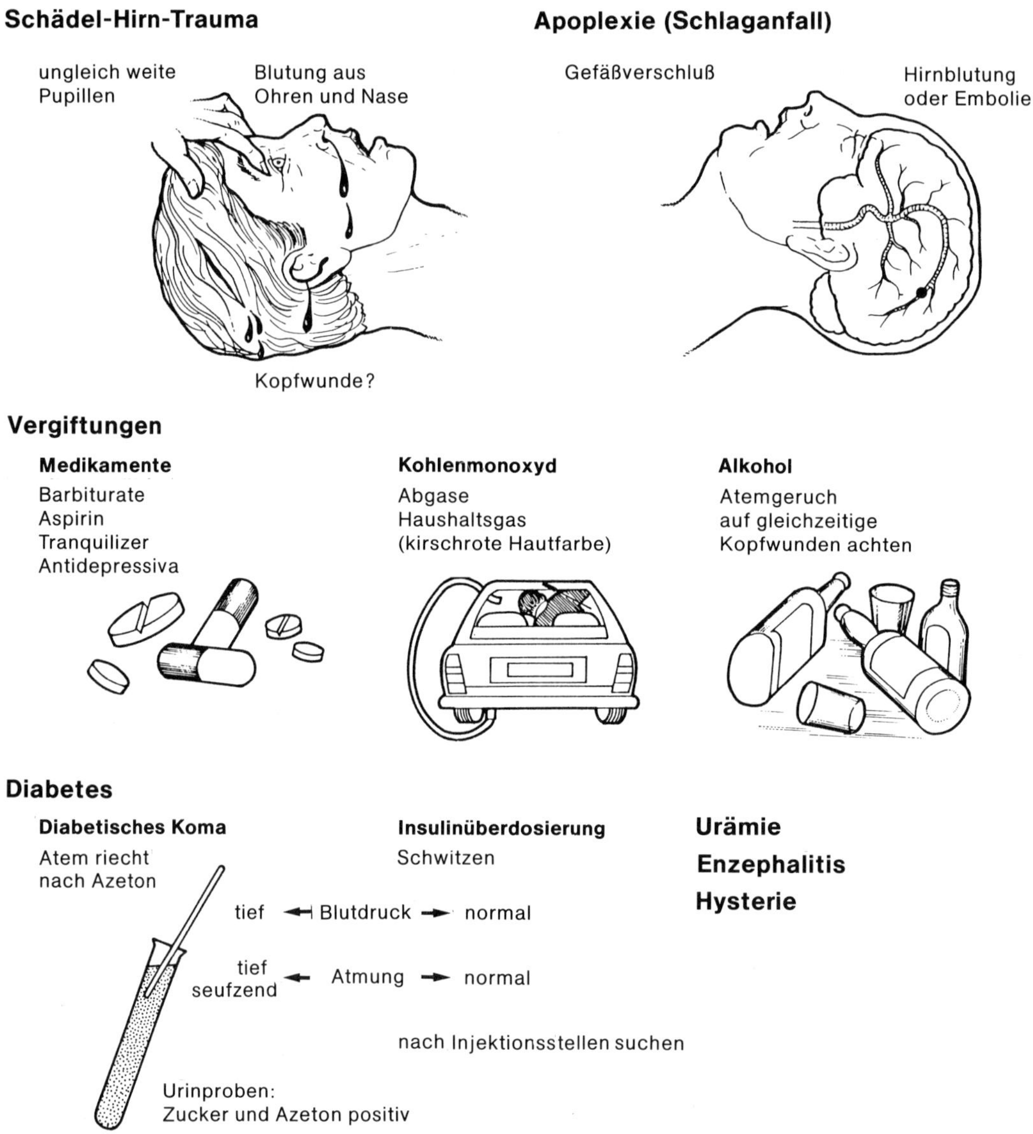

Abb. 9.25 Einige häufige Komaursachen

5. **Hypoglykämisches Koma** (s. S. 318). Dieses kann bei jedem insulinpflichtigen Diabetiker auftreten.
6. **Alkoholisches Koma**. Der Atem riecht stark nach Alkohol. Selbst ein mäßiger Alkoholgenuß kann zu einer Hypoglykämie führen.
7. **Leberkoma** (s. S. 197). Das Endstadium einer schweren Lebererkrankung.
8. **Urämie**. Das Endstadium eines Nierenversagens.
9. **Myxödem** (s. S. 331). Wenn ein Myxödem nicht diagnostiziert und behandelt wird, kann sich ein Koma entwickeln.
10. **Hypothermie** (s. S. 20). Eine Unterkühlung (Hypothermie) kann bei vereinsamten, unterernährten Menschen in schlecht geheizten Wohnungen auftreten.

Symptome und Diagnostik

Wenn ein Patient im Koma ins Krankenhaus eingewiesen wird, werden stets bestimmte Routineuntersuchungen durchgeführt. Krankenschwestern und Pfleger müssen die Bedeutung der folgenden Punkte kennen, da sie beim Entkleiden des Patienten das Vorliegen oder Fehlen wichtiger Einzelheiten feststellen können, die zum Erkennen der Ursache beitragen!

1. Die **Vorgeschichte**, die zum Koma des Patienten führte, ist von großer Bedeutung. Dazu gehören Verletzungen, Erkrankungen wie Bluthochdruck, Diabetes mellitus, Nierenerkrankungen und Angaben über eingenommene Medikamente, insbesondere von Schlafmitteln. Die Familienangehörigen werden vom Arzt befragt, ob sich der Patient in der letzten Zeit in einer psychischen Krise befand, die zu einem Selbstmordversuch geführt haben könnte.
2. Eine sorgfältige Untersuchung des **Kopfes** nach Kopfplatzwunden oder Blutungen aus den Ohren oder der Nase ist wichtig. Eine Schädelbasisfraktur führt häufig zu einer Blutung aus dem Ohr, die bei einer oberflächlichen Untersuchung leicht übersehen wird.
3. Wichtige Hinweise liefern die Größe und die Form der **Pupillen**, insbesondere eine ungleiche Pupillenweite. Letzteres deutet auf eine lokale Hirnschädigung hin. Man sollte auch auf die sehr engen, stecknadelkopfgroßen Pupillen bei einer Morphinvergiftung achten. Bei der Hysterie sind die Pupillen dagegen oft stark erweitert.
4. Der **Atemgeruch** muß beurteilt werden, wobei der typische säuerliche Geruch nach **Alkohol** leicht zu erkennen ist. Die Diagnose eines alkoholischen Komas darf jedoch nicht nur aufgrund des Alkoholgeruchs gestellt werden. Ein Betrunkener zieht sich leicht Verletzungen zu, die der eigentliche Grund des Komas sein können. In der Tat ist die Kombination von Alkoholkonsum und Kopfverletzungen sehr häufig. Deshalb müssen bei jedem Verdacht auf ein alkoholisches Koma die Kopfhaut und die Ohren sorgfältig nach Verletzungen und Blutungen untersucht werden.

   Ein unangenehm süßlicher Geruch, der oft mit süß-säuerlichen Birnen oder Äpfeln verglichen wird, stammt von Azeton in der Atemluft und ist für das diabetische Koma charakteristisch.
5. Ferner ist der **Charakter der Atmung** für die Diagnosestellung wichtig. Tiefe schnarchende Atemzüge sind beim diabetischen Koma häufig. Bei der Hypoglykämie und bei schweren Verletzungen und Blutungen ist die Atmung oberflächlich. Bei der Morphiumvergiftung ist die Atemfrequenz deutlich verlangsamt.
6. Die **Haut** ist bei einem Schockzustand aufgrund von Verletzungen kaltschweißig. Eine feuchte Haut und Schweißausbrüche sieht man beim hypoglykämischen Koma, während die Haut beim diabetischen Koma extrem trocken ist. Beim diabetischen Koma bleiben abgehobene Hautfalten als Zeichen einer Dehydratation (Wasserverlust) stehen.
7. Die **Gliedmaßen** und der **Rumpf** werden vom Arzt auf Verletzungen untersucht. Dabei sind äußerste Sorgfalt und Vorsicht nötig, um bestehende Verletzungen nicht noch zu verschlimmern. Abgesehen von Verletzungen ist es manchmal auch bei einem Patienten im Koma möglich, eine Halbseitenlähmung festzustellen. Die wahrscheinlichste Diagnose wäre dann: Hemiplegie als Folge einer Hirnblutung.
8. Eine **Urinuntersuchung** wird bei allen Komafällen routinemäßig durchgeführt. Wenn die Komaursache eindeutig ist, z. B. bei einer Kopfverletzung, kann die Untersuchung des Urins zunächst aufgeschoben werden. Bei jedem Verdacht auf einen Diabetes mellitus, eine Vergiftung mit Barbituraten oder Aspirin, auf Urämie sowie in allen Fällen, in denen die Ursache des Komas nicht sofort klar ist, muß der Urin sofort mit Hilfe eines Katheters entnommen und auf Zucker, Ketone (Azeton) und Albumin untersucht werden. Ein Multistix testet gleichzeitig auf Blut und Protein. Der übrige Urin wird zusammen mit Blutproben zur weiteren Untersuchung ins Labor geschickt. Der Nachweis von Glukose und Azeton im Urin erlaubt in fast allen Fällen die sofortige Diagnose eines diabetischen Komas. Ein hoher Albumingehalt im Urin spricht für eine Urämie.

Nach diesen Untersuchungen ist die Ursache des Komas in den meisten Fällen geklärt. In Einzelfällen sind jedoch weitere Untersuchungen zur Diagnosesicherung, z. B. eine Lumbalpunktion, die Bestimmung von Harnstoff, Elektrolyten und Glukose im Blut notwendig.

Therapie/Pflege

- Die Therapie des Komas richtet sich nach der zugrunde liegenden Ursache und wird in den entsprechenden Kapiteln abgehandelt.
- Die Grundzüge der Pflege eines komatösen Patienten sind im Kapitel Schlaganfall (s. S. 217) besprochen.

9.9 Hirntumoren

Die wichtigsten **primären Hirntumoren** sind

1. **Gliome** sind die häufigsten primären Hirntumoren. Ihre Bandbreite reicht von sehr bösartigen und schnell zum Tode führenden Tumoren bis zu sehr langsam wachsenden Geschwülsten (s. Abb. 9.6).
2. **Meningeome** gehen von den Hirnhäuten aus und sind gutartig.
3. **Hypophysentumoren** können in vielen Fällen operativ erfolgreich entfernt werden.
4. **Tumoren des Gehörnerven** (Akustikusneurinome). Sie kommen häufiger bei älteren Menschen vor und wachsen langsam.

Hirnmetastasen gehen von Primärtumoren anderen Stelle des Körpers aus, z. B. von der Lunge, dem Magen, der Brustdrüse oder Prostata.

Hirnmetastasen sind häufiger als primäre Hirntumoren.

Symptome

Hirntumoren und Hirnmetastasen können auf zwei Arten Symptome verursachen:

1. durch den erhöhten Hirndruck,
2. durch die lokale Schädigung des Gehirns aufgrund des Tumorwachstums (was Rückschlüsse auf die Tumorlokalisation erlaubt).

Die Symptome eines **erhöhten Hirndrucks** sind ungeachtet der Ursache (z. B. Tumoren, Abszesse oder eine Meningitis) stets gleich:

1. Kopfschmerzen. In der Regel handelt es sich um einen schweren Dauerkopfschmerz, der am Morgen besonders stark ist.
2. Erbrechen. Die Kombination von Kopfschmerzen und Erbrechen sollte immer den Verdacht auf eine Erkrankung des Gehirns lenken.
3. Papillenödem. Der Druck auf den Nervus opticus verursacht eine Schwellung der Papilla nervi optici. Die Papillenränder werden verschwommen.
4. Benommenheit, die in ein Koma übergehen kann, ist ein relativ spätes Zeichen bei Tumoren.
5. Krampfanfälle kommen häufiger vor.
6. Pulsverlangsamung. Der Puls ist in der Regel verlangsamt.
7. Psychische Veränderungen wie eine Verlangsamung des Denkens und Handelns, Gedächtnisstörungen und Persönlichkeitsveränderungen treten im Laufe der Erkrankung in den meisten Fällen auf.

Die Zeichen der **lokalen Hirnschädigung** hängen vom Sitz des Tumors ab. Da verschiedene Teile des Gehirns unterschiedliche Funktionen haben, führt ein Tumor in einer bestimmten Region auch zu spezifischen Ausfallerscheinungen. Es gibt jedoch auch viele Bereiche im Gehirn, die als „stumme" Regionen bezeichnet werden. Hier lokalisierte Tumoren lösen keine typischen Symptome aus.

Folgende Tumorlokalisationen führen dagegen zu charakteristischen Ausfällen:

1. Tumoren der motorischen Hirnrinde führen häufig zu Krampfanfällen. In vielen Fällen kommt es zu lokalisierten krampfartigen Bewegungen des Gesichtes, des Armes oder des Beines. Diese Anfälle werden „fokale Epilepsie" (Jackson-Anfälle) genannt. Zusätzlich tritt oft eine Schwäche oder Lähmung der betroffenen Gliedmaße auf.
2. Tumoren im Hinterhauptsbereich führen zu einem frühen Sehverlust, da das Sehzentrum in dieser Region liegt.
3. Bei Tumoren im Gebiet des Hörnerven stehen Taubheit und Schwindel im Vordergrund.
4. Hypophysentumoren können zu Störungen der endokrinen Funktion der Drüse führen, z. B. zu einer Unterfunktion oder einer Akromegalie (s. S. 325). Durch Druck auf die Sehnervenkreuzung treten Sehstörungen auf.

Diagnostik

Die Diagnose wird aufgrund dieser Symptome vermutet. Weitere Untersuchungen sind jedoch notwendig, um einen Hirntumor bestätigen und exakt lokalisieren zu können:

1. Röntgenaufnahmen des Schädels zeigen gelegentlich durch den Tumor verursachte Knochenschäden. Röntgenaufnahmen des Thorax können ein Bronchialkarzinom, das häufig zu Hirnmetastasen führt, zeigen (s. S. 149).
2. Bei der Computertomographie und der Kernspintomographie (s. Abb. 9.24) werden mit Hilfe eines Computers Schnittbilder des Gehirns erstellt. Mit diesen Methoden kann der Nachweis, die Lage und die Größe eines Hirntumors exakt bestimmt werden.
3. Hirnszintigraphie. Radioaktives Material (Technetium^{99m}) wird bevorzugt von Hirntumoren aufgenommen und durch szintigraphische Methoden nachgewiesen und aufgezeichnet.
4. Bei der Angiographie der Hirngefäße wird ein Kontrastmittel in die A. carotis injiziert. Die Röntgenaufnahmen zeigen dann eine Verlagerung der Arterien durch den Tumor oder eine abnorme Gefäßversorgung in der Nachbarschaft des Tumors.
5. Beim Elektroenzephalogramm (EEG) wird die „elektrische Aktivität" des Gehirns aufgezeichnet, sie zeigt normalerweise eine regelmäßige Folge von Wellen. Eine gestörte elektrische Aktivität in einem bestimmten Hirnbereich liefert einen Hinweis auf einen Tumor.

Therapie

- Die chirurgische Entfernung des Tumors bietet die besten Möglichkeiten für eine Heilung, dies ist in der Regel jedoch nur bei gutartigen Tumoren wie Meningeomen möglich. Maligne Tumoren oder Metastasen können selten vollständig entfernt werden.
- In manchen Fällen gelingt es jedoch durch Operation, Strahlentherapie und Chemotherapie, die Größe des Tumors zu verkleinern und so die Kopfschmerzen und das Erbrechen zu lindern und die Überlebenszeit der Patienten etwas zu verlängern.

9.10 Erkrankungen der peripheren Nerven

9.10.1 Periphere Neuropathie

Erkrankungen der peripheren Nerven werden oft unter dem Begriff **periphere Neuropathien** zusammengefaßt. Nervenverletzungen können zu einer Lähmung führen. Geburtsverletzungen werden auf Seite 243 abgehandelt.

Die peripheren Neuropathien können nach ihren **Ursachen** eingeteilt werden:

1. Verletzungen
2. Stoffwechselerkrankungen, z. B. Diabetes mellitus
3. Mangelerscheinungen, z. B. Vitamin-B-Mangel
4. Gifte (wie Alkohol, Arsen, Gold, Quecksilber, Blei, bestimmte organische Substanzen) und Medikamente (z. B. Cis-Platin, Vincristin)
5. Entzündliche Erkrankungen wie die akute infektiöse Polyneuritis oder das Guillain-Barré-Syndrom
6. Karzinome, insbesondere das Bronchialkarzinom
7. Erbliche Neuropathien.

Symptome

1. Wenn größere Nervenstränge der Arme oder Beine betroffen sind, entsteht eine ausgeprägte Schwäche oder sogar eine komplette Lähmung. Ein typisches Beispiel für diesen Verlust an motorischer Kraft ist das schlaffe Herabhängen einer Hand oder eines Fußes. Die betroffenen Muskeln zeigen eine gewisse Atrophie (Muskelschwund).
2. Sensible Veränderungen treten meist in der Form von Kribbeln oder „Ameisenlaufen" in Händen und Füßen auf. In einigen Fällen kommt es zu starken Schmerzen in den Armen und Beinen. Auch ein Verlust der Schmerz- und Berührungsempfindlichkeit, der leicht oder schwer ausgeprägt sein kann, ist möglich.
3. Die Sehnenreflexe in den Beinen (Patellar- und Achillessehnenreflex) und in den Armen sind abgeschwächt oder aufgehoben.

Der Verlust der Muskelkraft, deutliche Sensibilitätsstörungen, Muskelatrophie und der Verlust der Sehnenreflexe sind typisch für Erkrankungen des peripheren motorischen Neurons.

Spezifische Symptome bei einzelnen Neuropathien

1. **Alkoholische Neuropathie**. Hier sind in erster Linie die Beine betroffen. Es kommt zu einer Schwäche in den Beinen und zu Gangstörungen. Sensible Veränderungen sind häufig, die Beinmuskulatur kann druckempfindlich sein.
2. **Diabetische Neuropathie**. Sie führt meist zu einem Sensibilitätsverlust in den Füßen und Beinen und zum Erlöschen der Reflexe. Gelegentlich können schwere Schmerzen in den Beinen, besonders nachts, auftreten. Ein Mitbefall des autonomen (vegetativen) Nervensystems kann eine Diarrhoe verursachen. Eine Schwäche der proximalen Gliedmaßen kommt manchmal vor.
3. **Akute infektiöse Polyneuritis (Guillain-Barré-Syndrom)**. Die Ursache dieser peripheren Neuritis ist meist eine Infektion. Sie beginnt mit den üblichen Symptomen wie Fieber, Kopfschmerzen und Krankheitsgefühl. Danach entwickelt sich eine Lähmung der Arme und/oder Beine. In einigen Fällen breitet sich die Paralyse auf die Atemmuskulatur aus, so daß die Gefahr einer Atemlähmung besteht. Die Atemfunktion muß deshalb ständig überwacht werden (Monitor!). Auch die Hirnnerven können betroffen sein. Der häufige Befall des siebten Hirnnerven führt zu einer Fazialisparese.
4. **Diphtherische Neuritis**. Bei einer schweren Diphtherie kann eine Lähmung der Gliedmaßen und der Atemmuskulatur auftreten.
5. **Bronchialkarzinom**. Als paraneoplastisches Syndrom kann sich eine periphere Neuritis mit Gliederschwäche und Koordinationsstörungen entwickeln. Gelegentlich ist diese Neuropathie der erste Hinweis auf den Tumor. Diese Symptome sind nicht die Folge von Metastasen, sondern vermutlich toxische Auswirkungen des Karzinoms.

Therapie/Pflege

- Im akuten Fall muß der Patient Bettruhe einhalten. Die betroffenen Gliedmaßen müssen vor Verletzungen geschützt werden. Hierbei kann ein Bettbogen von Nutzen sein. Eine sorgfältige Pflege der Haut und eine wirksame Dekubitusprophylaxe sind bei diesen Patienten besonders wichtig.
- Der bei einer Peronaeuslähmung meist vorhandene Spitzfuß muß durch eine Fußstütze, ein Kissen zum Abstützen der Füße oder durch gepolsterte Schienen korrigiert werden.
- Von Anfang an müssen passive Bewegungen durchgeführt werden, um eine Versteifung der Gelenke zu verhindern.
- In akuten Fällen mit starken Schmerzen in den betroffenen Muskeln werden aktive Bewegungsübungen aufgeschoben, bis die Beschwerden nachgelassen haben. Hier sind in der Regel Analgetika zur Schmerzbekämpfung notwendig.
- Alle spezifischen Maßnahmen richten sich nach der zugrunde liegenden Ursache, z. B. die Gabe von Vitamin B bei einem Vitaminmangelzustand, die Einstellung eines Diabetes mellitus oder das Absetzen von Alkohol und Giftstoffen.
- Wenn sich eine Atemlähmung als Folge einer akuten infektiösen Polyneuritis entwickelt, muß der Patient künstlich beatmet werden.

9.10.2 Ischialgie (Ischiasneuralgie)

Mit „Ischialgie" bezeichnet man Schmerzen, die entlang des Versorgungsgebietes des Nervus ischiadicus auftreten.

Die Schmerzen sind meist die Folge eines Drucks auf die Nervenwurzeln durch einen Bandscheibenvorfall (Diskusprolaps) (s. S. 351). Sie können jedoch auch durch lokale Tumoren hervorgerufen werden. Eine Ischialgie muß deshalb stets sorgfältig abgeklärt werden.

Symptome

Das charakteristische Symptom der Ischialgie sind Schmerzen im Rücken, die auf der Rückseite des Oberschenkels zum Knöchel und zum Fuß ziehen. Jede Stellung oder Bewegung, die zu einer Dehnung des Nervus ischiadicus führt, verursacht Schmerzen. Der Achillessehnenreflex kann erloschen sein. In einigen Fällen bestehen ein Sensibilitätsverlust und eine Schwäche im Ausbreitungsgebiet des Nervus ischiadicus.

Therapie

Die Therapie hängt von der Ursache der Ischialgie ab.

- Bei einem Bandscheibenvorfall werden Bettruhe, Krankengymnastik und chiropraktische Maßnahmen verordnet. Wenn diese Maßnahmen nicht zum Erfolg führen, kann eine Operation notwendig werden.

9.11 Myopathien und Muskeldystrophien

Erkrankungen, die primär die Muskeln befallen, führen zu einer ausgeprägten Muskelschwäche und einem Muskelschwund und werden Myopathien genannt.

Die erworbene Entzündung der Muskulatur, die **Polymyositis**, wird mit Immunsuppressiva behandelt.

Primär degenerative Muskelerkrankungen, die erblich sind und fortschreiten, heißen **Muskeldystrophien**. Sie beginnen in der Kindheit und werden in unterschiedliche Formen eingeteilt, je nachdem, welche Muskeln betroffen sind. Bei der Schultergürtelform z. B. sind hauptsächlich der Schultergürtel und die Oberarme betroffen. Es kommt zu einem ausgeprägten Muskelschwund und zu einer Muskelschwäche in diesen Körperteilen. Die Arme können nicht über den Kopf gehoben werden. Zusätzlich kann das Gesicht betroffen sein, was zu einem Verlust der Mimik führt.

Bei der **spinalen progressiven Muskelatrophie (Duchenne-Aran-Syndrom)** werden die atrophischen Muskeln zunehmend durch Fettgewebe ersetzt und nehmen dadurch oft sogar an Volumen zu. Diese Form bezeichnet man als pseudohypertrophen Typ. Die Krankheit tritt bei Jungen auf und beginnt im Alter von 4 bis 5 Jahren. Zuerst kommt es zu einer Muskelschwäche am Beckengürtel und an den Oberschenkeln, später wird auch der Schultergürtel betroffen. Die Kinder haben Schwierigkeiten, sich fortzubewegen und entwickeln einen watschelnden Gang. Ein charakteristisches Merkmal ist die eigentümliche Art, in der sich das Kind aus einer liegenden Position erhebt. Es rollt zunächst auf sein Gesicht, dann stützt es sich auf die Hände und Knie, schließlich arbeitet es sich mit den Händen langsam an den Beinen nach oben – es klettert sozusagen seine Knie hoch. Diese Kinder werden meist gehunfähig und sterben in der Regel vor dem 25. Lebensjahr.

Viele andere Patienten mit einer Muskeldystrophie können jedoch bei einigermaßen guter Gesundheit viele Jahre leben. Bis heute ist keine Heilung dieser Erbkrankheiten möglich.

9.12 Myasthenia gravis

Die Myasthenia gravis ist eine langsam fortschreitende Muskelerkrankung, die zu den Autoimmunkrankheiten gerechnet wird. Es kommt zu einer Störung der Reizübertragung an den neuromuskulären Synapsen. Die Erkrankung beginnt selten vor der Pubertät und führt zu Lähmungen, die durch Ermüdung der betroffenen Muskeln verstärkt und durch Ruhe gebessert werden. Die Lähmungen sind deshalb am Morgen minimal und gegen Abend am schwersten. Die Erkrankung befällt am häufigsten die Augen-, Gesichts- und Schultergürtelmuskeln, seltener die Beine.

Die Lähmung der Augenmuskeln (Ophthalmoplegie) führt zu Schielen und Doppelbildern. Ein Herabhängen der Augenlider (Ptosis) und eine Schwäche der Gesichtsmuskeln sind für den eigentümlichen leeren Gesichtsausdruck der Patienten und für das typische myasthenische „fauchende“ Lächeln verantwortlich (Abb. 9.26 und 9.27). Häufige Klagen betreffen den allmählichen Verlust der Stimme bei längerem Sprechen und Schwierigkeiten beim Kauen während einer Mahlzeit. Eine Schwäche der Arme, besonders beim Haarekämmen oder beim Heben von Gegenständen wird ebenfalls als sehr lästig empfunden. Eine Schwäche der Atem- und Schluckmuskulatur kann zum Tode führen und muß deshalb überwacht werden.

Therapie

- Die Myasthenia gravis spricht gut auf die Medikamente Neostigmin (Prostigmin®) und Pyridostigminbromid (Mestinon®) an. Selbst sehr schwache Patienten können durch die Einnahme dieser Medikamente eine deutliche Besserung erfahren.
- Einige junge Patienten profitieren von der operativen Entfernung des Thymus (Thymektomie).
- Da die Myasthenie zu den Autoimmunkrankheiten zählt, können auch Immunsuppressiva und ein Plasmaaustausch von Nutzen sein.

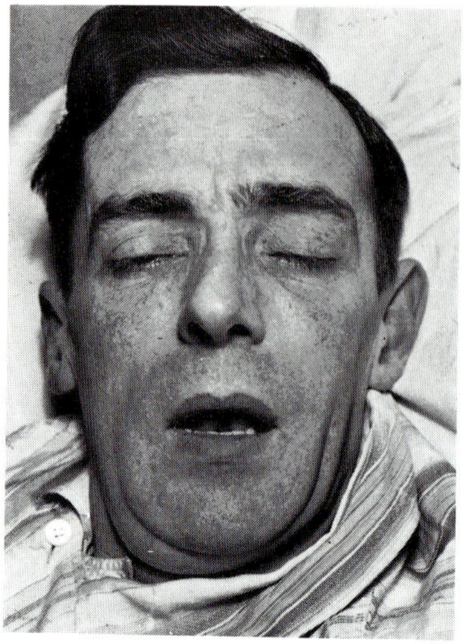

Abb. 9.26 Myasthenia gravis. Der Patient kann weder seine Augen ganz öffnen noch seinen Mund voll schließen

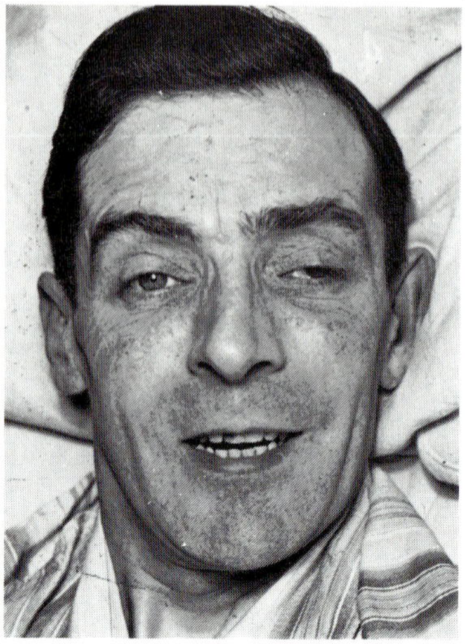

Abb. 9.27 Myasthenia gravis nach einer Prostigmin-Injektion. Es zeigt sich eine deutliche Verbesserung. Das typische „fauchende" Lächeln bleibt jedoch bestehen

9.13 Erkrankungen der Hirnnerven

Die Hirnnerven, die ihren Ursprung im Gehirn nehmen und fast in gesamter Länge im Schädel verlaufen, werden häufig von Erkrankungen des Gehirns und der Hirnhäute mitbetroffen. Hier sollen nur die häufigsten und wichtigsten Erkrankungen der Hirnnerven besprochen werden.

9.13.1 Sehnerv (Nervus opticus)

Der erste Hirnnerv überträgt die Sehimpulse von der Netzhaut des Auges zum Sehzentrum im Hinterhaupt. Der Nervus opticus ist für die Diagnose bestimmter Erkrankungen des Zentralnervensystems von großer Bedeutung. Mit einem Augenspiegel (Ophthalmoskop) kann man die gesamte Netzhaut und den Sehnerv betrachten.

Normalerweise sieht man die Papille des Sehnervs als weißlichen kreisförmigen Bezirk mit einer gut abgrenzbaren Randzone. Bei einem erhöhten Hirndruck entwickelt sich ein Ödem, d. h. eine Schwellung des Nervus opticus (Papillenödem). Die Papille erscheint nun erhöht und zeigt verwaschene Ränder.

Ein Papillenödem ist ein sehr wichtiges Zeichen eines erhöhten Hirndrucks.

Die Untersuchung des Augenhintergrunds mit dem Ophthalmoskop ist nicht nur bei Erkrankungen des ZNS von Bedeutung, sondern auch bei anderen Erkrankungen, die zu charakteristischen Veränderungen der Netzhaut führen. Der Bluthochdruck ist häufig für Blutungen und weiße Flecken (Exsudat) in der Netzhaut verantwortlich. In schweren Fällen entsteht ein Papillenödem. Auch der Diabetes mellitus und die chronische Nephritis können ähnliche Veränderungen hervorrufen.

Optikusneuritis (Retrobulbärneuritis)

Die Optikusneuritis ist ein häufiges und typisches Merkmal der multiplen Sklerose. Die Symptome bestehen aus einem Verlust der Sehschärfe, einer Einschränkung des Gesichtsfelds oder einer Veränderung der Farbwahrnehmung. Die Neuritis kann in seltenen Fällen auch durch übermäßigen Alkoholgenuß und Tabakkonsum verursacht werden.

Optikusatrophie

Eine Optikusatrophie, d. h. ein Schwund der Sehnervenfasern, kann auf ein schweres Papillenödem oder eine Optikusneuritis folgen. Die Pupille erscheint weit. Besonders gern tritt diese Veränderung bei der Syphilis auf. Eine vollständige Atrophie des Nervus opticus führt zur Erblindung.

9.13.2 Augenmuskelnerven

Der dritte, vierte und sechste Hirnnerv versorgen die Augenmuskulatur, die für die Bewegungen des Augapfels verantwortlich ist. Auch der Muskel der Regenbogenhaut (Iris), der für die Verengung und die Erweiterung der Pupillen verantwortlich ist, wird durch diesen Nerven versorgt. Außerdem innervieren sie den Muskel, der das Oberlid anhebt.

Erkrankungen der Augennerven können folgende Symptome hervorrufen:

1. Ein Herabsinken der Oberlider (Ptosis)
2. Schielen (Strabismus), häufig von Doppelbildern (Diplopie) begleitet
3. ungleich weite Pupillen.

Zu den Erkrankungen, die häufig die Augenmuskelnerven befallen, gehören der Diabetes mellitus, die Syphilis, Hirntumoren, Aneurysmen und die Enzephalitis (Entzündung des Gehirns). Auch die Myasthenia gravis zeigt diese Symptome.

9.13.3 Fünfter Hirnnerv (Nervus trigeminus)

Eine häufige Erkrankung des fünften Hirnnerven ist die **Trigeminusneuralgie**, bei der anfallsartig starke Schmerzen im Versorgungsgebiet des Nerven, d. h. über dem Kiefer, der Wange und der Stirn, auftreten. Die geringste Berührung dieser Gebiete kann einen Schmerzanfall auslösen.

Therapie

- Die Behandlung der Trigeminusneuralgie ist häufig schwierig. Erkrankungen der Zähne oder Nasennebenhöhlenentzündungen müssen behandelt werden.
- Während eines Anfalls kann Carbamazepin (Tegretal®) helfen.
- In schweren Fällen kann man versuchen, die Nasenwurzel von benachbarten Blutgefäßen chirurgisch zu lösen oder Alkohol in den Nerven zu injizieren, um die Beschwerden zu lindern.

9.13.4 Siebter Hirnnerv (Nervus facialis)

Die Lähmung des Nervus facialis tritt häufig zusammen mit einer Halbseitenlähmung auf, deren häufigste Ursache ein Schlaganfall darstellt. Bei der Hemiplegie ist nur die untere Hälfte einer Gesichtsseite gelähmt (zentrale Fazialisparese).

Im Gegensatz hierzu kommt es bei einer peripheren Fazialisparese zur Lähmung einer gesamten Gesichtshälfte, einschließlich der Stirn. Dieser Zustand wird als Bellsche Lähmung (Abb. 9.28) bezeichnet. Die genaue Ursache ist nicht bekannt. Man nimmt jedoch an, daß es sich um eine Entzündung des Nervus facialis handelt. Die Erkrankung bessert sich meist nach einigen Wochen ohne spezifische Therapie. Gelegentlich bleibt jedoch eine dauerhafte Schwäche der befallenen Gesichtshälfte zurück. In der akuten Phase werden manchmal Kortikosteroide verschrieben.

Eine Fazialisparese sieht man manchmal auch nach Operationen am Mastoid. Sie sind die Folge einer Verletzung des Nerven während der Operation. Eine vorübergehende Fazialislähmung gibt es bei Neugeborenen als Folge einer Geburtsverletzung, insbesondere bei Zangengeburten.

9.13.5 Achter Hirnnerv (Nervus statoacusticus oder Nervus vestibulocochlearis)

Der achte Hirnnerv hat zwei Hauptfunktionen: die Versorgung des **Gehörs** und die Aufrechterhaltung des **Gleichgewichts** und der Körperstellung im Raum.

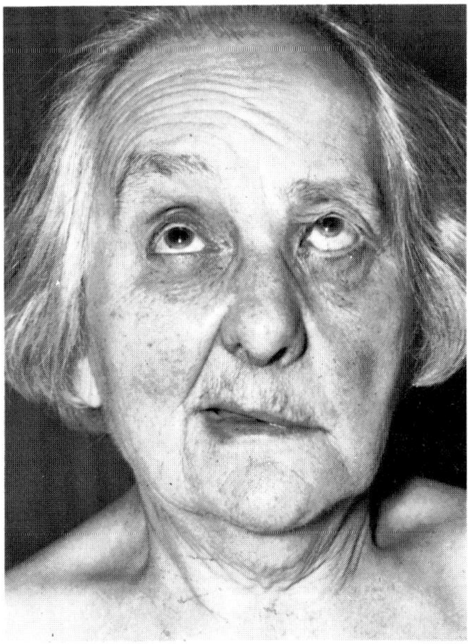

Abb. 9.28 Linksseitige Fazialisparese

Erkrankungen des Gehöranteils führen meist zu Schwerhörigkeit und Ohrgeräuschen (Tinnitus).

Erkrankungen des Gleichgewichtsanteils verursachen schwere Schwindelanfälle, bei denen sich alle Gegenstände in der Umgebung zu drehen scheinen. Bei schweren Anfällen kann der Patient auch stürzen. Erbrechen ist möglich. Diese Schwindelanfälle werden als **Vertigo** bezeichnet.

Die **Reisekrankheit** (Seekrankheit, Bewegungskrankheit) verursacht Übelkeit, Erbrechen und Schwindel und wird durch die abnormen, auf das Gleichgewichtsorgan einwirkenden Bewegungen ausgelöst.

Das **Meniere-Syndrom** ist bei älteren Menschen am häufigsten. Die Erkrankung führt zu Ohrgeräuschen und einer zunehmenden Schwerhörigkeit. Anfälle mit plötzlichem Schwindel, die den Patienten stark ängstigen und zu jeglicher Tätigkeit unfähig machen, und Erbrechen können mehrere Stunden anhalten.

Streptomycin kann den achten Hirnnerven schädigen, insbesondere wenn es über längere Zeit gegeben wird, und zu einer Schwerhörigkeit und Schwindel führen.

Tumoren des achten Hirnnerven verursachen ebenfalls eine Schwerhörigkeit und müssen, wenn möglich, operativ entfernt werden.

9.13.6 Zwölfter Hirnnerv (Nervus hypoglossus)

Der zwölfte Hirnnerv versorgt die Muskeln der Zunge. Bei einer Erkrankung des motorischen Neurons kommt es zur Lähmung und Atrophie der Zunge (s. u.). Beim Herausstrecken der Zunge überwiegt die gesunde Seite und schiebt die Zunge zur gelähmten Seite hin, d. h. bei einer Lähmung der rechten Zungenseite weicht die herausgestreckte Zunge nach rechts ab.

9.14 Erkrankungen des Rückenmarks

9.14.1 Querschnittslähmung (Rückenmarkskompression)

Eine Quetschung des Rückenmarks führt zu ausgeprägten motorischen und sensiblen Störungen unterhalb der Kompression. Es kommt zu einem Sensibilitätsverlust und zur Lähmung der betroffenen Region. Außerdem entwickelt sich meist eine Harninkontinenz oder ein Harnverhalt.

Die **Ursachen** einer Rückenmarkskompression lassen sich in akute (plötzlich) und in langsam zunehmende Formen einteilen. Bei den **akuten Formen** sind der Sensibilitätsverlust und die Lähmungen sehr viel stärker und vollständiger als in den Fällen, in denen sich die Erkrankung langsam entwickelt. Für die meisten akuten Fälle sind Luxationsfrakturen der Wirbelsäule, meist im Zervikalbereich, verantwortlich. Ein ähnliches klinisches Bild, das jedoch selten vorkommt, entsteht durch Blutungen oder eine Thrombose im Rückenmark als Folge eines Bluthochdrucks oder einer Syphilis. **Subakute Formen** werden durch Entzündungen des Rückenmarks ausgelöst.

Eine **langsam zunehmende Kompression** des Rückenmarks ist in der Regel durch folgende Ursachen bedingt: durch eine Tuberkulose der Wirbelsäule bei jungen Leuten, durch maligne Tumoren der Wirbelsäule bei älteren Leuten (meistens Metastasen) oder durch degenerative Wirbelsäulenveränderungen.

Therapie/Pflege

- Bei allen Rückenmarkskompressionen verlangt die Pflege des Patienten große Sorgfalt und Geschick, um Druckstellen (Dekubitus) und Harnwegsinfektionen zu verhüten.
- Die meisten Patienten müssen monatelang in einem Gipsbett liegen.
- Geeignete Fälle werden operiert, bei tuberkulösen Herden kann z. B. ein Knochenspan eingepflanzt werden.
- Maligne Tumoren bzw. Metastasen sind schwierig zu behandeln, hier kann oft nur eine palliative Therapie versucht werden.

9.14.2 Funikuläre Spinalerkrankung

Diese Erkrankung tritt oft als Komplikation der perniziösen Anämie auf. Im Frühstadium spricht die Erkrankung auf Vitamin B_{12}-Gaben, die in hohen Dosen injiziert werden, gut an. Die Krankheit führt zu einer spastischen Lähmung der unteren Gliedmaßen, die mit Sensibilitätsstörungen wie Taubheitsgefühl und Kribbeln in den Beinen kombiniert ist. Der Gang ist meist unkoordiniert.

9.14.3 Syringomyelie

Diese Krankheit ist die Folge einer Höhlenbildung im Rückenmark, die zu einer Schädigung der betroffenen und benachbarten Nervenbahnen führt. Die Krankheit beginnt meist im frühen Erwachsenenalter und schreitet langsam fort. Manchmal entsteht sie nach einem Trauma.

Die Leitsymptome der Syringomyelie sind eine langsame zunehmende Lähmung, die in den Armen beginnt und später auf die unteren Gliedmaßen übergreift. Hierdurch kommt es im Bereich der Hände zu einer auffälligen Atrophie. Außerdem besteht eine charakteristische dissoziierte Empfindungsstörung, bei der das Gefühl für Schmerzen, Hitze und Kälte verlorengeht, die Berührungsempfindlichkeit jedoch erhalten bleibt. Dies läßt sich dadurch erklären, daß die sensiblen Bahnen für Schmerz- und Temperaturempfindung im Rückenmark im Bereich des Zentralkanals kreuzen. Die sensiblen Bahnen für die Berührungsempfindung kreuzen hier nicht und werden deshalb nicht geschädigt. Die betroffenen Patienten ziehen sich häufig selbst Verbrennungen beim Rauchen oder beim Benutzen von Streichhölzern zu. Aus nicht wahrgenommenen Verletzungen können sich leicht Ulzera entwickeln. Auch Gelenkdeformitäten werden nicht selten beobachtet.

Wenn die Diagnose gestellt wird, bevor ein ausgedehnter irreparabler Schaden aufgetreten ist, kann der Liquor durch einen chirurgischen Eingriff aus der Höhlenbildung im Rückenmark in die Bauchhöhle abgeleitet werden.

9.15 Multiple Sklerose (Encephalomyelitis disseminata)

Die multiple Sklerose ist die häufigste Erkrankung des Nervensystems in der westlichen Welt.

Bei der multiplen Sklerose zerfällt das Myelin (die Markscheide), das die Nervenfasern umhüllt. Im gesamten zentralen Nervensystem findet man Herde (Plaques) aus sklerosiertem (verhärtetem) narbigem Bindegewebe, die das gesunde fettreiche Myelin ersetzen. Man spricht deshalb von einer **Entmarkungskrankheit** des ZNS.

Die Erkrankung tritt vor allem bei jungen Erwachsenen auf und nimmt einen chronischen Verlauf. Die wahrscheinlichste Erklärung ist, daß die multiple Sklerose eine Folgeerkrankung nach einer viralen Infektion darstellt, die das ZNS befällt und im Lauf der Jahre langsam zu herdförmigen Myelinschäden führt. Bisher konnte jedoch bei Menschen noch kein spezifisches Virus isoliert oder identifiziert werden.

In den Frühstadien ist das befallene Myelin entzündet, jedoch nicht zerstört. Eine Beeinträchtigung der Funktion tritt vorübergehend auf, gefolgt von einer scheinbaren Heilung. Mit der Zeit bildet sich jedoch Narbengewebe an den befallenen Stellen, was zu einer endgültigen Zerstörung des Nervengewebes führt.

Symptome

Frühsymptome sind:

1. Junge Erwachsene im Alter von 20 bis 40 Jahren sind am häufigsten befallen.
2. Eine Schwäche in einem oder beiden Beinen ist ein häufiges Frühsymptom. Gleichzeitig kommt es manchmal zu einem Taubheitsgefühl, zu Kribbeln und anderen Sensibilitätsstörungen in den Extremitäten. Diese Symptome sind unterschiedlich ausgeprägt und können nach vielen Jahren völlig verschwinden.
3. Augensymptome. Im Frühstadium ist oft der Nervus opticus mitbetroffen. Dies kann vorübergehend zu einer verminderten Sehschärfe oder sogar zu einem totalen Sehverlust in einem oder beiden Augen führen. Häufig ist auch das Auftreten von Doppelbildern. Bei manchen Patienten entwickelt sich ein Nystagmus (schnelle ruckartige Bewegungen der Augen).
4. Eine Unsicherheit bei bewußten Armbewegungen, z. B. wenn der Patient eine Tasse halten will, wird oft beobachtet.

Im Laufe der Zeit treten weitere Symptome auf. Die Phasen der Erholung werden seltener, die Funktionseinschränkungen nehmen immer mehr zu.

1. Die Beine werden steifer, der Gang wird unsicher, so daß das Gehen schwierig oder sogar unmöglich wird.
2. Die vorhandene Unsicherheit bei Armbewegungen wird ausgeprägter. Die Bewegungen werden unkoordiniert.
3. Der Nystagmus bleibt dauernd bestehen. Die Sehkraft nimmt in einem oder beiden Augen ab.
4. Die Sprache wird verwaschen.

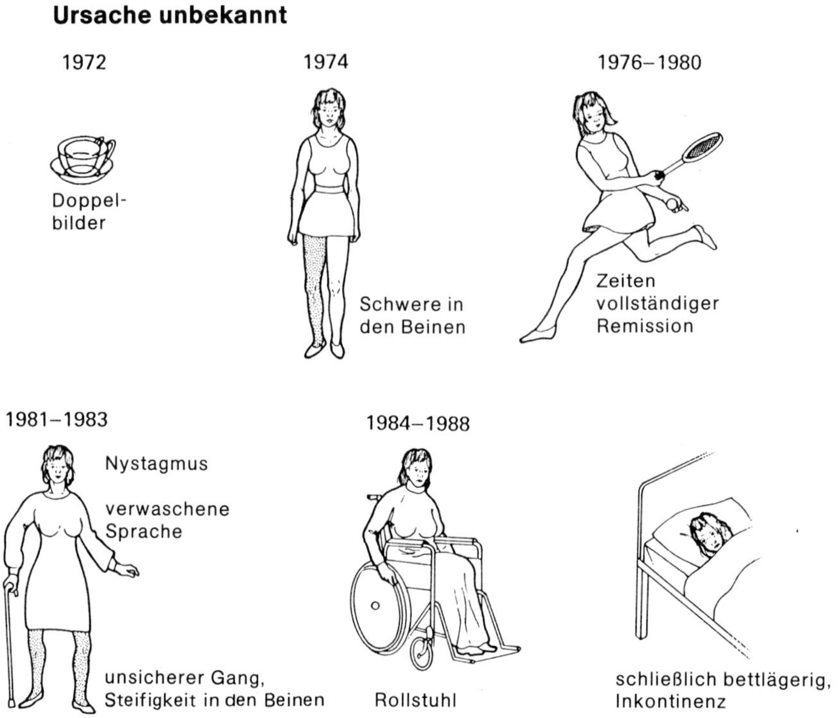

Abb. 9.29 Multiple Sklerose

5. Es treten Störungen der Blasenfunktion mit einem Verlust der Blasenkontrolle und manchmal mit einer Entleerungsstörung auf.
6. Psychische Veränderungen werden offensichtlich. Manchmal handelt es sich um eine unangebrachte übertriebene Heiterkeit (Euphorie), häufiger jedoch um starke Stimmungsschwankungen mit zeitweisen verständlichen Depressionen.
7. In den Spätstadien der multiplen Sklerose wird der Patient meist bettlägerig oder rollstuhlabhängig und leidet an einer Harn- und Stuhlinkontinenz.

Die **Diagnose** der multiplen Sklerose wird meist aufgrund der klinischen Symptome gestellt. Die Kernspintomographie und Liquoruntersuchung helfen bei der Diagnosestellung.

Da viele Patienten nach dem ersten Auftreten der Symptome jahrelang beschwerdefrei bleiben können, sollte die **Prognose** nicht zu negativ gestellt werden, auch wenn einige Fälle einen rasch fortschreitenden Verlauf nehmen (Abb. 9.29).

Therapie

- In den Frühstadien sollte beim Auftreten von Symptomen Bettruhe verordnet werden. Die Erfahrung hat gezeigt, daß körperliche Anstrengungen die Symptome verlängern und die Erholung verzögern.
- Kortikosteroide (s. S. 338 ff) oder ACTH sind zur Erleichterung der Beschwerden in einer akuten Phase hilfreich, da sie die Entzündung in den befallenen Gebieten des Zentralnervensystems bekämpfen.
- Manche Autoren meinen, daß die Ernährung bei der multiplen Sklerose eine Rolle spielt. Hierfür gibt es jedoch keine Beweise.
- Wenn die Beine steif werden, können manchmal Medikamente wie Baclofen oder Diazepam (Valium®) hilfreich sein.
- Krankengymnastik hilft dem Patienten, die noch verbleibenden Funktionsmöglichkeiten zu nutzen. Das Training der Arm- und Rückenmuskulatur kann es z. B. einem Patienten mit spastischen Beinen ermöglichen, sich aus dem Bett in den Rollstuhl zu bewegen.

- Das Anbringen von Rampen und Geländern zu Hause kann hilfreich sein, damit sich der Patient besser bewegen kann. Gehhilfen und spezielles Eßgerät sind oft unumgänglich.
- Harndrang und der Verlust der Blasenkontrolle können mit Medikamenten und einer regelmäßigen Selbst-Katheterisierung erleichtert werden. Gelegentlich ist ein Dauerkatheter nicht zu vermeiden.

9.16 Bewegungsstörungen

9.16.1 Parkinsonsche Erkrankung (Paralysis agitans)

Die Paralysis agitans wurde 1817 erstmals von *J. P. Parkinson* beschrieben. Es handelt sich um eine degenerative Erkrankung der Neurone in der Substantia nigra (Teil der Basalganglien) des Gehirns. Die Folge ist ein Mangel an **Dopamin**, einem Neurotransmitter.

Die Erkrankung tritt meistens im höheren Alter auf und kann zu einer erheblichen Behinderung führen. Ein ähnlicher Zustand kann nach der Einnahme verschiedener Medikamente, insbesondere aus der Gruppe der Psychopharmaka wie Chlorpromazin oder Haloperidol, auftreten. Wenn die Erkrankung durch Medikamente ausgelöst ist, verschwinden die Symptome, sobald das auslösende Medikament abgesetzt wird.

Symptome

1. **Rigor**: Es besteht eine charakteristische Steifigkeit im Erscheinungsbild und in den Bewegungen des Patienten (Abb. 9.30). Das Gesicht wirkt maskenhaft und verrät kaum eine innere Bewegung. Der Patient geht mit kleinen schlurfenden Schritten, die Arme sind an den Körper gepreßt und bewegen sich beim Gehen nicht mit.
2. **Tremor**: Das Zittern ist fast immer vorhanden und am stärksten in den Händen im Ruhestand ausgeprägt. Eine ständige rollende Bewegung der Finger und des Daumens („Pillendrehen") ist typisch. In manchen Fällen tritt der Tremor auch an den Armen und am Kopf auf.
3. Die **Sprache** wird undeutlich, weich und eintönig. Der Schluckakt kann eingeschränkt sein, was zu Speichelausfluß aus dem Mund führt.

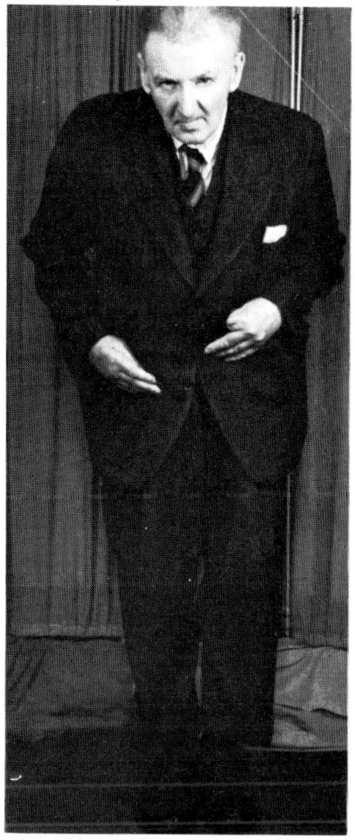

Abb. 9.30 Parkinsonsche Erkrankung. Die starre Haltung des Patienten, die starre Mimik und die Fingerstellung sind charakteristisch für die Erkrankung

Diagnostik

Die Diagnose wird meist klinisch aufgrund des typischen Erscheinungsbildes des Ganges und des Tremors gestellt.

Therapie

- Heute sind mehrere Präparate auf dem Markt, die den Rigor und den Tremor deutlich bessern:

1. L-Dopa (Levodopa) bildet Dopamin im Gehirn und führt bei der Mehrzahl der Patienten zu einer deutlichen Verbesserung des Gehens und des Tremors. Es wird in Kombination mit Carbidopa verabreicht, das die Nebenwirkungen von L-Dopa im Körper herabsetzt, ohne die Wirkung im Gehirn zu mindern.
2. Anticholinergische Medikamente reduzieren den Tremor und den Rigor. Bei schwer behinderten jüngeren Patienten, bei denen die Erkrankung nur auf einer Seite besteht und die nicht auf eine medikamentöse Therapie ansprechen, kann ein neurochirurgischer Eingriff erwogen werden, der manchmal die Steifigkeit und den Tremor deutlich bessern kann.

Postenzephalitischer Parkinsonismus

Das Bild der Paralysis agitans wird gelegentlich mit einigen Abweichungen bei jüngeren Patienten beobachtet. In diesen Fällen handelt es sich um eine Spätkomplikation (oft nach vielen Jahren) einer **Encephalitis lethargica**, der sog. Europäischen Schlafkrankheit. Die Erkrankung, die heute selten ist, trat um 1920 epidemisch auf.

9.16.2 Chorea

Chorea ist eine Erkrankung, die durch unregelmäßige, ziellose Bewegungen charakterisiert wird.

Sie wird beim rheumatischen Fieber beobachtet. Die betroffenen Kinder können später Zeichen einer rheumatischen Herzerkrankung entwickeln. Diese Form der Chorea kommt bei Erwachsenen selten vor, eine Ausnahme stellen schwangere Frauen dar.

Die erbliche Form der Chorea (**Chorea Huntington**), tritt in der Regel im Erwachsenenalter auf und führt zu einer fortschreitenden Degeneration des Gehirns.

Symptome

1. Die Krankheit äußert sich durch plötzlich einsetzende, ausfahrende Bewegungen im Gesicht, in den Armen und Beinen. Die Patienten scheinen dauernd zu zappeln und Grimassen zu schneiden und lassen leicht Gegenstände, die sie gerade in den Händen halten, fallen.
2. Aufgrund der unwillkürlichen Bewegungen besteht eine allgemeine Ungeschicklichkeit.
3. Die Patienten sind oft nervös und gefühlslabil.
4. Bei Kindern können Hinweise auf eine akute rheumatische Herzerkrankung vorhanden sein, z. B. ein schneller und unregelmäßiger Puls.
5. Wenn die Chorea während einer Schwangerschaft auftritt, kann sie einen besonders schweren Verlauf mit sehr heftigen Bewegungen nehmen. Es kann sich auch ein manieähnlicher Verwirrtheitszustand einstellen.

Therapie/Pflege

- Das **Kind** muß wie beim akuten rheumatischen Fieber Bettruhe einhalten. Da diese Patienten meist nervös und unruhig sind, erfordert die Pflege sehr viel Geduld und Geschick.
- Die Kleidung sollte leicht, aber warm sein. Da die Kinder während der heftigen Bewegungen ihre Kleider oft abwerfen, sind einteilige Schlafanzüge und Bettschuhe nützlich.
- Unzerbrechliches Eßgeschirr muß verwendet werden, da es bei den ausfahrenden Bewegungen leicht herunterfallen kann.
- Bislang gibt es keine spezifische Behandlung. Wenn die choreatischen Bewegungen ausgeprägt sind, können Sedativa günstig wirken.
- Die Erholungszeit dauert wie beim akuten rheumatischen Fieber lange. Geeignete Spiele helfen dem Kind, koordinierte Bewegungen zu üben.
- Bei der erblichen Form der **Chorea des Erwachsenen** besteht die Therapie aus Medikamenten (z. B. Tiaprid).

Die Pflege richtet sich nach der zunehmenden körperlichen und auch geistigen Behinderung des Patienten.

9.17 Erkrankungen der Motoneurone

Die Ursache der langsam fortschreitenden Degeneration der (motorischen) Vorderhornzellen und der Pyramidenbahn in der grauen Substanz des Rückenmarks ist unbekannt. Sie führt zu einem ausgeprägten Muskelschwund (Muskelatrophie) und zu Lähmungen der betroffenen Gliedmaßen. Die Erkrankung kommt in der Regel bei Erwachsenen vor und beginnt häufig in den Vorderhornzellen, die die Muskeln der Hände versorgen. Die atrophischen Muskeln zeigen typische Drehbewegungen bzw. ein Zittern, das als Faszikulationen bezeichnet wird. Wenn die Pyramidenbahn betroffen ist, kommt es zu einer spastischen (steifen) Lähmung, meist der Beine. Charakteristisch für diese Erkrankung ist, daß sich keine nennenswerten sensiblen Empfindungsstörungen entwickeln.

Die Todesursache beruht meist auf Atem- und Schluckschwierigkeiten, die nur symptomatisch behandelt werden können.

9.18 Erkrankungen des Zentralnervensystems bei Kindern

9.18.1 Geburtsverletzungen

9.18.1.1 Fazialislähmung

Eine Lähmung des siebten Hirnnerven (Nervus facialis) ist meist die Folge einer Zangenentbindung. Sie bildet sich in der Regel vollständig zurück.

9.18.1.2 Lähmungen des Armplexus

Im Plexus brachialis verlaufen die wichtigsten Nerven, die die oberen Gliedmaßen versorgen. Bei schwierigen Geburten kann der Armplexus geschädigt werden.

Man unterscheidet zwei Formen:

1. Bei der **Erbschen Lähmung** sind vor allem die Muskeln des Schultergürtels gelähmt. Die obere Gliedmaße zeigt eine charakteristische Haltung: Die Handinnenfläche wird nach rückwärts und auswärts gedreht.
2. Bei der **Klumpkeschen Lähmung** sind hauptsächlich die Hand und der Unterarm betroffen. Diese Lähmung führt zu einer ausgeprägten Muskelatrophie und der typischen Krallenhand.

Therapie

- Die Therapie besteht aus leichten Schienen zur Entlastung der betroffenen Muskeln.
- Frühzeitige Massagen sind wichtig. Das Kind sollte zu aktiven Bewegungen ermuntert werden.
- Wenn innerhalb von 3–6 Monaten keine Besserung zu verzeichnen ist, sind operative Eingriffe notwendig.

9.18.1.3 Hirnblutung

Bei einer schweren Geburt, z. B. als Folge ungünstiger Größenverhältnisse (großes Kind oder zu kleines Becken) oder nach schwierigen Zangenentbindungen, kann eine Hirnverletzung zu einer Hirnblutung führen, die oft tödlich endet. In manchen Fällen reißen die Hirnhäute ein, und es bilden sich Verklebungen, die den Liquorfluß behindern können. Dies führt zur Entwicklung eines **Hydrozephalus** (Wasserkopf), der im Säuglingsalter eine groteske Größenzunahme des Schädels bewirken kann.

Schwere Geburtsverletzungen können auch Lähmungen, z. B. eine Hemiplegie, zur Folge haben und für die Entwicklung von epileptischen Anfällen und für eine geistige Behinderung verantwortlich sein.

9.18.2 Spastische Lähmungen bei Kindern

Wenn sich das Gehirn während der Fetalzeit nicht regelrecht entwickelt, können Kinder mit verschiedenartigen Lähmungen geboren werden.

Eine Schädigung der Hirnrinde betrifft auch die zentralen motorischen Neurone und führt zu einer spastischen Diplegie (Lähmung in beiden Körperseiten), die als **Littlesche Krankheit** bezeichnet wird. Die Beine sind so steif und spastisch, daß das Kind dauernd die Beine kreuzt und Schwierigkeiten beim Gehen hat (Scherengang) (Abb. 9.31).

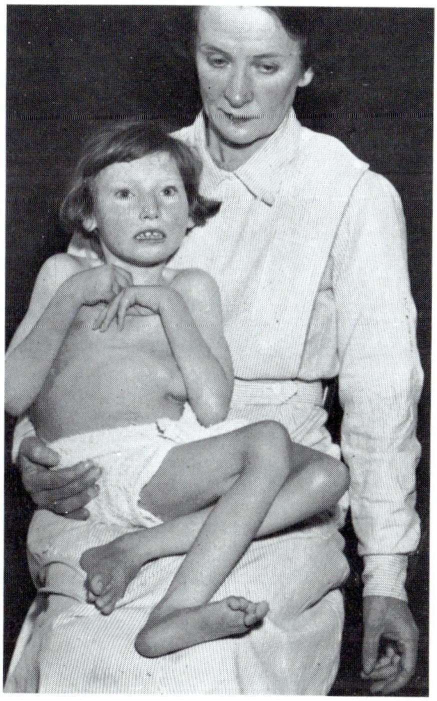

Abb. 9.31 Spastische Lähmung mit charakteristischer Stellung der Gliedmaßen. Das Kind war geistig behindert und litt an Krampfanfällen

Eine Schädigung der tieferliegenden Hirnzentren kann zu unwillkürlichen ausfahrenden Bewegungen (Athetose-Typ) führen, während eine Beteiligung des Kleinhirns einen unsicheren Gang und Gleichgewichtsstörungen (Ataxie-Typ) auslöst.

Schwerbehinderte Kinder weisen eine Kombination dieser Behinderungen auf sowie eine verzögerte geistige Entwicklung und eine Neigung zu Krampfanfällen. Es muß jedoch betont werden, daß viele spastisch gelähmte Kinder intelligent und bildungsfähig sind und bei einer entsprechenden Schulung durchaus in der Lage sein können, ein eigenverantwortliches Leben zu führen!

In Großbritannien werden jedes Jahr etwa 1000 Säuglinge mit spastischen Lähmungen geboren. Die Betroffenen benötigen vielfältige Hilfe, um die vorhandenen Fähigkeiten zu entwickeln.

9.18.3 Hydrozephalus

Eine Behinderung der Liquorzirkulation führt zu einer Erweiterung der Hirnhöhlen. Bei Kindern kommt eine Zunahme des Schädelumfangs hinzu.

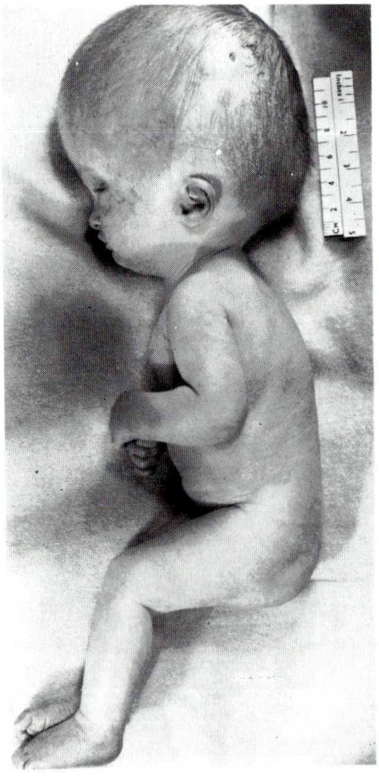

Abb. 9.32 Hydrozephalus

Der abnorm große Kopf eines Säuglings oder Kindes mit einem Hydrozephalus („Wasserkopf") fällt deshalb sofort auf. Der Kopf ist kugelförmig abgerundet. Die Stirn überwölbt die Augen (Abb. 9.32). Bei der Überwachung dieser Kinder muß der Kopfumfang regelmäßig gemessen werden.

Ursachen

1. **Angeboren**. Wenn das Gehirn sich nicht regelrecht entwickelt, kann ein Hydrozephalus entstehen. Häufig sind gleichzeitig andere Mißbildungen, z. B. eine Hasenscharte, eine Gaumenspalte oder eine Spina bifida vorhanden.
2. **Geburtsverletzungen**. Eine Hirnblutung ist ebenfalls eine häufige Ursache des Hydrozephalus. Sie kann die Folge einer schwierigen Geburt, insbesondere einer Zangenentbindung, sein.
3. **Meningitis**. Verwachsungen zwischen den Hirnhäuten nach einer Meningitis können die Liquorzirkulation blockieren und einen Hydrozephalus zur Folge haben.
4. **Hirntumoren**. Auch Hirntumoren behindern im Endstadium oft den Liquorfluß und führen zu einem Hydrozephalus.

Wie bei vielen anderen Hirnerkrankungen der frühen Kindheit kommt es auch beim Hydrozephalus meist zu Krampfanfällen. Die geistige Entwicklung kann verzögert sein.

Therapie

- Wenn die Liquorzirkulation blockiert ist, kann ein chirurgischer Eingriff notwendig werden. Durch das Einlegen eines Plastikrohres mit einer Einwegklappe kann der Liquor aus den erweiterten Hirnhöhlen in die Bauchhöhle abgeleitet werden. Dadurch läßt sich der erhöhte Hirndruck senken. Diese Shunt-Operation hat die Prognose der Erkrankung sehr verbessert. Gelegentlich kommt es zu Störungen der Shuntfunktion. Dann nehmen der Kopfumfang und die Symptome des erhöhten Hirndrucks zu.

9.18.4 Geistige Behinderungen

Hier sollen nur die häufigeren Formen vorgestellt werden. Bei leichteren Störungen kann eine ärztliche Behandlung oder eine spezielle Schulung manchmal gute Resultate erzielen. Dagegen können sehr schwer geschädigte Patienten nie ein unabhängiges Leben führen.

1. Wenn die normale Entwicklung des Zentralnervensystems in der Fetalzeit gestört wird, kann eine geistige Behinderung entstehen. In der Regel sind zusätzlich körperliche Anomalien, wie ein abnorm kleiner Schädel (Mikrozephalie), ein Hydrozephalus oder Lähmungen, z. B. eine spastische Diplegie (Littlesche Krankheit) vorhanden. Geburtsverletzungen können zu Hirnblutungen und dadurch zu geistigen und körperlichen Defekten führen.
2. Die **Phenylketonurie** ist eine seltene erbliche Erkrankung. Das Kind ist von Geburt an auffällig, es erbricht häufig und entwickelt Krampfanfälle. Die Diagnose wird durch Urin- und Blutuntersuchungen bestätigt. Eine Störung der geistigen Entwicklung kann bei einer Reihe von Krankheiten auftreten. Die geistige Behinderung kann vermieden werden, wenn die Erkrankung früh genug diagnostiziert und behandelt wird.

   Der vererbte Defekt kommt durch ein fehlendes Enzym zustande, das normalerweise Phenylalanin in ein unschädliches Protein umwandelt. Phenylalanin ist in Milch vorhanden. Bei dieser Erkrankung häuft es sich im Blut an und führt so zu einer Hirnschädigung. Das fehlende Enzym kann nicht von außen zugeführt werden, so daß das Baby mit einer künstlich hergestellten Milch, die kein Phenylalanin enthält, ernährt werden muß. Wenn dies geschieht, bevor Hirnschäden aufgetreten sind, kann sich das Kind normal entwickeln.

   Die Diagnose wird durch eine Screening-Untersuchung des Urins (**Guthrie-Test**) gestellt. Auch der Behandlungserfolg kann mit diesem Test kontrolliert werden.
3. Der **Morbus Down** ist die Folge eines Chromosomendefekts (**Trisomie 21**) zur Zeit der Befruchtung (s. S. 11). Diese relativ häufige Erkrankung bedeutet eine große Belastung für das Familienleben. Die charakteristischen Symptome können schon bei der Geburt festgestellt werden: Die Lidspalten sind schmal,

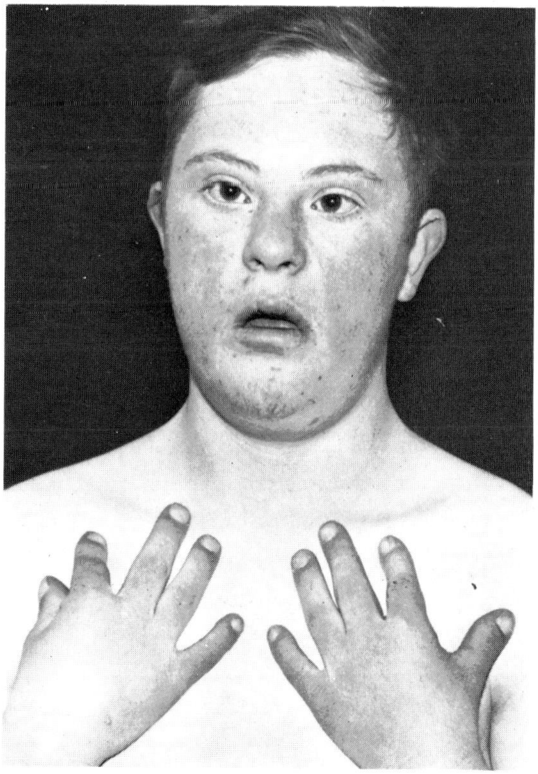

Abb. 9.33 Morbus Down mit dem charakteristischen Aussehen und der typischen Handform

die Augenstellung ist schräg und am inneren Augenwinkel sieht man eine zusätzliche Falte (Epikanthus). Die Zunge ist dick und gefurcht, der Nasensattel ist eingefallen. Die Hände sind breit und weisen eine einzelne quer verlaufende Furche auf der Innenfläche auf. Häufig besteht ein angeborener Herzfehler. Die geistige Entwicklung ist meist schwer gestört (Abb. 9.33).

4. Der **Kretinismus** ist die Folge einer Unterfunktion der Schilddrüse, die im Säuglingsalter nicht diagnostiziert und behandelt wird. Sie führt zu einer Wachstumsverlangsamung und einer geistigen Behinderung (s. S. 332).

Viele geistig Behinderte leiden auch an Krampfanfällen, insbesondere wenn zusätzlich körperliche Schäden vorliegen.

Schwere Fälle müssen in Heimen untergebracht werden. Leichtere Fälle können jedoch durch eine besondere Schulung gefördert werden und manchmal später sogar ein weitgehend selbständiges Leben führen.

10 Erkrankungen des Blutes

10.1 Physiologie

Ein Erwachsener hat ein Blutvolumen von ungefähr 5 Litern. Abgenommenes Blut, das an der Gerinnung gehindert wird, trennt sich in zwei Bestandteile: Plasma und Zellen (Blutkörperchen).

10.1.1 Blutplasma

Das Blutplasma ist eine klare gelbliche Flüssigkeit. Sie enthält in gelöster Form viele wichtige Substanzen, die aus unserer Nahrung, aus der Leber und aus anderen Organen stammen. Diese werden in die verschiedenen Körperteile transportiert. Das Plasma enthält u. a. folgende Substanzen:

1. Die **Plasmaproteine Albumin** und **Globulin**. Diese Proteine sind z. B. für den kolloidosmotischen Druck verantwortlich. Sie nehmen in Krankheits- oder Hungerzeiten ab.
2. **Prothrombin** und **Fibrinogen** spielen bei der Blutgerinnung eine essentielle Rolle und verhindern einen übermäßigen Blutverlust bei Verletzungen.
3. **Elektrolyte**. Natriumchlorid (Kochsalz) und Natriumbikarbonat sind die wichtigsten Elektrolyte im Plasma, das außerdem Kalium, Kalzium, Jod, Fluor und Eisen enthält.
4. **Nährstoffe** wie Glukose, Aminosäuren und Fettsäuren.
5. **Vitamine** und **Medikamente**, die aus dem Darm resorbiert werden.
6. **Hormone**, die von endokrinen Drüsen produziert werden.
7. **Abfallprodukte** des Stoffwechsels wie Harnstoff und Kreatinin, die zur Ausscheidung in die Nieren transportiert werden.

10.1.2 Blutzellen (Blutkörperchen)

Es gibt drei Zelltypen im Blut: rote Blutkörperchen (Erythrozyten), weiße Blutkörperchen (Leukozyten) und Blutplättchen (Thrombozyten) (Abb. 10.1).

1. **Erythrozyten** sind flache Zellen, die Hämoglobin enthalten. Hämoglobin ist ein Farbstoff, der aus Protein und Eisen besteht. Wenn sich Hämoglobin mit Sauerstoff verbindet, wird es hellrot und gibt dem Blut seine gewohnte rote Farbe. Besteht dagegen ein Mangel an Sauerstoff, ist das Hämoglobin bläulich (venöses Blut).

   Die Hauptaufgabe der Erythrozyten besteht darin, in den Alveolen Sauerstoff aus der Atemluft aufzunehmen und diesen Sauerstoff zu allen Körpergeweben zu transportieren. Das Abfallprodukt Kohlendioxid aus den Geweben wird von den roten Blutkörperchen im Austausch gegen Sauerstoff aufgenommen und über die Lungen ausgeatmet. Die Erythrozyten bringen also frischen Sauerstoff in alle Körperregionen und entsorgen das entstandene Kohlendioxid.
2. **Leukozyten**. Es gibt drei Haupttypen von Leukozyten. Alle sind mit der Infektionsabwehr beschäftigt.
3. **Thrombozyten** sind kleine runde Plättchen, die sich zusammenklumpen können. Bei einer Schädigung der Wand eines Blutgefäßes bilden die Blutplättchen einen Pfropf, um das Leck zu verschließen. Aus den Thrombozyten stammt auch eine Substanz, das Thromboplastin, die für die Blutgerinnung wichtig ist.

10.1.3 Normale Blutbildung

10.1.3.1 Erythrozyten

Die Erythrozyten werden im Knochenmark, das bei Erwachsenen in den flachen Knochen wie Brustbein (Sternum), in den Schädelknochen und in den Enden der langen Röhrenknochen lokalisiert ist, gebildet. Im Knochenmark kommen die verschiedenen Entwicklungsstadien der roten Blutkörperchen gleichzeitig vor, von den frühen unreifen Zellen bis zu vollständig entwickelten reifen Erythrozyten, die man auch im peripheren Blut findet. Normalerweise gelangen nur die reifen Erythrozyten in die Blutbahn, während alle unreifen Zellen im Knochenmark verbleiben. Bei

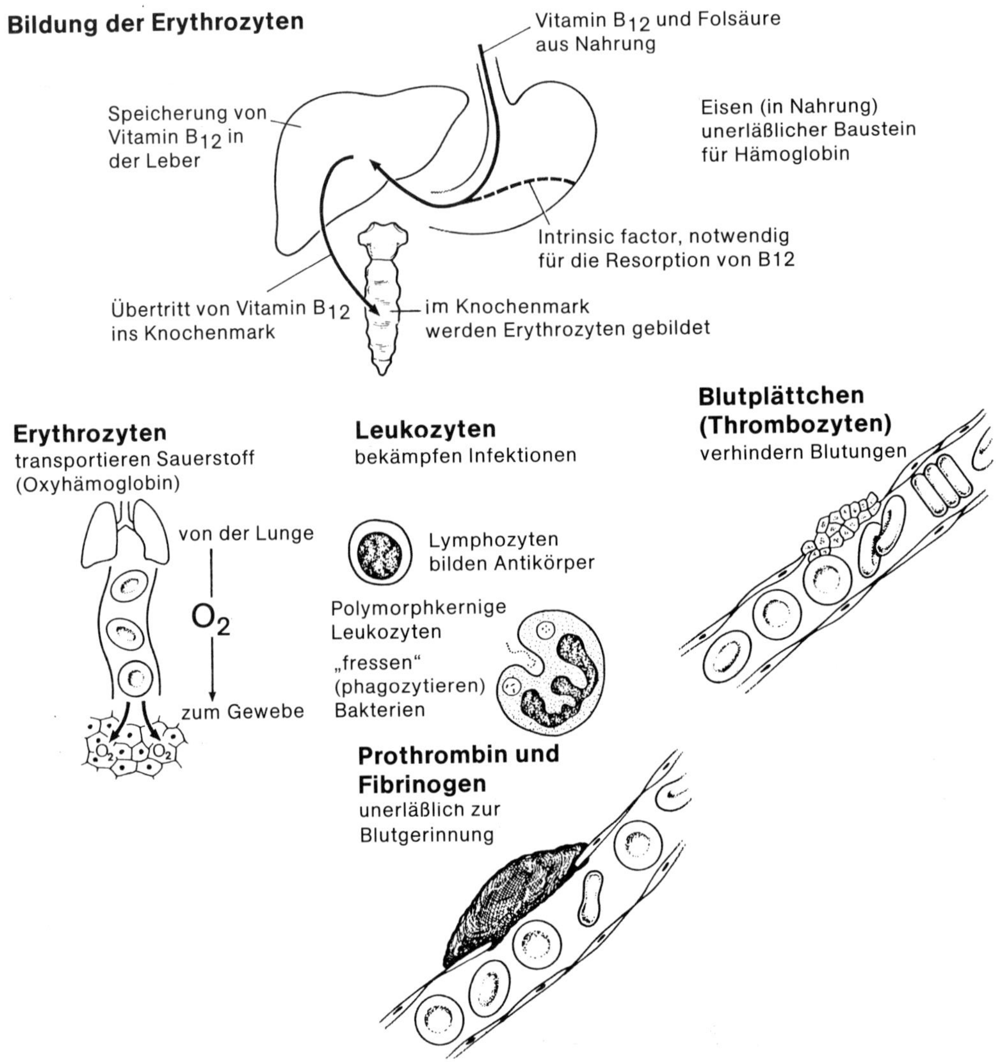

Abb. 10.1 Bildung und Aufgaben der verschiedenen Blutbestandteile

bestimmten Erkrankungen gelangen jedoch auch die unreifen roten Blutkörperchen in den Kreislauf und können dann in einem Blutausstrich nachgewiesen werden.

Faktoren, die zur Bildung von Erythrozyten notwendig sind

Damit genügend reife Erythrozyten hergestellt werden können, sind verschiedene Faktoren notwendig:

1. **Vitamin B_{12}** (Cyanocobalamin). Dieses Vitamin ist in verschiedenen Nahrungsmitteln, z. B. in Leber, Fleisch, Milch, Eiern und Käse, vorhanden.
2. Der **Intrinsic factor**. Dieses Protein wird normalerweise von Magenwandzellen gebildet. Der Intrinsic factor ist für die Resorption von Vitamin B_{12} notwendig. Er fehlt bei einer schweren Gastritis.

Das resorbierbare Vitamin B_{12} wird in der Leber gespeichert und nach Bedarf freigesetzt. Vitamin B_{12} ist für die Bildung einer ausreichenden Menge an vollständig ausgereiften Erythrozyten notwendig. Wenn Vitamin B_{12}

fehlt, werden zu wenig und dazu noch unreife Erythrozyten produziert. Die roten Blutkörperchen sind etwas größer als normal (Makrozyten) und viele enthalten einen Zellkern (Megaloblasten).

3. **Folsäure** gehört zum Vitamin B_{12}-Komplex. Ihre Wirkung ist der des Vitamin B_{12} sehr ähnlich, d. h. Folsäure ist für die Bildung einer ausreichenden Anzahl ausgereifter roter Blutzellen notwendig. Bei einem Folsäuremangel oder bei einem erhöhten Bedarf, z. B. in der Schwangerschaft, kann sich ebenfalls eine makrozytäre Anämie entwickeln.

10.1.3.2 Hämoglobin

Hämoglobin ist der wichtigste Bestandteil der Erythrozyten, da es den Sauerstoff bindet, der in den Erythrozyten transportiert wird.

Hämoglobin enthält Eisen. Bei einem Eisenmangel ist der Hämoglobingehalt in den roten Blutzellen reduziert. Ein Eisenmangel ist eine häufige Ursache einer Anämie. Er kann auf verschiedene Weise zustande kommen:

1. durch einen unzureichenden Eisengehalt in der Nahrung. Die Nahrung von Säuglingen besteht z. B. hauptsächlich aus Milch, die nur wenig Eisen enthält. Deshalb leiden Kinder im ersten Lebensjahr häufig an einer Eisenmangelanämie.
2. Erkrankungen des Magens und des Darms können die regelrechte Resorption von Eisen aus dem Verdauungstrakt verhindern und so zu einer Anämie führen.
3. durch einen chronischen Blutverlust (d. h. chronischen Eisenverlust).
4. bei Menschen, die wenig Eisen resorbieren – der häufigste Typ.

10.1.3.3 Leukozyten

Es gibt drei Haupttypen von weißen Blutkörperchen im Blut:

1. die polymorphkernigen Leukozyten oder Granulozyten (so genannt, weil sie körnige Einschlüsse aufweisen). Sie werden in neutrophile, eosinophile und basophile Granulozyten eingeteilt.
2. Lymphozyten.
3. Monozyten.

Die polymorphkernigen Leukozyten und die Monozyten werden (wie die Erythrozyten) im Knochenmark gebildet, während die Lymphozyten im lymphatischen System, z. B. in der Milz und in den Lymphknoten, ausreifen.

Die Hauptfunktion der weißen Blutkörperchen ist die Infektabwehr.

Granulozyten und Monozyten bewegen sich zum Infektionsherd hin, können die Bakterien umschließen und aufnehmen (Phagozytose).

Die Lymphozyten wirken auf zwei verschiedene Weisen: B-Lymphozyten produzieren Antikörper gegen bakterielle Toxine, und T-Lymphozyten zerstören fremde Zellen durch direkten Kontakt. Die T-Lymphozyten werden entsprechend ihrer Hauptfunktion in T4-(Helfer)-Zellen und T8-Zellen (s. S. 73 f) eingeteilt.

Die normale Leukozytenzahl liegt zwischen 5000 und 10 000/mm^3 bei Erwachsenen. Die polymorphkernigen Leukozyten machen 65 % aus, die Lymphozyten 30 % und die Monozyten 5 %. Bei den meisten bakteriellen Infektionen steigt die Leukozytenzahl an, manchmal auf mehr als 20 000. Dieser Befund wird als **Leukozytose** bezeichnet. Er zeigt, daß der Körper auf die Infektion reagiert.

Eine Verminderung der Leukozyten heißt Leukopenie. Sie kommt bei bestimmten Infektionen wie Typhus oder Tuberkulose, vermutlich durch eine toxische Wirkung auf das Knochenmark, vor. Wenn die Granulozyten sehr stark reduziert sind oder vollständig fehlen, spricht man von einer **Agranulozytose**. Diese ist in der Regel die Folge eines toxischen Effekts.

10.1.3.4 Thrombozyten

siehe Kapitel 10.5 (S. 262).

10.1.4 Das normale Blutbild

Das normale Blutbild eines Erwachsenen zeigt folgende Befunde:

Erythrozyten: 5 Millionen/mm^3 Hämoglobin: 10,5 bis 14,5 g/100 ml Blut (%). Leukozyten: 5000 bis 10 000/mm^3. Thrombozyten: 150 000 bis 400 000/mm^3 (Abb. 10.2).

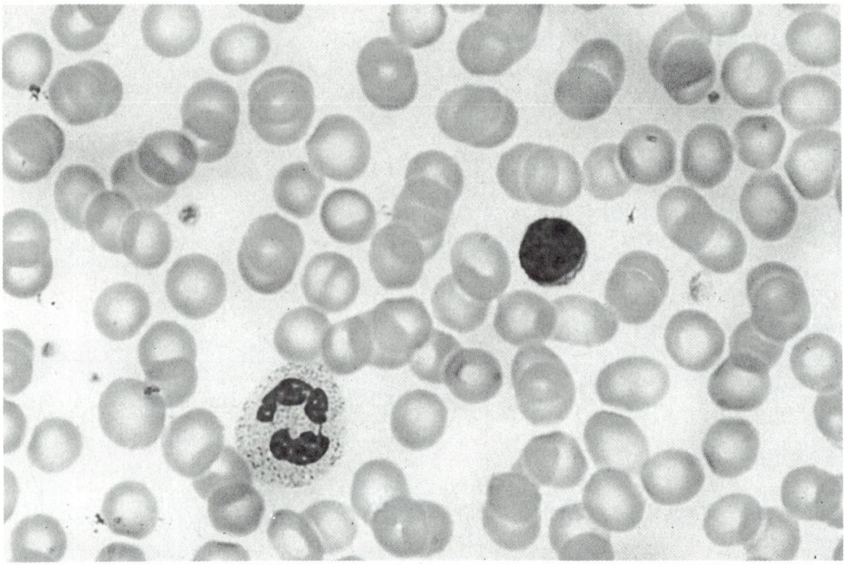

Abb. 10.2 Blutbild mit normalen Erythrozyten, polymorphkernigen Leukozyten und einem Lymphozyten

10.1.5 Blutsenkungsgeschwindigkeit (BSG)

Dem Patienten wird Venenblut abgenommen und sofort mit Natriumzitrat vermischt. Dieses Zitratblut wird dann in eine dünne Glaskanüle mit einer Millimeterskala bis zur Nullmarke aufgezogen. Das Röhrchen muß in einem speziellen Gestell senkrecht stehen. Mit der Zeit sinken die Blutzellen langsam nach unten, darüber bleibt das klare Plasma stehen. Am Ende der ersten Stunde wird die Höhe des klaren Plasmas an der Skala abgelesen. Der Betrag (in mm) entspricht der Blutsenkungsgeschwindigkeit (BSG) in der ersten Stunde. Bei gesunden Menschen sinken die Blutzellen sehr langsam, so daß die BSG in der Regel weniger als 10 mm pro Stunde beträgt.

Bei verschiedenen Erkrankungen setzen sich die Blutkörperchen schneller ab. So kann z. B. beim rheumatischen Fieber eine BSG von 40 mm in der ersten Stunde gemessen werden. Wenn sich der Zustand des Patienten bessert, normalisiert sich die BSG in der Regel. Somit ist die BSG ein wertvoller Hinweis auf eine Entzündung und auch ein guter Marker für die Verlaufskontrolle.

10.1.6 C-reaktives Protein (CRP)

Das C-reaktive Protein wird in der Akutphase einer Erkrankung produziert (Akute-Phase-Protein). Es ersetzt allmählich die BSG als Indikator für eine Erkrankung und für die Verlaufsbeurteilung. Das C-reaktive Protein kann in der gleichen Blutprobe, in der Harnstoff und die Elektrolyte bestimmt werden, gemessen werden. Das Protein wird in der Leber hergestellt und steigt im Blut innerhalb von 6 Stunden nach einem akuten Ereignis an. Der Blutspiegel ist erhöht bei Fieber, bei allen entzündlichen Erkrankungen und bei Verletzungen. Er zeigt eine engere Korrelation mit dem klinischen Zustand des Patienten und wird, anders als die BSG, vom Hämoglobingehalt des Blutes nicht beeinflußt. Das normale CRP im Blut liegt bei unter 10 mg/l. Im Krankheitsfall kann es auf über 200 mg/l ansteigen.

Erkrankungen der Erythrozyten

10.2 Anämien

Die Anämie (Blutarmut) ist definiert als eine Verminderung der Zahl und/oder des Hämoglobingehalts der Erythrozyten unter die für das Alter und Geschlecht eines Menschen normale Norm.

Eine Anämie kann durch ganz verschiedene Ursachen entstehen. Die Diagnosestellung gelingt meist durch die mikroskopische Untersuchung eines gefärbten Blutausstrichs (Blutbild).

Tab. 10.1

Anämie-Typ	Erythrozytenzahl	Erythrozytengröße	Hämoglobingehalt der Erythrozyten	Ursache
hyperchrom makrozytär	vermindert	größer als normal (makrozytär)	erhöht (hyperchrom)	Vitamin B_{12}- oder Folsäuremangel
hypochrom (mikrozytär)	kann normal sein	kleiner als normal (mikrozytär)	stark vermindert (hypochrom)	Eisenmangel
normochrom	vermindert	normal (normozytär)	normal	akuter Blutverlust

Wenn die roten Zellen klein (mikrozytär) und weniger farbintensiv (hypochrom) sind, ist die Anämie am ehesten die Folge eines Eisenmangels. Wenn die Anämie durch einen Mangel an Vitamin B_{12} oder Folsäure verursacht wird, sind die Erythrozyten zahlenmäßig vermindert, aber größer als normal (makrozytär) und enthalten viel Hämoglobin (hyperchrom) (s. Tabelle 10.1). Die Bestimmung der Anzahl, der Größe und des Hämoglobingehalts der Erythrozyten liefert Hinweise auf den Typ der Anämie und ihre vermutliche Ursache. Ungeachtet der Ursache einer Anämie, verursacht der Mangel an verfügbarem Hämoglobin verschiedene Symptome.

Symptome

Viele Symptome einer Anämie lassen sich auf den **Sauerstoffmangel** zurückführen, der durch die verminderte Zahl der roten Zellen und einen verminderten Hämoglobingehalt entsteht. Die Erythrozyten und das Hämoglobin sind für den Transport von Sauerstoff in alle Gewebe und Organe des Körpers lebenswichtig.

1. Eine Blässe der Haut und der Schleimhäute. Dieses Symptom kann besonders gut an den Unterlidern und den Lippen beurteilt werden.
2. Schwäche, Schwindelgefühl und Ohnmachtsanfälle. Bei Frauen kommt es oft zu einer Amenorrhoe, wenn die Anämie sehr stark wird.
3. Erhöhte Herzfrequenz (Tachykardie). Um den Mangel an transportiertem Sauerstoff, der durch die Verminderung der Erythrozyten und des Hämoglobins verursacht ist, auszugleichen, beschleunigt das Herz seine Frequenz. Indem die vorhandenen Erythrozyten vermehrt in Umlauf gebracht werden, kann der Sauerstoffmangel in den Geweben und Organen bis zu einem gewissen Grad ausgeglichen werden.
4. Atemnot und Knöchelödeme. Diese wichtigen Zeichen sieht man in schweren Fällen, wenn das Herz den Sauerstoffmangel nicht mehr kompensieren kann und sich als Folge eine Herzinsuffizienz entwickelt. Wie bei allen Fällen einer Herzinsuffizienz, ist die Dyspnoe das erste Symptom. Sie nimmt bei Anstrengung deutlich zu.
5. Wenn die Anämie schnell einsetzt und schwer ist, treten alle genannten Symptome (Blässe, Schwäche, Ohnmacht und Atemnot) in starker Ausprägung auf. Auch ein Schockzustand ist möglich. Wenn sich jedoch die Anämie eher langsam entwickelt, sind die Symptome oft lange Zeit gering. Sie bestehen dann aus Müdigkeit und Energieverlust.

Einteilung der Anämien

Da die Therapie einer Anämie von ihrer Ursache abhängt, ist eine genaue Diagnose unumgänglich.

Die drei Hauptursachen einer Anämie sind:
1. Blutverlust
2. eine verminderte oder abnorme Blutbildung
3. hämolytische Anämien infolge eines erhöhten Blutabbaus.

10.2.1 Anämien durch Blutverlust

Blutungsanämien (Abb. 10.3) sind im klinischen Alltag am häufigsten anzutreffen. Jeder plötzliche akute Blutverlust führt zu einer Verminderung der Erythrozyten und des Hämoglobins. Je nachdem, wie stark die Blutung ist, kann es mehrere Wochen oder noch länger dauern, bis der Körper diesen Verlust an Erythrozyten und Hämoglobin voll ersetzt hat.

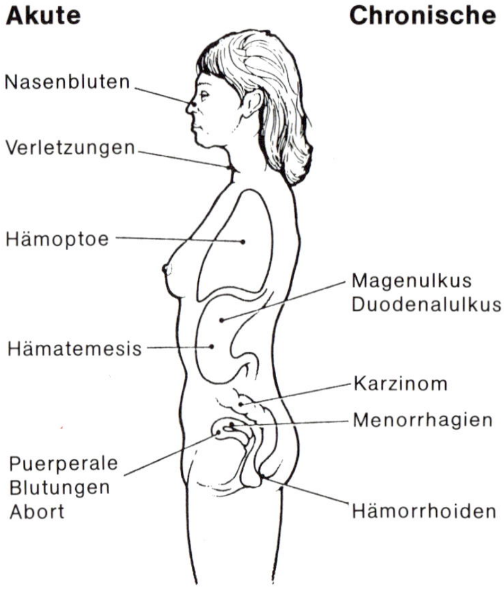

Abb. 10.3 Einige Ursachen der Blutungsanämien

Bei internistischen Erkrankungen wird eine **akute Blutung** am häufigsten in Form einer **Hämatemesis** (Bluterbrechen) bei einem peptischen Ulkus oder als Hämoptoe bei chronischen Lungenerkrankungen (insbesondere Tuberkulose und Bronchialkarzinom) beobachtet. Eine akute Blutung ist auch in geburtshilflichen Abteilungen (z. B. im Anschluß an eine Geburt, eine Fehlgeburt oder einen Schwangerschaftsabbruch) und bei chirurgischen Erkrankungen und Verletzungen häufig. Eine Anämie tritt jedoch nur auf, wenn eine relativ große Blutmenge (normalerweise mehr als ein halber Liter) verlorengeht. In den meisten Fällen eines akuten großen Blutverlustes entwickelt sich ein Schockzustand, der rasch behandelt werden muß. Die genauen Ursachen, die zu den klinischen Symptomen eines Schocks führen, sind noch nicht in allen Einzelheiten bekannt. Sie stehen jedoch mit dem Flüssigkeitsverlust im Kreislauf in Zusammenhang, der zu einem Versagen der peripheren Durchblutung führt. Wenn das Blutvolumen sehr stark abnimmt, fällt der Blutdruck, und wenn der Blutdruck zu stark abfällt, sind auch die lebenswichtigen Zentren betroffen.

Bei schweren akuten Blutungen ist deshalb der sofortige Flüssigkeitsersatz lebensrettend, um das Blutvolumen und den Blutdruck zu erhöhen.

Außerdem muß der Mangel an Erythrozyten und Hämoglobin ersetzt werden, da die Gewebe sonst einen Sauerstoffmangel erleiden. Bluttransfusionen sind bei allen akuten Blutungen notwendig. Wenn der systolische Blutdruck unter 100 mm Hg fällt, wird eine sofortige Bluttransfusion erforderlich. In diesem Fall ist der Patient unruhig, sehr blaß und hat eine kalte feuchte Haut. Der Puls ist sehr schnell, meist um 110/Min. und kann aufgrund des niedrigen Blutdrucks schwer zu tasten sein. Außerdem kommt es zu einer deutlichen Verringerung der Urinmenge.

Ein Schockzustand mit einem niedrigen Blutdruck kann auch als Folge schwerer Verletzungen ohne Blutverlust entstehen. Auch in diesen Fällen ist es wichtig, den niedrigen Blutdruck durch Infusionen zu beheben. Statt Vollblut kann man hier Plasma infundieren. Infusionen mit physiologischer Kochsalzlösung sind dagegen zur Wiederherstellung des Blutdrucks bei schweren akuten Blutungen mit Schock sinnlos, da Natriumchlorid schnell aus dem Kreislauf austritt.

Auch ein **chronischer Blutverlust** hat eine Anämie zur Folge. In diesen Fällen ist das Hämoglobin stärker als die Erythrozyten vermindert, da die Erythrozyten schneller als Hämoglobin vom Körper ersetzt werden. Eine Anämie durch einen chronischen Blutverlust entsteht am häufigsten durch Hämorrhoiden, Menorrhagien (verstärkte Regelblutungen), ein chronisches peptisches Ulkus oder ein Karzinom. Die Anämie wird durch die Behandlung der Ursache des chronischen Blutverlustes und durch die Gabe von Eisen zum Hämoglobinaufbau behoben. Das Knochenmark ist in der Lage, die Erythrozyten meist ohne spezielle Therapie zu ersetzen.

10.2.2 Anämien als Folge einer verminderten Blutbildung
(Abb. 10.4)

Diese zweite Gruppe der Anämien umfaßt einige sehr häufige und wichtige Formen.

Für eine normale Blutbildung sind folgende Faktoren notwendig: Vitamin B_{12} und Folsäure in der Nahrung, der Intrinsic factor im Magen sowie Eisen als wesentlicher Bestandteil des Hämoglobins.

Sowohl ein Mangel als auch eine mangelhafte Resorption dieser Faktoren führt zu einer unzureichenden Blutbildung.

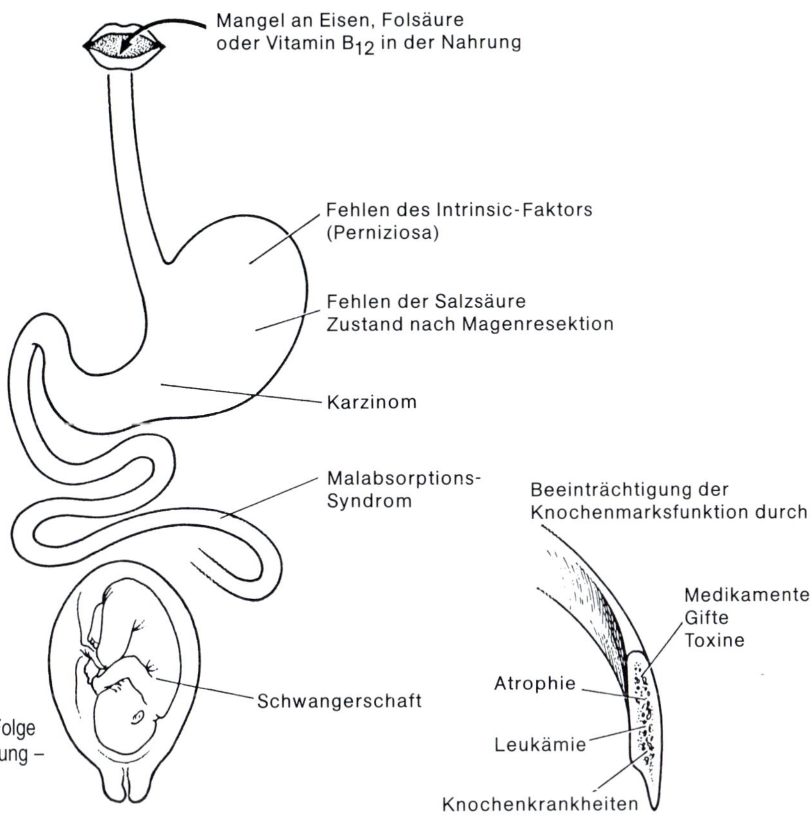

Abb. 10.4 Anämien als Folge einer verminderten Blutbildung – einige Ursachen

Da das Blut im Knochenmark gebildet wird, können auch Erkrankungen der Knochen zu Blutbildungsstörungen führen.

Die wichtigsten Anämieformen aufgrund einer gestörten Blutbildung sind:

1. Perniziöse Anämie: Mangel an Intrinsic factor.
2. Eisenmangelanämie: Verlust und verminderte Resorption von Eisen, meist als Folge einer chronischen Blutung.
3. Ernährungsbedingte Anämie der Säuglinge: Eisenmangel in der Nahrung.
4. Schwangerschaftsanämie: Mangelzustand aufgrund des erhöhten Bedarfs an Eisen und Folsäure.
5. Anämien bei Erkrankungen des Gastrointestinaltrakts.
   - Malabsorptionssyndrom: Verminderte Resorption von Folsäure, Vitamin B_{12} und Eisen.
   - Tumoren des Magens und des Darmes, die zu einem Eisenverlust aufgrund einer leichten chronischen Blutung führen.
6. Anämien durch Erkrankungen des Knochenmarks.
   - Medikamente und Gifte (Gold, Chloramphenicol, Benzol, chronische Entzündungen, Röntgenstrahlen und radioaktive Substanzen)
     Leukämien, Knochenmetastasen.
   - primäres Versagen der Knochenmarkszellen (aplastische Anämie).

10.2.2.1 Perniziöse Anämie

Die perniziöse Anämie entsteht durch einen Mangel an Vitamin B_{12}.

Vitamin B_{12} ist sowohl für die Bildung ausreichender Erythrozytenzahlen als auch für die Reifung der Erythrozyten notwendig. Der Intrinsic factor wird im Normalfall von Magenwandzellen gebildet und ermöglicht die Resorption von Vitamin B_{12}. Bei der perniziösen Anämie werden die Magenwandzellen, die den Intrinsic factor produzieren, durch Antikörper zerstört. Ohne **Intrinsic factor** kann Vitamin B_{12} nicht aus dem Gastrointestinaltrakt resorbiert werden.

Symptome

1. Die perniziöse Anämie tritt am häufigsten nach dem 40. Lebensjahr auf und befällt beide Geschlechter gleichermaßen.
2. Es bestehen die typischen Symptome einer Anämie, z. B. Blässe und Schwäche. Ihre Ausprägung hängt vom Grad der Anämie ab.
3. Die Patienten klagen über Zungenbrennen. Die Zunge ist glatt und entzündet (Glossitis).
4. Die Haut kann eine leichte Gelbfärbung aufgrund eines mäßig ausgeprägten Ikterus (vom hämolytischen Typ) aufweisen. Zusammen mit der Blässe ergibt dies die oft als „strohgelb" bezeichnete Hautfarbe der Patienten mit perniziöser Anämie.
5. Auch das Nervensystem kann betroffen sein. Eine Gangunsicherheit (Ataxie) und Kribbeln in den Händen und Füßen können vorkommen. Sie sind die Folge einer neurologischen Komplikation der perniziösen Anämie, der funikulären Spinalerkrankung.
6. Bei der körperlichen Untersuchung des Patienten kann eine vergrößerte Milz auffallen.

Diagnostik

1. Die perniziöse Anämie zeigt ein charakteristisches Blutbild mit einer **hyperchromen makrozytären (großzelligen) Anämie**. Unreife Zellen sind häufig im peripheren Blut zu sehen und die Leukozyten sind vermindert (Leukopenie) (Abb. 10.5).
2. Bei einem nicht ganz typischen Blutbild kann eine Knochenmarkspunktion aus dem Beckenkamm oder dem Sternum entnommen werden. Die mikroskopische Untersuchung zeigt zahlreiche Megaloblasten (abnorme und unreife große Erythrozyten).
3. Vitamin B_{12} kann im Blut bestimmt werden. Der Blutspiegel ist bei der perniziösen Anämie sehr niedrig.
4. Antikörper gegen den Intrinsic factor lassen sich im Blut nachweisen.
5. Schillingtest: Radioaktiv markiertes Vitamin B_{12} wird peroral verabreicht und seine Aus-

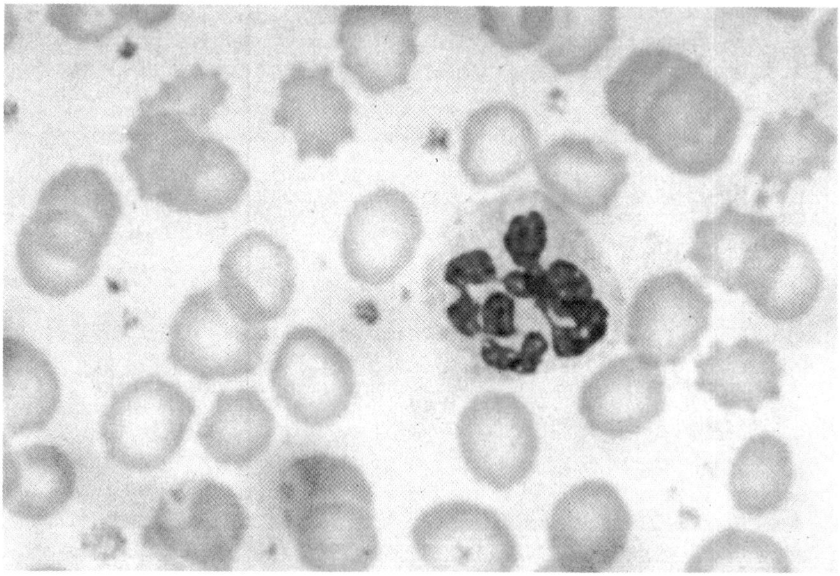

Abb. 10.5 Blutausstrich eines Patienten mit perniziöser Anämie. Er zeigt die charakteristischen großen Erythrozyten (Makrozyten) und einen unreifen Erythrozyten mit einem Zellkern (Megaloblast)

scheidung im Urin gemessen. Bei der perniziösen Anämie ist das Vitamin B_{12} im Urin stark vermindert.

6. Salzsäuremangel im Magensaft: Eine Pentagastrin-Injektion stimuliert normalerweise die Salzsäuresekretion im Magen. Bei der perniziösen Anämie enthält der Magensaft, der über eine Magensonde gewonnen wird, selbst nach einer Pentagastrin-Injektion keine Salzsäure.

Die Diagnose einer Anämie läßt sich klinisch aufgrund der Blässe, der Müdigkeit und anderer Anämiezeichen meist leicht stellen. Die Diagnose einer perniziösen Anämie wird aufgrund des typischen Blutbilds, der genannten Spezialuntersuchungen und, wenn notwendig, mit Hilfe einer Knochenmarkspunktion gestellt.

Ein Karzinom des Magens oder des Darms kann ähnliche Symptome wie die perniziöse Anämie hervorrufen, so daß eine sorgfältige Untersuchung des Gastrointestinaltrakts durch eine Röntgenaufnahme mit Kontrastmittel und durch Stuhluntersuchungen auf okkultes Blut in jedem Verdachtsfall notwendig sind.

Therapie

- Das Hauptziel der Therapie ist die Versorgung des Körpers mit dem fehlenden **Vitamin B_{12}**. Zu Beginn der Therapie werden in schweren Fällen 1000 µg Vitamin B_{12} einmal oder zweimal pro Woche intramuskulär injiziert, bis die Erythrozytenzahl und der Hämoglobingehalt normal sind. Danach ist eine Erhaltungsdosis von 500 µg Vitamin B_{12} alle drei Monate notwendig, da die Erkrankung erneut auftritt, wenn die Vitamin B_{12}-Gaben unterbrochen werden. Der Patient muß darüber informiert werden, daß er eine Vitamin B_{12}-Zufuhr für den Rest seines Lebens benötigt. In regelmäßigen Abständen muß ein Blutbild zur Kontrolle des Therapieerfolgs angefertigt werden.
- Bei einer funikulären Spinalerkrankung müssen größere Dosen an Vitamin B_{12} verabreicht werden. In der Regel sind 1000 µg wöchentlich für mindestens 6 bis 12 Monate notwendig. Danach kann auf eine Erhaltungsdosis von 50 µg übergegangen werden

10.2.2.2 Eisenmangelanämie

Die Eisenmangelanämie ist die häufigste Anämieform. Sie tritt meist bei Frauen im gebärfähigen Alter auf.

Der Eisenmangel kann verschiedene Ursachen haben: die Nahrung enthält häufig zu wenig eisenhaltige Bestandteile (z. B. zu wenig Fleisch). Die Anämie wird durch den Blutverlust bei der Men-

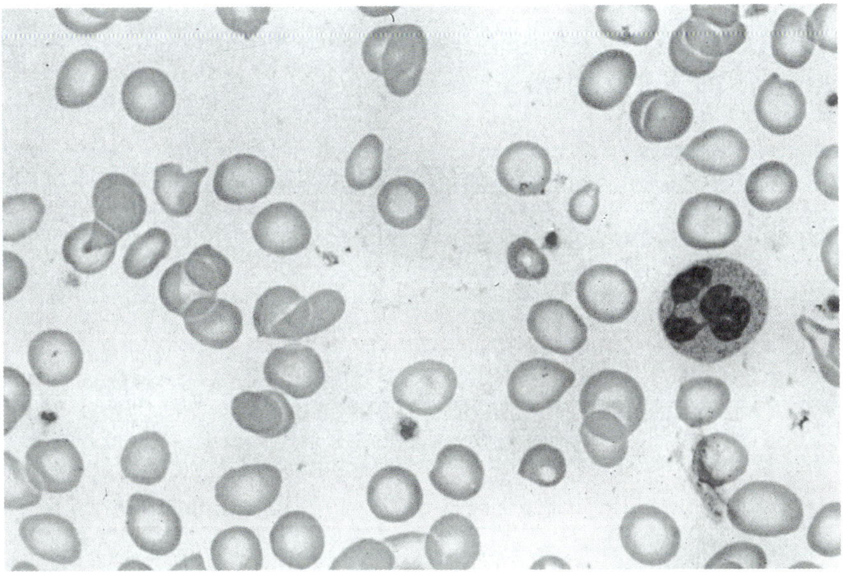

Abb. 10.6 Blutausstrich bei Eisenmangelanämie. Man sieht die charakteristischen kleinen blassen Erythrozyten

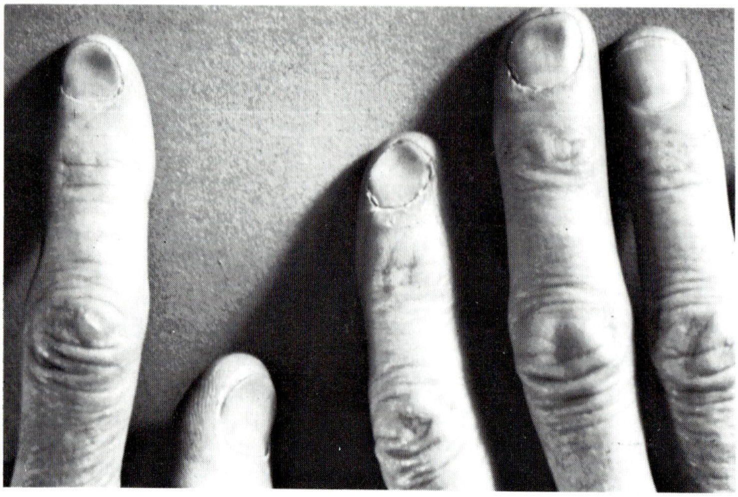

Abb. 10.7 Löffelförmige Dellen in den Nägeln (Koilonychie) bei einer perniziösen Anämie

struation und den erhöhten Eisenbedarf während einer Schwangerschaft verstärkt.

Zusätzlich zu den allgemeinen Symptomen einer Anämie (Blässe, Schwäche, Tachykardie, Dyspnoe und Ödeme) weisen diese Patienten eine trockene Haut und spröde Haare auf, die Nägel sind eingerissen und löffelartig eingedellt (Koilonychie) (Abb. 10.7), die Zunge ist schmerzhaft und glatt. Die Blutuntersuchung zeigt einen schweren Hämoglobinmangel (häufig nur 9 g/100 ml), die Erythrozyten sind **klein** und **hypochrom** (Abb. 10.6).

Therapie

- Die Nahrung sollte ausreichende Mengen an Eisen enthalten.
- Eisen muß bis zur vollständigen Korrektur der Anämie eingenommen werden. Am besten wird es in Tablettenform verabreicht. Es gibt viele wirksame Eisenpräparate. Eisensulfattabletten (300–400 mg) können dreimal pro Tag nach den Mahlzeiten eingenommen werden. Sie werden meist gut vertragen, können jedoch zu Übelkeit oder einer Diarrhoe führen.

Die Stühle sind bei einer Eiseneinnahme immer schwärzlich. Dies sollte den Patienten erklärt werden, um unbegründete Ängste zu vermeiden.

In Ausnahmefällen, wenn perorale Eisenpräparate nicht vertragen werden, kann Eisen auch als intramuskuläre Injektion verabreicht werden. Eine intramuskuläre Injektion von 2 ml (100 mg) sollte den Hämoglobingehalt im Blut um ca. 4 % erhöhen. Sie ist jedoch sehr schmerzhaft.

10.2.2.3 Ernährungsbedingte Anämie der Säuglinge

Milch, die relativ wenig Eisen enthält, bildet während der ersten Lebensmonate praktisch die einzige Nahrungsquelle. Eine Eisenmangelanämie tritt deshalb bei Säuglingen auf, insbesondere bei Frühgeburten. In leichteren Fällen geht die Anämie von selbst am Ende des ersten Lebensjahres zurück. In schwereren Fällen ist jedoch eine Eisenzufuhr notwendig.

10.2.2.4 Schwangerschaftsanämien

Während der Schwangerschaft werden häufig Eisenmangelanämien festgestellt. Verschiedene Faktoren sind dafür verantwortlich, z. B. der Eisenbedarf des Fötus und ein Eisenmangel in der Nahrung.

Eine makrozytäre Anämie, die der perniziösen Anämie ähnelt, wird seltener beobachtet. Die exakte Ursache dieser Anämieform ist unbekannt, sie scheint jedoch am besten auf eine Folsäuretherapie anzusprechen.

10.2.2.5 Anämien bei Erkrankungen des Gastrointestinaltrakts

Ein häufiger Grund für eine Anämie sind Blutungen aus Geschwüren oder Karzinomen im Magen-Darmtrakt. Darüber hinaus können verschiedene andere gastrointestinale Erkrankungen von einer Anämie begleitet werden:

1. Ein **Malabsorptionssyndrom** mit einer chronischen Diarrhoe führt durch die mangelhafte Resorption von Vitamin B_{12} oder Folsäure zu einer makrozytären Anämie, die der perniziösen Anämie ähnelt. Auch eine Eisenmangelanämie kann sich aus einer ungenügenden Eisenresorption entwickeln.
2. Ein **Magenkarzinom** verursacht oft eine Eisenmangelanämie aufgrund der chronischen Blutung. Manchmal entwickelt sich jedoch auch eine makrozytäre Anämie, die der perniziösen Anämie ähnelt, wenn die Bildung des Intrinsic factor im Magen gestört ist. Eine ähnliche Anämie kann auch entstehen, wenn der Magen wegen eines Karzinoms oder eines großen Magenulkus entfernt ist (Gastrektomie).

   Bei Darmtumoren oder der **Colitis ulcerosa** werden große Teile des Darmes operativ entfernt. Dadurch kann die Resorption von Eisen oder Vitamin B_{12} verhindert werden und eine Anämie entstehen.

10.2.2.6 Anämien bei Knochenmarkserkrankungen

Viele Erkrankungen verursachen eine Anämie, indem sie die Blutbildung im Knochenmark hemmen.

1. Chronische Erkrankungen wie die rheumatoide Arthritis, ein lange bestehendes Nierenversagen und chronische Infektionen.
2. Medikamente wie Zytostatika oder Phenylbutazon und Goldsalze, die bei der rheumatoiden Arthritis eingesetzt werden.
3. Röntgenstrahlen, Radium und andere radioaktive Substanzen können eine schwere Anämie verursachen. Deshalb müssen sich Radiologen und medizinisch-technische Assistenten, die dauernd in Kontakt mit Röntgenstrahlen sind, in regelmäßigen Abständen einer Blutuntersuchung unterziehen. Eine Anämie aufgrund von Röntgenstrahlung und radioaktiven Substanzen geht typischerweise mit einer Leukopenie einher. Dies macht man sich bei der Strahlentherapie von Leukämien zunutze.
4. Eine ausgedehnte Knochenerkrankung kann auf das blutbildende Mark übergreifen und so die Blutbildung einschränken. So können z. B. ausgedehnte Knochenmetastasen zu einer Anämie führen. Bei der Leukämie durchsetzen große Mengen an abnormen Leukozyten das Knochenmark und behindern dadurch die Bildung der Erythrozyten. Eine Leukämie führt daher immer auch zu einer Anämie.
5. In einigen Fällen kommt es zu einer Atrophie (Aplasie) des Knochenmarks. Sie führt zu einer sehr schweren, häufig tödlich verlaufenden Anämie. Diese Anämieform, die man als **aplastische Anämie** bezeichnet, kann sekundär durch Medikamente, Infektionen oder Röntgenstrahlen entstehen. Es gibt jedoch auch eine primäre Knochenmarkatrophie mit unbekannter Ursache.

   Die aplastische Anämie (und einige Formen der akuten Leukämie) können durch eine **Knochenmarktransplantation** erfolgreich behandelt werden. Das Knochenmark eines passenden Spenders wird durch eine Nadel aus dem Sternum oder dem Beckenraum aspiriert und dann dem Patienten intravenös infundiert. Ein Anteil der gesunden übertragenen Knochenmarkszellen siedelt sich im aplastischen Knochenmark des Patienten an. Die Zellen vermehren sich dort und bilden neues Knochenmark. Der Patient muß auf die Knochenmarksübertragung vorbereitet werden. Durch eine Bestrahlung oder Zytostatika wird sein Immunsystem gehemmt, um die Abstoßung des übertragenen Knochenmarks zu verhindern.

10.2.3 Hämolytische Anämien infolge eines erhöhten Blutabbaus

Die dritte Hauptgruppe der Anämien ist die Folge eines vermehrten Abbaus der Erythrozyten. Die roten Blutkörperchen haben normalerweise eine Lebensdauer von ca. 120 Tagen. Danach werden sie von bestimmten Zellen in der Milz, der Leber und dem Bindegewebe, die zusammen das retikulohistiozytäre System bilden, abgebaut. Das Hämoglobin wird beim Abbau in den Farbstoff Bilirubin umgewandelt und über die Leber und die Gallenwege in den Darm ausgeschieden.

> Bei einigen Erkrankungen kommt es zu einem gesteigerten Abbau von Erythrozyten, der zu einer Anämie führt. Diese wird als hämolytische Anämie bezeichnet.

Eines der typischen Merkmale einer hämolytischen Anämie, die sie von anderen Anämieformen unterscheidet, ist der in der Regel gleichzeitig bestehende (hämolytische) **Ikterus**. Das Hämoglobin der abgebauten roten Blutkörperchen wird zu Bilirubin, dem Gallenfarbstoff, umgewandelt. Eine Anhäufung von Bilirubin im Blut führt zur Gelbsucht (Ikterus). Bei sehr leichten hämolytischen Anämien kann der Ikterus jedoch wenig auffallen oder sogar fehlen, wenn es dem Körper gelingt, die vermehrten Gallenfarbstoffe auszuscheiden, ohne daß es zu einer Anhäufung im Blut kommt.

Die häufigsten **Ursachen** hämolytischer Anämien sind:

1. schwere Infektionen, insbesondere eine Sepsis;
2. toxisch wirkende Chemikalien und Medikamente;
3. Bluttransfusion einer unverträglichen Blutgruppe;
4. hämolytische Erkrankungen bei Rhesus-Inkompatibilität;
5. die angeborene hämolytische Anämie.

10.2.3.1 Schwere Infektionen

Schwere Infektionskrankheiten können eine hämolytische Anämie verursachen, insbesondere wenn die Erreger in den Blutkreislauf eingedrungen sind (Septikämie). Dazu gehören Streptokokkensepsis und die Malaria.

10.2.3.2 Toxisch wirkende Chemikalien und Medikamente

Bestimmte Chemikalien, z. B. Blei, verursachen eine Hämolyse der Erythrozyten. Auch die Giftstoffe bestimmter Schlangen haben diese Wirkung. Außerdem führen Medikamente wie Sulfonamide oder Methyldopa gelegentlich zu einer hämolytischen Anämie.

10.2.3.3 Bluttransfusion bei Blutgruppeninkompatibilität

Bei einer Bluttransfusion wird Blut eines Spenders in den Blutkreislauf des Patienten (Empfänger) übertragen. Wenn keine Vorsichtsmaßnahmen ergriffen werden, können die Erythrozyten des Spenders verklumpen (agglutinieren) und dem Empfänger großen Schaden zufügen. Die Agglutination der Erythrozyten entsteht durch bestimmte Antigene in den Spenderzellen, die mit Antikörpern im Serum des Empfängers reagieren. Aufgrund der verschiedenen Antigene auf der Oberfläche der Erythrozyten kann man die vier Blutgruppen A, B, AB und 0 unterscheiden.

Blutgruppe 0: enthält keine A- oder B-Antigene
Blutgruppe A: enthält A-Antigene
Blutgruppe B: enthält B-Antigene
Blutgruppe AB: enthält A- und B-Antigene.

Normalerweise enthält Blut der Blutgruppe A, also mit dem Antigen A auf den Erythrozyten, keine Antikörper gegen A im Serum, da dies zu einer Verklumpung der eigenen Erythrozyten führen würde. Deshalb ist es in der Regel ungefährlich, Blut der Gruppe A einem Patienten mit der Blutgruppe A oder Gruppe AB zu verabreichen. Ebenso kann Blut der Gruppe B Patienten mit der Blutgruppe B oder AB transfundiert werden. Patienten mit der Blutgruppe AB können (abgesehen vom Rhesusfaktor) Blut jeder Blutgruppe ohne die Gefahr einer Agglutinationsreaktion erhalten.

Vor einer Bluttransfusion müssen deshalb die Blutgruppen des Spenders und des Empfängers ermittelt werden (Abb. 10.8). Da jedoch noch andere Antigene im Blut zu einer Agglutinationsreaktion führen können, ist immer eine zweite Untersuchung, die **Kreuzprobe**, erforderlich. Dazu wird dem Empfänger etwas Blut abgenommen,

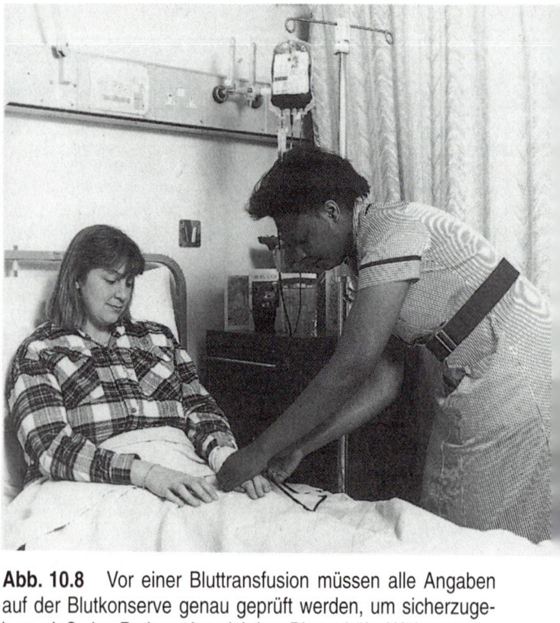

Abb. 10.8 Vor einer Bluttransfusion müssen alle Angaben auf der Blutkonserve genau geprüft werden, um sicherzugehen, daß der Patient das richtige Blut erhält. Während der Bluttransfusion ist eine regelmäßige Überwachung des Patienten notwendig

das man gerinnen läßt. Das erhaltene Serum wird dann mit einer kleinen Menge Spenderblut gemischt. Wenn das Spenderblut der richtigen Blutgruppe angehört, tritt keine Verklumpung auf.

Wenn als Folge eines Irrtums oder der Unterlassung dieser vorbeugenden Maßnahme das falsche Blut transfundiert wurde, kommt es zur Agglutination und Zerstörung der transfundierten Erythrozyten (Hämolyse) mit einem Ikterus. In diesen Fällen spricht man von **Blutgruppeninkompatibilität** oder Fehltransfusion. Eine weitere Folge, die nach Transfusionszwischenfällen auftreten kann, ist die Blockierung der Nieren durch verklumpte Erythrozyten, die zu einem tödlich verlaufenden Nierenversagen (Urämie) führen kann.

Bei einer Fehltransfusion wird der Patient unruhig, er hat einen starken Schüttelfrost, die Pulsfrequenz und die Temperatur sind erhöht. In der Regel klagt er über Schmerzen im Thorax und im Rücken. In schweren Fällen entwickeln sich nach einigen Stunden eine Anurie und ein Ikterus.

Alle Patienten, die eine Bluttransfusion erhalten, müssen genau beobachtet werden, insbesondere zu Beginn und bei jedem Wechsel einer Blutkonserve. Puls, Temperatur und Blutdruck sollten jede halbe Stunde gemessen werden, so daß die Transfusion sofort unterbrochen werden kann, wenn eine Unverträglichkeitsreaktion (Schüttelfrost, Rükkenschmerzen und Temperaturerhöhung) auftritt.

10.2.3.4 Hämolytische Erkrankungen bei Rhesus(Rh)-Inkompatibilität

Zusätzlich zu den vier oben erwähnten Blutgruppen ist ein anderer Faktor im Blut vorhanden, der ebenfalls eine schwere Hämolyse und einen Ikterus verursachen kann. Dieser wird **Rhesusfaktor** genannt. 85% aller Menschen haben diesen Faktor. Sie werden Rhesus-positiv (Rh^+, Rh-positiv) bezeichnet. Die übrigen 15% haben den Faktor nicht und sind Rhesus-negativ (rh^-, rh-negativ).

Wenn einer rh-negativen Person Rh-positives Blut transfundiert wird, bildet der Empfänger, selbst wenn die Blutgruppe übereinstimmt, Antikörper, die die Rh-positiven Erythrozyten zerstören. Vor jeder Transfusion muß deshalb nicht nur die Blutgruppe, sondern auch der Rhesusfaktor bestimmt werden. Die rh-negativen Patienten dürfen nur rh-negatives Blut erhalten.

Morbus haemolyticus neonatorum

Die hämolytische Erkrankung des Neugeborenen kann auf mehreren Ursachen beruhen. Allen gemeinsam ist, daß mütterliches Blut mit Antikörpern die Plazenta passiert und die fetalen Erythrozyten zerstört. Der wichtigste Grund eines hämolytischen Ikterus bei Neugeborenen ist die **Rhesusunverträglichkeit**. Der Rhesusantikörperkomplex besteht aus sechs Komponenten, der wichtigste ist der D-Anteil, Rh-positiv heißt D-positiv und rh-negativ heißt d-negativ.

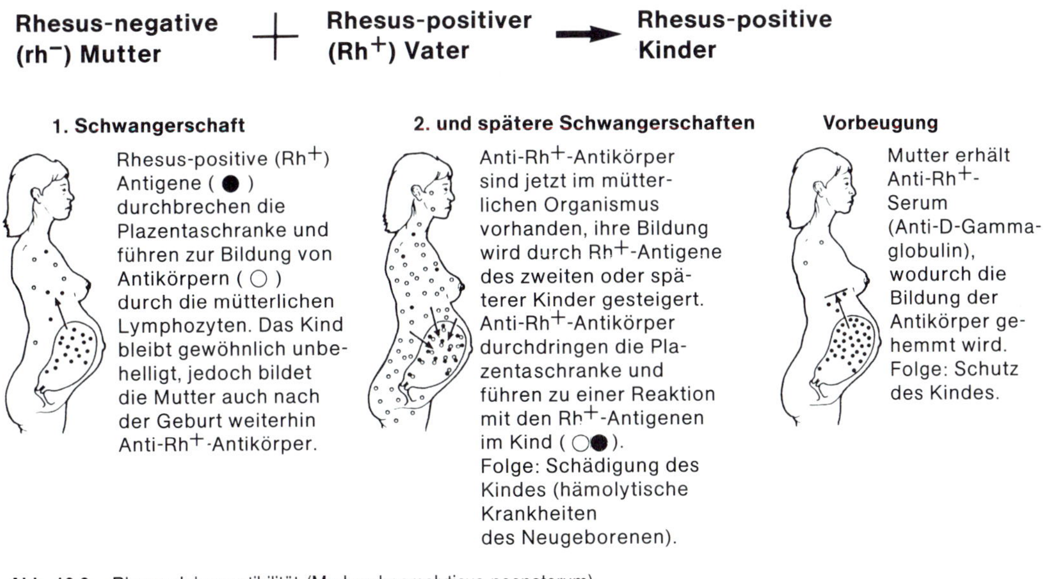

Abb. 10.9 Rhesus-Inkompatibilität (Morbus haemolyticus neonatorum)

Bei der Rhesusunverträglichkeit findet die Immunisierung der Mutter in der Regel durch eine transplazentare Blutung statt. Hierbei treten Rh-positive Erythrozyten des Kindes in den mütterlichen Kreislauf ein, wo sie eine Antikörperbildung gegen den Rhesusfaktor hervorrufen. Diese transplazentaren Blutungen erfolgen meist während der Geburt, so daß das erste Kind in der Regel nicht an einem hämolytischen Ikterus durch Rhesusinkompatibilität leidet. Bei einer weiteren Schwangerschaft mit einem Rh-positiven Feten sind bereits Rhesus-Antikörper im mütterlichen Blut vorhanden. Diese Antikörper passieren die Plazenta, zerstören die kindlichen Erythrozyten und lösen den hämolytischen Ikterus aus. Jede Schwangerschaft mit einem Rh-positiven Fetus führt zu einer weiteren Antikörperproduktion. Die Rhesuskrankheit nimmt bei jeder Schwangerschaft an Schwere zu. Nur wenn der Fetus rh-negativ wie die Mutter ist, kommt es nicht zur Hämolyse (Abb. 10.9).

Therapie

Wenn eine mütterliche Antikörperbildung eingetreten ist, dient die Therapie dazu, die Auswirkungen auf den Fötus so gering wie möglich zu halten:

1. Das Ausmaß der Hämolyse kann durch Messungen des Bilirubingehalts in der Amnionflüssigkeit festgestellt und die Entbindung, wenn nötig, früher eingeleitet werden.
2. Intrauterine Bluttransfusionen sind möglich, wenn der Fötus schwer erkrankt ist und die Gefahr besteht, daß er vor der Geburt stirbt.
3. Durch eine Plasmaphorese können die Antikörper im mütterlichen Kreislauf reduziert werden. Diese Methode wird selten eingesetzt.
4. Das Kind sollte in einem Krankenhaus zur Welt kommen, das eine Intensivstation für Säuglinge besitzt.

- Der Zeitpunkt der Entbindung sollte auf jeden Fall vom klinischen Zustand des Feten bestimmt werden.
- Nach der Entbindung sollte die Behandlung der hämolytischen Anämie und ihrer Komplikationen auf einer neonatalen Intensivstation erfolgen.
- Da eine sofortige Bluttransfusion oft erforderlich ist, sollten Blutproben für eine Sofortanalyse gleich bei der Entbindung abgenommen werden.

Vorbeugung

Einer der wichtigsten Fortschritte in der Geburtshilfe in den letzten drei Jahrzehnten war die Entdeckung einer Methode, mit der der Morbus haemolyticus neonatorum verhindert werden kann. Es ist heute möglich, die mütterliche Antikörperbildung durch die Gabe von **Anti-D-Immunglobin**, das rh-negativen Müttern innerhalb von 72 Stunden nach der Geburt injiziert wird, zu verhindern (Anti-D-Prophylaxe). Diese Maßnahme verhindert die Sensibilisierung des mütterlichen Immunsystems durch fötale Erythrozyten, die bei der Geburt in den mütterlichen Kreislauf gelangen. Eine Standarddosis Anti-D wird allen rh-negativen Müttern nach der Geburt eines Rh-positiven Kindes sowie nach Schwangerschaftsabbrüchen verabreicht.

Die Anti-D-Prophylaxe bei rh-negativen Frauen hat die Häufigkeit des Morbus haemolyticus neonatorum um das 10fache vermindert, die Erkrankung wird jedoch vermutlich nie ganz eliminiert werden, und zwar als Folge von:

- Hausgeburten ohne Anti-D-Prophylaxe,
- einer mütterlichen Antikörperbildung als Folge einer schon vor der Geburt stattfindenden transplazentaren Blutung,
- durch eine große transplazentare Blutung, bei der die Anti-D-Standarddosis nicht ausreicht.

Alle schwangeren Frauen müssen – ungeachtet ihrer Blutgruppe – auf Antikörper, die einen Morbus haemolyticus neonatorum auslösen könnten, untersucht und behandelt werden.

10.2.3.5 Angeborene hämolytische Anämien

Kugelzellenkrankheit (Sphärozytose) beruht auf einem angeborenen Defekt der Erythrozyten. Die roten Blutkörperchen sind kleiner und kugelförmig. Sie weisen eine geringere osmotische Resistenz auf und können deshalb leichter zerstört werden. Die Erkrankung ist chronisch und wird meist in der Kindheit entdeckt, obgleich leichte Fälle viele Jahre unerkannt bleiben können. Die Hauptsymptome sind ein wiederholt auftretender (hämolytischer) Ikterus, eine Anämie und eine vergrößerte Milz.

Die Diagnose der Erkrankung kann durch Resistenzprüfungen bestätigt werden.

Therapie

Die einzige wirksame Therapie ist eine Entfernung der Milz. Dies verlängert die Lebensdauer der Erythrozyten und verringert so das Ausmaß des Erythrozytenabbaus. (In der Milz werden geschädigte und überalterte rote Blutkörperchen abgebaut.)

10.3 Polyzythämie

Die Polyzythämie ist eine seltene Erkrankung des Blutes, bei der es zu einer erheblichen Vermehrung der Erythrozytenzahl und damit des Blutvolumens kommt.

Statt der normalen ca. 5 Millionen Erythrozyten/mm^3 kann die Zahl der roten Blutkörperchen 7 Millionen oder mehr pro Kubikmillimeter betragen. Diese Erkrankung kann als Kompensationsmechanismus bei einer ungenügenden Sauerstoffsättigung des Blutes (z. B. bei schweren chronischen Herz- und Lungenerkrankungen, insbesondere bei angeborenen Herzfehlern) entstehen. Bestimmte Medikamente können ebenfalls zu dieser Erkrankung führen.

Die primäre Form der Erkrankung, deren Ursache unbekannt ist, die **Polycythaemia vera**, wird sehr selten beobachtet. Ein regelmäßiger Aderlaß, bei dem 500 ml Blut abgenommen werden, sollte in monatlichen Zeitabständen durchgeführt werden.

Hämorrhagische Diathesen (Blutungsneigung)

Verschiedene Bestandteile des Blutes sind an der Blutgerinnung beteiligt. Hierzu gehören die Thrombozyten, das Prothrombin und das Fibrinogen. Die Blutgefäße selbst spielen ebenfalls eine wichtige Rolle. Wenn ein Blutgefäß verletzt wird, kommt es in der Regel zu einer Verengung der Blutgefäße (Vasokonstriktion).

Zu den hämorrhagischen Diathesen gehören zahlreiche Erkrankungen, deren wichtigstes Merkmal das Auftreten von **Blutungen** (Hämorrhagien) ist. Diese können in der Haut vorkommen und dort zu purpurfarbenen Flecken führen, die auf Druck (Glasspatel!) nicht verschwinden und **Purpura** genannt werden. Kleine punktförmige Blutungen in der Haut werden auch Petechien genannt. Eine Blutung kann auch in den Schleimhäuten, z. B. der Nase (Nasenbluten), des Darms (Melaena) oder der Nieren (Hämaturie) auftreten.

Die wichtigsten hämorrhagischen Diathesen können nach der Art der Gerinnungsstörung klassifiziert werden:

1. Schädigung der Blutgefäßwand
2. Thrombozytenmangel (thrombozytopenische Purpura)
3. erworbener Gerinnungsfaktorenmangel (z. B. Lebererkrankungen
4. angeborener Gerinnungsfaktorenmangel (z. B. Hämophilie)

10.4 Schädigung der Blutgefäßwand

Dies ist die häufigste Ursache einer Purpura.

Infektionen

Viele Infektionen können zu einer Purpura führen. In einigen Fällen sind kleine bakterienhaltige Emboli für die fleckförmigen Blutungen verantwortlich. Man sieht sie z. B. bei der Meningokokkenmeningitis und der bakteriellen Endokarditis, bei der kleine Emboli punktförmige Blutungen unter den Nägeln und am Augenhintergrund erzeugen.

Medikamente

Eine Purpura kann auch durch Medikamente wie Isoniazid, Chinin und Sulfonamide sowie durch therapeutisch eingesetzte Schwermetalle, wie Gold, bei der rheumatoiden Arthritis ausgelöst werden.

Vitamin C-Mangel

Das klassische Zeichen eines Vitamin C-Mangels sind Blutungen als Folge einer Schädigung der Gefäßwände. Sie werden am häufigsten an der Basis eines Haarfollikels beobachtet.

Allergische Erkrankungen

Eine Purpura tritt manchmal bei allergischen Erkrankungen wie Urtikaria, Hautödem und Gelenkschmerzen auf. Die zugrunde liegende Ursache ist eine Schädigung der Gefäßwand, die zu einem Blutaustritt führt.

Die **Purpura Schoenlein-Henoch** kommt bei jungen Erwachsenen vor. Hier können zusammen mit der Purpura Bauchschmerzen, Gelenkschwellungen und eine Nephritis auftreten.

Senile Purpura

Diese sehr häufige Form der Purpura kommt bei älteren Menschen vor. Auf der Haut treten immer wieder purpuraartige Flecken auf. Der Allgemeinzustand ist jedoch wenig oder gar nicht beeinträchtigt. Die senile Purpura hat keine weitere Bedeutung.

10.5 Thrombozytenmangel (thrombozytopenische Purpura)

Eine der Funktionen der kleinen runden Blutplättchen (Thrombozyten) besteht darin, Verletzungen der kleinen Blutgefäße (Kapillaren) zu verschließen und so einen größeren Blutverlust zu verhindern. Die Thrombozyten werden im Knochenmark gebildet und wie die Erythrozyten in der Milz abgebaut. Deshalb sind die meisten **Ursachen** eines Thrombozytenmangels Krankheiten des Blutes, des Knochenmarks und der Milz:

1. Die **Leukämie** hemmt durch die Überschwemmung des Knochenmarks mit abnormen weißen Zellformen die Bildung der Blutplättchen und der Erythrozyten. Deshalb führen Leukämien oft zu einer Purpura der Haut und Schleimhäute.
2. **Knochenmetastasen** haben ähnliche Folgen wie eine Leukämie. Das Wachstum der malignen Zellen im Knochenmark verdrängt die Bildung der Thrombozyten und der Erythrozyten und führt so ebenfalls zu einer Purpura und einer Anämie.
3. Die **aplastische Anämie** ist Folge einer Atrophie des Knochenmarks durch Gifte, Medikamente oder unbekannte Ursachen. Ein Merkmal der aplastischen Anämie ist eine schwere Purpura mit Schleimhautblutungen aufgrund einer Verminderung der Thrombozytenproduktion.
4. **Medikamente** wie Chinin, Phenylbutazon, Sulfonamide und Carbimazol können einen Thrombozytenmangel und dadurch eine Purpura auslösen.
5. Die **thrombozytopenische Purpura**. Häufig gelingt es nicht, die Ursache der verminderten Plättchenanzahl festzustellen. Die Erkrankung wird am häufigsten bei Frauen beobachtet. Sie führt zu schweren Blutungen in den Schleimhäuten (Nase, Darm, Nieren) und in der Haut. Es besteht eine Anämie, die Milz ist fast immer vergrößert. Auf alle oben erwähnten Ursachen hin muß sorgfältig untersucht werden. Außerdem muß ein systemischer Lupus erythematodes (SLE) ausgeschlossen werden.

Therapie

Die Behandlung hängt von der Schwere der Erkrankung ab.

- In leichten Fällen genügt die Behandlung der Anämie.
- In schweren Fällen muß die Milz entfernt werden, da sie für einen übermäßigen Thrombozytenabbau verantwortlich ist.
- Bluttransfusionen können zur Kontrolle schwerer Hämorrhagien notwendig werden.
- Steroide können manchmal zu einer Heilung oder einer vorübergehenden Besserung führen und den Patienten so auf die operative Milzentfernung vorbereiten.

10.6 Gerinnungsfaktorenmangel

Blutgerinnung

Die Blutgerinnung spielt eine wichtige Rolle bei der Beherrschung einer Blutung. Der Ablauf der Blutgerinnung stellt einen sehr komplizierten Vorgang dar, an dem viele verschiedene Faktoren (z. B. Prothrombin und Fibrinogen) beteiligt sind. Zum besseren Verständnis von Erkrankungen, bei denen die Blutgerinnung betroffen ist, wird im folgenden ein vereinfachtes Schema verwendet.

Der Gerinnungsprozeß kommt auf zwei Hauptwegen zustande:

1. über das **Extrinsic-System** (d. h. das System außerhalb der geschlossenen Blutbahn). Dieses wird aktiviert, wenn Blut in Kontakt mit Gewebe außerhalb des Blutstroms kommt. Das gerinnungshemmende Mittel Marcumar® greift in diesem System ein und blokkiert es.

2. über das **Intrinsic-System** (d. h. das System innerhalb der geschlossenen Blutbahn). Dieses wird innerhalb der Blutgefäße aktiviert, wenn Blutzellen beschädigt werden und bestimmte Substanzen freisetzen. Das gerinnungshemmende Medikament Heparin greift in diesem System ein und blockiert es.

Es ist gleich, welches der beiden Systeme aktiviert wird (oft sind beide zur gleichen Zeit aktiv). Wenn die Gerinnungskaskade einmal in Gang gekommen ist, setzt sie sich automatisch bis zur Bildung eines Blutgerinnsels (Thrombus) fort. Die Endstation der Kaskade ist die Bildung von **Fibrin**, das die Grundsubstanz eines Blutgerinnsels darstellt.

10.6.1 Erworbener Gerinnungsfaktorenmangel

Viele der Faktoren in beiden Systemen werden in der Leber unter Mitwirkung von Vitamin K produziert. Dieses Vitamin ist in bestimmten Nahrungsmitteln wie Spinat, Kohl und Eigelb vorhanden. Auch die normalerweise im Darm vorhandenen Bakterien können Vitamin K herstellen. Für die Resorption von Vitamin K sind Gallensalze notwendig.

Ursachen

1. **Verschlußikterus.** Hier führt das Fehlen der Gallensalze zu einer verminderten Resorption von Vitamin K aus dem Darm. Nach 6 bis 8 Wochen kommt es zu einem Abfall der Gerinnungsfaktoren im Blut. Wenn der Mangel stark ausgeprägt ist, treten Blutungen auf. Patienten mit Ikterus neigen bei Operationen zu Blutungen.
2. **Hämorrhagische Diathese des Neugeborenen.** Gelegentlich kommt es während der ersten Lebenswoche zu Blutungen in Form von Nasenbluten oder Teerstuhl aufgrund eines Prothrombinmangels. Dieser entsteht durch eine ungenügende Zufuhr von Vitamin K von seiten der Mutter und durch die Unfähigkeit des Kindes, während der ersten Lebenswochen selbst eine ausreichende Menge an Vitamin K zu bilden, da noch keine Bakterien im Darm vorhanden sind. Frühgeburten haben besonders wenig Prothrombin. Sie sollten Vitamin K routinemäßig nach der Geburt erhalten. Die meisten Kinder bekommen heute nach der Geburt ein orales Vitamin K-Präparat als Vorbeugung.
3. **Lebererkrankungen** können zu einem Prothrombinmangel führen, da Prothrombin in der Leber aufgebaut und gespeichert wird (Abb. 10.10 und 10.11). Ein Prothrombinmangel mit dadurch bedingten Blutungen wird vor allem bei einem akuten Leberschaden, z. B. bei der akuten Hepatitis, beobachtet und weniger häufig bei chronischen Erkrankungen wie der Leberzirrhose. Eine Überdosierung von Paracetamol kann zu einer Leberschädigung und so zu Gerinnungsstörungen führen.
4. **Chronische Erkrankungen des Gastrointestinaltraktes.** Chronische Darmerkrankungen, wie die Colitis ulcerosa und der Morbus Crohn, die zu schweren und anhaltenden Durchfällen führen, können für eine mangelhafte Vitamin K-Resorption verantwortlich sein. Der daraus entstehende Prothrombinmangel ist oft so schwer, daß Blutungen auftreten.
5. **Gerinnungshemmende Medikamente.** Antikoagulantien werden zur Vorbeugung einer Thrombose und Embolie, vor allem bei tiefen Beinvenenthrombosen, eingesetzt. Sie hemmen entweder das Intrinsic-System oder das Extrinsic-System und führen so zu einer verlängerten Blutgerinnungszeit. Das Ziel der Antikoagulantientherapie ist es, die Gerinnungszeit so zu verlängern, daß keine Thrombose auftritt oder daß sich eine bereits vorhandene Thrombose nicht weiter ausbreitet. So kann das Embolierisiko deutlich reduziert werden.

   Bei allen Patienten mit einer Antikoagulantientherapie (wie Marcumar oder Heparin) ist eine häufige Bestimmung der Gerinnungszeit zur Therapiekontrolle notwendig. Auch eine tägliche Untersuchung des Urins auf Erythrozyten ist ratsam, da diese auf eine Blutung in den Nieren hinweisen können.

Therapie

- Die meisten Mangelzustände können durch eine Zufuhr von Vitamin K (Konakion®) korrigiert werden. Ausnahmen sind erbliche Synthesedefekte sowie schwere Lebererkrankungen, bei denen das Vitamin K nicht mehr verwertet werden kann. Es dauert jedoch eine gewisse Zeit, bis die Vitamin K-Gaben wirken, da die Leber die fehlenden Gerinnungsfaktoren erst produzieren muß.
- In Notfällen kann man tiefgefrorenes Blutplasma (Fresh Frozen Plasma) verabreichen, da dieses alle nötigen Gerinnungsfaktoren ent-

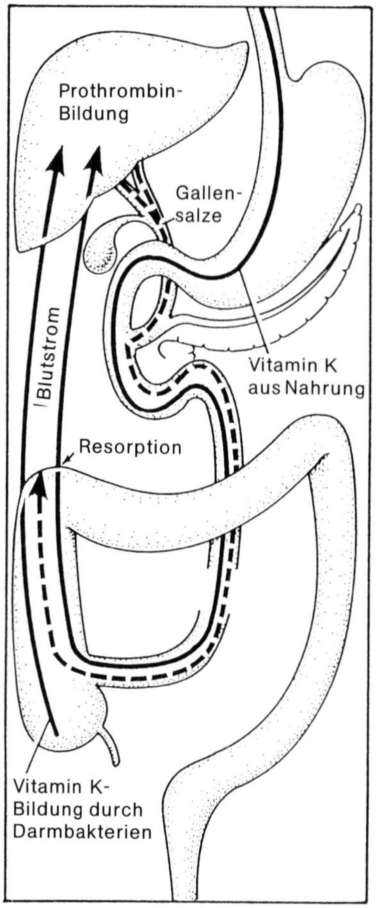

Abb. 10.10 Prothrombinbildung

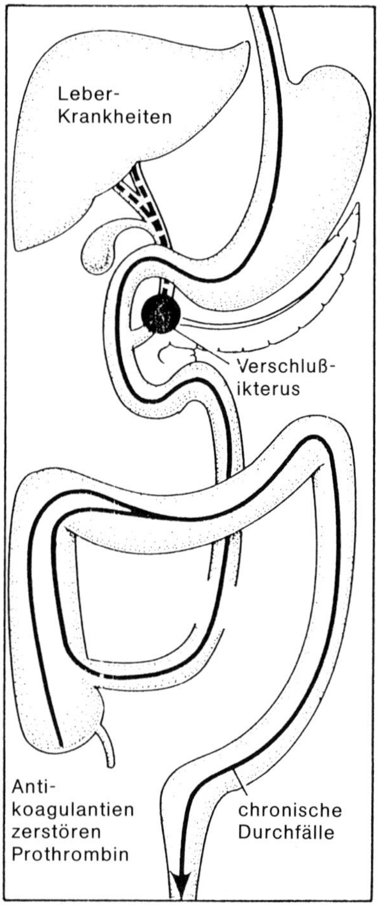

Abb. 10.11 Ursachen eines Prothrombinmangels

hält. Es hilft in der Akutsituation, bis die Leber selbst die Gerinnungsfaktoren gebildet hat.

10.6.2 Angeborener Gerinnungsfaktorenmangel

Jeder einzelne Gerinnungsfaktor kann als Teil einer erblichen Störung fehlen. In 70% der Fälle fehlt **Faktor VIII**. Diese Erkrankung nennt man **Hämophilie A (Bluterkrankheit)**.

Die Hämophilie weist eine Häufigkeit von 1:7000 in der Bevölkerung auf. Nur Männer sind betroffen, während Frauen die Krankheit übertragen, aber nicht selbst erkranken. Die Schwere der Erkrankung hängt davon ab, wie stark die Aktivität des Faktor VIII im Blut vermindert ist.

Therapie der Hämophilie

- Der fehlende Faktor VIII wird verabreicht, um Blutungen zu kontrollieren, die in schweren Fällen schon in der frühen Kindheit einsetzen können. Der Faktor VIII wird heute künstlich mit Hilfe der Gentechnik hergestellt, um jedes Risiko einer Infektionsübertragung zu vermeiden.
- Viele Patienten benötigen häufig zusätzlich Bluttransfusionen. Dabei ist das Infektionsrisiko jedoch groß, dies gilt insbesondere für eine Hepatitis oder eine HIV-Infektion.

Das Risiko wird vermindert, jedoch nicht völlig ausgeschlossen durch:

1. Ausschlußkriterien für Blutspender

2. Hitzebehandlung des Plasmas
3. die Untersuchung aller Blutspender auf Hepatitis B und C und auf HIV.

Erkrankungen der Leukozyten

10.7 Leukämie

Die Leukämie ist eine bösartige Erkrankung, bei der die Leukozyten nicht regelrecht gebildet werden und sich abnorm stark vermehren.

Die Leukozyten nehmen das gesamte Knochenmark ein und hemmen so die Bildung von Erythrozyten und Thrombozyten. Anämien und Blutungen sind die Folge.

Die Leukämien können nach dem betroffenen Zelltyp in verschiedene Formen eingeteilt werden:

- Die **myeloische Leukämie** ist eine Erkrankung der polymorphkernigen Leukozyten.
- Die **lymphatische Leukämie** befällt die Lymphozyten.
- Die **Monozyten-Leukämie** geht von den Monozyten aus, sie ist am seltensten.

Die Leukämieform kann man durch die Untersuchung des Blutes und des Knochenmarks, das meist durch eine Sternalpunktion gewonnen wird, bestimmen.

Die Leukämie ist also eine maligne Knochenmarkserkrankung unbekannter Ursache, die zu einem starken Anwachsen der Leukozytenzahl führt (diese Zellen sind jedoch abnorm). Sie kann **akut** oder **chronisch** verlaufen.

Eine **Leukozytose** ist dagegen eine Zunahme der Anzahl der weißen Blutkörperchen, meist als Folge einer bakteriellen Antwort des Körpers auf die Infektion.

10.7.1 Akute Leukämien

Die akuten Leukämien kommen bei Kindern am häufigsten vor, können jedoch in jedem Alter auftreten. Sie beginnen in der Regel plötzlich mit Fieber, Blässe und Blutungen aus der Nase oder dem Mund. Die Symptome einer schweren Anämie mit Müdigkeit und Schwäche entwickeln sich meist rasch. Im Blutbild ist die Zahl der Leukozyten in der Regel stark erhöht, die Zellen sind unreif und abnorm.

Therapie

- Die Therapie der akuten Leukämie ist heute erfolgreicher, aber komplizierter geworden, so daß Kinder mit einer akuten Leukämie am besten in Spezialkliniken behandelt werden.
- Das Ziel der Behandlung ist es, durch Medikamente (**Zytostatika**) alle kranken Zellen im Blut und im Knochenmark zu zerstören, ohne die gesunden Gewebe und Körperzellen anzugreifen.

Bei der akuten lymphatischen Leukämie kann dies in den meisten Fällen durch die intravenöse Injektion von Zytostatikakombinationen (z. B. Vincristin, Methotrexat oder Cyclophosphamid), gelegentlich zusammen mit einer Strahlentherapie, erreicht werden. Diese Behandlung hat die Prognose der akuten lymphatischen Leukämie deutlich verbessert. Viele Patienten sind 10 Jahre nach Beginn der Erkrankung noch am Leben.

Weniger günstig sieht der Verlauf der akuten myeloischen oder akuten monozytären Leukämie aus.

- Eine Knochenmarkstransplantation nach der Vernichtung des körpereigenen kranken Knochenmarks kann die Prognose noch weiter verbessern.

10.7.2 Chronische Leukämien

10.7.2.1 Chronische myeloische Leukämie

Sie tritt meist im mittleren Lebensalter auf. Die Symptome bestehen aus einer langsam zunehmenden Müdigkeit und Anämie. Die Milz wird so groß, daß ziehende abdominelle Beschwerden und Verdauungsstörungen auftreten können. Eine störende Hautreizung kann vorkommen.

Die Diagnose wird anhand des Blutbildes gestellt. Die Zahl der Leukozyten kann mehr als 200 000 betragen, wobei die meisten Zellen abnorme polymorphkernige Granulozyten sind.

Therapie

- Zytostatika können den Zustand des Patienten verbessern und das Leben verlängern. Busulphan (Myleran®) z. B. verzögert das Wachstum der weißen Blutkörperchen, wenn es regelmäßig eingenommen wird. Die Dosis richtet sich nach der Zellzahl.

- Wenn die Milz sehr stark vergrößert ist, kann eine Hochvolttherapie mit Röntgenstrahlen zur Verkleinerung des Organs sinnvoll sein.

10.7.2.2 Chronische lymphatische Leukämie

Diese Form kommt hauptsächlich bei Männern vor. Sie kann über viele Jahre symptomarm und milde verlaufen. Die Milz ist meist nicht stark vergrößert, die Lymphknoten nehmen jedoch an Größe zu.

Eine **Therapie** mit dem Zytostatikum Chlorambucil (Leukeran) kann die Lymphozytenzahl senken.

10.8 Plasmozyten (multiples Myelom)

Diese Erkrankung wird durch das überschießende Wachstum einer bestimmten Zellart im Knochenmark (**Plasmazellen**) verursacht.

Die Plasmazellen stellen normalerweise Antikörper (Immunglobuline) her. Beim Plasmozytom treten große Mengen eines abnormen Proteins auf, das im Blut und im Urin nachgewiesen werden kann. Die entarteten Zellen durchsetzen den Knochen und führen zur Zerstörung der Knochensubstanz und zu Spontanfrakturen.

Das Plasmazytom kommt am häufigsten bei älteren Menschen vor. Seine Symptome bestehen aus Knochenschmerzen, Unwohlsein, einer Anämie und Fieber. Die BSG ist sehr stark erhöht. Im Knochenmarksausstrich lassen sich die stark vermehrten Plasmazellen nachweisen.

Therapie

- Das Zytostatikum Melphalan (Leukeran®) wirkt der Vermehrung der Plasmazellen entgegen.
- Durch eine Strahlentherapie der befallenen Knochenbezirke können die Knochenschmerzen gelindert werden.

10.9 Agranulozytose

Der Begriff Agranulozytose bezeichnet entweder das vollständige Fehlen der Granulozyten (polymorphkernige Leukozyten) oder eine starke Verminderung ihrer Anzahl mit den klinischen Symptomen einer mangelhaften Infektabwehr.

Der Begriff **Leukopenie** bedeutet dagegen lediglich eine Verminderung der Leukozytenzahl, die nicht notwendigerweise schädliche Folgen hat und nicht mit einer Agranulozytose verwechselt werden darf.

Die Hauptursache einer Agranulozytose ist eine toxische Schädigung des Knochenmarks. Sie hat zur Folge, daß polymorphkernige Leukozyten nicht in ausreichender Anzahl gebildet werden. Meist sind Medikamente wie Sulfonamide, Thyreostatika (Thiouracil und Carbinmazol), Phenylbutazon (z. B. Butazolidin), Chloramphenicol und Goldsalze verantwortlich.

In Anbetracht der häufigen Anwendung dieser Pharmaka ist es unumgänglich, bei den betroffenen Patienten auf Frühsymptome einer Agranulozytose zu achten. Ein Mangel an weißen Blutkörperchen führt zu einer größeren Anfälligkeit gegenüber bakteriellen Infektionen, insbesondere im Halsbereich.

Symptome

1. Das häufigste Frühsymptom sind Halsschmerzen, die sehr ausgeprägt sein können. Sie gehen mit einem Ödem und einem Exsudat im Rachen einher.
2. Die Temperatur steigt, bestehendes Fieber nimmt weiter zu.
3. Der Patient macht einen schwerkranken Eindruck und wird lethargisch. Der Puls ist schnell.

Diagnostik

Wenn ein Patient, der Thyreostatika oder Phenylbutazon erhält, über Halsschmerzen mit Fieber klagt, sollte sofort der Verdacht auf eine Agranulozytose erhoben werden. Die Medikamente müssen sofort abgesetzt werden, bis ein Blutbild vorliegt und die Agranulozytose bestätigt oder ausgeschlossen ist.

Therapie

- Intramuskuläre Penicillininjektionen, z. B. 1 Million Einheiten alle vier Stunden, bekämpfen eine bestehende oder eine mögliche Infektion. Penicillin ist für die Leukozyten nicht toxisch, so daß es unbedenklich verordnet werden kann.
- Die Gabe von G-CSF (Granulocyte colony stimulating factor) kann das Knochenmark zur Bildung der fehlenden Granulozyten anregen.

Erkrankungen der Milz und Lymphknoten

Milz und Lymphknoten spielen bei der Infektionsabwehr eine wichtige Rolle, da sie an der Ausreifung der Lymphozyten beteiligt sind, die die Antikörper produzieren. Die Milz filtert außerdem gealterte Erythrozyten, Bakterien und Parasiten aus dem Blut, wenn diese die Milz passieren und baut sie ab. Dies erklärt, warum die Milz bei Erkrankungen wie Typhus oder Malaria vergrößert ist. Bei manchen Erkrankungen nimmt die Aktivität der Milz abnorm zu, so daß auch gesunde Zellen verstärkt abgebaut werden. Ein Beispiel ist die thrombozytopenische Purpura, bei der Thrombozyten zerstört werden. In diesen Fällen muß die Milz entfernt werden (Splenektomie).

Die Lymphknoten bilden zusammen mit den Lymphgefäßen ein Drainagesystem. Sie dienen als lokaler Filter, der verhindern soll, daß Bakterien und maligne Zellen in den Blutkreislauf übertreten.

10.10 Splenomegalie

Eine vergrößerte Milz ist immer ein Krankheitszeichen.

Mögliche Ursachen sind:

1. **Akute Infektionen**, z. B. die infektiöse Mononukleose, eine subakute bakterielle Endokarditis, Tuberkulose und Malaria.
2. **Chronische Infektionen**. Malaria ist die häufigste chronische Infektionskrankheit, die zu einer Splenomegalie führt. Andere Beispiele sind die Syphilis und die Tuberkulose.
3. **Bluterkrankungen**. Bei diesen Erkrankungen kann die Milz abnorm vergrößert sein. Die Leukämie, insbesondere die myeloische Leukämie, ist eine der Hauptursachen. Auch die Kugelzellenkrankheit und die thrombozytopenische Purpura gehen häufig mit einer Milzvergrößerung einher.
4. **Leberzirrhose**. Die chronische Stauung der Pfortader bei einer Leberzirrhose führt manchmal zu einer stauungsbedingten Vergrößerung der Milz. Ein Rückstau in die Ösophagusvenen führt zur Varizenbildung. Diese bluten häufig und lösen eine Hämatemesis und eine Anämie aus.

10.11 Lymphadenopathie (Lymphknotenschwellung)

Eine Erkrankung der Lymphknoten führt zu einer Lymphknotenschwellung.

Lymphknotenschwellungen lassen sich in lokale und generalisierte Formen einteilen.

10.11.1 Lokale Lymphknotenschwellung

Die Vergrößerung einer Lymphknotengruppe ist meist die Folge einer Entzündung von Geweben, die von diesen Lymphknoten drainiert werden. Die bakterielle Infektion eines Fingers kann z. B. zu vergrößerten axillären Lymphknoten führen, während bei einer Entzündung im Rachen Halslymphknoten vergrößert sind.

Außer Entzündungen breiten sich auch Tumorzellen entlang der Lymphgefäße aus und führen zu einer lokalen Lymphknotenschwellung. Ein Karzinom der Brustdrüse führt häufig zu vergrößerten axillären Lymphknoten. Eine andere häufige Ursache einer lokalen Lymphknotenschwellung ist die Tuberkulose, die oft Halslymphknoten befällt.

10.11.2 Generalisierte Lymphknotenschwellung

Die häufigsten Ursachen einer generalisierten Lymphknotenschwellung sind

- Pfeiffersches Drüsenfieber (Infektiöse Mononukleose)
- Lymphatische Leukämie
- Morbus Hodgkin
- HIV-Infektion

10.12 Morbus Hodgkin (Lymphogranulomatosis maligna)

Die Ursache des Morbus Hodgkin ist unbekannt.

Symptome

1. Die Erkrankung ist in der Gruppe der 20 bis 40jährigen am häufigsten, sie kann jedoch grundsätzlich in jedem Alter auftreten.

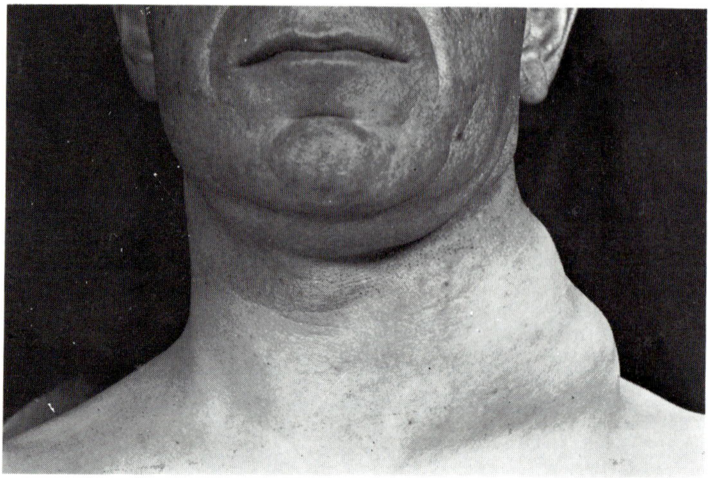

Abb. 10.12 Morbus Hodgkin mit vergrößerten Halslymphknoten

Das erste Zeichen der Erkrankung ist häufig die Vergrößerung einer Lymphknotengruppe.

2. Jede Lymphknotengruppe kann grundsätzlich betroffen sein. Meist sind die Halslymphknoten (Abb. 10.12), die axillären oder die Leistenlymphknoten befallen. Manchmal kommt es auch zuerst zum Anschwellen der tiefen Lymphknoten im Thorax oder im Abdomen. In diesen Fällen kann die Diagnose Schwierigkeiten bereiten, bis die oberflächlich tastbaren Lymphknoten ebenfalls vergrößert sind.
3. Das Allgemeinbefinden ist zunächst oft wenig beeinträchtigt. Mit dem Fortschreiten der Erkrankung entwickeln sich jedoch Schwäche, eine Anämie und ein Gewichtsverlust. Bei vielen Patienten kommt es typischerweise zu Fieberschüben, die 10 bis 14 Tage anhalten, danach verschwinden und später wiederkehren. Diesen wellenförmigen Fiebertyp nennt man Pel-Ebstein-Fieber.
4. Eine Vergrößerung der thorakalen Lymphknoten kann zu Drucksymptomen führen, die sich als Husten und Dyspnoe äußern, während die vergrößerten abdominellen Lymphknoten eine Auftreibung des Abdomens oder einen Aszites verursachen können.

Diagnostik und Differentialdiagnostik

Die Erkrankung muß von den anderen Ursachen einer Lymphknotenvergrößerung abgegrenzt werden. Die lymphatische Leukämie, die ebenfalls eine generalisierte Lymphknotenschwellung zur Folge hat, läßt sich durch die starke Zunahme der Lymphozyten und abnormer Zelltypen vom Morbus Hodgkin unterscheiden. Die Lymphknotentuberkulose bleibt auf eine Lymphknotengruppe beschränkt. Die befallenen Lymphknoten können miteinander verschmelzen und eventuell nach außen aufbrechen. Die vom Morbus Hodgkin befallenen Lymphknoten bleiben dagegen beweglich und verwachsen nicht mit der Haut. Sie schmelzen auch nicht ein. Lymphknotenmetastasen eines primären Karzinoms sind meist hart und mit der Haut verwachsen und dadurch in der Regel auch leicht auffindbar.

Die Diagnose des Morbus Hodgkin beruht auf der Biopsie eines vergrößerten Lymphknotens, meist aus dem Halsbereich, und seiner histologischen Untersuchung. Der Nachweis von abnormen Zellen, die für einen Morbus Hodgkin typisch sind, bestätigt die Diagnose. Das Ausmaß der befallenen Lymphknotenstationen ist für die Therapie und die Prognose entscheidend.

Mit Hilfe der Computertomographie kann man heute die Ausdehnung des Lymphknotenbefalls problemlos bestimmen. Das gleiche gilt für die Kernspintomographie. Sie hat den großen Vorteil, daß sie nicht zu einer Strahlenbelastung führt. Früher mußte eine Laparotomie mit der Entfernung vieler Lymphknoten und der Milz durchgeführt werden.

Therapie

Die Therapie richtet sich nach der Ausdehnung des Lymphknoten- und Milzbefalls.

- In den Frühstadien, insbesondere wenn die befallenen Lymphknoten relativ nahe beisammenliegen, ist die Strahlentherapie die Methode der Wahl. Sie bietet gute Chancen für eine vollständige Heilung. Zusätzlich kann eine Chemotherapie mit Zytostatika und Steroiden durchgeführt werden.
- Bei Patienten mit einem ausgedehnten Lymphknotenbefall, bei denen eine Strahlentherapie nicht mehr in Frage kommt, wird die Chemotherapie als einzige Behandlungsmethode eingesetzt.

Die Therapie eines Morbus Hodgkin erfordert viel Erfahrung und wird meist in speziellen Onkologieabteilungen durchgeführt.

11 Erkrankungen der Nieren und der ableitenden Harnwege

11.1 Anatomie und Physiologie

Der Harntrakt besteht aus zwei Nieren, die jeweils mit der Blase über einen Harnleiter (Ureter) verbunden sind. Dieser transportiert den Urin von den Nieren zur Blase, wo er gespeichert wird. Wenn die Harnblase sich kontrahiert, wird der Urin durch die Harnröhre (Urethra) ausgeschieden (Abb. 11.1).

Die Nieren liegen retroperitoneal auf beiden Seiten der Lendenwirbelsäule. Beim Erwachsenen beträgt ihr Längsdurchmesser etwa 12 bis 14 cm. Sie erhalten arterielles Blut durch die Nierenarterien (Äste aus der Aorta), das venöse Blut verläßt die Nieren über die Nierenvenen.

Jede Niere enthält annähernd eine Million **Nephrone**, die wie winzige Filter wirken und die Abfallprodukte aus dem Blut entfernen.

Jedes Nephron hat einen Filterkopf, den sog. Glomerulus. Dieser enthält ein Netzwerk aus dünnwandigen Kapillaren, aus denen Flüssigkeit und Abfallprodukte in die glomeruläre Kapsel gefiltert werden. Von dort tritt das Filtrat durch den Tubulus des Nephrons zum Nierenkelch (Abb. 11.2).

Das glomeruläre Filtrat kann 180 Liter pro Tag betragen, das ausgeschiedene Urinvolumen erreicht ungefähr 2 Liter pro Tag. Daraus kann man erkennen, daß ein sehr großer Teil des glomerulären Filtrats in den Tubuli rückresorbiert wird. Dies ist zum einen wichtig, um einen übermäßigen Flüssigkeitsverlust zu verhindern, zum anderen, um dem Körper wichtige Salze zu erhalten, während Abfallprodukte ausgeschieden werden. Die Flüssigkeit, die am Ende des Tubulus austritt, ist der Urin. Er sammelt sich im Nierenbecken und gelangt von dort durch den Ureter in die Blase. Die Nieren haben verschiedene **Funktionen**:

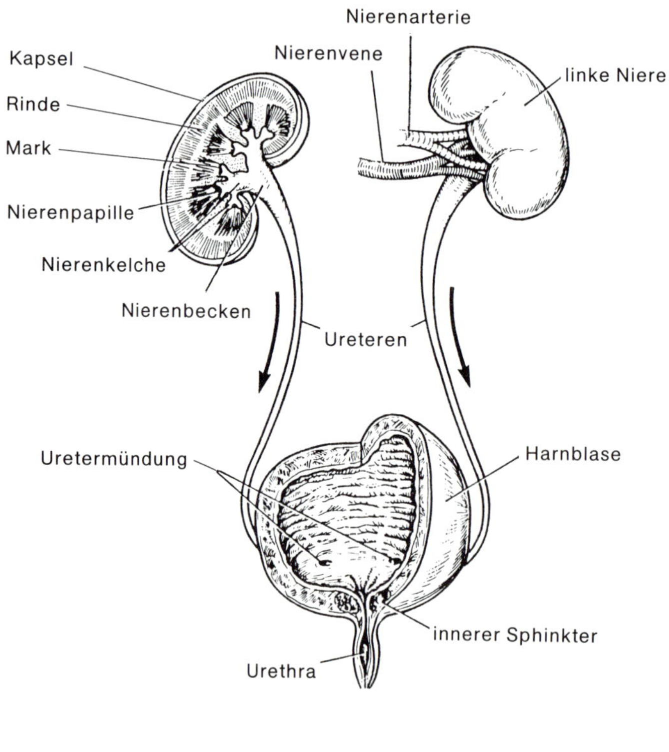

Abb. 11.1 Nieren und Harnblase

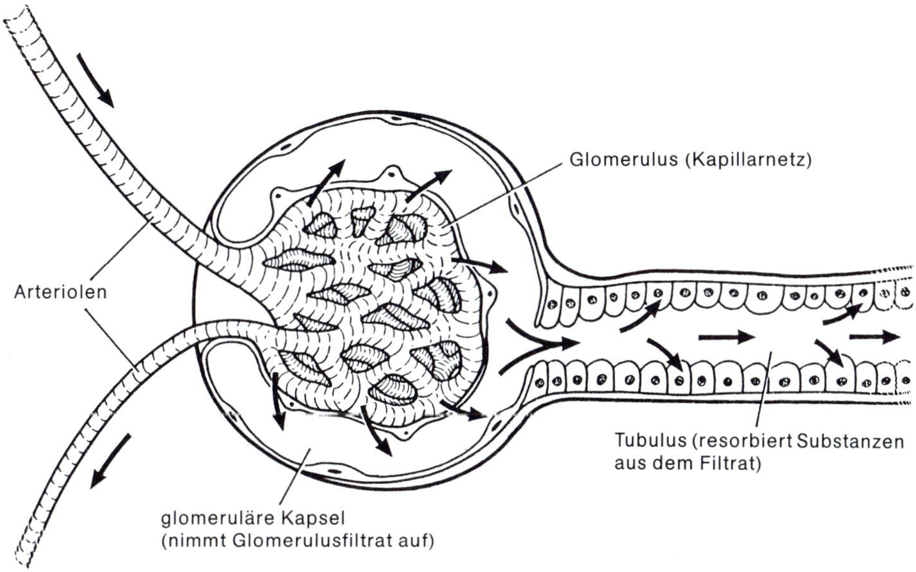

Abb. 11.2 Vergrößerte Darstellung eines Glomerulus und Tubulus Glomerulus (kapilläres Netzwerk)

1. Sie entfernen Abfallprodukte des Stoffwechsels aus dem Körper. So wird z. B. Harnstoff, ein Abfallprodukt des Proteinstoffwechsels, in großen Mengen ausgeschieden.
2. Die Nieren helfen dabei, das Säure-Basen-Gleichgewicht des Organismus aufrechtzuerhalten, damit die Körperflüssigkeiten nicht zu sauer oder zu alkalisch werden. Sie erreichen dies, indem sie Wasserstoffionen ausscheiden oder zurückhalten und so die Säure-Basen-Reaktion des Blutes auf einem konstanten Niveau halten.
3. Die Nieren regulieren die Flüssigkeitsbilanz des Organismus, indem sie mehr Urin ausscheiden, wenn große Flüssigkeitsmengen aufgenommen wurden oder indem sie Flüssigkeit zurückhalten, wenn z. B. beim Schwitzen eine größere Menge verloren wurde.
4. Die Nieren geben wichtige Hormone an das Blut ab. Diese umfassen das Erythropoetin (das die Erythrozytenproduktion im Knochenmark fördert) und das Angiotensin (das an der Blutdruckregulierung beteiligt ist).
5. Vitamin D, das für den Knochenaufbau wichtig ist, wird erst vollständig aktiv, nachdem es in den Nieren chemisch verändert wurde.

Normaler Urin enthält sehr wenig Proteine, da die Proteinmoleküle des Blutes (Albumin) zu groß sind, um den glomerulären Filter zu passieren. Bei einer Schädigung des glomerulären Filters können Proteine jedoch durch die Niere entweichen und im Urin erscheinen. Zucker (Glukose) ist nur dann im Urin nachweisbar, wenn der normale Blutspiegel überschritten wird, beim Diabetes mellitus z. B. ist die überschüssige Glukosemenge zu groß, um vollständig rückresorbiert zu werden.

11.2 Untersuchung der Nierenfunktion

11.2.1 Urinuntersuchungen

Wichtige Informationen über die Nierenfunktion gewinnt man durch die Bestimmung der Menge und der Beschaffenheit des Urins (s. Kapitel 1).

Urinvolumen

Die Urinmenge, die in 24 Stunden von einem Gesunden ausgeschieden wird, hängt von der aufgenommenen Flüssigkeitsmenge und dem Flüssigkeitsverlust im Schweiß, im Stuhl und durch die Atmung (auch die ausgeatmete Luft enthält Feuchtigkeit) ab.

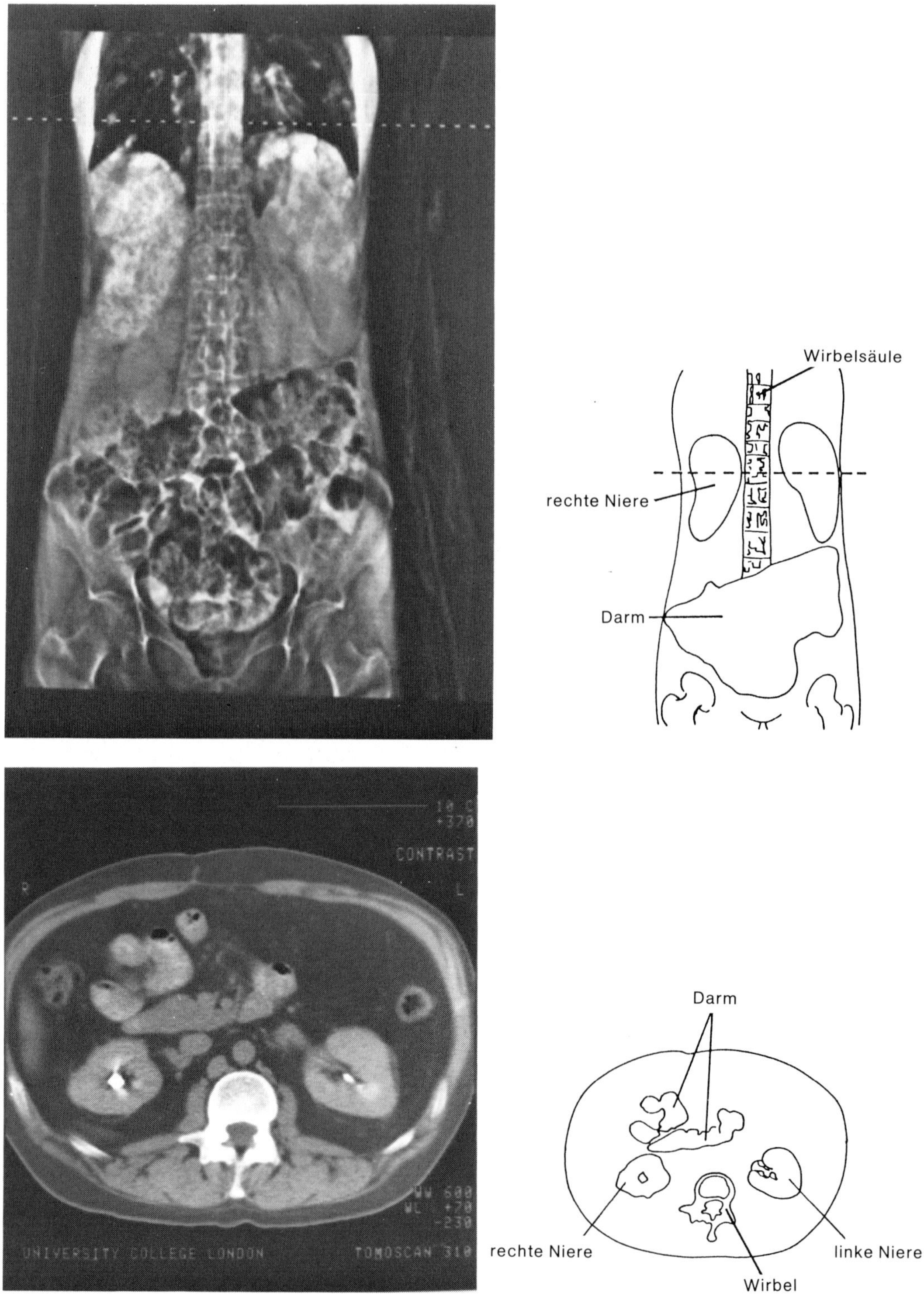

Abb. 11.3 a, b Computertomographie. **a** Topogramm, **b** Schichtaufnahme in Höhe der Nieren

Die Niere sorgt dafür, daß die gesamte Körperflüssigkeit konstant bleibt. Bei schwerkranken und nierenkranken Patienten muß eine **Flüssigkeitsbilanz** erstellt werden, in der die in 24 Stunden entleerte Urinmenge zusammen mit dem geschätzten Flüssigkeitsverlust durch Diarrhoen oder Erbrechen festgehalten wird. Der Flüssigkeitsverlust wird mit der gesamten Flüssigkeitsaufnahme (Trinkmenge und/oder durch Infusionen zugeführte Flüssigkeitsmenge) verglichen. Diese Bilanz erlaubt eine Beurteilung der Nierenfunktion. Normalerweise übersteigt die Flüssigkeitsaufnahme die -abgabe um ungefähr 500 ml, da der Verlust durch die Atemluft und den Schweiß nicht genau erfaßt werden kann.

Bei einem Nierenversagen kann die Urinausscheidung auf unter 400 ml (**Oligurie**) fallen oder ganz aufhören (**Anurie**).

Ein vermehrtes Urinvolumen (**Polyurie**) tritt bei Nierenerkrankungen auf, wenn die Nierentubuli ihre Fähigkeit zur Urinkonzentration verlieren, so daß große Mengen eines verdünnten Urins ausgeschieden werden. Eine Polyurie kann auch bei einem Diabetes insipidus vorkommen, bei dem das antidiuretische Hormon (ADH) fehlt. Dieses Hormon kontrolliert normalerweise die Flüssigkeitsmenge, die durch die Tubuli aus dem glomerulären Filtrat resorbiert wird. Eine Polyurie ist auch ein Merkmal eines behandelten Diabetes mellitus, da die großen Zuckermengen im Blut von den Nieren nicht völlig rückresorbiert werden können. Sie erscheinen im Urin, binden eine gewisse Menge Wasser und werden zusammen ausgeschieden.

Proteinurie

Proteine (Albumin) im Urin zeigen in der Regel an, daß der glomeruläre Filter beschädigt, d. h. durchlässiger geworden ist.

Eine Proteinurie kommt bei vielen Nierenerkrankungen vor, insbesondere bei denen, die bevorzugt die Glomeruli befallen (Glomerulonephritis). Gelegentlich weisen auch gesunde junge Erwachsene nach körperlichen Anstrengungen oder längerem Stehen (orthostatische Proteinurie) Proteine im Urin auf.

Die einfachste Methode des Proteinnachweises im Urin besteht darin, ein spezielles Teststäbchen in den Urin zu tauchen (s. Kapitel 1). Ist Protein vorhanden, färbt sich der Teststreifen grün. Die ausgeschiedene Proteinmenge kann genau bestimmt werden, indem man den Urin über 24 Stunden sammelt (Sammelurin) und zur Analyse ins Labor schickt.

Hämaturie

Blut im Urin kann von den Nieren, den Harnleitern, der Blase oder der Urethra stammen.

Schwere Blutungen können bei Tumoren der Niere oder der Blase, bei Nierensteinen oder hämorrhagischen Diathesen auftreten. Sie lassen den Urin rot oder dunkel erscheinen (makroskopische Hämaturie). Geringere Blutmengen, die nur mit speziellen Tests erkennbar sind, können die Folge einer Glomerulonephritis oder einer Infektion der Nieren oder der Blase (mikroskopische Hämaturie) sein. Bei gesunden Frauen kann auch Menstruationsblut den Urin verfärben.

Es gibt zwei Tests zum Nachweis einer Hämaturie. Der erste kann leicht auf der Station durchgeführt werden, indem man einen Teststreifen in den Urin taucht. Wenn Blut vorhanden ist, wird der Teststreifen innerhalb von 30 Sekunden blau. Die zweite Nachweismethode wird im Labor durchgeführt. Dabei untersucht man den Urin mikroskopisch auf Erythrozyten.

Pyurie (Leukozyten im Urin)

Leukozyten im Urin können durch eine mikroskopische Untersuchung leicht nachgewiesen werden. Wenn die Pyurie ausgeprägt ist, kann der Urin trüb aussehen und einen fauligen Geruch aufweisen. Eine Pyurie ist die Folge einer Infektion des Harntrakts: einer Pyelitis oder Nephritis (Infektion des Nierenbeckens bzw. der gesamten Niere), einer Zystitis (Infektion der Harnblase) oder einer Urethritis (Infektion der Harnröhre). Die Tuberkulose, Tumoren und Nierensteine können ebenfalls zur Ausscheidung von Leukozyten im Urin führen.

Harnzylinder

Hierbei handelt es sich um zylinderförmige Proteine im Urin, die unter dem Mikroskop sichtbar sind. Sie werden in den Tubuli gebildet und können Zellen enthalten (zelluläre oder granuläre Zylinder). Sie weisen immer auf eine Nierenerkrankung, insbesondere auf die Glomerulonephritis, hin.

Bakteriologische Untersuchung des Urins

Wenn akute bakterielle Infektionen oder eine Tuberkulose vermutet werden, muß Mittelstrahlurin zur Herstellung von Kulturen und zum Erregernachweis ins Labor geschickt werden.

11.2.2 Harnstoff und Kreatinin im Blut

Harnstoff ist das Endprodukt des Proteinstoffwechsels. Die Harnstoffmenge im Urin hängt deshalb von der durch die Nahrung aufgenommenen Proteinmenge ab.

Kreatinin entsteht im Muskelstoffwechsel. Die Menge hängt von der Muskelmasse ab. Obwohl erhebliche Schwankungen in der Produktion dieser beiden Substanzen vorkommen, bleiben die Blutspiegel erstaunlich konstant, weil die Nieren den Überschuß ausscheiden. Bei einer Einschränkung der Nierenfunktion, z. B. beim akuten oder chronischen Nierenversagen, steigen die Blutspiegel von Harnstoff und Kreatinin jedoch an. Bei Gesunden beträgt der Harnstoffspiegel höchstens 6,6 mmol/l (40 mg/100 ml) und der Kreatininspiegel liegt unter 124 µmol/l (1,4 mg/100 ml). Höhere Spiegel zeigen eine ungenügende Ausscheidung durch die Nieren als Folge einer Funktionseinschränkung an.

11.2.3 Kreatinin-Clearance

Die Kreatinin-Clearance ermöglicht eine genauere Messung der Nierenfunktion, da sie von der Schnelligkeit abhängt, mit der die Niere Kreatinin ausscheiden kann. Der über 24 Stunden ausgeschiedene Urin wird gesammelt und Blut abgenommen. Durch die Messung des Kreatinins, das im Urin ausgeschieden wird, und des Kreatininspiegels im Blut, kann man ausrechnen, wie schnell Kreatinin aus dem Blut entfernt wird und die Ergebnisse mit Normalbefunden vergleichen. Für die Genauigkeit des Tests ist die vollständige Sammlung des 24-Stunden-Urins entscheidend.

a

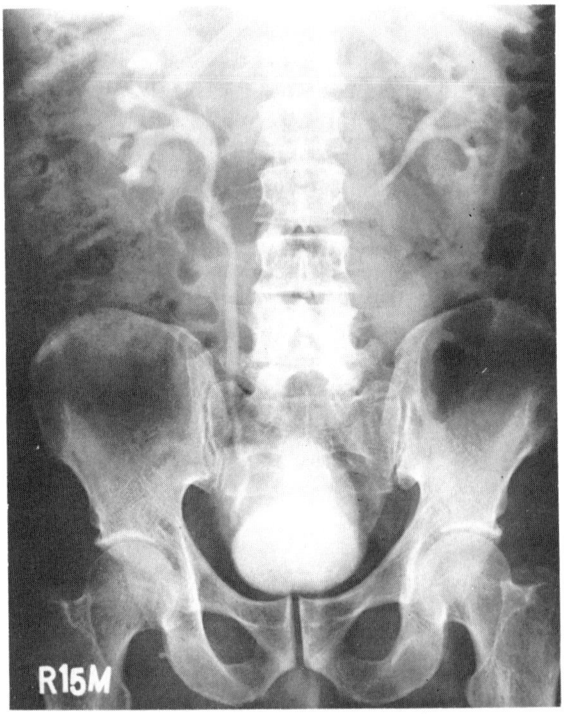

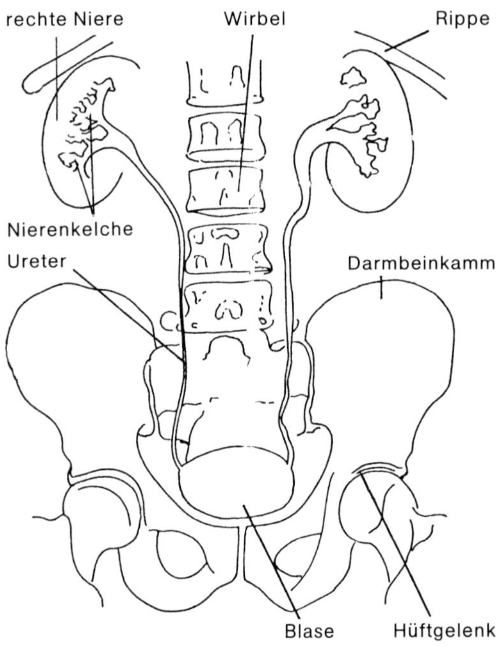

Abb. 11.4 **a, b** Ausscheidungsurogramm, das die Nieren, die Ureteren und die Blase zeigt

11.2.4 Ausscheidungsurogramm und Ultraschalldiagnostik der Nieren

Ein **Ausscheidungsurogramm** ist eine Röntgenuntersuchung der Nieren nach der intravenösen Injektion eines jodhaltigen Kontrastmittels. Das Kontrastmittel wird von den Nieren konzentriert und ist für Röntgenstrahlen undurchlässig. Die Röntgenaufnahmen stellen normale und abnorme Einzelheiten der Anatomie der Nieren, der Ureteren und der Blase dar (Abb. 11.4 und 11.5). Der Patient sollte 36 Stunden vor der Untersuchung ein Abführmittel erhalten und 6 Stunden vorher keine Getränke mehr zu sich nehmen. Eine Ausnahme stellen Patienten mit Nierenversagen dar, bei denen man die Flüssigkeitszufuhr nicht einschränken und auch keine Laxantien verabreichen sollte, da sich hierdurch die Nierenfunktion verschlechtern kann.

Wenn der Verdacht auf ein Hindernis in den ableitenden Harnwegen besteht, wird das Kontrastmittel (unter Röntgen- oder Ultraschallkontrolle) über eine feinkalibrige Nadel direkt in das Nierenbecken eingeführt, um die Lokalisation des Verschlusses feststellen zu können.

Es besteht auch die Möglichkeit, einen feinen Katheter in das Nierenbecken einzuführen und so Urin abzulassen, damit der Druck auf die Niere nachläßt und sie wieder besser arbeiten kann.

In ähnlicher Weise lassen sich dünne Katheter mit Hilfe eines Zystoskops (Blasenspiegelung) in die Uretermündung beidseits einführen. Nach der

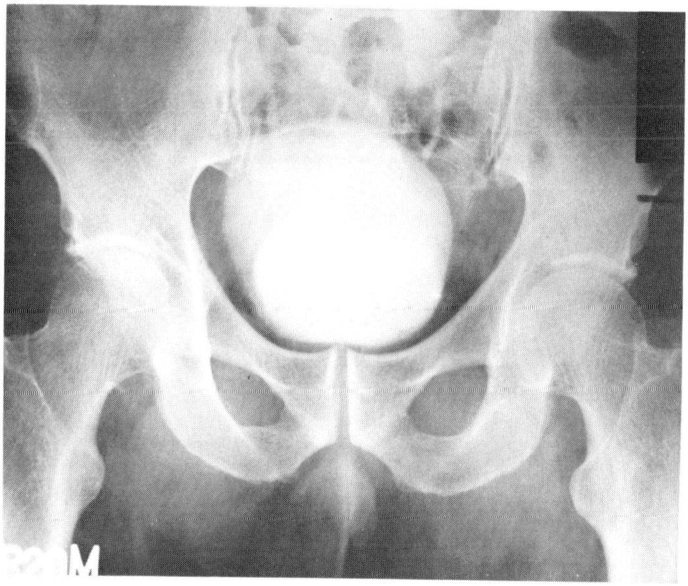

a

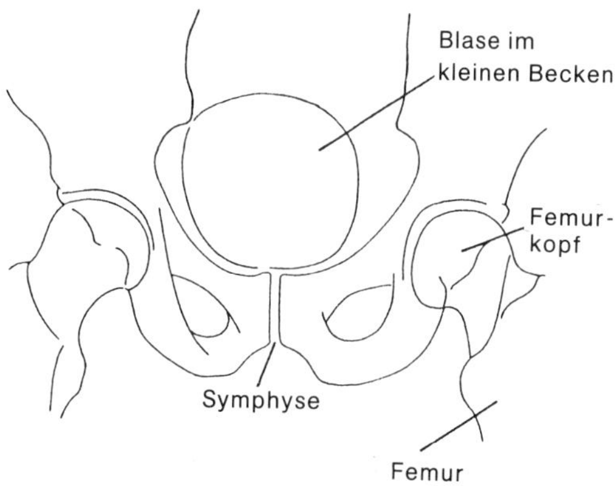

b

Abb. 11.5 Ausscheidungsurogramm mit einer Detailansicht der Blase und des Beckens

Injektion eines Kontrastmittels werden Röntgenaufnahmen angefertigt (retrogrades Pyelogramm).

Die **Ultraschalldiagnostik** arbeitet mit Schallwellen, die von der Niere reflektiert werden. Sie kann eingesetzt werden, um die Größe der Niere zu messen und insbesondere, um Nierenzysten oder Abflußhindernisse (dabei ist das Nierenbekken durch den angestauten Urin erweitert) zu diagnostizieren.

11.2.5 Nierenbiopsie

Bei dieser Untersuchung wird eine spezielle Nadel unter Röntgen- oder Ultraschallkontrolle durch die Haut des Rückens direkt in die Niere eingeführt. Die Untersuchung wird in der Regel in Lokalanästhesie am liegenden Patienten (Bauchlage) durchgeführt. Die Nierenbiopsie liefert wertvolle Informationen über die Art der Nierenerkrankung, da die Struktur der Glomeruli und des umgebenden Gewebes im Licht- oder Elektronenmikroskop beurteilt werden kann.

Nach einer Biopsie können Blutungen entweder in der Umgebung der Niere oder in den ableitenden Harnwegen auftreten. Puls und Blutdruck sollten deshalb 24 Stunden lang genau überwacht und mehrere Urinproben auf Blut untersucht werden. Der Patient wird in Rückenlage gepflegt. Er sollte dazu ermutigt werden, mindestens einen Liter Flüssigkeit in den ersten Stunden nach der Untersuchung zu trinken.

11.2.6 Weitere spezifische Untersuchungen

Der Vorteil der **Computertomographie** liegt in der überlagerungsfreien Darstellung der Nieren und der ableitenden Harnwege. Sie wird bei unklaren Sonographiebefunden eingesetzt (Abb. 11.3).

Die Arteria renalis läßt sich durch die Injektion von Kontrastmittel mit Hilfe eines Katheters, der durch die Arteria femoralis eingeführt und in der Nierenarterie plaziert wird, beurteilen (**renale Angiographie**). Eine Verengung der Arterie oder abnorme Gefäßversorgungen, die bei einem Nierentumor vorkommen, können so festgestellt werden. In ähnlicher Weise kann man auch die Nierenvene untersuchen (renale Venographie).

Bei Patienten mit einer nicht erklärbaren Harninkontinenz oder häufigem Harndrang können **Blasenfunktionstests** durchgeführt werden. Hierzu gehört die Messung des Urinstrahls und die Aufzeichnung der Druckwerte in Blase und Urethra.

Radioisotopenuntersuchungen (Nierenszintigraphie) ermöglichen sowohl die Beurteilung der Lage, Größe und Funktion der Nieren, als auch die Diagnose eines Verschlusses oder einer Verengung der Nierenarterien.

11.3 Nierenversagen

Als Nierenversagen bezeichnet man den Verlust der normalen Nierenfunktion mit dem daraus folgenden Anstieg der Harnstoff- und Kreatininspiegel im Blut.

Die Urinausfuhr sinkt in der Regel jedoch nicht immer. Ein Nierenversagen kann sich plötzlich (akut) oder langsam innerhalb von Monaten oder Jahren (chronisch) entwickeln.

11.3.1 Akutes Nierenversagen

Die möglichen **Ursachen** eines Nierenversagens (Abb. 11.6) können in folgende Kategorien eingeteilt werden:

1. **Akute tubuläre Nekrose**. Diese Erkrankung wird histologisch diagnostiziert. Sie beruht vor allem auf einer Nierenschädigung aufgrund einer eingeschränkten Blutzufuhr oder durch nephrotoxische Substanzen. Auslöser sind verschiedene Schädigungsmechanismen:

- Schwerer Schock. Hier sinkt der Blutdruck so stark, daß der Blutfluß durch die Nieren praktisch aufhört. Der Schock kann durch einen massiven Blutverlust, eine Herzinsuffizienz oder schwere Infektionen (Sepsis) entstehen.
- Transfusionszwischenfall. Das Hämoglobin, das aus den Erythrozyten freigesetzt wird, ist für die Nieren toxisch.
- Schwere Quetschungen. Ausgedehnte Muskelverletzungen setzen Myoglobin aus den Zellen frei. Dieses wirkt wie Hämoglobin auf die Nieren.
- Medikamente. Einige Medikamente, z. B. Sulfonamide und Gentamicin können Nierenschäden auslösen.
- Gifte. Quecksilbersalze und bestimmte Unkrautvernichtungsmittel (Herbizide) sind ebenfalls nierenschädigend.

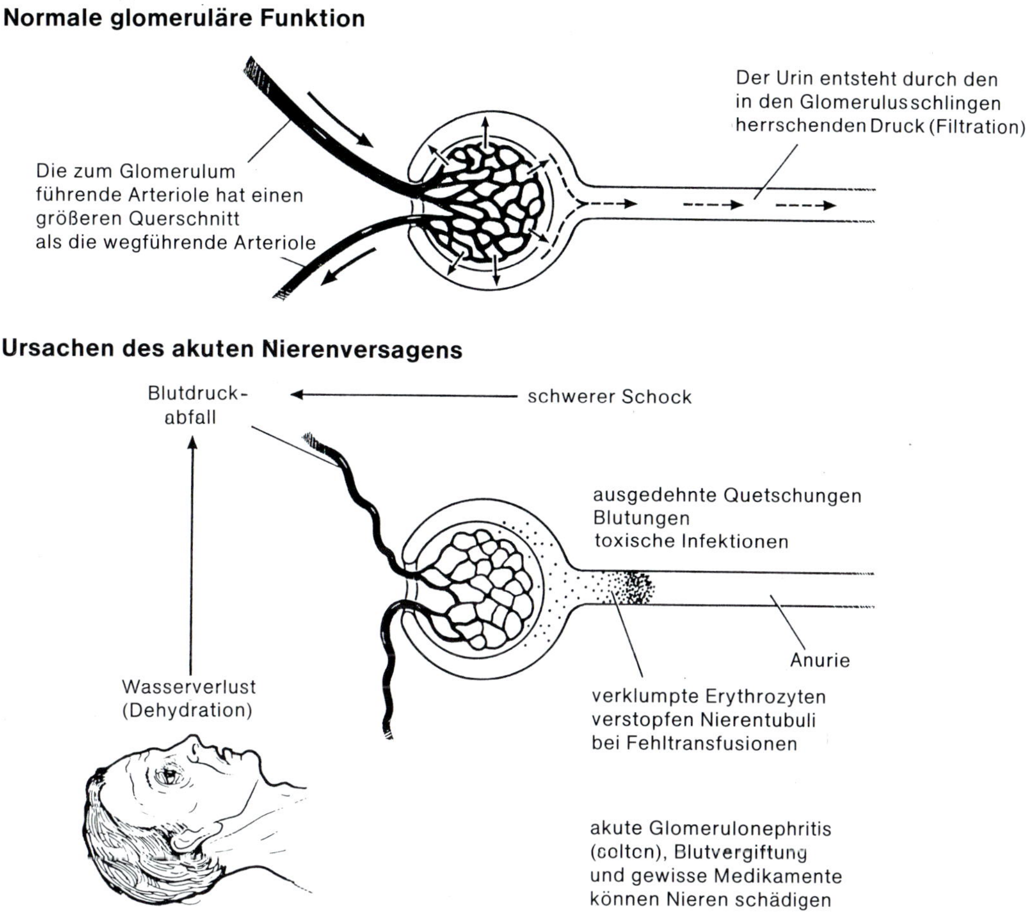

Abb. 11.6 Ursachen eines akuten Nierenversagens
Normale glomeruläre Funktion
Die Arteriole, die zum Glomerulus führt, hat einen größeren Querschnitt als die wegführende Arteriole. Der Urin entsteht durch den in den Glomerulusschlingen herrschenden Druck (Filtration)

2. **Ungenügende Blutzufuhr zu den Nieren**. Ein Verschluß beider Nierenarterien oder beider Nierenvenen führt zu einem Nierenversagen. Bei Patienten mit einer ausgeprägten Arteriosklerose der Aorta oder einem disseziierenden Aortenaneurysma können die Abgangsstellen beider Nierenarterien verlegt sein.
3. **Verschluß der ableitenden Harnwege**. Ein akutes Nierenversagen kann sich aus einem Verschluß zwischen Nierenbecken und Urethra entwickeln. Wenn der Verschluß oberhalb der Harnblase liegt, müssen beide Ureteren beteiligt sein. Ein häufiger Grund für einen Verschluß der ableitenden Harnwege sind Nierensteine. Bei einem Steinleiden können die Nieren keinen Urin mehr ausscheiden. Auch Tumoren der Blase, der Prostata oder der Zervix können den Urinabfluß aus der Blase in die Urethra behindern.
4. **Erkrankungen der Niere**. Hierzu gehören entzündliche Erkrankungen der Glomeruli (Glomerulonephritis) oder des umgebenden Gewebes (akute interstitielle Nephritis).

Symptome

Bei den meisten Patienten ist das Leitsymptom eines akuten Nierenversagens die vollständige oder fast vollständige Anurie.

In seltenen Fällen kommt es zur Produktion größerer Urinmengen, wobei der Urin stark verdünnt ist und die Blutspiegel von Harnstoff und Kreatinin ansteigen (polyurisches Nierenversagen). Wenn sich die Nieren innerhalb von 7 bis 10 Tagen nicht erholen und der Patient nicht dialysiert wird, verschlechtert sich der Zustand dramatisch. Erbrechen, eine zunehmende Schläfrigkeit, Muskelzuckungen und z. T. auch Krämpfe, treten auf.

Vorbeugung

(Abb. 11.7)

1. **Fehltransfusionen**. Bevor eine Bluttransfusion angehängt wird, müssen der Name des Patienten, die Anzahl der Blutkonserven, die Blutgruppe und die Kreuzprobe sorgfältig kontrolliert werden.
2. **Schock**. Bei jedem Schockfall aufgrund eines Blutverlustes muß rasch Blut (oder Plasma) infundiert werden, um den Blutdruck zu erhöhen und ein Nierenversagen zu verhindern. Das Ziel ist, einen systolischen Blutdruck von über 100 mm Hg zu erreichen, um eine ausreichende Blutversorgung aller Organe und Gewebe sicherzustellen.
3. **Dehydratation**. Bei allen Patienten muß für eine ausreichende Flüssigkeitszufuhr gesorgt werden, insbesondere bei älteren Menschen und Kindern, um eine Dehydratation zu vermeiden. Die Pflegenden sollten nicht nur dafür sorgen, daß entsprechende Trinkmengen vorhanden sind, sondern sie müssen darüber wachen, daß der Patient sie tatsächlich zu sich nimmt. Genaue Einfuhr-/Ausfuhr-Tabellen können dabei hilfreich sein.

Therapie/Pflege

- Jede Anurie weist auf eine schwere Nierenschädigung hin. Der Patient muß während der Akutphase auf einer Intensivstation überwacht werden, bis die Nieren wieder anfangen zu arbeiten.
- Mögliche nephrotoxische Substanzen müssen abgesetzt und ein behandelbarer Verschluß der ableitenden Harnwege ausgeschlossen werden.
- Eine Dehydratation wird durch eine orale oder intravenöse Flüssigkeitszufuhr korrigiert. Wenn der Flüssigkeitshaushalt wieder ausgeglichen ist (d. h. wenn der Patient weder dehydriert noch überwässert ist), muß täglich genügend Flüssigkeit verabreicht werden, um den Verlust über die Haut und die Lungen (ca. 500 bis 800 ml/Tag) auszugleichen. Zusätzlich werden weitere Flüssigkeitsverluste über den Gastrointestinaltrakt und den Urin er-

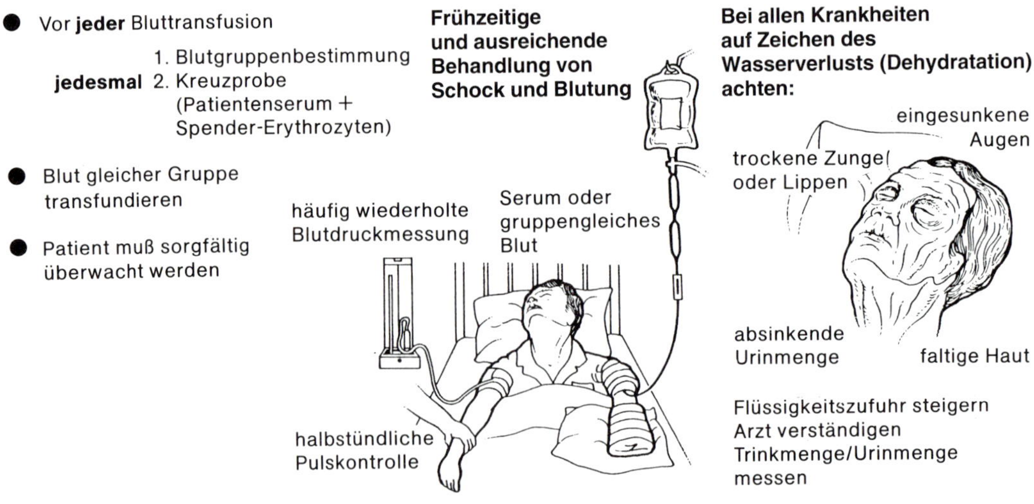

Abb. 11.7 Vorbeugung eines akuten Nierenversagens: Vor jeder Bluttransfusion immer 1. Blutgruppe bestimmen, 2. Kreuzprobe zwischen Patientenserum und Spender-Erythrozyten durchführen

setzt. Zur Beurteilung des Flüssigkeitshaushalts muß der Patient täglich gewogen werden.

- Im Verlauf der Erkrankung sind häufige Bestimmungen von Kalium und anderen Elektrolyten sowie von Harnstoff und Kreatinin im Blut notwendig. Kalium kann sich während der Anurie-Phase im Blut anhäufen und zu Lethargie, Muskelschwäche und Herzrhythmusstörungen führen.
- Eine Ernährung mit mindestens 2000 kcal/Tag und zusätzlichen Mineralien und Vitaminen ist notwendig. Die Proteinzufuhr sollte auf 60 g pro Tag reduziert werden, um den anfallenden Harnstoff zu begrenzen. Wenn sich der Patient wieder deutlich erholt hat, ist die normale Eiweißmenge wieder erlaubt.
- **Dialyse**. Ein Patient mit Nierenversagen, der auf die oben genannten Maßnahmen nicht anspricht, benötigt eine Dialyse, insbesondere, wenn das Kalium sehr hoch ist, wenn eine Überdosierung besteht oder Zeichen einer Urämie (Schluckauf, Erbrechen, Krampfanfälle) auftreten.

Dialyse

Man unterscheidet zwei Dialyseverfahren: die Hämodialyse und die Peritonealdialyse.

Bei der **Hämodialyse** wird das Patientenblut durch eine „künstliche Niere“ geleitet und dort von Abfallstoffen gereinigt. Dazu sind spezielle Fachkenntnisse erforderlich, das Gerät ist teuer und der Patient muß während der Therapie Antikoagulantien erhalten, was zu einer Blutung z. B.

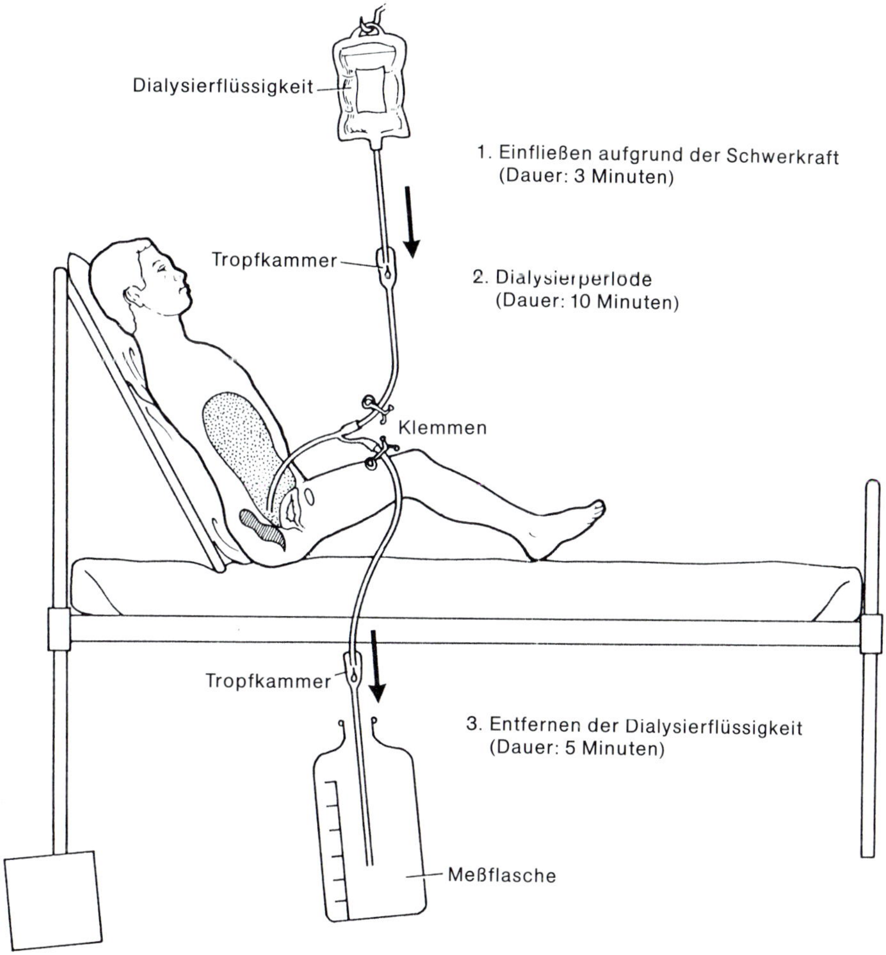

Abb. 11.8
Peritonealdialyse

aus einem Ulkus führen kann. Die Hämodialyse wird bei schwerkranken Patienten vorgezogen, insbesondere nach einer vorausgegangenen Operation. Sie korrigiert schnell Elektrolytabweichungen und hat ein geringeres Infektionsrisiko als die Peritonealdialyse.

Bei der **Peritonealdialyse** (Abb. 11.8) wird die Dialysierflüssigkeit mit einem speziellen Katheter in den Peritonealraum geleitet. Das Peritoneum wirkt wie eine Dialysiermembran, durch die Kalium und andere Abfallprodukte aus dem Blut in die Dialysierflüssigkeit übertreten können. Die Flüssigkeit wird mehrmals während 30 bis 60 Minuten in den Peritonealraum geleitet und wieder abgezogen. Es kann mehrere Stunden dauern, bis sich der Zustand des Patienten bessert. Die Peritonealdialyse ist einfach, billig und kann in jedem Krankenhaus durchgeführt werden. Das Auswechseln der Beutel mit der Dialyseflüssigkeit muß unter streng aseptischen Bedingungen erfolgen. Außerdem muß die Kathetereintrittsstelle kontrolliert werden, um die Entwicklung einer Peritonitis zu verhindern.

Wenn der Patient wieder Wasserlassen kann, kann die Dialyse abgebrochen werden. Während der Erholungsphase kommt es oft zu einer stark vermehrten Urinausscheidung, da die Nieren noch keinen konzentrierten Urin produzieren können. Diese Phase kann zwei bis drei Wochen andauern. Es ist sehr wichtig, das Gewicht des Patienten durch eine ausreichende Flüssigkeitszufuhr konstant zu halten und für eine gute Ernährung zu sorgen.

11.3.2 Chronisches Nierenversagen

Pro eine Million Einwohner entwickeln jedes Jahr 70 bis 80 Menschen (jünger als 70 Jahre) ein chronisches Nierenversagen, Männer sind häufiger betroffen als Frauen.

Ursache

Ein chronisches Nierenversagen kann auf fast jede Nierenerkrankung folgen. Es zeigt sich durch langsamen Anstieg von Harnstoff und Kreatinin.

Die häufigsten Grunderkrankungen sind:

1. Glomerulonephritis
2. Hypertonie
3. Reflux-Nephropathie
4. Zystennieren
5. chronischer Verschluß der ableitenden Harnwege
6. Analgetika-Nephropathie
7. Nierenbeteiligung bei Allgemeinerkrankungen wie Diabetes mellitus, Amyloidose, Gefäßerkrankungen oder Lupus erythematodes.

Symptome

Manchmal treten nur geringe Symptome auf, der Patient kann jedoch auch schwer krank sein. Zu Beginn klagen die Patienten oft lediglich über Abgeschlagenheit. Wenn die Niereninsuffizienz fortschreitet, kann jedoch jedes System des Körpers betroffen sein (Abb. 11.9).

1. Gastrointestinaltrakt: Übelkeit, Erbrechen und Diarrhoe kommen häufig vor. Ein lästiger Schluckauf ist fast immer vorhanden.
2. Nervensystem: Schläfrigkeit und Muskelzukkungen treten häufig auf, sie können sich im Endstadium bis zu einem Koma und Krampfanfällen steigern.
3. Herz-Kreislauf-System: Der Blutdruck ist in der Regel erhöht. Eine Perikarditis kann vorkommen (Entzündung des Herzbeutels), sie führt zu Brustschmerzen.
4. Atmungsorgane: Infektionen der Atemwege sind häufig, da das Immunsystem beeinträchtigt ist. Ein Lungenödem kann sich schnell entwickeln, wenn eine Überwässerung besteht.
5. Blut: Die Patienten sind aufgrund ihrer Anämie blaß.
6. Haut: Juckreiz (Pruritus) und eine leichte Gelbfärbung der Haut sind häufig.
7. Augen: Die Patienten klagen über eine Abnahme der Sehkraft, die durch Netzhautveränderungen (Retinitis) zustande kommt.
8. Bewegungsapparat: Ein Knochenbefall, der zu Knochenschmerzen und Frakturen führt, eine Muskelschwäche und eine Arthritis können sich entwickeln.
9. Niere und Harnwege: Die Urinmenge ist meist normal oder sogar erhöht. Albumin kann im Urin nachgewiesen werden.

Therapie/Pflege

Für ein chronisches Nierenversagen gibt es keine spezifische Behandlung. Die Therapieziele bestehen darin, die Beschwerden zu erleichtern, Komplikationen zu verhindern und die Nierenfunktion so lange wie möglich zu erhalten.

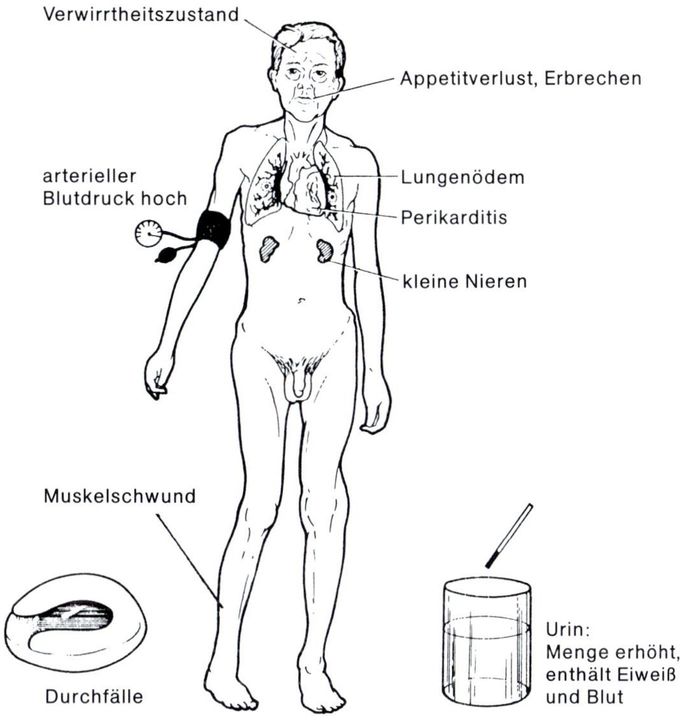

Abb. 11.9 Die wichtigsten Symptome des chronischen Nierenversagens

- Bei einem Ansteigen des Harnstoffspiegels im Blut entwickeln sich Symptome wie Übelkeit und Erbrechen, die durch die Einschränkung des Proteingehalts der Nahrung auf 40 bis 60 g/Tag gemildert werden können.
- Der Salz- und Wasserhaushalt des Patienten muß durch **regelmäßiges Wiegen** und, falls nötig, durch die Anfertigung einer Flüssigkeitsbilanz sorgfältig überwacht werden. Bei Nierenkranken kann es leicht zu einer Dehydratation kommen, die die Nierenfunktion noch stärker beeinträchtigt. Auch eine Überwässerung ist möglich, sie führt zu einem erhöhten Blutdruck und verstärkt das Lungenödem.
- Der Kaliumspiegel im Blut steigt an und führt zu einem Schwächegefühl und im Extremfall zu einem Herzstillstand. Dies kann verhindert werden, indem kaliumreiche Nahrungsmittel wie Kaffee, Früchte und Schokolade vermieden werden.
- Wenn der Blutdruck erhöht ist, müssen blutdrucksenkende Medikamente verabreicht werden.
- Die Anämie aufgrund des Erythropoetinmangels kann manchmal eine Bluttransfusion erforderlich machen, auch wenn die Patienten die Anämie in der Regel gut tolerieren. Zu häufige Transfusionen haben zur Folge, daß die Leber mit Eisen überladen wird. Alternative: Erathropoetingabe i.v. oder s.c. in schweren Fällen.
- Infektionen müssen rasch bekämpft werden.

Die meisten Patienten benötigen schließlich eine Langzeitdialyse oder eine Nierentransplantation.

Langzeitdialyse und Nierentransplantation

Sowohl die Peritonealdialyse als auch die Hämodialyse können als Langzeitbehandlung durchgeführt werden. Bei einer fortgesetzten **ambulanten Peritonealdialyse** muß ein Dauerkatheter in den Peritonealraum eingelegt werden.

Der Patient muß lernen, wie er die Dialysierflüssigkeit selbst durch den Katheter eingeben kann.

Nach mehreren Stunden wird sie dann durch frische Flüssigkeit ersetzt. Drei oder vier solche Zyklen sind pro Tag notwendig, jeder dauert ca. 20 Minuten. Die Peritonealdialyse muß sehr sorgfältig durchgeführt werden, um eine Infektion des Bauchfells zu vermeiden.

Bei der **Hämodialyse** wird der Kreislauf des Patienten an eine „künstliche Niere" angeschlossen. Dazu wird eine arteriovenöse Fistel (Cimino-Fistel) angelegt, indem man eine Arterie (meistens die Arteria radialis am Unterarm) mit einer oberflächlichen Vene verbindet. Eine einzelne Hämodialyse dauert vier bis sechs Stunden. Sie muß dreimal in der Woche wiederholt werden. Die Patienten können auch lernen, die Dialyse zuhause mit einem eigenen Heimdialysegerät durchzuführen.

Eine **Nierentransplantation** ermöglicht dem Patienten, wieder ein weitgehend normales Leben zu führen und von den wiederholten Dialysen unabhängig zu werden. Als Transplantat kommt eine Niere von einem engen Verwandten oder einem gerade verstorbenen Spender der gleichen Blutgruppe und des gleichen Gewebetyps in Frage. Um eine Abstoßung der transplantierten Niere zu verhindern, müssen hochwirksame Medikamente (Immunsuppressiva) verabreicht werden, die das Immunsystem unterdrücken. Da diese Medikamente auch die Anfälligkeit gegenüber Infektionen erhöhen, ist eine sorgfältige Dosierung notwendig.

11.4 Glomerulonephritis

Mit Glomerulonephritis bezeichnet man eine Entzündung der Glomeruli.

Es gibt viele verschiedene Formen einer Glomerulonephritis. Da sie oft die gleichen Symptome hervorrufen, können die einzelnen Formen nur durch eine Nierenbiopsie sicher unterschieden werden. Die Glomerulonephritis kann zu folgenden klinischen Symptomen führen:

1. Blut im Urin (Hämaturie)
2. Proteine im Urin (Proteinurie)
3. akutes nephritisches Syndrom oder akute Glomerulonephritis
4. akutes nephrotisches Syndrom

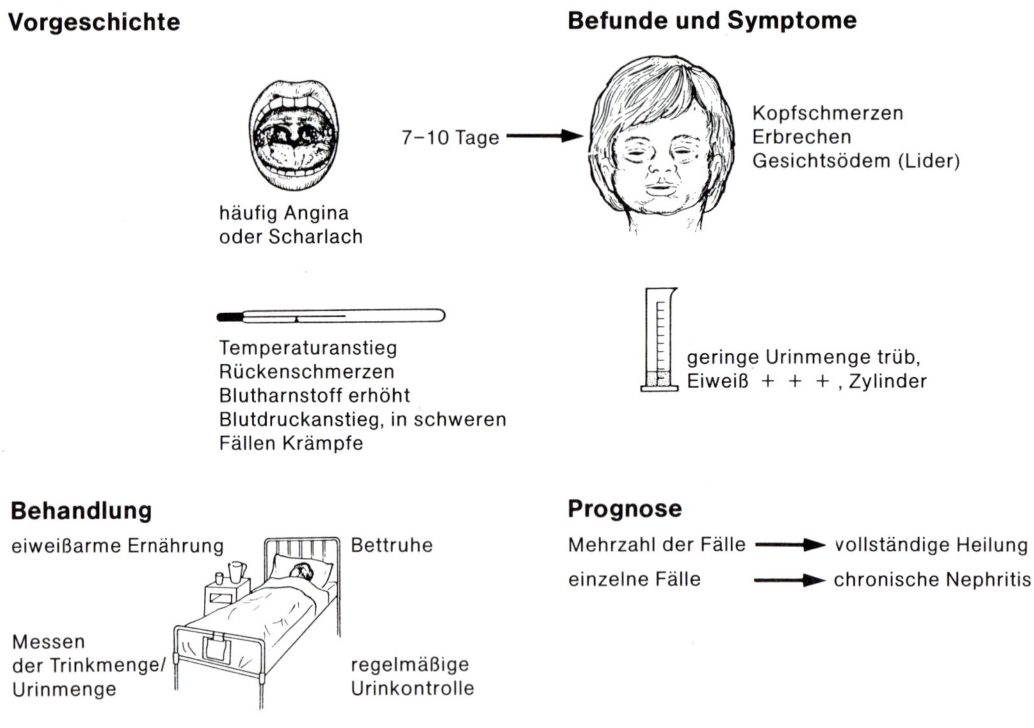

Abb. 11.10 Glomerulonephritis

5. akutes Nierenversagen (Abb. 11.10)
6. Chronisches Nierenversagen.

Bei den ersten beiden Befunden ist der Patient ansonsten beschwerdefrei. Es können jedoch auch mehrere Merkmale der Glomerulonephritis gleichzeitig auftreten, z. B. Blut und Protein im Urin, zusammen mit einem chronischen Nierenversagen. Die Glomerulonephritis stellt eine der möglichen Ursachen eines akuten oder chronischen Nierenversagens dar. In den meisten Fällen findet man keine Ursache der Glomerulonephritis, gelegentlich folgt sie jedoch einer Infektion (Streptokokkenangina, bakterielle Endokarditis, Malaria) oder sie wird durch Medikamente (Gold), Tumoren oder Allgemeinerkrankungen (Diabetes mellitus, Lupus erythematodes) hervorgerufen.

11.4.1 Akutes nephritisches Syndrom (Akute Glomerulonephritis)

Dieses Syndrom ist durch Fieber, Blut und Protein im Urin, Gesichtsödeme (besonders um die Augen), Knöchelödeme und einen hohen Blutdruck charakterisiert (Abb. 11.11). Es folgt typischerweise einer Streptokokkenangina oder einer Hautinfektion im Kindesalter oder bei jungen Erwachsenen.

Die Erkrankung beginnt meist sehr plötzlich. Die Urinmenge nimmt ab und der ausgeschiedene Urin ist aufgrund seines Blutgehalts dunkel. Die Proteinurie ist meist sehr ausgeprägt. Bei der mikroskopischen Untersuchung des Urinsediments findet man Erythrozyten und Zylinder. Der hohe Blutdruck kann zu schweren Kopfschmerzen, Erbrechen und manchmal auch zu Krämpfen führen. Selten entwickelt sich ein akutes Nierenversagen.

Die Erkrankung bleibt normalerweise auf die Nieren beschränkt. Die meisten Patienten erholen sich vollständig.

Bei der Mehrzahl der Fälle besteht die einzige notwendige **Therapie** aus Bettruhe, einer Einschränkung der Salzzufuhr, Penicillingaben und manchmal einem Diuretikum oder einem blutdrucksenkenden Medikament.

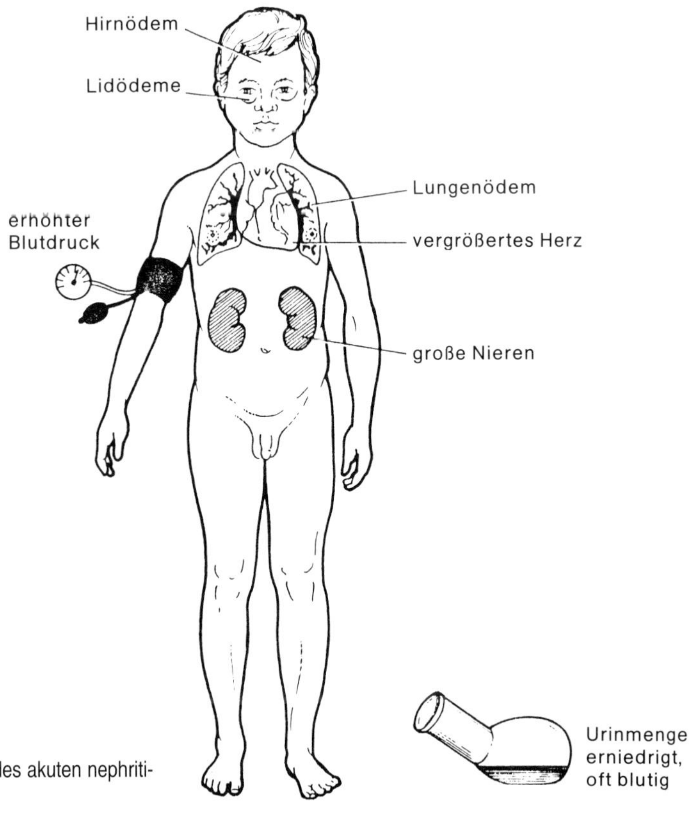

Abb. 11.11 Die wichtigsten Symptome des akuten nephritischen Syndroms

11.4.2 Nephrotisches Syndrom

Das nephrotische Syndrom wird durch drei Befunde charakterisiert:

1. eine sehr hohe **Proteinurie** (über 3 g in 24 Stunden);
2. einen **niedrigen Plasmaalbuminspiegel** (als Folge des Albuminverlustes im Urin);
3. **Ödeme** als Folge des niedrigen Plasmaalbumins.

Das nephrotische Syndrom kommt häufig bei Kindern vor, Erwachsene können jedoch auch befallen sein. Das Ödem ist in den Frühstadien meist in den Beinen sehr ausgeprägt, später können Aszites, ein Pleuraerguß und Gesichtsödeme sowie Armödeme folgen.

Das nephrotische Syndrom kann durch verschiedene Formen einer Glomerulonephritis ausgelöst werden. die Prognose ist bei Kindern fast immer gut. Bei Erwachsenen ist der Verlauf weniger vorhersehbar, in einigen Fällen entwickelt sich später ein chronisches Nierenversagen.

Therapie/Pflege

- Bei den meisten Formen einer Glomerulonephritis, die zum nephrotischen Syndrom führen, steht keine spezifische Therapie zur Verfügung.
- Der Patient erhält eine Diät mit wenig Salz und viel Proteinen, um den Proteinverlust im Urin auszugleichen und der Flüssigkeitseinlagerung entgegenzuwirken.
- Auch Diuretika werden meist verschrieben.
- Manche Patienten neigen zu einer tiefen Beinvenenthrombose, so daß der Patient zu Bewegungsübungen ermuntert werden sollte.
- Wie bei allen Nierenpatienten müssen Gewicht und Blutdruck (im Liegen und im Stehen) sorgfältig gemessen werden.
- Einige Patienten, insbesondere Kinder, sprechen gut auf Steroide an. Die Steroide werden 6 bis 8 Wochen lang verabreicht. Manchmal tritt innerhalb von 1 bis 2 Jahren ein Rezidiv auf, das jedoch wieder auf Steroide anspricht.
- Infektionen müssen sofort behandelt werden, da sowohl das nephrotische Syndrom als auch die Steroide die Abwehrkraft des Patienten schwächen.

11.5 Hypertoniebedingte Nierenerkrankung

Eine schwere Nierenschädigung, die zu einem Nierenversagen führt, tritt vor allem bei der schweren und rasch zunehmenden Form der Hypertonie, die als **maligne Hypertonie** bezeichnet

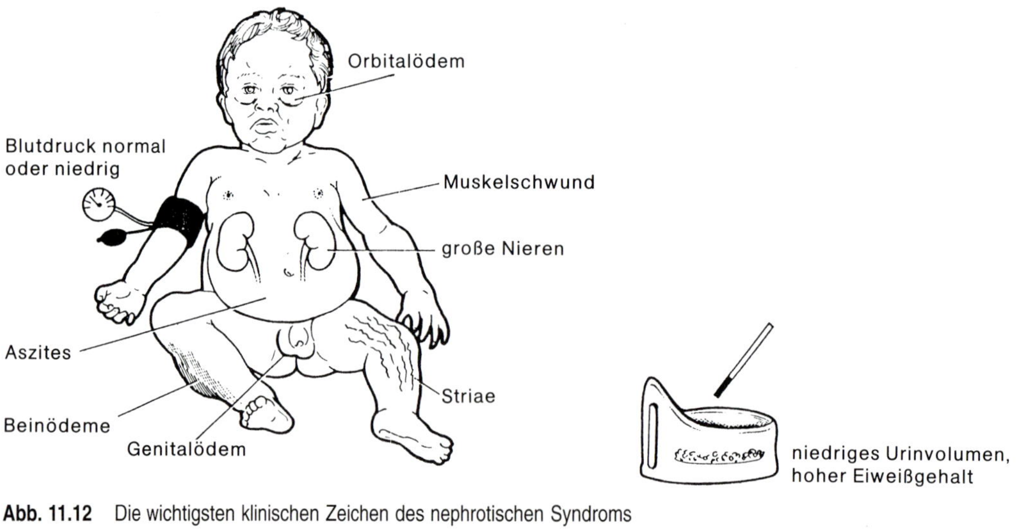

Abb. 11.12 Die wichtigsten klinischen Zeichen des nephrotischen Syndroms

wird, auf. Eine maligne Hypertonie kann durch den Nachweis von schweren Gefäßveränderungen in der Netzhaut (hypertensive Retinopathie) rasch erkannt werden. Sie hat eine schlechte Prognose, nicht nur wegen des fortschreitenden Nierenversagens, sondern auch wegen anderer gefäßbedingter Komplikationen (z. B. Schlaganfall). Die **Therapie** besteht aus einer Senkung des Blutdrucks mit starken Antihypertensiva und einer Therapie des Nierenversagens, wie oben beschrieben.

11.6 Harnwegsinfektionen

Eine Infektion der Harnwege kann in der Urethra (Urethritis), in der Blase (Zystitis), in der Prostata (Prostatitis), im Nierenbecken (Pyelitis) oder im Nierenbecken und der Nierensubstanz gemeinsam (Pyelonephritis) auftreten. Die meisten Harnwegsinfektionen werden durch Escherichia coli hervorgerufen. Die meisten Erreger kommen im normalen Darmtrakt vor und gelangen durch die Urethra in die Harnwege.

11.6.1 Akute bakterielle Zystitis

Die akute Zystitis tritt besonders bei Frauen häufig auf, da die kurze Harnröhre aufsteigende Infektionen der Blase begünstigt. Eine Zystitis entsteht auch bei einer Behinderung des Harnabflusses, bei Blasenerkrankungen (Steine, Tumoren) oder bei einer vergrößerten Prostata häufiger. Patienten mit Paraplegie neigen zu Blaseninfektionen, insbesondere wenn Dauerkatheter benutzt werden. Bei diesen Patienten können Narbenbildungen in der Niere zu einem Nierenversagen führen. Schließlich können auch spezifische Erkrankungen wie die Gonorrhoe und die Tuberkulose eine Blasenentzündung hervorrufen.

Die Symptome der akuten Zystitis umfassen Schmerzen beim Wasserlassen (Dysurie), häufiges Wasserlassen (Pollakisurie) und manchmal eine Hämaturie. Der Urin (der als Mittelstrahlurin gewonnen wird) enthält Proteine, Leukozyten und die auslösenden Erreger.

Die **Therapie** besteht in der Gabe eines Antibiotikums. Außerdem müssen alle begünstigenden Faktoren, wie Steine, beseitigt werden.

11.6.2 Akute Pyelonephritis

Die akute Pyelonephritis entsteht in der Regel aus einer unbehandelten bakteriellen Zystitis. Zu dem häufigen und schmerzhaften Wasserlassen treten Lendenschmerzen, eine Druckempfindlichkeit der Nierengegend, Fieber und manchmal Schüttelfrost hinzu. Die Leukozytenzahl im Blut ist erhöht und weist auf eine bakterielle Infektion hin. Der Urin enthält Proteine, Leukozyten und massenhaft Bakterien. Die Krankheit kann sehr schwer verlaufen, insbesondere wenn sich als Folge der Sepsis ein Schockzustand entwickelt.

Therapie

- Der Patient sollte Bettruhe einhalten und aufgefordert werden, 3 Liter Flüssigkeit am Tag zu trinken.
- Geeignete Antibiotika werden meist intravenös verabreicht.

11.6.3 Chronische Pyelonephritis (Reflux-Nephropathie)

Der Begriff Reflux-Nephropathie wird heute häufig anstelle der älteren Bezeichnung chronische Pyelonephritis verwendet. Die Reflux-Nephropathie beschreibt eine besondere Form von Narbenbildung in der Niere. Im Röntgenbild erkennt man eine Deformierung der Nierenkelche der Niere und die Nieren sind eher kleiner.

Die Reflux-Nephropathie beginnt in der Kindheit. Sie ist die Folge eines Urinrückflusses über den Ureter in die Niere, was zu einer Schädigung der Nierensubstanz führt. Die Erkrankung ist von wiederkehrenden Harnwegsinfektionen begleitet und führt gelegentlich im Erwachsenenleben zum Nierenversagen.

Die Möglichkeit einer Operation bei Kindern mit einer Reflux-Nephropathie wird kontrovers diskutiert. Ihr Erfolg ist noch ungewiß. Infektionen sollten auf jeden Fall mit Antibiotika behandelt werden.

11.6.4 Prostatitis

Die Prostata kann bei Männern ein Infektionsherd sein und zu Fieber, Dysurie, häufigem Wasserlassen und Schmerzen im Darmbereich führen. Bakterien sind im Urin meist nachweisbar. Die Therapie besteht aus einer Antibiotikagabe.

11.7 Obstruktive Uropathie (Harnwegsverschluß)

Eine Behinderung des Harnabflusses kann überall in den Harnwegen auftreten. Es kann sich um einen akuten oder chronischen Vorgang handeln. Nur wenn beide Nieren betroffen sind, kann sich ein Nierenversagen entwickeln. Eine funktionierende Niere verhindert die Entwicklung eines Nierenversagens.

Zu den möglichen **Ursachen** einer Behinderung des Harnabflusses zählen Steine, Tumoren, narbige Strikturen und eine vergrößerte Prostata. Mit speziellen radiologischen Untersuchungsmethoden kann man die Lage und die Ursache des Verschlusses herausfinden (s. S. 275).

Die **Therapie** besteht meistens aus der operativen Entfernung des Hindernisses. Jede Behinderung führt zu einem Rückstau des Urins in den Harnwegen und begünstigt Infektionen.

Ein vollständiger Harnwegsverschluß über mehrere Wochen oder Monate kann die totale Zerstörung der betroffenen Niere zur Folge haben.

11.7.1 Harnsteinleiden

Harnsteine (Nierensteine) können sich als Folge verschiedener Stoffwechselstörungen entwickeln, die Einfluß auf den Kalziumhaushalt und auf andere Mineralien im Körper haben. Häufig ist die Ursache unklar.

In den meisten Fällen enthalten Harnsteine Kalzium und sind dann im Röntgenbild sichtbar (Abb. 11.13). Bei 5% der Patienten bestehen die Steine aus Harnsäure (z.B. bei Patienten mit Gicht). Diese kann man im Röntgenbild nicht sehen.

Solange die Harnsteine im Nierenbecken liegen, bleiben sie stumm. Wenn sie jedoch in den Ureter gelangen, lösen sie eine Nierenkolik aus. Diese führt zu heftigen Schmerzen, Unruhe, Schweißausbrüchen und Erbrechen. Die Schmerzen beginnen charakteristischerweise in der Lendenregion und strahlen nach unten und nach vorne in die Leisten aus.

Wenn ein Stein im Ureter steckenbleibt, kann er den Harnabfluß behindern und zu einer stauungsbedingten Erweiterung des Nierenbeckens und des Ureters oberhalb des Steines führen. Die Ausweitung des Nierenbeckens und der Kelche wird **Hydronephrose** genannt (Abb. 11.14). Sie geht meist mit einer Einschränkung der Nierenfunktion einher.

Kleine Steine können mit dem Urin ausgeschieden werden. Wird der Urin durch ein Sieb gegossen, kann man die Steine isolieren und im Labor analysieren lassen.

Therapie

- Harnsteine, die zu einem Harnwegsverschluß führen, müssen entfernt werden. Dazu stehen heute mehrere Verfahren zur Verfügung:
  - Stoßwellentherapie
  - endoskopische Steinentfernung
  - Operation
  - medikamentöse Steinauflösung.
- Patienten mit wiederholten Harnsteinen sollten zum Trinken großer Flüssigkeitsmengen angehalten werden.

11.8 Angeborene Nierenerkrankungen

Die häufigste erbliche Nierenerkrankung ist die **polyzystische Nierendegeneration**. Hierbei entwickeln sich in der Niere viele große Zysten, die die anatomische Struktur und die Funktion der Niere stören. Die Symptome umfassen eine Hämaturie, Lendenschmerzen, Harnwegsinfektionen, Bluthochdruck und schließlich die Zeichen eines Nierenversagens. Die Zysten können durch Ultraschalluntersuchungen nachgewiesen werden. Es gibt keine spezifische Behandlung.

11.9 Nierenzellkarzinom (Hypernephrom, Grawitz-Tumor)

Das Nierenzellkarzinom ist der häufigste bösartige Nierentumor. Er ist für 2% aller Todesfälle durch maligne Erkrankungen verantwortlich. Das Nierenzellkarzinom kommt hauptsächlich bei Erwachsenen vor und ist bei Kindern selten.

Symptome

Der Tumor führt klassischerweise zu einer **schmerzlosen Hämaturie**, zu Lendenschmerzen und einer Schwellung im Abdomen. Zusätzlich

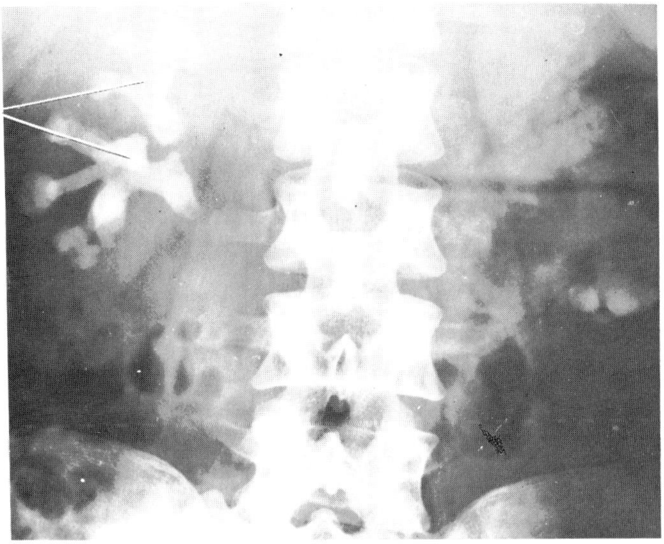

Abb. 11.13 Nierensteine. Typische stierhornartige Steine in der rechten Niere

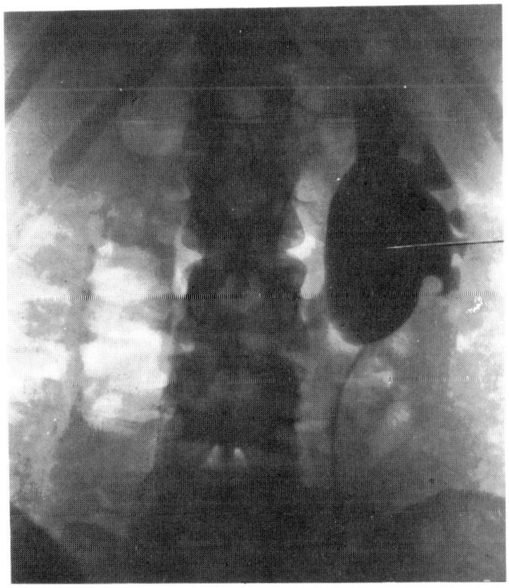

Abb. 11.14 Hydronephrose der linken Niere, durch Kontrastmittel bei der retrograden Pyelographie dargestellt

können auch unspezifische Symptome wie ein Fieber unbekannter Ursache, eine unerklärbare Anämie oder eine Zunahme der Erythrozytenzahl als Folge einer Erythropoetin-Produktion durch den Tumor, eine Hyperkalzämie, eine Amyloidose, ein Budd-Chiari-Syndrom (wenn der Tumor in die Vena cava inferior einwächst) oder Metastasen auftreten.

Die Diagnose wird radiologisch durch die Ausscheidungsurographie, die Ultraschalldiagnostik und die Computertomographie oder die Nierenangiographie gestellt. Alle Patienten sollten zystoskopiert werden, um andere Ursachen einer Hämaturie auszuschließen. Im Urin lassen sich manchmal maligne Zellen nachweisen.

Therapie

Der Tumor wird chirurgisch entfernt (Nephrektomie). Wenn nur eine oder zwei Metastasen nachweisbar sind, sollten auch diese entfernt werden, weil die Prognose dadurch verbessert werden kann.

11.10 Blasenkarzinom

Das Blasenkarzinom kommt bei Männern häufiger als bei Frauen vor. Eine Häufung findet man bei Arbeitern in der Gummi- und Farbindustrie. Die Entstehung des Blasenkarzinoms wurde mit verschiedenen Chemikalien, z. B. Naphthalin, in Verbindung gebracht. Auch das Rauchen scheint die Entwicklung dieses Tumors zu begünstigen.

Symptome

Der Patient stellt sich typischerweise mit einer schmerzlosen Hämaturie vor. Gelegentlich verursacht ein fortgeschrittenes Blasenkarzinom Lendenschmerzen aufgrund einer Verlegung des Ureters und einer Hydronephrose. Wenn beide Ureteren verschlossen sind, entwickelt sich ein akutes anurisches Nierenversagen.

Die Diagnose wird durch die Ausscheidungsurographie (die einen Füllungsdefekt in der Blase zeigt) und die Zystoskopie gestellt. Bei der Zystoskopie erscheinen die meisten Tumoren wie Warzen auf der Blasenschleimhaut.

Therapie

Die Tumoren können durch eine transurethrale Elektroresektion entfernt werden. Fortgeschrittene Tumoren werden in der Regel mit Zytostatika behandelt.

- Nach der Ersttherapie sind regelmäßige zystoskopische Kontrollen notwendig.

11.11 Gutartige Prostatahypertrophie und Prostatakarzinom

Die Prostata liegt an der Unterseite der Harnblase und umgibt die Urethra. Mit zunehmendem Alter vergrößert sich das Organ (**gutartige Prostatahypertrophie**). Dies kann zu einer Einengung der Urethra führen.

Gelegentlich entwickelt sich ein maligner Tumor (**Prostatakarzinom**). Bei der Entstehung spielen vermutlich Hormone eine Rolle. Testosteron fördert das Wachstum der Prostata.

Symptome

Eine Prostatavergrößerung führt zu häufigem Wasserlassen, zu Schwierigkeiten am Beginn der Harnentleerung und zu einer Nykturie (Harnentleerung in der Nacht).

Die Symptome können sich steigern, bis kein Urin mehr ausgeschieden werden kann (akute Harnverhaltung). Die Patienten kommen dann mit einer großen, schmerzhaften Blase in die Klinik. Gelegentlich führt die Prostatahypertrophie auch zu einem anurischen Nierenversagen als Folge des Harnröhrenverschlusses.

Ein **Prostatakarzinom** zeigt sich oft erst durch metastasenbedingte Symptome, z. B. eine pathologische Fraktur oder einen allgemeinen Kräfteverfall.

Therapie

- Patienten mit einer **Prostatahypertrophie** können durch eine transurethrale Prostataentfernung behandelt werden. Dabei wird die Prostata über ein spezielles Zystoskop durch die Urethra entfernt. Eine stark vergrößerte Prostata wird operativ über einen Bauchschnitt entfernt.
- Auf die Prostata begrenzte **Karzinome** werden radikal entfernt. Wenn bereits Metastasen aufgetreten sind, empfiehlt sich eine Hormontherapie mit Östrogenen, die zu einer Rückbildung des Tumors führen können.

12 Stoffwechsel und Vitamine

Mit Stoffwechsel (Metabolismus) bezeichnet man die biochemischen Prozesse, die im Körper bei Aufbau-, Umbau- und Abbauvorgängen ablaufen.

Dazu gehört z. B. die Zerlegung von Nahrungsmitteln in Grundbestandteile, die dem Körper zur Energieversorgung und als Ersatzstoffe dienen.

Damit der Stoffwechsel reibungslos abläuft, müssen verschiedene Faktoren erfüllt sein.

Die **wichtigsten Bestandteile der Nahrung** sind:

1. Kohlenhydrate (Glukose und Stärke)
2. Fette
3. Proteine (Eiweiße)
4. Ballaststoffe
5. Mineralsalze (Elektrolyte)
6. Vitamine
7. Wasser

Außer von einer ausreichenden Aufnahme dieser Bestandteile mit der Nahrung hängt der Stoffwechsel von der normalen Funktion des Verdauungstraktes zur Resorption der Nährstoffe ab. Die Leber ist bei vielen Stoffwechselvorgängen wichtig, insbesondere bei der Verarbeitung von Kohlenhydraten (Glukose) und Fetten. Die Nieren sind lebenswichtig für die Beseitigung der Abfallstoffe, für die Regelung des Salz- und des Wasserhaushalts des Körpers und für die Produktion von Vitamin D und Erythropoetin. Hauptverbraucher für Glukose sind die Muskeln, die auch eine gewisse Menge an Glukose (als Glykogen) für Notfälle speichern. Eine Reihe wichtiger Hormone wie Insulin, Glukagon, Thyroxin, Kortisol, Wachstumshormon und Adrenalin wirkt bei Stoffwechselvorgängen mit. Eine Regelstörung dieser Hormone kann schwerwiegende Auswirkungen auf den Stoffwechsel des Körpers haben.

12.1 Kohlenhydratstoffwechsel

Kohlenhydrate sind billige Nahrungsmittel. In Form von Brot, Getreide, Reis, Kartoffeln und Teigwaren stellen sie auf der ganzen Welt den Hauptbestandteil der Nahrung dar.

Auch Zucker, der aus Zuckerrohr und Zuckerrüben gewonnen wird, ist eine hochkonzentrierte Form von Kohlenhydraten. Zucker wird sehr schnell als Glukose aus dem Darm resorbiert und gelangt ins Blut. Zucker wird nicht nur als Mittel zum Süßen in Tee, Kaffee und Fruchtsäften verwendet, sondern ist auch in Marmeladen, Süßigkeiten, Schokolade, Keksen und Kuchen enthalten. Zucker begünstigt die Kariesentstehung, indem er das Wachstum von Bakterien in den Zahnbelägen fördert. Der durchschnittliche Zuckerkonsum liegt in den meisten entwickelten Ländern bei ca. 55 kg pro Person und Jahr. Ein hoher Zuckerkonsum führt zu Übergewicht. Auch Früchte und Milch enthalten natürliche Zucker: Fruchtzucker (Fruktose) und Milchzucker (Laktose).

Kohlenhydrate sind Zuckerpolymere (aus vielen Einheiten zusammengesetzt) und werden durch Verdauungsenzyme im Speichel, im Magen und im Darm zu Glukose abgebaut. Die Glukose wird dann ins Blut aufgenommen, in der Leber und der Muskulatur in Form von Glykogen gespeichert und wieder zu Glukose umgewandelt, wenn sie als Energiequelle vom Körper benötigt wird. Im Bedarfsfall kann Glukose auch in der Leber nur aus Aminosäuren hergestellt werden.

12.1.1 Pflanzliche Faserstoffe (Ballaststoffe)

Die Zellulose ist Bestandteil der Gerüststruktur der Pflanzen. Sie ist in allen Pflanzenteilen enthalten, also auch in Gemüse, Obst und in der Hülle der Getreidekörner. Der größte Anteil der Faserstoffe wird im Gastrointestinaltrakt nicht verdaut und hat, da er nicht resorbiert wird, keinen Kaloriengehalt. Die Ballaststoffe spielen dennoch eine wichtige Rolle bei der Verdauung und bilden die Hauptmasse des Stuhls. Wenn die Nahrung viele Ballaststoffe enthält, kommt es zu einer Verzögerung der Resorption von Nährstoffen wie Glukose und Cholesterin.

Die modernen Ernährungsgewohnheiten haben zu einer Verminderung der Ballaststoffe in unserer Nahrung geführt. Die äußeren Schichten der

Weizenkörner (Kleie) werden entfernt, um weißes Mehl und weißes Brot zu produzieren. Weißbrot, Gebäck, Kuchen und Mehlspeisen enthalten sehr wenig Ballaststoffe. Auch der am häufigsten verwendete weiße Zucker, der aus Zuckerrüben und Zuckerrohr raffiniert wird, enthält wenig Zellulose und wird schnell ins Blut aufgenommen.

Eine ballaststoffreiche Ernährung verringert das Risiko von Hämorrhoiden, einer Divertikulitis und eines Kolonkarzinoms.

Eine gesunde Ernährung sollte ausreichend Ballaststoffe enthalten. Vollkornbrot enthält z. B. sowohl das Weizenkorn als auch dessen Hülsen und ist Weißbrot vorzuziehen. Außerdem sollte man viel Obst und nur leicht erhitzte Gemüse essen. Vollkorngetreideflocken, wie Müsli, sind als Frühstück zu empfehlen. Wenn eine Obstipation besteht, können die Hülsen selbst (Weizenkleie) zusätzlich eingenommen werden, was zusammen mit einer erhöhten Flüssigkeitszufuhr die Stuhlmenge vergrößert und die Darmentleerung erleichtert.

12.1.2 Regulierung des Kohlenhydratstoffwechsels

Bei einem gesunden Menschen ist der Glukosespiegel im Blut (der Blutzucker) ziemlich konstant. Der Kohlenhydratstoffwechsel wird von verschiedenen Faktoren geregelt:

1. **Insulin**. Dieses Hormon wird von kleinen Zellgruppen, den sog. Langerhansschen Inseln in der Bauchspeicheldrüse produziert. Es ist für die Verwendung der Glukose im Körper verantwortlich. Insulin steuert die Speicherung der Glukose in Form von Glykogen in der Leber und in der Muskulatur ebenso wie die Glukosefreisetzung zur Energiegewinnung.

   Besteht ein Insulinmangel, was z. B. beim Diabetes mellitus der Fall ist, wird Glukose weder in Energie umgewandelt, noch richtig gespeichert, so daß sie im Blut angehäuft (Hyperglykämie) und im Urin ausgeschieden wird (Glykosurie) (s. S. 310). Auf der anderen Seite führt zuviel Insulin zu einem Abfall des Glukosespiegels im Blut (niedriger Blutzucker), was – in schweren Fällen – ein hypoglykämisches Koma zur Folge haben kann.
2. Faktoren, die die Wirkung von Insulin beeinträchtigen, werden unter dem Begriff **Insulinresistenz** zusammengefaßt. Wenn diese Faktoren bei einem Menschen überwiegen, muß der Körper mehr Insulin als normal herstellen. Wenn dies nicht gelingt, kann sich ebenfalls ein Diabetes mellitus entwickeln. Die Faktoren, die zu einer Insulinresistenz führen, umfassen:
   - **Glukagon**, ebenfalls ein Hormon aus den Inselzellen des Pankreas, hebt den Blutglukosespiegel stark an, indem es die Produktion von Glukose in der Leber fördert.
   - **Übergewicht** führt dazu, daß der Körper resistent gegenüber der Wirkung von Insulin wird. Dies gilt insbesondere für Menschen, bei denen das überschüssige Fett in den Bauchdekken gespeichert wird (sog. Stammfettsucht).
   - Menschen mit einem **sitzenden Lebensstil** sind häufiger insulinresistent.
   - Eine Überproduktion von **Hormonen** aus anderen endogenen Drüsen (insbesondere von Adrenalin aus dem Nebennierenmark beim Phäochromozytom, von Cortisol aus der Nebennierenrinde beim Morbus Cushing und von Wachstumshormonen aus der Hypophyse bei einer Akrogmegalie) kann die Insulinwirkung ebenfalls vermindern, die Blutglukosespiegel ansteigen lassen und sogar einen Diabetes mellitus auslösen.
3. Für die regelrechte Speicherung von Glukose (als Glykogen) ist eine normale **Leberfunktion** notwendig. Bei einigen Lebererkrankungen ist der Glukosestoffwechsel gestört.

12.2 Fettstoffwechsel

Die Fette sind nach den Kohlehydraten die Hauptenergiequellen des Körpers. Die wichtigsten Fette unserer Nahrung sind:

1. Margarine oder Butter
2. Öl oder Speck, die man beim Kochen verwendet
3. Fett in Fleisch und Wurst
4. Milch, Käse und Sahne
5. verarbeitetes Fett in Schokolade, Gebäck und Kuchen.

Die Nahrung ist in den westlichen Ländern meistens reich an Fett, was die Entstehung einer Arteriosklerose, einer koronaren Herzkrankheit und eines Herzinfarkts begünstigt.

Die Fette in der Nahrung sind aus Glyzerin und drei Fettsäuren (**Triglyzerid**) zusammengesetzt. Einige Fettsäuren haben eine hohe Wasserstoffbindung (gesättigt), andere haben wenig Wasserstoffionen (ungesättigt). Gesättigte Fettsäuren sind hauptsächlich tierischen Ursprungs, wie Speck, Butter und Milch. Mehrfach ungesättigte Fettsäuren sind in pflanzlichen Ölen wie Maisöl und Sonnenblumenöl enthalten.

Im Blut werden die wasserunlöslichen Fette an **Lipoproteine** gebunden transportiert. Der Körper kann sowohl Fettsäuren als auch **Cholesterin** selbst bilden oder aus der Nahrung entnehmen. Cholesterin wird aus gesättigten Fettsäuren hergestellt. Beide Substanzen können sich in den Arterien ablagern und diese verengen (Arteriosklerose). Deshalb wird empfohlen, den Gehalt an gesättigten Fetten in der Nahrung möglichst gering zu halten und statt dessen den Anteil an mehrfach ungesättigten Fetten zu erhöhen, indem man z. B. Speck beim Braten durch pflanzliche Öle und Butter durch Margarine ersetzt.

Die Fette werden nach der Spaltung durch Enzyme aus dem Darm und dem Pankreas resorbiert und gelangen in die Blutbahn. Fett wird im Körper als **Energiereserve** gespeichert. Sein Energiegehalt ist zweimal so groß wie der von Kohlenhydraten oder Proteinen.

12.2.1 Regulierung des Fettstoffwechsels

1. Die **Galle** ist für die Aufspaltung und die Resorption von Fetten aus dem Darm notwendig. Bei einem Verschlußikterus (bei dem keine Galle in den Darm gelangt) ist die Fettresorption gestört. Die Stühle werden dann massig und entfärbt aufgrund der Beimischung von unverdauten Fetten (Steatorrhoe).
2. Wenn die fettspaltenden Enzyme, insbesondere die Lipase aus dem **Pankreassekret** fehlen, werden die Fette nicht bis auf die zur Resorption notwendigen Form aufgespalten. Deshalb wird auch hier ein Übermaß an Fett in den Faeces ausgeschieden, und das führt wiederum zu einer Steatorrhoe. Ein vollständiges Fehlen der Pankreassekrete kommt manchmal bei Alkoholikern sowie bei der Pankreatitis (Entzündung der Bauchspeicheldrüse) vor, wenn Gallensteine den Pankreasgang blockieren.
3. Bei einer Erkrankung des Dünndarms ist die Fettresorption ebenfalls gestört. Ein Fettüberschuß im Stuhl und eine Steatorrhoe sind die Folgen.

Bei allen diesen **Malabsorptionssyndromen** führt die ungenügende Resorption von Fett und anderen Nährstoffen zu einer Gewichtsabnahme und bei Kindern zu einem Wachstumsrückstand.

Insulin, das den Glukose- und Kohlenhydratstoffwechsel regelt, spielt auch im Fettstoffwechsel eine wichtige Rolle. Wenn Insulin, z. B. bei einem unbehandelten Diabetes mellitus, fehlt, kommt es zur Energiegewinnung zu einer massiven Freisetzung von Fetten aus den Fettdepots des Körpers. Einige Abbauprodukte des Fettstoffwechsels sind jedoch die toxisch wirkenden **Ketonkörper** (Acetessigsäure, ß-Hydroxybuttersäure und Azeton), die normalerweise sehr schnell verbrannt werden. Wenn jedoch, wie bei einem unbehandelten Diabetes mellitus, wenig Kohlenhydrate und sehr viele Fette verbrannt werden, häufen sich die Ketonkörper im Körper an. Dieser Zustand wird auch als Ketose bezeichnet. Die Anhäufung von Ketonkörpern beim unbehandelten Diabetes mellitus kann zu einem diabetischen Koma führen (auch S. 321).

12.2.2 Hyperlipidämie

Eine fettreiche Ernährung führt zu hohen Blutspiegeln an Cholesterin (**Hypercholesterinämie**) und Triglyzeriden (**Hypertriglyzeridämie**).

Wenn beide Blutspiegel gleichzeitig erhöht sind, spricht man von einer **kombinierten Hyperlipidämie**.

Faktoren, die zu einer Hyperlipidämie führen

1. Eine genetische Veranlagung (familiäre Hyperlipidämie).
2. Beim Diabetes mellitus kommt es häufig zu einer Hypertriglyzeridämie oder einer kombinierten Hyperlipidämie, wenn die Einstellung des Blutzuckers nicht gelingt.
3. Eine Hypertriglyzeridämie kommt häufig zusammen mit einem Alkoholmißbrauch vor.
4. Bei der Schilddrüsenunterfunktion kann eine Hypercholesterinämie auftreten, die sich durch die Behandlung der Schilddrüsenerkrankung wieder zurückbildet.

Patienten mit einer Hyperlipidämie haben ein **erhöhtes Risiko einer Arteriosklerose** (Cholesterinablagerung in den Arterien), insbesondere der Koronararterien, die zu Angina pectoris, Herzinfarkt und zu einer Verkürzung der Lebenserwartung führen kann.

Therapie

- Die erste Maßnahme ist eine fettarme **Diät** (30% der Energie als Fett), die vorwiegend ungesättigte Fettsäuren enthält. Die Diät sollte außerdem ballastreich sein. Zucker und Alkohol werden begrenzt. Bei übergewichtigen Patienten muß die Energiezufuhr eingeschränkt werden, um das Übergewicht abzubauen.
- Bei Patienten mit einer schweren Hyperlipidämie, die auf diätetische Maßnahmen nicht ansprechen, ist eine **medikamentöse Therapie** notwendig. Dies gilt insbesondere für junge Patienten mit sehr hohem Plasmacholesterin und Patienten mit weiteren Risikofaktoren für eine koronare Herzkrankheit (z. B. eine familiäre Veranlagung oder ein Diabetes mellitus). Lipidsenkende Mittel (Colestipol, Colestyramin), die Gallensäuren im Darm binden, können den Cholesterinspiegel senken. Diese Medikamente haben jedoch gastrointestinale Nebenwirkungen. Die Clofibrinsäurepräparate (Bezafibrat, Gemfibrozil) und die Nikotinsäure erniedrigen das Cholesterin und die Triglyzeride im Blut. Sie sind sinnvoll, wenn beide Fette erhöht sind. Enzymhemmer wie Lovastatin können den Cholesterinspiegel ebenfalls deutlich senken, insbesondere, wenn sie mit einer fettarmen Diät kombiniert werden.
- Die Behandlung der Hyperlipidämie hat das Ziel, die Risiken der Arteriosklerose zu verringern. Es ist deshalb wichtig, **alle Risikofaktoren** zu behandeln. Dazu gehört, daß der Patient das Rauchen aufgibt, daß er an Gewicht abnimmt und daß Krankheiten wie ein Diabetes mellitus und ein Bluthochdruck therapiert werden. Eine fettarme Ernährung könnte sicher dazu beitragen, die Häufigkeit der Herzerkrankungen in der Bevölkerung deutlich zu verringern.

Verlaufskontrolle

Das Cholesterin wird im Blut von Lipoproteinen transportiert. Der größte Anteil des Cholesterins ist an low-density-Lipoproteine (LDL) gebunden. Diese sind besonders schädlich und haben einen hohen Anteil an Apolipoprotein B. Die high-density-Lipoproteine (HDL) transportieren das Cholesterin von den Geweben zurück zur Leber. Die HDL haben einen hohen Anteil an Apolipoprotein A und schützen vor Arteriosklerose. Ihr Blutspiegel wird durch körperliche Betätigung, kleine Mengen Alkohol und durch Östrogen erhöht. Bei der Behandlung von Patienten mit einer Hypercholesterinämie kann man die LDL- und HDL-Konzentrationen (oder das Verhältnis LDL/HDL) oder die Konzentration der Apolipoproteine A und B im Blut messen, und so die Wirkung der cholesterinsenkenden Therapie abschätzen.

12.3 Proteinstoffwechsel (Eiweißstoffwechsel)

Proteinhaltige Nahrungsmittel liefern Aminosäuren, die für den Aufbau der körpereigenen Proteine notwendig sind. Diese werden in einem ständigen Proteinabbau- und -aufbauprozeß erneuert. Die Proteine sind zum Ersatz des normalen Zellverlustes und für den Zellaufbau beim Wachstum erforderlich. Außerdem werden Aminosäuren aufgenommen und körpereigene Proteine auch, wie Kohlenhydrate und Fette, als Energiequelle verwendet. In einer normalen Ernährung stammt das Eiweiß aus folgenden Quellen:

1. Fleisch und Fisch 2. Käse und Milch 3. Eier	tierisches Eiweiß
4. Erbsen, Bohnen und Mehl.	pflanzliches Eiweiß

Proteine bestehen aus über 20 verschiedenen Aminosäuren, die in einer langen Kette miteinander verbunden sind. Einige dieser Aminosäuren können vom Körper selbst aufgebaut werden, andere, die der Körper nicht herstellen kann, sind **unentbehrliche (essentielle Aminosäuren)**. Sie müssen mit der Nahrung aufgenommen werden. Tierisches Eiweiß, wie Fleisch, bietet eine ausgewogene Zusammensetzung von nichtessentiellen und essentiellen Aminosäuren, während pflanzliche Eiweiße eine ausreichende, aber weniger ausgewogene Versorgung mit Aminosäuren ermöglichen.

Aufgenommene Proteine werden im Verdauungstrakt durch das Pepsin und die Salzsäure des Magens und die Darmsäfte in die einzelnen Aminosäuren aufgespalten. Die Aminosäuren werden dann ins Blut aufgenommen und in den Geweben verteilt.

In allen Geweben im ganzen Körper werden die Aminosäuren zum Aufbau von Proteinen benötigt. Jedes Protein dient in erster Linie einer bestimmten Funktion, Muskelproteine sind z. B. für die Motorik wichtig, die Leberenzyme (ebenfalls Proteine) für den Stoffwechsel von Glukose und Fett. Das Plasmaprotein Albumin wird in der Leber hergestellt, um den onkotischen Druck des Blutes aufrechtzuerhalten. Die Proteine in den Verdauungssäften des Pankreas werden in den Darm freigesetzt und zerlegen die Nahrung in ihre Bestandteile.

12.3.1 Proteinstruktur und Proteinaufbau

Die Struktur der Proteine hängt von der Anordnung der verschiedenen Aminosäuren ab, aus denen sie zusammengesetzt sind. Diese wird durch eine Reihe von Codes bestimmt, die sich in den Genen des Zellkerns jeder Körperzelle befinden und eine Art Blaupause darstellen. Die Gene (Erbanlagen) bestehen aus Ketten von Desoxyribonukleinsäure (DNA), die die Aminosäurenfolge für jedes Protein festlegen und außerdem Informationen enthalten, die die Produktionsrate der Messenger-Ribonukleinsäure (mRNA) kontrollieren. Bei der sog. **Transkription** wird die Messenger-RNA als getreues Nukleinsäureabbild der DNA gebildet. Sie verläßt den Zellkern und gelangt in den Zelleib (Abb. 12.1). Dort werden Proteine aus Aminosäuren aufgebaut, die Aminosäurenfolge wird von der mRNA bestimmt. Diesen Prozeß nennt man **Translation** (Abb. 12.1).

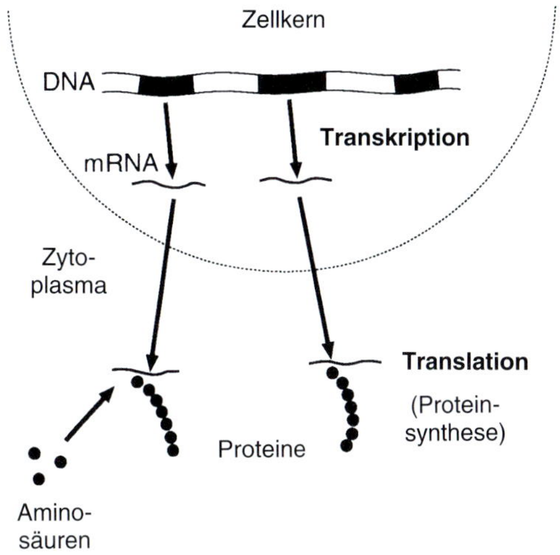

Abb. 12.1 Der genetische Code ist als DNA im Zellkern verankert. Er wird bei der Transkription auf die Messenger-RNA übertragen. Im Zytoplasma wirkt die mRNA als Schablone für die Produktion von Proteinen aus Aminosäuren, die bei der Translation wie eine Kette miteinander verknüpft werden

Wenn der DNA-Code einen Fehler enthält, wird das entsprechende Protein entweder mit einer falschen Aminosäurenfolge oder überhaupt nicht produziert. Es kann daher seine Aufgabe im Körper nicht erfüllen.

Beispiele für solche genetischen Fehler sind:

1. **Sichelzellanämie**, bei der die Aminosäurenfolge im Hämoglobin verändert ist. Dies hat zur Folge, daß die Erythrozyten bei einem Sauerstoffmangel eine sichelförmige Gestalt annehmen.
2. Die **Mukoviszidose**, bei der die Chloridionen transportierenden Proteine nicht regelrecht gebildet werden, so daß Chlorid (und Wasser, das dem Chlorid folgt) nicht so leicht durch die Zellmembranen wandern kann. In der Lunge führt dies zur Bildung eines sehr zähen Schleims. Die betroffenen Patienten neigen zu Infektionen der Atemwege.
3. Die **Muskeldystrophie Duchenne**, bei der das Muskelprotein Dystrophin fehlerhaft ist und zu einer ausgeprägten Muskelschwäche führt.

Da die abnormen genetischen Codes von den Eltern geerbt werden, gehören alle genannten Beispiele zu den **Erbkrankheiten**.

Aminosäuren können nicht, wie Kohlenhydrate und Fette, für zukünftige Verwendungszwecke gespeichert werden. Sie können jedoch aus verschiedenen Geweben, insbesondere aus Muskelprotein, in Hungerperioden, im Verlauf von ernsten Erkrankungen oder nach Operationen freigesetzt werden. Diese Aminosäuren stehen dann zum Proteinaufbau zur Verfügung. Die Muskelmasse nimmt dabei jedoch ab (Auszehrung = Kachexie).

Die Aminosäuren, die für Reparaturprozesse und den Aufbau von Geweben nicht gebraucht werden, werden von der Leber zu Harnstoff abgebaut und im Urin ausgeschieden.

Es gibt viele seltene Erbkrankheiten, die alle auf einem Fehler im Stoffwechsel einer einzelnen Aminosäure beruhen. Ein Beispiel ist die **Phenylketonurie**, bei der der Phenylalanin-Stoffwechsel gestört ist. Phenylalanin sammelt sich im Blut an, erreicht hohe toxische Spiegel und führt zu einer geistigen Behinderung. Bei allen Neugeborenen wird routinemäßig eine aus der Ferse entnommene Blutprobe auf Phenylketonurie untersucht.

12.3.2 Regelung des Proteinstoffwechsels

Der Protein- und Aminosäurenstoffwechsel steht unter der Kontrolle von Faktoren, die weitreichende Wirkungen haben, und von anderen, die nur auf das spezifische Protein wirken.

Faktoren mit weitreichenden Wirkungen

Das Hormon **Insulin** führt zu einer Verlangsamung des normalen Proteinabbaus in vielen Geweben. Bei einem unbehandelten Diabetes (d. h. bei einem Insulinmangel) geht übermäßig viel Protein verloren.

Das **Wachstumshormon** aus der Hypophyse steigert allgemein die Proteinsynthese und bewirkt, daß der Körper Fett als Energiequelle einsetzt, um Aminosäuren zu sparen.

Faktoren mit spezifischen Wirkungen

Der Körper kann den vermehrten Bedarf an einem bestimmten Protein erkennen und dann die Bildung des erforderlichen Proteins einleiten. Zuerst muß vermehrt Messenger-RNA für das gewünschte Protein hergestellt werden. Ein Beispiel für den erhöhten Bedarf eines spezifischen Proteins ist die Anämie. Bei dieser Erkrankung ist die Erythrozytenzahl vermindert, so daß nicht genügend Sauerstoff zu den Geweben gelangt. Der Sauerstoffmangel wird von den Nieren erkannt, die daraufhin die Erythropoetinproduktion steigern. Das Erythropoetin wirkt auf das Knochenmark und stimuliert dort die Bildung von Globin, das zusammen mit Eisen das Hämoglobin bildet. Gleichzeitig werden auch die anderen Proteine, die für den Erythrozytenaufbau notwendig sind, vermehrt produziert.

12.3.3 Proteinmangelernährung

Die Proteinmangelernährung ist ein weitverbreitetes Problem in allen Entwicklungsländern. Besonders häufig kommt sie in Afrika südlich der Sahara vor. Der Eiweißmangel beeinträchtigt das Wachstum der Kinder und ist für die relativ geringe Körpergröße der Erwachsenen verantwortlich. Die Mangelernährung verringert die Widerstandskraft gegenüber Infektionskrankheiten, der Proteinbedarf wird wiederum durch eine Infektion erhöht. Die Proteinmangelernährung kann zu folgenden Krankheitsbildern führen:

1. Der **ernährungsbedingte Zwergwuchs** entsteht aus einem längeren, leichten bis mäßigen Kalorien- und/oder Proteinmangel und führt zu einer proportionalen Minderung von Körpergröße und -gewicht.
2. Der **Marasmus** kommt typischerweise bei Kleinkindern vor. Er ist die Folge eines langdauernden schweren Kalorien- und Proteinmangels. Es kommt zu einer Wachstumsverzögerung und einer Gewichtsabnahme, die noch ausgeprägter ist als das verminderte Längenwachstum. Das Kind ist ausgezehrt, leidet an Muskelschwund und verliert das subkutane Fettgewebe. Typischerweise kommt es oft zu einer Gastroenteritis mit Durchfällen und einer nachfolgenden Dehydratation. Auch andere Infektionen wie die Tuberkulose können auftreten. Ödeme sind jedoch nicht für diesen Zustand typisch.
3. **Kwashiorkor** tritt auf, wenn die Aufnahme von Aminosäuren und Proteinen mit der Nahrung für die Anforderungen der Proteinsynthese im Körper zu gering ist. Durch die Verminderung der Plasmaalbumin-Konzentration bilden sich eindrückbare Ödeme. In leichten Fällen treten die Ödeme an den Füßen und Knöcheln auf, in schweren Fällen können sie generalisiert sein und auch das Gesicht mit einbeziehen. Die betroffenen Kinder sind ausgemergelt und schwach. Die Haut weist Pigmentationsstörungen, Schorfbildung, Abschürfungen und Geschwüre auf, wobei typischerweise die Beine und die Dammregion betroffen sind. Die Haare werden dünn, glatt und spärlich. Eine Mundwinkelstomatitis tritt auf. Eine Anämie ist häufig. Das Abdomen ist durch einen Aszites aufgetrieben. Eine gleichzeitig bestehende Malaria kann zu einer Leber- und Milzvergrößerung führen. Infektionskrankheiten wie eine Gastroenteritis, Malaria, Masern oder Tuberkulose können der Krankheit Kwashiorkor vorausgehen. Aufgrund der Abwehrschwäche sind Infektionen häufig.

Therapie

Die Behandlung der Proteinmangelernährung besteht aus der sofortigen Bekämpfung der Dehydratation und der Therapie von Infektionen. Kinder müssen eine kalorien- und proteinreiche Diät erhalten. Oft müssen zusätzlich spezifische Vitaminmangelzustände behandelt werden.

Vorbeugung

Auf lange Sicht besteht die Vorbeugung in den Entwicklungsländern aus einer Verbesserung der Wasserqualität, der Nahrungsreserven und der politischen Stabilität. Dazu gehören auch die Organisation des Gesundheitswesens, der Landwirtschaft und die Bekämpfung von Infektionskrankheiten. Mütter müssen über Hygienemaßnahmen bei der Zubereitung der Nahrung und über die Wertigkeit der verschiedenen Nahrungsmittel für Kinder unterrichtet werden. Voraussetzung dafür ist, daß der Bevölkerung in den Entwicklungsländern eine ausreichende Menge an unverdorbenen Nahrungsmitteln zur Verfügung steht.

12.4 Elektrolyte (Mineralsalze)

Für den Körper sind viele verschiedene Elektrolyte lebensnotwendig. Die wichtigsten sind:

- Natrium
- Kalium
- Kalzium
- Jod
- Fluorid.

12.4.1 Natrium

Kochsalz enthält Natrium und Chlorid. Beide sind wichtige Bestandteile aller Körperflüssigkeiten. Wasser kann im Körper ohne Salz nicht gebunden werden. Dies sieht man deutlich an Schwerarbeitern, z. B. Bergleuten und Heizern, die viel schwitzen und als Folge davon Salz und Wasser im Schweiß verlieren. Wenn sie lediglich Wasser trinken, wird der Verlust nicht vollständig ersetzt. Vielmehr treten Krämpfe auf. Erst der Zusatz von Kochsalz zum Trinkwasser bringt die Krämpfe zum Verschwinden.

Ein **Ödem** ist eine Wasseransammlung in den Geweben. Es kommt bei der Rechtsherzinsuffizienz und beim nephrotischen Syndrom vor. Diuretika führen zu einer Ausscheidung von Salzen im Urin, wobei Flüssigkeit mitgenommen wird.

Die Hormone **Aldosteron** und **Cortisol** (s. S. 333 f) sind für den Natriumgehalt des Blutes verantwortlich. Wenn sie fehlen, wie beim Morbus Addison, führt der Natriumverlust zu einem Flüssigkeitsverlust – der Körper wird dehydriert. Die Dehydratation kann durch die Gabe von Kochsalzlösung und den Ersatz der Hormone in Form von Hydrocortison und Fludrocortison ausgeglichen werden.

Massives Erbrechen, z. B. bei einer Pylorusstenose oder einem Darmverschluß, führt zu einem Verlust von Chloriden im Erbrochenen (Magensaft enthält große Mengen Salzsäure [HCl]). In diesen Fällen ist es notwendig, nicht nur die Flüssigkeit, sondern auch Natriumchlorid zu ersetzen, was meist durch die Infusion einer Kochsalzlösung geschieht.

Salzmangelsyndrom. Ödeme werden durch eine Einschränkung der Salzzufuhr und mit Diuretika behandelt, insbesondere wenn es sich um kardiale, renale oder hepatische Ödeme handelt. Eine Therapie mit starken Diuretika kann jedoch zu einem gefährlichen Absinken des Salzgehalts im Blut führen. Es ist deshalb wichtig, bei allen Patienten, die hohe Diuretikadosen erhalten, auf Salzmangelsymptome zu achten:

1. Der Patient wird lethargisch, schläfrig und schwach.
2. Ein Appetitverlust, Übelkeit und Erbrechen können bestehen.
3. Die Urinmenge und die Ausscheidung von Chloriden im Urin sind deutlich vermindert.
4. Manchmal treten Bauch- und Muskelkrämpfe auf.
5. Ödeme können auftreten (was paradox erscheint).
6. Der Blutdruck sinkt.
7. Der Natriumgehalt im Blut ist stark reduziert. Der Bluthamstoffspiegel ist erhöht.

12.4.2 Kalium

Kalium ist ein wichtiger Bestandteil aller Körperzellen. Ein erhöhter Kaliumspiegel im Blut (**Hyperkaliämie**) kommt in erster Linie bei einer schweren Oligurie oder einer Anurie (s. S. 273) vor, ferner bei Addison-Krisen und bei der Behandlung mit ACE-Hemmern (Captopril, Enalapril), die zur Therapie der Hypertonie und Herzinsuffizienz eingesetzt werden (ACE = angiotensin II-converting enzyme). Symptome einer Hyperkaliämie umfassen eine ausgeprägte Muskelschwäche mit Taubheit und Kribbeln in den Extremitäten, manchmal geistige Verwirrtheitszustände und die Entwicklung eines Herzblocks mit einem langsamen, unregelmäßigen Puls, auf den schließlich ein Herzstillstand folgen kann.

Ein **Kaliummangel (Hypokaliämie)** kommt häufiger vor als die Hyperkaliämie. Mögliche Ursachen sind:

1. Eine längere Einnahme von Diuretika in hohen Dosen.
2. Eine Hypokaliämie kann sich auch bei jeder Erkrankung, die mit einer geringen Nahrungsaufnahme verbunden ist, und bei jedem Fasten entwickeln, insbesondere, wenn gleichzeitig hohe Natriummengen (Kochsalz) zugeführt werden. So kann es z. B. im Anschluß an Operationen leicht zu einem Kaliummangel kommen, wenn die Patienten über längere Zeit Kochsalzinfusionen, aber nur wenig Nahrung erhalten. Ein weiteres Beispiel stellt das Erholungsstadium nach einem diabetischen Koma dar. Auch hier liegen die Ursachen in einer verringerten Nahrungszufuhr und einer intravenösen Kochsalztherapie, zusätzlich kommt es zu einem hohen Kaliumverlust im Urin.
3. Massives Erbrechen und Diarrhoe, insbesondere in Kombination mit einer eingeschränkten Nahrungsaufnahme.

Die **Symptome eines Kaliummangels** umfassen eine schwere Lethargie und Schwäche, geistige Verwirrtheit, ein aufgetriebenes Abdomen und schließlich eine Atem- und Herzinsuffizienz. Herzrhythmusstörungen können auftreten, insbesondere wenn der Patient digitalisiert ist. Eine Hypokaliämie wird durch die Gabe von Kaliumchlorid (8g/die in Einzeldosen peroral) behandelt. In schweren Fällen kann eine intravenöse Kaliumzufuhr notwendig werden.

Bei einer **langdauernden Behandlung mit Schleifendiuretika** wie Furosemid (Lasix) oder mit Thiaziden, insbesondere bei einer hochdosierten Therapie, muß eine regelmäßige Kaliumzufuhr zur Vermeidung einer Hyperkaliämie empfohlen werden. Alternativ kann man gleichzeitig ein kaliumsparendes Diuretikum (z. B. Amilorid) oder einen ACE-Hemmer verordnen. Auf jeden Fall sollten alle Patienten, insbesondere ältere Menschen mit einer längeren Diuretikatherapie, regelmäßig überwacht werden. Ein Kalium- und (Natrium-)Mangel ist vor allem dann zu befürchten, wenn die Patienten keine ausreichende Nahrung zu sich nehmen.

Ein Kaliummangel verstärkt die Wirkung von Digitalispräparaten. Man muß deshalb bei Patienten, die gleichzeitig Digitalis und Diuretika erhalten, sorgfältig auf Zeichen einer Digoxinüberdosierung achten und die Digoxinspiegel im Plasma regelmäßig bestimmen.

12.4.3 Kalzium

Kalzium, das in unserer Nahrung vor allem in Milch und Käse vorkommt, ist für folgende Körperfunktionen notwendig:

1. Knochenbildung
2. Zahnbildung
3. Funktion von Nerven und Muskeln

Der wichtigste Kalziumspeicher im Körper sind die Knochen. Daraus folgt, daß der Bedarf an Kalzium in der Kindheit, wenn die Knochen wachsen, sowie bei Frauen während der Schwangerschaft und in der Stillperiode am größten ist. Störungen des Kalziumstoffwechsels treten am häufigsten in Zeiten mit einem erhöhten Kalziumbedarf auf.

12.4.3.1 Regulierung des Kalziumstoffwechsels

Parathormon

Störungen der normalen Sekretion des Hormons der Nebenschilddrüsen (**Parathormon**) haben deutliche Auswirkungen auf den Kalziumstoffwechsel. Eine Überproduktion an Parathormon (**Hyperparathyreoidismus**), der bei Tumoren der Nebenschilddrüsen vorkommt, beschleunigt die Freisetzung von Kalzium aus den Knochen. Der Kalziumspiegel im Blut steigt an, und Kalzium wird vermehrt im Urin ausgeschieden.

Auf der anderen Seite verursacht ein Mangel an Parathormon (**Hypoparathyreoidismus**) ein Absinken des Kalziumspiegels im Blut. In schweren Fällen kann dieser Kalziummangel so groß sein, daß eine **Tetanie** (Muskelkrampf mit „Pfötchenstellung" der Hände) auftritt, die auf einer Übererregbarkeit von Nerven und Muskeln beruht. Ein Parathormonmangel wird gelegentlich nach einer Schilddrüsenoperation (Thyreoidektomie) beobachtet, wenn die Nebenschilddrüsen versehentlich verletzt oder mit entfernt worden sind. Eine andere Ursache des Hypoparathyreoidismus ist die Zerstörung der Nebenschilddrüsen durch Antikörper.

Vitamin D

Vitamin D ist für die Resorption von Kalzium aus dem Darm notwendig. Ein Vitamin D-Mangel führt deshalb auch zu einem Kalziummangel im Körper mit entsprechenden Auswirkungen auf die Knochen. Im Säuglingsalter und in der Kindheit, wenn die Knochen noch wachsen, verursacht ein Vitamin D-Mangel eine Erkrankung, die als **Rachitis** bezeichnet wird. Ihre Leitsymptome sind Veränderungen und Deformierungen der Knochen.

Ein Vitamin D-Mangel kann auch bei älteren Menschen, Einwanderern aus Asien und gelegentlich bei schwangeren Frauen in tropischen Ländern beobachtet werden. Eine ungenügende Ernährung und die Sitte, Frauen vor fremden Blikken und somit auch vor der Sonneneinstrahlung zu bedecken, kann einen ausgeprägten Vitamin D-Mangel zur Folge haben, der zur **Osteomalazie** (Knochenerweichung) führt. Diese Erkrankung stellt das Äquivalent der Rachitis im Erwachsenenalter dar. Die Osteomalazie verursacht mikroskopisch ähnliche Knochenveränderungen wie die bei der Rachitis, jedoch ohne die Knochendeformierung. In schweren Fällen sind die Kalziumspiegel im Blut erniedrigt, so daß eine Tetanie entstehen kann.

Kalzitonin

Kalzitonin ist ein Hormon, das von speziellen Zellen in der Schilddrüse produziert wird. Als Gegenspieler des Parathormons hemmt es die Freisetzung von Kalzium aus dem Knochen. Es wird bei der Behandlung des Morbus Paget eingesetzt.

Der Blutkalziumspiegel kann auch bei Patienten mit malignen Erkrankungen gefährlich erhöht sein. Mögliche Ursachen sind Knochenmetastasen oder ein Plasmozytom, das seinen Ursprung im Knochenmark hat. Außerdem können manche Tumoren ein Peptid produzieren, das eine ähnliche Wirkung wie das Parathormon hat.

12.4.3.2 Osteoporose

Bei der Osteoporose kommt es zu einer Verminderung des Knochengewebes und dadurch zu einer verminderten mechanischen Belastbarkeit der Knochen. Frakturen treten deshalb häufig auf, insbesondere in den Wirbeln, im Schenkelhals und im Handgelenk. Die Proteinstruktur des Knochens dünnt aus, wodurch der Knochen weniger Kalzium enthält. Die Erkrankung ist in höherem Lebensalter häufig, insbesondere bei Frauen nach der Menopause, bei denen die Östrogenspiegel im Blut absinken. Die Osteoporose kann auch als Folge einer ungenügenden Kalziumzufuhr mit der Nahrung, eines Mangels an körperlicher Betätigung (der die Belastung der Knochen reduziert) oder durch eine Behandlung mit Prednisolon oder anderen steroidhaltigen Medikamenten, die z. B. bei Asthma-Patienten eingesetzt werden, entstehen.

Therapie

Die Behandlung umfaßt eine kalziumhaltige Ernährung, eine regelmäßige körperliche Betätigung und eine Hormonbehandlung mit Östrogenen bei Frauen nach der Menopause.

12.4.4 Eisen

Hämoglobin, das als Bestandteil der Erythrozyten für den Sauerstofftransport im Körper zuständig ist, enthält Eisen. Fehlendes Eisen führt deshalb zu einem Hämoglobinmangel und so zu einer Eisenmangelanämie.

Eine **Eisenmangelanämie** kann die Folge einer ungenügenden Eisenzufuhr mit der Nahrung, einer gestörten Eisenresorption im Darm oder eines starken Eisenverlustes durch Blutungen sein. Eisen ist hauptsächlich in Fleisch, Leber, Eiern, Erbsen und Bohnen enthalten. Eine Ernährungsweise, bei der diese Nahrungsmittel nicht in ausreichender Menge enthalten sind, führt zu einer Eisenmangelanämie. Vitamin C (Ascorbinsäure) fördert die Resorption von Eisen.

Bei Säuglingen, deren einzige Nahrung aus Milch besteht, die einen niedrigen Eisengehalt hat, kommt eine Anämie häufig vor. Bei Frauen kann ein starker Blutverlust bei der Menstruation zu einer Eisenmangelanämie führen. In vielen Teilen der Welt, insbesondere in Afrika und Südostasien, entsteht eine Eisenmangelanämie sehr häufig durch die Kombination einer Mangelernährung mit einer gatrointestinalen Blutung aufgrund von Darmparasiten (z. B. Hakenwurm). Wenn für eine Eisenmangelanämie kein offensichtlicher Grund gefunden wird, muß nach stummen Ursachen, z. B. einer Blutung aus einem Kolonkarzinom, gesucht werden.

12.4.5 Jod

Jod ist für die Bildung des Schilddrüsenhormons Thyroxin notwendig. Jod ist normalerweise in vielen Nahrungsmitteln enthalten, sein Gehalt hängt jedoch von der Bodenbeschaffenheit und vom Trinkwasser ab. Boden und Wasser können in Regionen, die weit vom Meer entfernt sind, insbesondere in bergigen Gebieten, zu wenig Jodid enthalten, so daß die Bewohner häufig an Jodmangel leiden. Dies gilt z. B. für die Alpen, die Anden und den Himalaya. Ein Jodmangel führt zu einer Schilddrüsenvergrößerung (Struma).

12.4.6 Fluor

Fluor schützt den Zahnschmelz, indem es frühe kariöse Herde wieder mineralisiert und das Bakterienwachstum in Zahnbelägen hemmt. In der Regel ist genügend Fluor im Trinkwasser enthalten. Wenn das Trinkwasser jedoch zu wenig Fluor enthält, erkranken die Zähne von Kindern leichter an Karies. Durch die Anreicherung von Trinkwasser, Kochsalz, Milch oder Zahnpasta mit Fluorid in solchen Gebieten kann die Karieshäufigkeit bei Kindern deutlich gesenkt werden. Auch die Einschränkung des Zuckerkonsums (z. B. in Form von Süßigkeiten) dient der Vorbeugung von Karies.

12.5 Vitamine

Vitamine sind lebensnotwendige Nahrungsbestandteile.

Es gibt viele verschiedene Vitamine, die in unterschiedlicher Weise in den Stoffwechsel eingreifen. Ein Mangel an einem bestimmten Vitamin führt in der Regel zu gut erkennbaren Störungen im Körper.

Ein Vitaminmangel kann auf verschiedene Arten entstehen. Ein häufiger Grund ist eine falsche Ernährung. Wie bei anderen Mangelerscheinungen kann ein Vitaminmangel aber auch entstehen, wenn die Resorption aus dem Gastrointestinaltrakt gestört ist. Schließlich kann ein erhöhter Vitaminbedarf verantwortlich sein, z. B. in Wachstumsphasen, während der Schwangerschaft, im Verlauf einer schweren, längeren Erkrankung und nach größeren Operationen.

12.5.1 Vitamin A

Wirkung: Vitamin A ist für den Aufbau bestimmter epithelialer Zellen des Körpers, insbesondere der Augen, der Atemwege und der Haut, notwendig.

Natürliches Vorkommen: Tierische Fette, Butter, Käse, Eier, Milch und Leber.

Ein Vitamin A-Mangel vermindert die Widerstandskraft gegenüber Infektionskrankheiten und löst Augenerkrankungen aus.

1. Eine Konjunktivitis (Bindehautentzündung) und Hornhautulzera, die durch eine mangelhafte Ausbildung des Epithels der Augen bedingt sind
2. Die Nachtblindheit, d. h. große Schwierigkeiten beim Sehen im Dunkeln. Hierbei wird das Pigment in den Augen (Sehpurpur), das zum Dämmerungssehen benötigt wird, nicht regelrecht gebildet.

12.5.2 Vitamin B-Komplex

Vitamin B besteht aus verschiedenen Faktoren, von denen viele eine spezifische Wirkung haben.

Die wichtigsten Faktoren des Vitamin B-Komplexes sind:

1. Vitamin B_1 (Thiamin). Es kommt reichlich in Hefe, Getreide, Erbsen, Bohnen und Eiern vor.
2. Nikotinsäure (Niacin), die hauptsächlich in Hefe, Fleisch, Leber und Fisch vorkommt.
3. Vitamin B_2 (Riboflavin) ist hauptsächlich in Milch, Eiern, Leber und Niere enthalten.
4. Vitamin B_{12} (s. S. 248)
5. Folsäure (s. S. 249).

Mangelerscheinungen treten in der Regel auf, wenn mehrere Vitamine des B-Komplexes fehlen.

Es können aber auch Mangelzustände einzelner Vitamine vorkommen.

12.5.2.1 Beriberi

Diese Erkrankung wird durch einen Mangel an Vitamin B_1 hervorgerufen. Da eine Gabe von reinem Vitamin B_1 die Erkrankung nicht immer heilt, während eine ausgewogene Diät, insbesondere eine proteinhaltige Diät, dies erreicht, müssen noch andere Faktoren eine Rolle spielen.

Beriberi war früher eine häufige Erkrankung in Südostasien. Heute ist sie jedoch in wohlhabenden Ländern wie Japan und Taiwan fast völlig verschwunden. Sie kommt immer noch in Ländern vor, in denen die Hauptnahrung aus poliertem Reis besteht. Beim Polieren des Reiskorns wird das meiste Vitamin B, insbesondere Vitamin B_1, entfernt. Die Erkrankung wird auch südlich der Sahara im Rahmen einer allgemeinen Mangelernährung gefunden.

Man unterscheidet zwei Formen: die „feuchte" Beriberi, die zu einer Rechtsherzinsuffizienz mit Ödemen führt und die „trockene" Beriberi, die eine periphere Neuropathie zur Folge hat.

In westlichen Ländern sieht man gelegentlich eine feuchte Beriberi bei Alkoholikern. Diese Patienten können auch Verwirrtheitszustände, Gedächtnislücken und eine Neuropathie entwickeln.

12.5.2.2 Pellagra

Pellagra wird vor allem bei armen Bauern, die sich hauptsächlich von Mais oder Hirse ernähren, gesehen. Diese Ernährung ist arm an Nikotinsäure und an der essentiellen Aminosäure Tryptophan. Früher kam diese Erkrankung in Südamerika häufig vor, heute findet man sie vorwiegend in den Hungerregionen südlich der Sahara. In Europa treten einzelne Fälle bei chronischem Alkoholmißbrauch auf. Bei Alkoholikern ist die Nahrungsaufnahme meist vermindert, da die wichtigste Energiequelle aus Alkohol besteht.

Die Symptome einer Pellagra betreffen drei Bereiche:

1. Gastrointestinaltrakt: schwere Glossitis, Stomatitis und Diarrhoe
2. Hautveränderungen: symmetrische Dermatitis im Gesicht und an den Händen, im Spätstadium entsteht eine charakteristische dunkle Pigmentierung
3. Psychische Veränderungen: Schwäche, Angstzustände und Konzentrationsmangel mit einer Demenz in schweren chronischen Fällen.

Die **Therapie** besteht aus einer ausgewogenen Ernährung mit einem hochdosierten Zusatz des Vitamin B-Komplexes.

12.5.3 Vitamin C (Ascorbinsäure)

Wirkung: Vitamin C ist für die Bildung des Endothels in den Kapillaren und für Reparaturvorgänge in den Geweben notwendig.

> Das Leitsymptom eines Vitamin C-Mangels sind Blutungen aus den Kapillaren.

Natürliches Vorkommen: Orangen, Tomaten, schwarze Johannisbeeren, Zitronen, Kartoffeln und grünes Gemüse.

12.5.3.1 Skorbut

Ein Vitamin C-Mangel führt zu der Skorbuterkrankung. Diese war früher eine sehr häufige Erkrankung bei Seeleuten und Kleinkindern. Seeleute mußten auf langen Seefahrten oft auf frische Nahrung, vor allem auf Obst und Gemüse, verzichten. Auch Säuglinge, die ausschließlich mit gekochter Milch ernährt wurden, entwickelten häufig Skorbut, da das Vitamin C durch Erhitzen zerstört wird. Seit die Ursache des Skorbut bekannt ist, ist die Erkrankung sehr selten geworden. Sie kommt jedoch immer noch in den Dürregebieten in Afrika vor. Bei uns sind gelegentlich auch alleinstehende ältere Menschen betroffen, die nur wenig frisches Obst oder Gemüse zu sich nehmen.

Es gibt zwei Hauptformen: den Skorbut des Kindes und den Skorbut des Erwachsenen.

Skorbut des Kindes

Diese Erkrankung ist heute aufgrund der zusätzlichen Gabe von Orangensaft oder anderen Vitamin C-Quellen selten. Gestillte Kinder entwikkeln keinen Skorbut, weil in der Muttermilch genügend Vitamin C vorhanden ist, um die Erkrankung zu verhindern. Das notwendige Kochen oder Pasteurisieren von Kuhmilch zerstört praktisch das gesamte Vitamin C in der Milch. Da Milch die Hauptnahrung von Säuglingen darstellt, sind zusätzliche Vitamin C-Gaben (z. B. in Form von Orangensaft) bei nicht gestillten Säuglingen notwendig. Die meisten **Symptome** des Skorbut entstehen durch Blutungen.

1. Krankheitszeichen treten in der Regel erst im Alter von 8–10 Monaten und nicht vor dem 7. Lebensmonat bei nicht gestillten Kindern auf. Gestillte Säuglinge erkranken nie an Skorbut.
2. Die Kinder werden als auffallend schmerzempfindlich beschrieben, insbesondere wenn ihre Gliedmaßen, die geschwollen sein können, berührt werden. Später können Schwierigkeiten beim Gehen auftreten. Die Schmerzen und die Schwellungen der Gliedmaßen entstehen durch Blutungen unter dem Periost der Knochen.
3. Das Zahnfleisch ist geschwollen, gerötet und schwammig. Wenn schon Zähne vorhanden sind, werden sie kariös und fallen aus.

4. Blutungen kommen auch in den Nieren, im Darm oder der Nase vor. Eine Anämie ist meist vorhanden.

Skorbut des Erwachsenen

Beim Erwachsenen-Skorbut sind die Leitsymptome Blutungen aus der Nase oder in der Haut (Purpura), insbesondere um die Haarfollikel der Beine. Häufig bestehen auch Schwellungen und Blutungen des Zahnfleisches, eine allgemeine Schwäche und eine Anämie. Außerdem heilen vorhandene Wunden oder Ulzera auffallend schlecht.

Therapie

- Bei Erwachsenen und Säuglingen ist die **Vorbeugung** eines Vitamin C-Mangels unter bestimmten Bedingungen wichtig. Bei chronischen gastrointestinalen Erkrankungen, bei denen eine strenge und langdauernde Diät erforderlich ist, muß für eine ausreichende Versorgung mit Vitamin C gesorgt werden. Oft wird der Zusatz von 100–200 mg Vitamin C pro Tag verordnet.
- Die Therapie eines bestehenden **Skorbuts** besteht in der Gabe von 1–2 g Vitamin C (Ascorbinsäure) pro Tag.

12.5.4 Vitamin D

Wirkung: Vitamin D ist für die Aufnahme von Kalzium aus der Nahrung verantwortlich. Wenn es fehlt, kann Kalzium nicht aus dem Darm resorbiert werden. Der daraus entstehende Kalziummangel verhindert ein normales Knochenwachstum und eine normale Funktion von Nerven und Muskeln.

Natürliches Vorkommen: Die gleichen Nahrungsmittel, die Vitamin A enthalten, d.h. tierische Fette wie Butter, Eier, Käse, Milch, Leber und Fisch liefern auch Vitamin D. Durch Sonnenbestrahlung (oder ultraviolettes Licht) wird eine Vorstufe des Vitamins in der Haut in Vitamin D umgewandelt.

Ein Vitamin D-Mangel führt bei Kindern zur Rachitis und bei Erwachsenen zur Osteomalazie.

12.5.4.1 Rachitis

Bevor die heute übliche Vorbeugung mit Vitamin D-Tabletten bei Säuglingen die Rachitis bei uns praktisch zum Verschwinden brachte, wurde diese Erkrankung häufig bei Kindern aus ärmeren Familien beobachtet. Heute ist die Rachitis immer noch in Teilen Nordafrikas, im östlichen Mittelmeerraum und in Mexiko verbreitet. Die Erkrankung wird durch einen Mangel an Sonnenlicht, zusammen mit einer ungenügenden oder einseitigen Ernährung, ausgelöst. In den Tropen entwickeln Kinder, selbst wenn sie mangelhaft ernährt sind, wegen der intensiven Sonneneinstrahlung äußerst selten eine Rachitits.

Rachitis wird bei Kindern auch als Komplikation einer chronischen gastrointestinalen Erkrankung (z. B. einer Zöliakie) beobachtet. Bei dieser Form ist die Resorption des Vitamin D aus dem Darm gestört.

Die wichtigsten Veränderungen bei der Rachitis sind die Folge einer gestörten Knochenbildung, da Vitamin D für das normale Knochenwachstum unentbehrlich ist.

Symptome

1. Die ersten Krankheitszeichen werden in der Regel im Alter von 6 Monaten bemerkt. Das Kind ist unruhig und gereizt, es schwitzt auffallend viel, insbesondere am Kopf. Infektionen der Atemwege sind häufig.
2. Die Handgelenke und die Knöchel sind im Frühstadium vergrößert. Das Kind steht, krabbelt und läuft erst später als Gleichaltrige. Wenn das Kind schließlich gehen lernt, entwikkeln sich O-Beine oder X-Beine, weil das Körpergewicht beim Gehen die weichen kalkarmen Knochen verbiegt (Abb. 12.2). Die Arme sind weniger betroffen, da sie kein Gewicht zu tragen haben.
3. Die Schädelknochen sind weicher als normal, der Schädel ist vergrößert. Er sieht fast quadratisch aus und hat eine weit offene Fontanelle. Die Wirbelsäule kann gekrümmt (Buckelbildung, Kyphose) oder seitlich verbogen (Skoliose) sein.
4. Die Rippen zeigen charakteristische Auftreibungen („rachitischer Rosenkranz") an der Knochenknorpelgrenze.
5. Alle Muskeln und Bänder sind weich und schlaff.
6. Aufgrund des niedrigen Blutkalziumspiegels können Zeichen einer Tetanie auftreten: Karpopedalspasmen (Krämpfe der Hände und Füße) sowie Kehlkopfspasmen mit Atemnot und Zyanose.

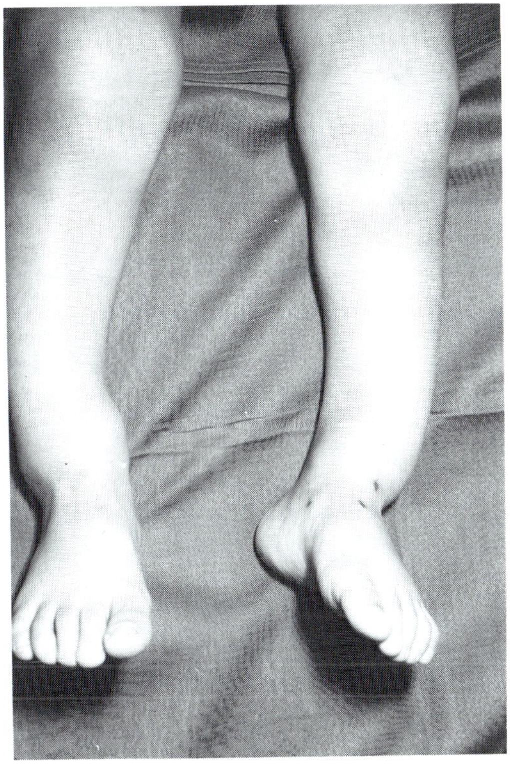

Abb. 12.2 Gekrümmte Unterschenkel und verdickte Knöchel bei Rachitis

Therapie

- Die Zufuhr von Vitamin D in Tablettenform führt in den Frühstadien zu einer Ausheilung der Knochenveränderungen. Auch Kalzium sollte verabreicht werden.
- In fortgeschrittenen Fällen muß Krankengymnastik verordnet werden.
- Wenn die Knochendeformitäten unter der Behandlung nicht zurückgehen, kommen Schienen und orthopädische Korrekturoperationen in Frage.

12.5.4.2 Osteomalazie

Mit Osteomalazie wird eine Erweichung und Ausdünnung der Knochen beim Erwachsenen bezeichnet. Die Proteinstruktur des Knochens ist normal, das Kalzium wird jedoch nicht regelrecht eingelagert. Wie die Rachitis kann die Osteomalazie die Folge einer mangelhaften Aufnahme von Vitamin D und Kalzium aus der Nahrung oder einer fehlenden Sonnenbestrahlung sein. Am häufigsten beruht sie auf einer ungenügenden Resorption von Vitamin D und Kalzium im Dünndarm (s. S. 181). Ältere Menschen sind am häufigsten betroffen. Die Röhrenknochen und das Becken sind deformiert und können Frakturen erleiden. Es besteht eine schmerzhafte Muskelschwäche, insbesondere der Muskeln des Oberschenkels.

12.5.5 Vitamin K

Wirkung: Vitamin K ist zur Bildung von Prothrombin notwendig, das einen der wichtigsten Faktoren bei der Blutgerinnung darstellt.

Natürliches Vorkommen: Spinat, Kohl, Blumenkohl und Hafer. Außerdem können die Darmbakterien Vitamin K bilden.

Ein Vitamin K-Mangel führt zu einer Gerinnungsstörung.

Bei einem Vitamin K-Mangel steht nicht genügend Vitamin K für die Bildung von **Prothrombin** zur Verfügung, der Prothrombinspiegel im Blut sinkt. Dies kann zu Blutungen führen (s. S. 263).

Die Vitamin K-Speicher des Neugeborenen sind begrenzt, das Blutungsrisiko ist deshalb erhöht (hämorrhagische Diathese des Neugeborenen, s. S. 263). Neugeborene erhalten deshalb routinemäßig Vitamin K, um die Entwicklung dieser Erkrankung zu verhindern.

Gallensalze sind für die Resorption von Vitamin K notwendig. Aus diesem Grund kommt es beim **Verschlußikterus** zu einer mangelhaften Resorption dieses Vitamins. Bei einem längerdauernden Verschlußikterus kann ein niedriger Prothrombinspiegel ebenfalls zu Blutungen führen. Die Therapie besteht aus Vitamin K-Injektionen.

Auch bei **chronischen Erkrankungen des Gastrointestinaltrakts**, z. B. der Sprue, der Colitis ulcerosa oder der Resektion größerer Darmabschnitte, kann die mangelhafte Vitamin K-Resorption zu einem Prothrombinmangel und Blutungen führen.

Bei schweren **Lebererkrankungen**, z. B. einer Leberzirrhose oder einer schweren Hepatitis, wird Prothrombin nicht mehr in der Leber gebildet.

Antikoagulantien können die normale Prothrombinproduktion hemmen und so zu einer verlängerten Gerinnungszeit führen. Marcumar® ist ein solches Beispiel, es wird u. a. bei der Behandlung von Venenthrombosen eingesetzt.

12.6 Wasser

Der menschliche Körper besteht zu 70 % aus Wasser.

Wasser wird entweder als Flüssigkeit oder in Form von festen Speisen, die selbst einen beträchtlichen Gehalt an Wasser haben, aufgenommen. Die erforderliche Wassermenge, die in 24 Stunden zugeführt werden muß, beträgt etwa 2500 ml.

Wasser verläßt den Körper auf folgenden Wegen:

1. durch die Lungen in der Ausatmungsluft
2. durch den Darm mit dem Stuhl, der einen geringen Wassergehalt hat
3. durch die Haut im Schweiß
4. durch die Nieren als Urin.

Die Wassermengen, die den Körper durch die Haut und durch die Nieren verlassen, schwanken. Je größer der Verlust durch die Haut ist (z. B. an sehr heißen Tagen), desto geringer ist die Ausscheidung über die Nieren. Die Ausscheidung von Wasser im Urin wird durch das **antidiuretische Hormon** (ADH) aus dem Hypophysenhinterlappen geregelt. Wenn die Natriumkonzentration im Plasma ansteigt, wird ADH freigesetzt und signalisiert den Nieren, Wasser zurückzuhalten und weniger Urin zu produzieren. Auf diese Weise kann der Körper Wasser zurückhalten. Der starke Wasserverlust über die Haut bei hohen Temperaturen dient der Abkühlung des Körpers und soll einen Anstieg der Körpertemperatur verhindern.

Bei Patienten mit Infektionskrankheiten und sehr hohem Fieber können große Mengen Wasser täglich durch Schwitzen verlorengehen.

Durch die Ausscheidung von Wasser im Urin kann sich der Körper von Abfallprodukten befreien. Wenn die Urinproduktion durch die Nieren stark eingeschränkt ist, können sich diese Abfallstoffe im Blut anhäufen und zu gefährlichen Auswirkungen führen.

Durst zeigt den Bedarf des Körpers nach mehr Flüssigkeit an. Das Durstgefühl hängt von der Gesamtkonzentration aller Elektrolyte im Blut ab, ein Maß, das **Osmolarität des Blutes** genannt wird. Wenn die Elektrolytkonzentration ansteigt (hohe Osmolarität), wird dies von einer Hirnregion (Hypothalamus) registriert und dann das Bedürfnis nach einer Flüssigkeitsaufnahme ausgelöst.

Ein Mangel an Körperflüssigkeit führt zu einer **Dehydratation**, während ein Übermaß **Ödeme** verursacht. In den meisten Fällen gehen gleichzeitig mit dem Wasser auch die Salze verloren oder Salze und Wasser werden zusammen eingelagert.

12.6.1 Wassermangel (Dehydratation)

Eine Dehydratation kann die Folge einer ungenügenden Wasseraufnahme oder, häufiger, eines starken Wasserverlustes sein. Zu einem starken Wasserverlust kommt es bei großer Hitze durch vermehrtes Schwitzen, z. B. auch bei Marathonläufern. Der Verlust von Wasser und Salzen im Schweiß verursacht Krämpfe.

Andere, ernstere Auswirkungen einer Dehydratation treten bei Krankheiten auf, die mit einem starken Flüssigkeitsverlust verbunden sind. Hierzu gehören:

1. Erkrankungen, die starkes Erbrechen und Durchfälle verursachen
2. hohes Fieber, insbesondere in heißen Klimazonen
3. Diabetes mellitus (durch die sehr große Urinmenge)
4. eine Therapie mit Diuretika
5. schwere Blutungen und Verbrennungen
6. ein längeres Koma (aufgrund der zu geringen Flüssigkeitsaufnahme)

Auswirkungen einer Dehydratation

Im Frühstadium wird Flüssigkeit aus der Haut und aus den Geweben entzogen, um das Blutvolumen konstant zu halten, während die Nieren gleichzeitig weniger Urin ausscheiden, um Wasser einzusparen. Wenn die Dehydratation nicht ausgeglichen wird, treten ernsthafte Folgen auf. Das Blutvolumen nimmt ab, dies führt zu einer Beeinträchtigung der Blutzirkulation, insbesondere durch die Nieren, die deshalb nicht genügend Abfallprodukte aus dem Körper ausscheiden können. Schließlich kann sich ein akutes Nierenversagen (Urämie) entwickeln, das – wenn es nicht rasch behandelt wird – zum Tode führen kann.

Symptome

1. Der Patient ist schläfrig und teilnahmslos. Er ist meist durstig.
2. Die Haut verliert ihre normale Elastizität, abgehobene Hautfalten bleiben stehen.
3. Die Urinmenge ist deutlich vermindert. Der ausgeschiedene Urin ist stark konzentriert.

4. Der Harnstoffspiegel im Blut ist erhöht.
5. Die Zunge ist trocken, dies kommt jedoch auch vor, wenn die Patienten durch den Mund atmen.

Das sicherste klinische Zeichen dafür, daß der Wasserhaushalt in Ordnung ist, läßt sich an der in 24 Stunden gesammelten Urinmenge ablesen, die nicht unter 1000 ml fallen sollte.

Therapie

In den meisten Fällen einer Dehydratation besteht neben dem Wasserverlust auch ein Salzverlust.

- Zur Behandlung werden Kochsalzlösungen oral oder als intravenöse Infusion zugeführt. Bei einer schweren Dehydratation sind oft 3 bis 4 Liter pro Tag notwendig. In weniger schweren Fällen reichen ungefähr 2,5 Liter.
- Bei der Behandlung eines Flüssigkeitsverlustes durch eine schwere Diarrhoe muß Wasser mit Salzen und Zucker peroral verabreicht werden.

12.6.2 Ansammlung von Wasser im Körper (Ödeme)

Die Körperflüssigkeit tritt vom Blut in die Gewebe über und umgekehrt. Vier Faktoren kontrollieren diesen Vorgang:

1. Der **Druck in den kleinen Kapillaren und Venen** fördert den Übertritt von Flüssigkeit aus den Blutgefäßen ins Gewebe. Deshalb führt jede Erhöhung des venösen Drucks zu einem Flüssigkeitsaustritt in die Gewebe. Aufgrund der Schwerkraft wirkt sich der erhöhte venöse Druck in den unteren Körperpartien am meisten aus. Daher bilden sich Flüssigkeitsansammlungen vor allem in den abhängigen Körperpartien (Knöchelödem). Zusätzlich sammelt sich Flüssigkeit auch in den großen Körperhöhlen an, d. h. in der Pleura- und der Peritonealhöhle.
2. Als Gegenspieler des venösen Drucks, der Flüssigkeit in die Gewebe preßt, wirken die **Plasmaproteine** (Albumin und Globulin). Diese Proteine haben die Fähigkeit (kolloidosmotischer Druck genannt), Flüssigkeit zu binden, d. h. sie halten Flüssigkeit im Blut zurück. Normalerweise halten sich diese beiden Gegenspieler, der venöse Druck und der kolloidosmotische Druck die Waage. Jede Veränderung in einem der beiden Systeme führt jedoch zu Störungen des Wasserhaushalts.
3. Ein dritter Faktor, der Einfluß auf die Flüssigkeitsmenge in den Geweben hat, ist eine Schädigung der **Kapillarwände**, durch die Proteine austreten können. Gleichzeitig geht Flüssigkeit mit.
4. Ein sehr wichtiger Faktor bei der Entstehung von Ödemen sind **Salze**. Eine Salzretention im Körper führt auch zu einer Wasserretention.

Einteilung der Ödeme

- **Kardiales Ödem**. Bei der Rechtsherzinsuffizienz entwickelt sich aus zwei Gründen ein Ödem: Zunächst steigt der venöse Druck an. Wenn er den entgegenwirkenden kolloidosmotischen Druck der Plasmaproteine übersteigt, wird Flüssigkeit in die Gewebe gepreßt. Ödeme bilden sich vor allem in den unteren Körperpartien, da der venöse Druck hier am größten ist. Bei einem ausgeprägten Ödem sammelt sich auch Flüssigkeit in der Pleura- und der Peritonealhöhle an.

  Zweitens scheiden die Nieren bei der Rechtsherzinsuffizienz nicht genügend Salz aus, so daß es zu einer Salzanhäufung im Körper kommt. Diese führt wiederum zu einer Wasserretention, die sich in Form von Ödemen äußert.
- **Renales Ödem**. Beim **nephrotischen Syndrom** besteht als Folge des starken Proteinverlusts im Urin (Proteinurie) eine verminderte Proteinkonzentration im Blut, so daß der kolloidosmotische Druck sinkt. Dadurch tritt Flüssigkeit aus dem Blut in die Gewebe. Es entwikkelt sich ein renales Ödem. Für Nierenerkrankungen charakteristisch sind Ödeme des Gesichts, insbesondere an den Augenlidern.
- **Hepatogenes Ödem**. Bei der Leberzirrhose wird nicht genügend Albumin in der Leber gebildet, um den kolloidosmotischen Druck im Plasma aufrechtzuerhalten. Gleichzeitig ist der Druck in der Pfortader erhöht, die das venöse Blut aus dem Darm sammelt und zur Leber bringt. Die Folge ist eine Ansammlung von Flüssigkeit im Abdomen (Aszites).
- **Lokaler Venenverschluß**. Der Verschluß einer großen Vene, z. B. durch einen Thrombus, führt zu einem Anstieg des venösen Drucks vor dem Verschluß und zu einer lokalen Ödembildung in der Region, die von der betroffenen Vene drainiert wird.

Diagnostik

Ein Ödem zeigt sich durch eine Schwellung der betroffenen Partien. Wenn man die Schwellung mit dem Finger eindrückt, entsteht aufgrund der Flüssigkeitsverlagerung eine Delle. Hierdurch kann eine ödematöse Schwellung von einer derberen Schwellung durch einen Tumor oder ein gewöhnliches Fettpolster unterschieden werden.

Unterscheidung zwischen Ödemflüssigkeit (Transsudat) und (entzündlichem) Exsudat

Eine der wichtigsten Veränderungen, die bei akuten Entzündungen auftritt, ist der vermehrte Einstrom einer proteinreichen Flüssigkeit (Exsudat) in das entzündete Gebiet. Bei einer Lungenentzündung sammeln sich z. B. große Flüssigkeitsmengen in der Pleurahöhle (Pleuraerguß).

Eine Entzündung im Abdomen, z. B. durch Tumoren, die ins Peritoneum metastasieren, führt zu einer Exsudatbildung im Peritoneum und stellt eine andere Ursache des Aszites dar.

Die Flüssigkeit, die sich als Folge einer Entzündung ansammelt, wird **Exsudat** genannt. Für sie ist ein hoher Proteingehalt charakteristisch, während die Flüssigkeitsansammlung bei einem Ödem **Transsudat** genannt wird und einen geringen Proteingehalt aufweist.

12.7 Zusammensetzung der Nahrung

Die wichtigsten Nährstoffe und andere Bestandteile einer normalen Ernährung wurden bereits beschrieben. Selbstverständlich ist der Bedarf an einzelnen Nährstoffen bei verschiedenen Menschen unterschiedlich. Er hängt z. B. von der Energiemenge ab, die sie verbrauchen.

Grundsätzlich werden alle Nährstoffe und andere wichtige Bestandteile der Nahrung für den normalen Gewebeersatz zur Bereitstellung von Energie für die Stoffwechselvorgänge im Körper und für die körperliche Betätigung bereitgestellt.

Bei der Berechnung des Nahrungsbedarfs des Körpers wird die Energiemenge, die in der Nahrung enthalten ist, in der Energieeinheit **Joules** ausgedrückt. Bei gleichem Gewicht liefert Fett doppelt so viel Energie wie Kohlenhydrate oder Proteine.

1 Gramm (g) Fett produziert 38 Kilojoules (kJ), das sind ca. 9 Kilokalorien (kcal). 1 g Kohlenhydrate produziert 16 kJ (3,8 kcal). 1 g Protein produziert 16 kJ (3,8 kcal).

Der Energiebedarf eines Menschen hängt von seinem Alter, seiner Größe und von seiner Tätigkeit ab.

So kann z. B. ein Mensch mit sitzender Tätigkeit mit 7000 kJ (ca.1700 kcal) pro Tag auskommen, während ein Schwerstarbeiter über 12000 kJ (2900 kcal) benötigt.

Dabei ist es wichtig, daß von jedem Nährstoff eine gewisse Menge eingenommen wird, um eine ausgewogene Ernährung zu sichern. Ein 70 kg schwerer Erwachsener braucht ein Minimum von 55 g Proteinen pro Tag zur Zellerneuerung in den Geweben. Bei Kindern liegt der auf dem Körpergewicht basierende Anteil noch höher. In Streßzeiten kann dieser Wert anwachsen.

Der Anteil von Fett und Kohlenhydraten in einer normalen Ernährung hängt vom individuellen Geschmack, von sozialen Gewohnheiten und auch von den finanziellen Möglichkeiten ab. Eine Ernährung mit einem hohen Fettanteil ist teurer als Lebensmittel mit vielen Kohlenhydraten. Im Durchschnitt werden 90–150 g Fett und 300–500 g Kohlenhydrate pro Tag aufgenommen.

Eine ausgewogene Ernährung beinhaltet jedoch nicht nur die für die Zellerneuerung notwendigen Proteine und genügend Fette und Kohlenhydrate für die Energiegewinnung, sondern auch die Mineralsalze. Diese sind in einer ausgewogenen Kost automatisch enthalten, insbesondere in Milch, Eiern, Fleisch, Fisch, Käse, Getreide, Obst und Gemüse. Diese Nahrungsmittel ermöglichen auch eine ausreichende Vitaminversorgung.

In bestimmten Lebensphasen muß die Ernährung reichhaltiger sein, insbesondere in der Kindheit, während der Schwangerschaft und in der Stillzeit. Kinder brauchen genügend Proteine, um zu wachsen. Deshalb sollte ihre Nahrung viel Milch, mindestens 500 ml pro Tag, enthalten. Milch enthält auch das für das Knochenwachstum notwendige Kalzium.

Große Mengen von Gemüse, Obst und Getreide sind zum einen wegen ihres Vitamingehalts, zum anderen wegen ihres Nährwerts wichtig.

In der Frühschwangerschaft wird eine zusätzliche Folsäuregabe empfohlen, um das Risiko eines Neuralrohrdefekts zu verringern. Während der

Schwangerschaft ist eine ausreichende Ernährung besonders wichtig, da der Energiebedarf mit dem Wachstum des Fötus steigt. Die Vitamine A, B, C und D sind wichtig und sollten zusätzlich zu der Nahrung gegeben werden. In manchen Fällen ist auch die Verordnung von Eisenpräparaten erforderlich, insbesondere, wenn eine Anämie auftritt.

12.8 Kataboler Stoffwechsel

Normalerweise ist die Nahrungsaufnahme an die Anforderungen des Körpers (Energiegewinnung, Wachstum und Gewebeersatz) gut angepaßt. Bei einer Erkrankung kann dieses Gleichgewicht schwer gestört sein.

Bei vielen Erkrankungen sind die Patienten nicht in der Lage, Nahrung aufzunehmen. Gleichzeitig kann der Energiebedarf des Körpers durch die Erkrankung stark ansteigen. Bei einer Infektionskrankheit, bei Verbrennungen, Operationen und Unfällen benötigt der Körper u. U. soviel Energie wie ein Schwerarbeiter, d. h. doppelt soviel Energie wie bei normaler Bettruhe. Zusätzlich besteht ein erhöhter Bedarf an Aminosäuren, um die Proteine, die dem Körper mit den entzündlichen Exsudaten verlorengehen, zu ersetzen. In dieser Situation werden vorzugsweise Aminosäuren als Energiequelle verwendet. Um diese zur Verfügung zu stellen, wird Muskelprotein schneller als normal abgebaut, die Muskeln schwinden. Der Begriff „Selbstkannibalismus" beschreibt diese Situation treffend. Dieser Abbau des Körpers kann zu einer starken Entkräftung und einer verlängerten Erholungszeit nach der Erkrankung führen.

Für die Entwicklung dieses Zustandes sind z. T. hohe Spiegel der Hormone Glukagon und Cortisol in Kombination mit niedrigen Insulinspiegeln verantwortlich.

Eine gesteigerte Zufuhr von Kohlenhydraten und Proteinen ist bei der Behandlung dieses Zustandes wenig wirksam. Außerdem kann die Therapie dadurch erschwert werden, daß der Patient kein Bedürfnis nach Essen hat oder daß er die Nahrung nicht selbst einnehmen kann. Diese Patienten müssen intravenös ernährt werden.

12.9 Ernährung über eine Magensonde

Nach einem Schlaganfall im Hirnstammbereich sind die Patienten oft nicht in der Lage, die Nahrung zu kauen oder zu schlucken. Bei diesen Patienten besteht das Risiko einer Aspiration von Nahrung und Speichel in die Lungen. Sie müssen deshalb über eine Magensonde ernährt werden. Dazu wird ein dünner, weicher Schlauch mit Längenmarkierung über die Nase bis zum Magen geleitet. Mit Hilfe einer Pumpe kann die flüssige Nahrung langsam zugeführt werden.

Beim Einführen der Magensonde muß unbedingt kontrolliert werden, daß das Sondenende im Magen liegt und nicht versehentlich über die Trachea in die Bronchien gelangt ist.

Als Lagekontrolle dient z. B. die Aspiration von Magensaft über die Magensonde. Eine möglicherweise tödlich verlaufende Pneumonie kann sich entwickeln, wenn Nahrung in die Lungen gelangt. Zu Beginn der Sondenernährung leiden die Patienten oft an einer Diarrhoe, die durch die reiche Zusammensetzung der Nahrung bedingt ist. Dieses Problem kann durch die Zufuhr von verdünnter Nahrung in den ersten Tagen gemildert werden.

Die Sondenernährung ist bei kachektischen (ausgezehrten) Patienten, die nicht in der Lage sind, genügend Nahrung zu sich zu nehmen, notwendig. In dieser Situation kann die Sondenernährung auch nachts durchgeführt werden, wenn der Patient schläft.

12.10 Parenterale Ernährung

Als parenterale Ernährung bezeichnet man die Nahrungszufuhr über eine intravenöse Infusion.

Diese kann bei einer Erkrankung des Gastrointestinaltrakts, insbesondere nach einer Bauchoperation, notwendig werden. Eine parenterale Ernährung ist auch bei schwerkranken Patienten und bei ausgedehnten Verbrennungen notwendig.

Die parenteral zugeführte Nahrung enthält grundsätzlich die gleichen Bestandteile wie eine normale Kost, die Nährstoffe sind jedoch in ihre einzelnen Komponenten zerlegt. Die Infusionslösungen enthalten also Glukose und Aminosäuren anstelle von Kohlenhydraten oder Proteinen. Diese Flüssigkeiten sind stark konzentriert und greifen die Venen an. Sie werden deshalb über einen zentralen Venenkatheter, einen Jugularis- oder einen Subclavia-Katheter infundiert, wo der schnelle Blutfluß die Nährstoffe rasch verdünnt. Die Nährstofflösungen sind steril und müssen unter sorgfältigen aseptischen Bedingungen verabreicht werden.

Bei der parenteralen Ernährung können mehrere **Komplikationen** auftreten:

1. Eine **Infektion des Venenkatheters** ist ein sehr häufiges Problem. Antibiotika sind wirkungslos, der Katheter muß in diesen Fällen entfernt werden.
2. Der Venenkatheter kann auch zu mechanischen Problemen führen. Ein Pneumothorax entsteht, wenn beim Legen eines Subclavia-Katheters versehentlich die Lunge punktiert wird. Die Kanüle kann außerdem eine ausgedehnte Thrombusbildung auslösen.
3. Der Blutglukosespiegel kann ansteigen und eine Insulinzufuhr erforderlich machen.
4. Die Patienten können schnell Mangelzustände an bestimmten Nährstoffen entwikkeln. Als Vorbeugung werden Vitamine und Mineralstoffe routinemäßig verabreicht.
5. Die parenterale Ernährung ist teuer.

12.11 Adipositas (Fettleibigkeit)

Die **Energiebilanz** des Körpers ist die Differenz zwischen der Energie, die durch die Nahrung zugeführt wird und der Energie, die vom Körper als Ruheenergie für die körperliche Betätigung und für Stoffwechselprozesse wie Wachstum und Gewebeerneuerung verbraucht wird. Wenn mehr Nahrung verzehrt als gebraucht wird, ist die Energiebilanz positiv, die überschüssige Energie wird im Fettgewebe gespeichert. Wenn der Energieüberschuß über längere Zeit groß ist, kommt es zur Fettleibigkeit.

Von Adipositas spricht man, wenn das Körpergewicht 20% und mehr über dem Normalgewicht liegt.

Das Normalgewicht hängt von der Körpergröße und dem Geschlecht ab. Ein anderes Maß zur Beurteilung eines Über- oder Untergewichts stellt der Körpermassen-Index dar. Dabei wird das Körpergewicht durch das Quadrat der Körpergröße in Metern (kg/m^2) geteilt. Ein Index von 30 oder mehr zeigt eine Adipositas an, während ein Index zwischen 25 und 30 als Übergewicht bezeichnet wird. Ein Index zwischen 19 und 25 zeigt ein normales Gewicht in bezug auf die Körperlänge an.

Adipositas ist nicht nur eine ästhetische Frage, sondern stellt auch eine **Gesundheitsgefährdung** dar. Übergewichtige neigen zu Erkrankungen wie Diabetes mellitus, Bluthochdruck, Gallenblasenerkrankungen, Gicht, Herzerkrankungen, Hyperlipidämie, Hirsutismus, Gelenkerkrankungen, Kolonkarzinom und Mammakarzinom. Adipöse Menschen haben eine geringere Lebenserwartung als normalgewichtige. Aktivität und Lebensgenuß können durch das Übergewicht eingeschränkt sein. Die ungünstigen Auswirkungen einer Adipositas auf den Stoffwechsel und ein vorzeitiger Tod sind häufiger, wenn sich das überschüssige Fett in den Bauchdecken ansammelt (**Stammfettsucht**), als wenn es zu einer Fettansammlung an den Oberschenkeln (**Reithosenfettsucht**) kommt.

Die Ursachen einer Fettleibigkeit liegen fast immer in einer zu reichlichen Nahrungsaufnahme in bezug zum Energiebedarf des Körpers. Nur in seltenen Fällen ist der Energiebedarf eines Menschen niedriger als normal. Wissenschaftliche Studien zeigen, daß dicke Menschen tatsächlich mehr essen als dünne, daß sie jedoch eine geringere Nahrungsmenge angeben, als sie in Wirklichkeit zu sich nehmen. Adipositas kommt in manchen Familien gehäuft vor und kann eine erblich bedingte Eigenschaft sein. Sie kann aber auch daran liegen, daß in einer Familie mehr als üblich gegessen wird und ein sportlicher Ausgleich fehlt. Viele Leute essen übermäßig, wenn sie ängstlich, unglücklich oder gelangweilt sind. Manchmal nehmen Frauen während der Schwangerschaft überdurchschnittlich Gewicht zu, vielleicht weil sie denken, sie müßten „für zwei" essen. Eine Adipositas kann sich auch bei Patienten mit Depressionen entwickeln, ein Gewichtsverlust ist hierbei jedoch häufiger.

Es gibt einige **seltene**, jedoch wichtige endokrine Ursachen einer Adipositas:

1. Patienten mit einer **Schilddrüsenunterfunktion** können übergewichtig werden und nehmen oft selbst dann nicht ab, wenn sie einen strengen Diätplan einhalten. Diese Menschen haben einen verminderten Grundumsatz. Sie müssen zusätzlich zu ihrer Reduktionsdiät mit Thyroxin behandelt werden.
2. Stark erhöhte Cortisolspiegel, entweder beim Morbus Cushing oder aufgrund der Steroidtherapie, führen zu einer ungewöhnlichen Art der Fettsucht: Das Gesicht und der Stamm sind auffallend dick, während die Beine und Arme normal bleiben.
3. Bei schlecht eingestellten, übergewichtigen Diabetikern, die mit Insulin behandelt werden, kommt es häufig zu einer deutlichen Gewichtszunahme. Oft wird die Insulintherapie für dieses Problem verantwortlich gemacht. Das Übergewicht tritt jedoch auf, weil der Patient sich besser fühlt. Er ißt mehr und verliert gleichzeitig auch keine Glukose (und somit Energie) mehr im Urin. Die Ursache liegt deshalb in einer zu reichlichen Nahrungszufuhr.

Therapie

- **Diät**

Die einzige erfolgreiche Methode zur Bekämpfung des Übergewichts besteht darin, weniger zu essen.

Viele Patienten zeigen allerdings wenig Neigung, diese unbequeme Lehre zu beherzigen und hoffen auf wunderwirkende Tabletten oder Spritzen.

Bei einer Diät zur Gewichtsabnahme wird vor allem der Fettkonsum stark eingeschränkt, und die Aufnahme von Kohlehydraten, Proteinen und Alkohol reduziert. Pflanzliche Ballaststoffe sollten vermehrt zugeführt werden, um einer Verstopfung vorzubeugen und das Sättigungsgefühl anzuheben. Zucker, Schokolade, Gebäck, Kuchen und Marmelade sind verboten. Proteinreiche Nahrungsmittel wie Fisch, Geflügel und Käse mit einem niedrigen Fettanteil können in vernünftigen Mengen gegessen werden, zusammen mit grünem Gemüse und Salaten, die einen niedrigen Energiegehalt haben.

Schlankheitsdiäten werden häufig in Illustrierten veröffentlicht. Sie enthalten meist Diäten mit einer Energiezufuhr von 3500 bis 5000 kJ (800–1200 kcal) pro Tag. Dazu ist eine große Selbstdisziplin notwendig, insbesondere wenn die Diät über lange Zeit eingehalten werden soll. Abmagerungskuren scheitern häufig, insbesondere, wenn die Patienten nicht hochmotiviert sind. Nach einer erfolgreichen Gewichtsabnahme wird das verlorene Gewicht oft in kürzester Zeit wieder ersetzt. **Neue Eßgewohnheiten**, die auf lange Sicht beibehalten werden können, sind notwendig, um auf Dauer normalgewichtig zu bleiben.

- **Appetitzügler**: Es gibt verschiedene Medikamente, die bis zu einem gewissen Grad den Hunger unterdrücken und so dem adipösen Patienten helfen, weniger zu essen. Zu den Appetitzüglern gehören Fenfluramine und Diethylpropion. Diese können den Appetit verringern und so eine Abmagerungskur erleichtern. Da Amphetamin und verwandte Medikamente süchtig machen, sollten sie nicht eingesetzt werden. Auch das Schilddrüsenhormon Thyroxin, das den Stoffwechsel steigert und so zu einer Gewichtsabnahme führen kann, sollte nur verschrieben werden, wenn der Patient tatsächlich einen Thyroxinmangel hat.
- **Körperliche Betätigung**: Regelmäßige körperliche Betätigung bzw. Sport kann die Entwicklung einer Adipositas verhindern, ist jedoch bei einer bereits bestehenden Fettsucht nur wirksam, wenn gleichzeitig eine Reduktionsdiät eingehalten wird.
- Eine erfolgreiche Gewichtsabnahme kann nur erreicht und aufrechterhalten werden, wenn die Patienten stark motiviert sind. Dies gelingt in einer Gruppe, in der sich die Mitglieder gegenseitig motivieren, oft viel besser als alleine.

12.12 Anorexia nervosa

Die Anorexia nervosa kommt in der Regel in der Pubertät und bei Frauen unter 25 Jahren vor. Typische Zeichen sind eine Amenorrhoe, ein extremer Gewichtsverlust sowie psychische Symptome. Die betroffenen Menschen nehmen in der Regel nur niedrigkalorische Nahrungsmittel wie Diätgetränke und rohes Gemüse zu sich. Sie behaupten stets, sie würden genügend essen, auch wenn sie in Wirklichkeit nichts verzehrt haben. Die Patienten sind von der Vorstellung besessen, übergewichtig zu sein, obwohl sie klar erkennbar abgemagert aussehen. In der Regel führen sie zusätzlich regelmäßig intensive sportliche Übungen durch. Als Ursache werden Störungen der Geschlechtsidentifikation angenommen.

Therapie

Die Therapie sollte so früh wie möglich beginnen, idealerweise, bevor ein größerer Gewichtsverlust aufgetreten ist, da ein Untergewicht von 25% gefährlich (z. B. Infektionen durch Abwehrschwäche oder Tod durch Erschöpfung) sein kann. Die Behandlung sollte durch ein auf diese Erkrankung spezialisiertes Team erfolgen, das auch psychologische Hilfe anbieten kann. Die zugrunde liegende psychische Problematik sollte genau geklärt werden. Der Patient muß lernen, seine Eßgewohnheiten zu ändern und sein Gewicht auf einer vernünftigen Höhe zu halten.

In schweren Fällen müsen die Patienten stationär behandelt werden. Wenn der Zustand länger als ein Jahr besteht, ist die Prognose nicht günstig.

12.13 Säure-Basen-Haushalt

Der pH-Wert des Blutes bleibt normalerweise konstant. Er ist immer leicht alkalisch (pH = 7,4).

Ein kompliziertes Kontrollsystem sorgt für die Konstanthaltung des pH-Werts. Die bei Stoffwechselprozessen gebildeten Säuren werden rasch ausgeschieden, z. B. als Kohlendioxid (Kohlensäure) über die Lungen. Auch die Nieren können bei Bedarf einen stark sauren Urin ausscheiden.

12.13.1 Azidose

Mit Azidose bezeichnet man die Anhäufung überschüssiger Säuren.

Eine Azidose entsteht vor allem unter den folgenden Bedingungen:

1. Wenn die Pumpleistung des **Herzens** aufgrund eines verminderten Blutvolumens (z. B. bei Blutungen) oder aufgrund schwerer Herzerkrankungen ungenügend ist, kommt es zu einem Sauerstoffmangel im Gewebe. Dadurch entsteht eine größere Menge Milchsäure, die den Blut-pH-Wert erniedrigt. Die Therapie besteht darin, den Kreislauf mit intravenöser Flüssigkeitszufuhr und bei Blutungen mit einer Bluttransfusion in Gang zu bringen.
2. **Diabetische Ketoazidose**. Aufgrund des Insulinmangels kommt es zu einem ausgeprägten Fettabbau und dadurch zur Anhäufung von sauren Ketonkörpern (s. S. 321 ff). Die Therapie besteht aus Insulingaben, Flüssigkeits- und Elektrolytersatz.
3. **Nierenversagen**. Die Nieren können die im Stoffwechsel gebildeten Säuren nicht ausscheiden. Dies ist eine Indikation für die Dialyse.
4. **Ateminsuffizienz**. Bei einer Lungenerkrankung oder nach der Einnahme von Medikamenten, die die Atmung hemmen, scheiden die Lungen oft zu wenig Kohlendioxid aus, was zu einer Azidose führt. Eine künstliche Beatmung kann hier notwendig sein, wenn eine medikamentöse Therapie nicht anspricht.

12.13.2 Alkalose

Bei der Alkalose ist der pH-Wert auf über 7,44 gestiegen.

Die Alkalose ist fast immer die Folge von:

1. **Längerem Erbrechen**. Hier entsteht die Alkalose aufgrund des starken Salzsäureverlustes im Magensaft. Die Pylorusstenose mit ihrem anhaltenden Erbrechen ist z. B. häufig von einer Alkalose begleitet.
2. **Hyperventilation bei Angstzuständen**, wobei die Alkalose durch das übermäßige Ausatmen von Kohlendioxid verursacht wird (respiratorische Alkalose). Das auffallendste klinische Zeichen einer Alkalose ist die Tetanie (s. S. 337).

Die **Therapie** der Alkalose besteht in der Beseitigung der auslösenden Ursache und in der Gabe von Kalzium gegen die Tetanie.

13 Diabetes mellitus

Der Diabetes mellitus ist eine häufige Erkrankung, die durch einen erhöhten Blutzuckerspiegel (d. h. Blutglukosespiegel) gekennzeichnet ist.

Wenn sich die Erkrankung im mittleren Lebensalter entwickelt, können die Symptome gering sein, so daß der Diabetes im Frühstadium oft übersehen wird. Wenn die Erkrankung jedoch im Kindesalter oder bei jungen Erwachsenen auftritt, sind die Symptome ausgeprägter. Es kann sich ein diabetisches Koma entwickeln, wenn die Erkrankung nicht diagnostiziert und behandelt wird. Ein erhöhter Zuckerspiegel führt im Laufe der Jahre zu zahlreichen Schädigungen und Komplikationen im Bereich der Augen, der Nieren, der Blutgefäße und des Nervensystems. Selbst wenn die Symptome leicht sind, ist es deshalb wichtig, den Diabetes mellitus so bald wie möglich zu diagnostizieren und eine Behandlung einzuleiten, die den Blutzucker normalisiert.

Ursache

Rohr- und Rübenzucker und alle anderen Kohlenhydrate (wie Brot, Kartoffeln und Reis) werden im Darm gespalten und in Form von Glukose ins Blut aufgenommen. Glukose wird dann zur Leber transportiert, wo es als Glykogen durch die Einwirkung von Insulin gespeichert wird. Im Blut bleibt nur so viel Glukose, wie für die Anforderungen des normalen Stoffwechsel notwendig ist. **Insulin** spielt eine sehr wichtige Rolle bei der Abgabe von Glukose in die Blutbahn als Energiespender und bei der Speicherung in der Leber als Glykogen. Insulin ist ein Hormon, das von den Langerhansschen Inseln im Pankreas produziert wird. Die Langerhansschen Inseln geben nach einer kohlenhydratreichen Mahlzeit Insulin ins Blut ab, das zur Speicherung der überschüssigen Glukose als Glykogen in der Leber notwendig ist.

Beim Diabetes mellitus sind die Langerhansschen Inseln geschädigt. Es wird nicht genügend Insulin produziert, die überschüssige Glukose kann deshalb nicht in der Leber gespeichert werden, sondern häuft sich im Blut an. Wenn der Blutzuckerspiegel eine bestimmte Höhe oder „Schwelle“ übersteigt, scheiden die Nieren den überschüssigen Zucker im Urin aus. Dazu müssen große Mengen Urin ausgeschieden werden. Der starke Flüssigkeitsverlust über den Urin löst Durst aus, während der anhaltende Glukoseverlust im Urin den Geweben lebenswichtige Energiereserven entzieht. In schweren Fällen, wenn Kohlenhydrate für den normalen Stoffwechsel nicht mehr zur Verfügung stehen, wird statt dessen Fett zur Energiegewinnung abgebaut. Die Fette können jedoch infolge des ungenügenden Kohlenhydratabbaus nicht vollständig verbrannt werden, so daß es zur Bildung der toxischen **Ketonkörper** kommt. Eine Anhäufung von Ketonkörpern im Blut kann bis zu einem diabetischen Koma führen.

Bei Menschen, die eine erbliche Veranlagung zum Diabetes mellitus haben, können Überernährung und Adipositias im **mittleren Lebensalter** zum Ausbruch der Erkrankung führen, möglicherweise deshalb, weil Fetteinlagerungen die Gewebe gegenüber der Insulinwirkung unempfindlich machen. Gelegentlich geht dem Auftreten eines Diabetes mellitus eine Infektion, ein Unfall oder eine Schwangerschaft voraus.

Bei **Kindern** entwickelt sich ein Diabetes mellitus ohne erkennbare Ursache. Meist leidet kein weiteres Familienmitglied an der Erkrankung. Da in den Wintermonaten mehr Kinder einen Diabetes mellitus entwickeln als im Sommer, vermutet man in diesen Fällen, daß eine Virusinfektion über autoimmunologische Prozesse für die Schädigung der Langerhansschen Inseln verantwortlich sein könnte. Ein Diabetes mellitus kann z. B. einer Mumpserkrankung folgen. Andere Viren, die zur Zeit noch nicht identifiziert sind, könnten die gleiche Wirkung haben.

Symptome

In leichteren Fällen, die sich im mittleren Lebensalter entwickeln („Altersdiabetes“), gibt es häufig keine auffallenden Symptome. Die Erkrankung wird zufällig bei einer Routineuntersuchung des Urins auf Zucker entdeckt.

In schwereren Fällen, insbesondere bei Kindern oder jungen Erwachsenen (juveniler Diabetes) sind die Krankheitszeichen ausgeprägter. Es gibt vier Leitsymptome (Tab. 13.1):

1. **Polyurie**. Sowohl nachts als auch tagsüber werden große Urinmengen ausgeschieden. Bei kleinen Kindern ist Bettnässen häufig.
2. **Durst**. Als Folge der Polyurie und der Dehydratation besteht ein ständiges Bedürfnis, zu trinken.
3. Ein **Gewichtsverlust** tritt ein, und zwar häufig, obwohl der Patient reichlich Nahrung zu sich nimmt.
4. Es kommt zu **Abgeschlagenheit** und einem Energieverlust. Wenn der Diabetes mellitus nicht diagnostiziert wird, kann er zu Schläfrigkeit oder sogar zu einem Koma führen (s. S. 321)

Folgende Symptome sind ebenfalls vorhanden:

- Besonders bei übergewichtigen Frauen tritt ein Juckreiz der Genitalien (Pruritus vulvae) durch lokale Ablagerungen von Urinzucker auf. Dieser kann stark ausgeprägt sein und zu Schlafstörungen führen.
- Parästhesien (Kribbeln, „Ameisenlaufen") können in den Fingern und Füßen vorkommen.
- Häufig klagen die Patienten über Schmerzen und Krämpfe in den Beinen.
- Die Sehschärfe kann vorübergehend eingeschränkt sein: Der hohe Blutzuckerspiegel verursacht eine Störung der Refraktion.
- Hautinfektionen wie Furunkel kommen häufiger vor. Kleine Wunden heilen meist schlecht.

13.1 Diagnostik

Die Diagnose Diabetes mellitus wird aufgrund des klinischen Bildes vermutet und durch die Erhöhung des Blutzuckers (Hyperglykämie) und die Zuckerausscheidung im Urin (Glukosurie) gesichert.

13.1.1 Urinuntersuchungen

- Die Urinmenge ist vermehrt.
- Der Urin ist farblos, hat jedoch ein hohes spezifisches Gewicht (1030 bis 1040) aufgrund seines Glukosegehalts.
- Die Tests auf Zucker sind positiv.
- Ketonkörper (Azeton) können in schweren Fällen nachweisbar sein.

13.1.2 Blutuntersuchungen

Im Normalfall liegt der **Nüchternblutzucker** bei 4,5 mmol/l (80 mg/100 ml) und steigt nach einer Mahlzeit auf 6,5 mmol/l (120 mg/100 ml) an.

- Beim Diabetiker kann der Nüchternblutzucker über 11 mmol/l (200 mg/100 ml) betragen, nach Mahlzeiten sogar noch mehr.
- In zweifelhaften Fällen muß ein **Glukosetoleranztest** durchgeführt werden. Der diabetesverdächtige Patient wird angehalten, sich an den Tagen vor der Untersuchung normal zu ernähren. Am Morgen des Untersuchungstages

Tab. 13.1

	Junge Patienten	Patienten im mittleren oder höheren Lebensalter
Beginn	plötzlich: mit Gewichtsverlust, Schläfrigkeit, Polyurie und Durst	langsam: Symptome leicht oder fehlend
Gewicht	Gewichtsabnahme, schlank	meist adipös
Blutzucker	sehr hoch	hoch
Urin	Zucker und Azeton	Zucker
Koma	unbehandelte Fälle neigen zur Entwicklung eines Komas	Koma sehr selten
Therapie	volle individuell berechnete Diät, Insulin	kalorienarme Diät, manchmal Tabletten (orale Antidiabetika)
Pathologie	Zerstörung der Langerhansschen Inseln (keine Insulinproduktion)	Funktionseinschränkung der Inselzellen

sollte er jedoch weder essen noch trinken. Er erhält ein Getränk mit 75 g Glukose. Danach wird jede halbe Stunde Blut zur Bestimmung des Glukosespiegels abgenommen. Der Test dauert zweieinhalb Stunden. Normalerweise steigt der Blutzucker auf höchtens 10 mmol/l (180 mg/100 ml) nach eineinhalb Stunden an und kehrt nach zweieinhalb Stunden zum Nüchternwert von 4,5 mmol/l (80 mg/100 ml) zurück. Beim Diabetes mellitus sind der Spitzenwert und der Nüchternwert erhöht.

13.2 Typen des Diabetes

Man unterscheidet zwei Haupttypen des Diabetes mellitus (Abb. 13.1):

Typ I: Insulinabhängiger Diabetes mellitus (alle Formen des juvenilen Diabetes mellitus)

Diese Diabetesform kommt hauptsächlich bei Kindern und jungen Erwachsenen vor, obgleich

Typus	Urin	Behandlung
mittleres oder höheres Alter, Übergewicht 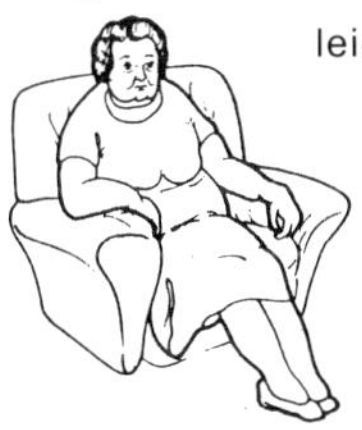 leichte Symptome	Zucker, aber kein Azeton	muß Gewicht herabsetzen Schlankheitsdiät 800 bis 1200 kcal täglich
nicht mehr jung, Normalgewicht 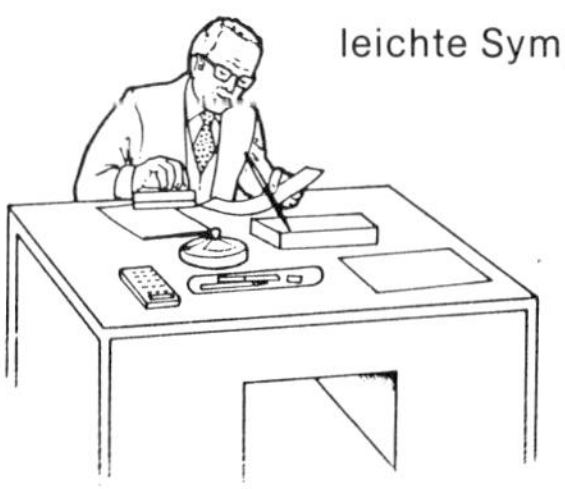 leichte Symptome	Zucker, aber kein Azeton	orale Antidiabetika angemessene Diät 1500 bis 1800 kcal täglich
jung, Untergewicht 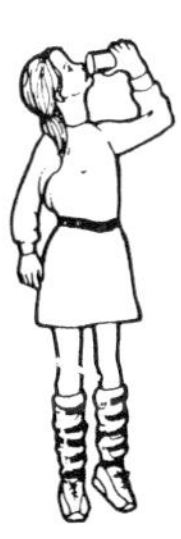 ausgesprochener Durst und Polyurie	Zucker und Azeton	Insulin volle Diät entsprechend Größe und Tätigkeit, 1800 bis 2000 kcal täglich

Abb. 13.1 Diabetestypen

sie sich in jedem Lebensalter entwickeln kann. Die Symptome (Durst, Polyurie, Gewichtsverlust und Abgeschlagenheit) verstärken sich rasch, so daß der Patient oder seine Eltern den Arzt aufsuchen. Der Urin enthält Zucker und Azeton. Patienten mit Typ I-Diabetes benötigen Insulin und eine volle Diät. Sie sprechen nicht auf Tabletten (orale Antidiabetika) an. Die Patienten neigen zu einem diabetischen Koma, wenn sie nicht überwacht werden oder sich eine Infektion, z. B. eine Pyelonephritis oder eine Gastroenteritis, zuziehen.

Typ II: Nichtinsulinabhängiger Diabetes mellitus (die meisten Fälle von Altersdiabetes)

Diese Patienten sind in der Regel im mittleren oder höheren Lebensalter, die Symptome können fehlen oder gering sein. Bei Frauen kommt häufig ein Pruritus vulvae vor. Durst und eine Polyurie entwickeln sich langsam. Der Urin enthält Zucker, aber kein Azeton. Bei diesen Patienten kommt es nur ausnahmsweise zu einem Koma. Insulin wird meistens nicht benötigt.

Die Patienten müssen eine kalorienarme Diät einhalten, um Gewicht zu verlieren. In den meisten Fällen kehrt der Blutzuckerspiegel auf normale Werte zurück, wenn sich das Körpergewicht normalisiert hat. Auch im Urin ist dann kein Zucker mehr feststellbar.

Patienten mit Typ II-Diabetes, die nicht übergewichtig sind und auf diätetische Maßnahmen nicht ansprechen, werden orale Antidiabetika verschrieben (gelegentlich auch bei übergewichtigen Patienten zusammen mit einer Reduktionsdiät), die den Blutzuckerspiegel normalisieren.

Die **Therapie** hängt vom Diabetes-Typ ab.

13.3 Therapie des insulinabhängigen Diabetes mellitus

Bei einem schweren Typ I-Diabetes wird die Therapie häufig im Krankenhaus eingeleitet, weil die Patienten lernen müssen, mit ihrer Diät umzugehen, sich das Insulin selbst zu spritzen und Blut und Urin auf Zucker zu untersuchen. Die Patienten lassen sich um so leichter zur Mitarbeit gewinnen, je besser sie ihre Erkrankung verstehen. Obgleich es viele Bücher über Diabetes mellitus für Laien gibt, kann nichts die verständnisvolle Zuwendung und beruhigende Erklärung durch den Arzt und das Pflegeteam ersetzen. Dies ist besonders wichtig bei Kindern und deren Eltern, die zur vollen Mitarbeit gewonnen werden müssen.

13.3.1 Ernährung

Bei Gesunden wird die Ausschüttung von Insulin aus dem Pankreas von der aufgenommenen Nahrung reguliert. Im nüchternen Zustand wird sehr wenig Insulin freigesetzt. Nach einer kohlenhydratreichen Mahlzeit produziert das Pankreas dagegen beträchtliche Mengen Insulin. Bei Diabetikern ist dieser Mechanismus gestört. Da jeden Tag eine im voraus festgesetzte Menge Insulin injiziert wird, darf die Nahrungsmenge nicht stark schwanken.

Bei der Diät müssen folgende **Grundsätze** berücksichtigt werden.

1. Die Nahrungsmenge muß ausreichend sein, damit die Patienten aktiv bleiben, ihren Hunger stillen und ihr Gewicht auf einer angemessenen Höhe halten können. Ein Mädchen mit einem leichten Körperbau und vorwiegend sitzender Tätigkeit benötigt z. B. ca. 8000 Kilojoules (2000 kcal). Ein Mann, der schwere körperliche Arbeit verrichtet, kann dagegen mindestens 11 500 Kilojoules (2800 kcal) brauchen.
2. Grob geschätzt sollte die halbe Energiemenge aus Kohlenhydraten (insbesondere aus komplexen Kohlenhydraten), nicht mehr als ein Drittel aus Fetten (mit maximal 10 % gesättigten Fettsäuren) und ca. 10 bis 15 % aus Proteinen bestehen. Viel frisches Obst und Gemüse sollten verzehrt werden.
3. Die Mahlzeiten müssen über den Tag verteilt werden. Zusätzlich zu den drei Hauptmahlzeiten Frühstück, Mittagessen und Abendessen sollten Zwischenmahlzeiten am Morgen, am frühen Nachmittag und vor dem Schlafengehen eingenommen werden.
4. Die Mahlzeiten müssen regelmäßig zu bestimmten Zeiten eingenommen werden. Verspätete Mahlzeiten können zu hypoglykämischen Anfällen (s. S. 318) führen.

Insgesamt ist die einem Diabetiker empfohlene Diät fast identisch mit den allgemeinen Empfehlungen für eine gesunde Ernährung!

Erstellung eines Diätplans

Die Diät wird entsprechend der Größe, des Gewichts und der körperlichen Arbeit des Patienten berechnet. Eine Diät von 8800 Kilojoule (2200 kcal) enthält beispielsweise:

304 g Kohlenhydrate	= 5060 kJ (1210 kcal)	= 55% der Gesamtmenge
78 g Proteine	= 1300 kJ (310 kcal)	= 15% der Gesamtmenge
25 g gesättigte Fettsäuren	= 920 kJ (220 kcal)	= 10% der Gesamtmenge
48 g übrige Fette	= 1840 kJ (440 kcal)	= 20% der Gesamtmenge
Total	= 9120 kJ (2180 kcal)	

Es gibt Tabellen, die die Zusammensetzung und die Energiewerte der häufigsten Nahrungsmittel enthalten, so daß ein Diätplan nach dem persönlichen Geschmack des Patienten aufgestellt werden kann. Viele Kliniken geben ihren Patienten einen Diätplan, ähnlich dem in Tabelle 13.2 gezeigten, sowie eine Liste mit alternativen Nahrungsmitteln (wie in Tab. 13.3).

Merke:

1. **Proteinhaltige Nahrungsmittel sind austauschbar**. Fleisch z. B. kann mit einer gleichwertigen Menge Käse, Fisch oder Eiern ausgetauscht werden. Jedoch sind Fisch und Geflügel rotem Fleisch oder Milchprodukten vorzuziehen.
2. Der Fettgehalt der Nahrung sollte hauptsächlich aus **ungesättigten Fettsäuren** bestehen, der Gehalt an gesättigten Fettsäuren sollte so klein wie möglich sein. Dies bedeutet, daß Brotaufstrich, Käse und Milch einen möglichst niedrigen Fettanteil haben sollten.
3. Kohlenhydrathaltige Nahrungsmittel sollten **reich an Faserstoffen** sein, da die Qualität des Essens genauso wichtig ist wie die Quantität. Nahrungsmittel wie Vollkornbrot und Vollkornkekse, Vollkornmüsli, Produkte aus Vollweizenmehl, brauner Reis, Bohnen und Hülsenfrüchte sind vorzuziehen. Brot kann gegen entsprechende Mengen Kartoffeln, Vollkornknäckebrot, Obst oder Gemüse ausgetauscht werden. Für eine Standardmenge von 10 g Kohlenhydrate können die Austauschmöglichkeiten (Äquivalentwerte) in Tabelle 13.2 entnommen werden.

   Der Diätplan kann auf jeden Fall interessant und abwechslungsreich gestaltet werden, wenn der Patient die Prinzipien der Diät verstanden hat und den Kaloriengehalt bzw. die B.E. = Broteinheiten der einzelnen Nahrungsmittel kennt. Am Anfang sollte das Essen gewogen werden, bis der Patient weiß, wieviel die einzelnen Nahrungsbestandteile etwa wiegen dürfen. Viele Diabetiker ziehen es jedoch vor, die Nahrungsmittel aus Sicherheitsgründen immer abzuwiegen. Die Fettmenge und der Kohlenhydrattyp haben einen großen Einfluß darauf, wie schnell der Blutzucker nach der Mahlzeit ansteigt. Mit der Zeit lernen die

Tab. 13.2 Diätvorschlag für 8400 kJ (2100 kcal)

Frühstück (51 g Kohlenhydrate)
- Fisch oder Äquivalent (s. Austauschtabelle)
- Brot, 75 g
- Margarine, 12 g
- fettarme Milch für Tee oder Kaffee, 50 g

Zwischenmahlzeit am Morgen (19 g Kohlenhydrate)
- fettarme Milch für Tee oder Kaffee, 50 g
- Brot, 25 g
- Margarine, 6 g

Mittagessen (47,5 g Kohlenhydrate)
- mageres Fleisch, 75 g
- grünes Gemüse
- gekochte Kartoffeln, 125 g
- Milchpudding (fettarme Milch 175 g, Reis 12 g)

Zwischenmahlzeit am Nachmittag (35 g Kohlenhydrate)
- Brot, 50 g
- Butter, 12 g
- Salat etc.
- fettarme Milch für Tee oder Kaffee, 50 g

Abendessen (51 g Kohlenhydrate)
- fettarmer Käse, 50 g, oder Äquivalente
- Salat oder grünes Gemüse
- Brot, 62 g
- Margarine, 12 g
- Obst, eine Portion
- fettarme Milch für Tee oder Kaffee, 50 g

Zwischenmahlzeit vor dem Schlafengehen (20,5 g Kohlenhydrate)
- fettarme Milch, 175 g
- zwei Scheiben Knäckebrot

* für jedes aufgeführte Nahrungsmittel gibt es eine Liste von Alternativen (Austausch-Tabellen)

Tab. 13.3 Diäthilfen für Diabetiker

Empfehlenswerte Nahrungsmittel	eingeschränkt empfehlenswerte Nahrungsmittel	Nahrungsmittel, die vermieden werden sollten
ballaststoffreiche Nahrungsmittel Vollkornbrot brauner Reis (Rohrreis) Vollkornmüsli Vollkornteigwaren Linsen getrocknete Bohnen und Erbsen Obst und Gemüse Vollkornkekse und Knäckebrot	Milch, Käse, Butter, Margarine, mageres Fleisch, Eier, Weißbrot, Reis und Teigwaren	**hoher Zuckergehalt** Honig, Marmelade, Gelee, Zucker, Fruchtkonserven in Sirup, Obstbrei, Kuchen, Pudding, süße Kekse, süße alkoholische Getränke, Instant-Pudding, Eis, Süßigkeiten, Müsli und Cornflakes mit hohem Zuckeranteil
fettarme Nahrungsmittel fettarme Milch Hüttenkäse Fisch mageres Huhn Joghurt aus Magermilch Fruchtkonserven in Wasser Tee, Kaffee zuckerfreie Süßstoffe		**hoher Fettanteil** Speck, gebratene Speisen, Soßen, Knabbergebäck, Sahne, Mayonnaise, Salatdressing, Kondensmilch, Pasteten, Schokolade, Bratenfett

Diabetiker auch den Einfluß der verschiedenen Lebensmittel auf den Blutzuckerspiegel besser einzuschätzen (Abb. 13.2).

13.3.2 Insulinbehandlung

In der Vergangenheit wurde Insulin aus der Bauchspeicheldrüse von Schweinen und Kühen gewonnen. Heute verwenden die meisten Diabetiker menschliches (humanes) Insulin. Dieses wird auf zwei verschiedene Arten hergestellt: Entweder wird Schweineinsulin in normales Insulin umgewandelt (z. B. Insulin Actrapid®) oder – häufiger – das humane Insulin wird gentechnisch von Bakterien gebildet. Humaninsulin wird vom Körper nicht als Fremdkörper betrachtet. Deshalb kommt es an der Injektionsstelle nur selten zu einer entzündlichen Reaktion und man kommt mit weniger Insulin aus. Obwohl es immer wieder Berichte gibt, daß Patienten, die auf humanes Insulin umsteigen, weniger Warnsymptome bei hypoglykämischen Anfällen entwickeln und so gefährlich niedrige Blutzuckerspiegel zu spät bemerkt werden, ist die Mehrzahl der Patienten der Ansicht, daß dies nicht zutrifft. Alle insulinpflichtigen Diabetiker sollten heute **Humaninsulin** erhalten.

Insulin wird vom Magensaft zerstört, so daß es nicht peroral verabreicht werden kann, sondern **subkutan gespritzt** werden muß. Lösliches Insulin (Alt-Insulin) führt relativ schnell zu einem Absinken des Blutzuckers, seine Wirkung hält jedoch nur wenige Stunden an. Deshalb wurden Insuline entwickelt, deren Wirkung länger, z. T. sogar den ganzen Tag, anhält. Heute gibt es viele verschiedene Insuline auf dem Markt.

Herkunft: Die meisten Insuline sind heute Humaninsuline, obgleich Schweine- und Rinderinsulin immer noch erhältlich ist und von einer kleinen Minderheit von Diabetikern verwendet wird.

Wirkungsstärke: In Deutschland sind zwei verschiedene Insulinstärken auf dem Markt: 40 Einheiten pro ml und 100 Einheiten pro ml (I.E./ml). Die Spritzen sind entsprechend kalibriert.

Es ist deshalb wichtig, stets die Stärke des Insulins auf dem Fläschchen und die Markierungen der verwendeten Spritze zu kontrollieren.

Wirkungsdauer: Sie hängt von der verwendeten Zubereitung ab.

1. **Kurzwirksame lösliche Insuline**: Dabei handelt es sich um reines Insulin, dessen Wirkung

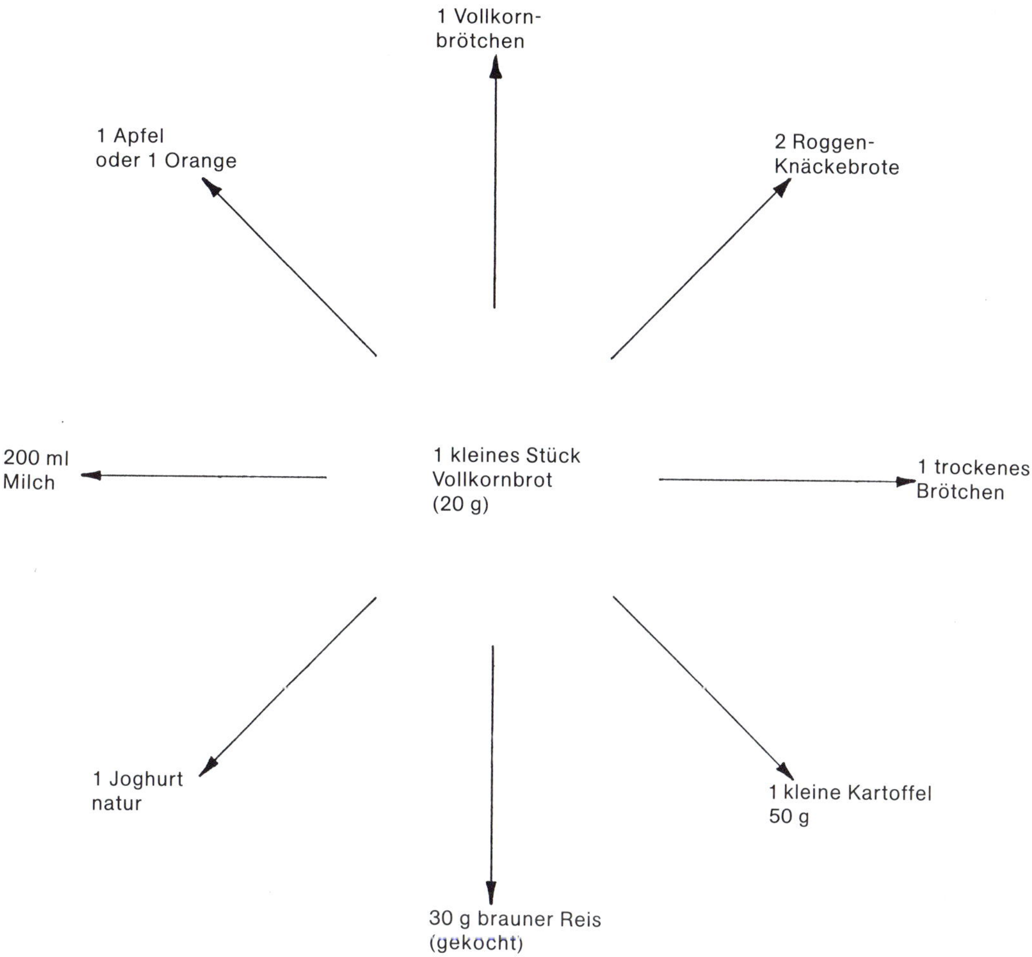

Abb. 13.2 Austauschvorschläge für 10 g Kohlenhydrate

etwa 6 Stunden anhält. Zur Diabetesbehandlung muß es mindestens zweimal täglich verabreicht werden. Bei der Behandlung des diabetischen Komas kann man es intravenös verabreichen. Solche kurz wirksamen Insuline lassen sich mit längerwirkenden Insulinen in der gleichen Spritze mischen. Das lösliche Insulin wirkt schnell und überbrückt die Zeitspanne, bis das länger wirkende Insulin einsetzt.

2. Die **intermediärwirksamen Insuline** entfalten, wenn sie am Morgen vor dem Frühstück injiziert werden, ihre maximale Wirkung um die Mittagszeit und am frühen Nachmittag. Die Wirkung läßt über Nacht nach, deshalb muß oft vor dem Abendessen eine zweite Injektion erfolgen.
3. Bei **langwirksamen Insulinen** reicht eine einzige Injektion am Morgen. Diese Insuline sind für Diabetiker geeignet, deren Blutzucker sich leicht einstellen läßt und die mit relativ geringen Insulinmengen auskommen.
4. Bereits fertige Kombinationen von kurz- und langwirksamen Insulinen sind ebenfalls erhältlich. Ihre Wirkungsdauer hängt vom Anteil an kurzwirksamen und intermediärwirksamen Insulinen ab (Tab. 13.4).

Insulininjektionen

Da über 40 verschiedene Insulinpräparate mit unterschiedlicher Wirkungsdauer und Herkunft auf dem Markt sind, muß immer

Tab. 13.4 Insulinpräparate (eine Auswahl)

Handelspräparate	Wirkungsgrad	Wirkungsmaximum	Wirkungsdauer
H-Insulin Hoechst® Insulin Berlin-Chemie® (Altinsulin) Insulin Actrapid® Huminsulin Normal®	kurz	2–4 h	bis 8 h
Basal-H-Insulin® Hoechst® Berlininsulin L® Depot-H-Insulin Hoechst® Huminsulin Basal® Huminsulin Profil® Insulin Actraphane® Insulin Insulatard Human® Insulin Mixtard® Insulin Monotard® Insulin Protaphan®	intermediär	4–8 h	bis 24 h
Insulin Lente® Insulin Ultralente® Insulin Ultratard HM®	lang	6–12 h	bis 30 h und mehr

sorgfältig kontrolliert werden, daß der Patient auch das Insulin verwendet, das ihm verordnet wurde. Obgleich 1983 beschlossen wurde, die Wirkungsstärke des Insulins auf 100 I.E./ml zu standardisieren, sind immer noch Präparate im Handel, die z. B. 40 I.E./ml oder 80 I.E./ml enthalten. Hierauf muß geachtet werden. Die Spritzen haben entweder ein Volumen von 1 ml (100 I.E.) oder 0,5 ml (50 I.E.) und bestehen heute aus Plastik. Früher wurden Glasspritzen benutzt, die in Methylalkohol aufbewahrt und vor dem Aufziehen von Insulin sorgfältig getrocknet werden mußten. Plastikspritzen sind Einmalspritzen. Sie können jedoch ohne weiteres mehrfach benutzt werden. Dazu sollten sie zwischen den Injektionen leer im Kühlschrank aufbewahrt werden.

Diabetiker, die erstmals Insulin verordnet bekommen, müssen über folgende Punkte genau aufgeklärt werden:

1. über die Insulinart und -stärke,
2. über die Dosis, die injiziert werden muß und über die Anzahl der Injektionen pro Tag,
3. über die Technik der subkutanen Injektion und über geeignete Injektionsstellen (Abb. 13.3 und 13.4),
4. über die Pflege der Spritzen und Nadeln.

Insulin-Pen

Insulin-Pens werden zur Injektion von Insulin zunehmend populär. Sie sind bequem und erlauben eine gute Kontrolle. Insulin wird in einer Patrone angeboten, die in den Insulin-Pen („Füller") paßt (Abb. 13.5). Die verabreichte Insulinmenge kann an einer Skala abgelesen oder durch Klicken (für Diabetiker mit einer Sehschwäche) geregelt werden. Die Patienten können den Insulin-Pen mit sich führen, so daß Injektionen leicht und unauffällig möglich sind, selbst in der Öffentlichkeit, z. B. in Restaurants, Schulen oder sogar bei Geschäftsterminen. In der Regel spritzt man ein kurzwirksames Insulin dreimal am Tag vor den Mahlzeiten und ein intermediärwirksames Insulin vor dem Schlafengehen.

Insulinpumpen

Die meisten Diabetiker sind mit einer oder zwei Injektionen Insulin am Tag gut eingestellt, wobei die morgendliche Injektion vor dem Frühstück und die abendliche Injektion vor dem Abendessen erfolgen sollte. Für Patienten, deren Einstellung schwierig ist, gibt es heute auch tragbare Insulinpumpen. Diese werden an einem Gürtel um die Taille getragen und enthalten ein Insulinreservoir. Mit Hilfe der Pumpe wird das Insulin kontinuierlich durch eine Kanüle, die ihrerseits mit einer Flügelnadel verbunden ist, zugeführt. Die Flügelnadel ist unter der Haut befestigt. Hierdurch wird eine ständige Insulinzufuhr ermöglicht. Diese kann vor den Mahlzeiten erhöht werden. Das Insulin im Reservoir und die subkutane Nadel müssen jeweils nach einigen Tagen erneuert werden. Auch eine regelmäßige medizinische Überwachung ist notwendig.

13.3.3 Hypoglykämie als Komplikation der Insulinbehandlung

Wenn der Blutzuckerspiegel zu stark abfällt, entstehen die Symptome einer Hypoglykämie. Insulinpflichtige Diabetiker, die als besonders labil

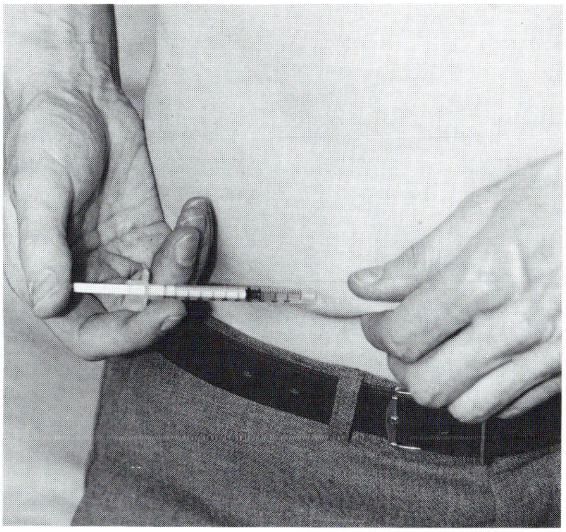

Abb. 13.3 Insulininjektion mit einer Einmalspritze

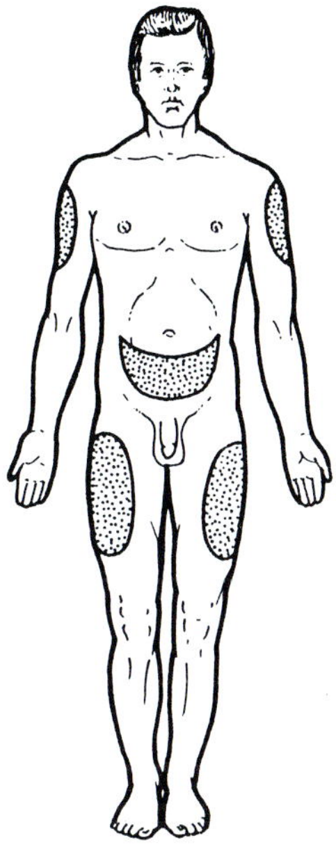

Abb. 13.4 Mögliche Injektionsstellen

und „schwer einstellbar" gelten, neigen trotz aller Vorsichtsmaßnahmen zu anfallsweisen Hypoglykämien.

Eine Hypoglykämie tritt am ehesten ein:

1. wenn die Mahlzeiten verspätet oder unregelmäßig eingenommen werden,
2. bei außergewöhnlicher körperlicher Arbeit oder sportlichen Anstrengungen,
3. wenn die Insulindosis zu hoch ist.

Die **Frühsymptome** einer Hypoglykämie sind Schweißausbrüche, Verwirrtheit, ein Hungergefühl oder Schwäche, Herzklopfen und Zittern. Auf diese Symptome sollte man bei jedem insulinpflichtigen Diabetiker achten, insbesondere vor den Mahlzeiten. Der Patient kann z. B. einen auffallend leeren Blick haben, blaß und verschwitzt sein und einen schnellen Puls aufweisen.

Therapie

Die Behandlung muß sofort eingeleitet werden, damit der Patient nicht in ein hypoglykämisches Koma fällt.

Nach der Bestimmung des Blutzuckers mit Glukoseteststreifen sollte der Patient sofort ein glukosehaltiges Getränk zu sich nehmen. Nur wenn die Patienten zu schläfrig sind, um das Getränk zu trinken, ist es notwendig, eine Glukoselösung intravenös zu injizieren.

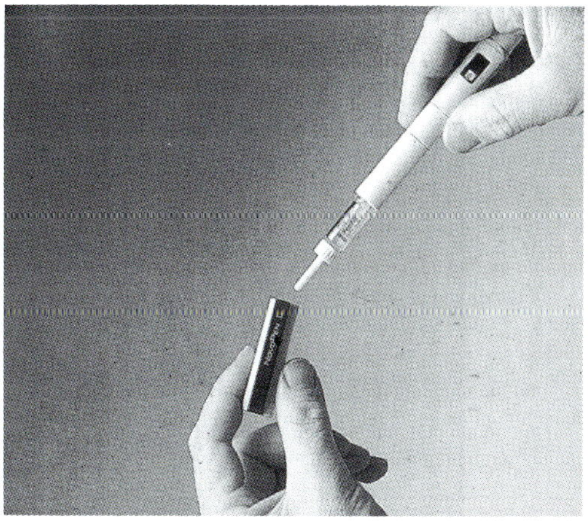

Abb. 13.5 Insulin-Pen mit der vollen Insulinpatrone

Vorbeugung

Jeder Diabetiker, der Insulin erhält, sollte die Frühsymptome einer Hypoglykämie kennen und immer Zuckerstückchen oder Süßigkeiten bei sich tragen, um diese Komplikation zu verhindern. Die Patienten sollten auch einen Diabetikerausweis oder ein Armband mit sich führen, aus dem ersichtlich ist, daß sie Diabetiker sind und als Notfall in ein Krankenhaus gebracht werden müssen, wenn sie verwirrt oder bewußtlos gefunden werden.

Hypoglykämisches Koma

Wenn Patienten mit einer Hypoglykämie oder einem hypoglykämischen Koma ins Krankenhaus eingeliefert werden, weiß man häufig nicht, ob der Patient Diabetiker ist. Man sollte deshalb nach Insulininjektionsstellen an den Oberschenkeln oder am Bauch schauen. Der Patient schwitzt meist, hat erweiterte Pupillen und einen normalen Blutdruck. Die Atmung ist ruhig, es besteht kein Hinweis auf eine Dehydratation oder einen Kollaps. Der Blutzuckerspiegel ist niedrig, der Urin (falls welcher gewonnen werden kann) ist frei von Zucker.

Dieser Zustand darf nicht mit dem diabetischen Koma verwechselt werden (s. Tabelle 13.5).

Therapie

- Wenn **Glukose intravenös** injiziert wird, ist der Patient in der Regel schnell wieder bei Bewußtsein. Trotzdem kommen Fälle vor, bei denen der Patient viele Stunden im Koma bleibt. Hier ist eine dauernde Hirnschädigung die Folge, trotz einer Erhöhung des Blutzuckerspiegels auf den Normalwert tritt keine Erholung ein. Diese Gefahr unterstreicht die Bedeutung einer sofortigen Behandlung im Frühstadium.
- Das Hormon **Glukagon** wird von speziellen Zellen in den Langerhansschen Inseln des Pankreas gebildet und hat den gegenteiligen Effekt von Insulin. Es regt die Leber zu einer vermehrten Bildung von Glukose an, so daß der Blutzuckerspiegel ansteigt. Glukagon ist in Pulverform erhältlich. Wenn es in der mitgelieferten Lösung aufgelöst wird, kann es subkutan injiziert werden.

Wenn der Blutzuckerspiegel niedrig ist und man dem Patienten aus irgendeinem Grund eine intravenöse Glukoselösung nicht verabreichen kann, hebt eine Injektion von Glukagon (2 mg) subkutan den Blutzuckerspiegel in ca. 15 Minuten an. Bei einem komatösen Patienten kehrt das Bewußtsein zurück, und Glukose kann dann peroral verabreicht werden.

13.3.4 Therapiekontrolle

Viele Patienten bestimmen ihren **Blutzucker** selbst. Dazu wird eine Lanzette in die Fingerkuppe gestochen und ein Tropfen Blut auf einen speziellen Teststreifen, z. B. Dextrostix, gegeben. Das Blut wird nach einer Minute abgewaschen und die Farbe auf dem Streifen mit einer Farbskala verglichen. Wenn eine größere Genauigkeit erforderlich ist, kann der Streifen in ein Spezialgerät (Glucocheck) eingelegt werden, das den Blutzuckerspiegel abliest (Abb. 13.7).

Es ist auch möglich, den Urin auf Zucker zu testen, da der **Zuckergehalt des Urins** einen groben Hinweis auf den Blutzuckerspiegel geben kann. Hierfür gibt es ebenfalls Teststreifen (s. S. 8). Der Glukosespiegel im Urin spiegelt jedoch nicht immer zuverlässig den Blutzuckerspiegel wider.

Die Untersuchung des Blutes (Abb. 13.6 und 13.7) oder des Urins gibt dem Diabetiker Auskunft darüber, ob sein Diabetes gut eingestellt ist. Insulinpflichtige Patienten müssen manchmal die Insulindosis oder den Insulintyp anpassen, wenn die Blutzuckerspiegel hoch sind.

Tab. 13.5 Diabetisches Koma

Symptome	**Diabetisches Koma (Hyperglykämie)**	**Insulin-Koma (Hypoglykämie)**
1. Beginn	Langsam. In der Anamnese starker Durst und Polyurie, Bauchschmerzen und Erbrechen	Plötzlich. Der Patient war zuvor gesund und aktiv. Er injiziert Insulin.
2. Infektion	Meist vorhanden (z. B. Tonsillitis, Enteritis, Pyelitis).	Meist keine Infektion.
3. Atmung	Tief, seufzend. Der Atem riecht nach Azeton.	Ruhige, regelmäßige Atmung
4. Haut	Trocken, faltig. Trockene Zunge.	feucht, schwitzend
5. Blutdruck/Puls	Sehr niedrig; schneller dünner Puls.	Normal; gut gefüllter Puls.
6. Urin	Zucker und Azeton.	Kein Zucker oder nur Spuren.

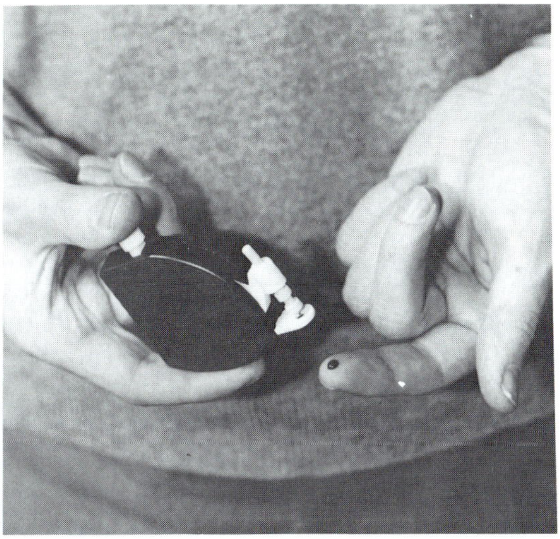

Abb. 13.6 Der Patient entnimmt sich selbst Blut, um den Blutzucker zu bestimmen

Ein schlecht eingestellter Diabetes mellitus führt nach Jahren zu ernsten Komplikationen.

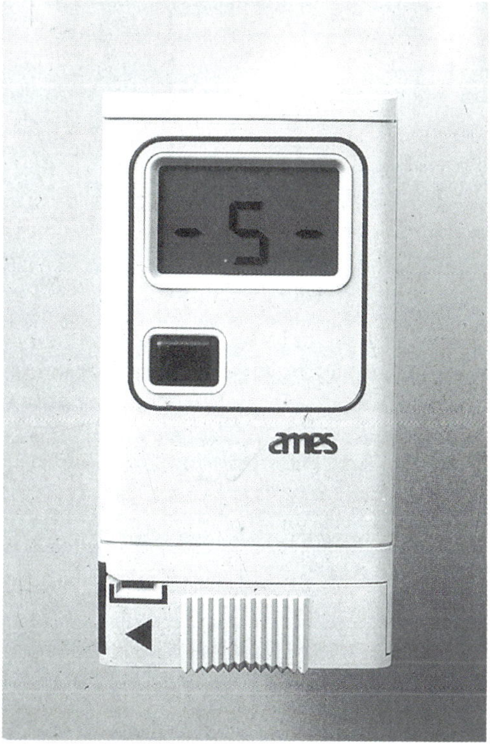

Abb. 13.7 Gerät für das automatische Ablesen des Blutzuckerspiegels von einem Teststreifen

13.4 Therapie des nichtinsulinabhängigen Diabetes mellitus

Viele Patienten, die erst im mittleren oder höheren Lebensalter einen Diabetes entwickeln, können ohne Insulin auskommen. Es sind Altersdiabetiker mit Normalgewicht. Der Urin enthält Zukker, aber kein Azeton.

13.4.1 Diät

Die Diät muß so berechnet werden, daß das Gewicht entsprechend dem Alter und der Größe des Patienten im Normalbereich gehalten werden kann. In der Regel benötigen die meisten Patienten dieser Gruppe eine Diät mit 6000 kJ (1500 kcal) bis 8000 kJ (2000 kcal). Insulinpflichtige Diabetiker haben im Durchschnitt einen höheren Kalorienbedarf.

13.4.2 Orale Antidiabetika

Es gibt zwei Gruppen von Antidiabetika, die Sulfonylharnstoffe und die Biguanide:

1. Zur Senkung des Blutzuckers sind verschiedene Sulfonylharnstoffe im Handel. Diese Substanzen regen das Pankreas an, mehr Insulin zu produzieren. Dies erklärt, warum sie beim Typ I-Diabetes (bei dem das Pankreas kein Insulin mehr produziert) nicht wirken. Tolbutamid (z. B. Rastinon®) hat eine kurze Wirkdauer und wird meist zweimal täglich eingenommen. Glibenclamid (z. B. Euglucon®, Glutril®) hat eine mittlere Wirkdauer. Es gibt auch Präparate, die länger wirksam sind und nur einmal täglich eingenommen werden müssen. Alle diese Tabletten werden gut vertragen und führen selten zu einer Hypoglykämie oder zu anderen unangenehmen Nebenwirkungen. Sie werden jedoch unwirksam, wenn die Diät nicht eingehalten wird. Oft führen sie zu einer Gewichtszunahme.
2. Metformin (z. B. Glucohage®, Mediabet®) ist ein Biguanid und senkt vermutlich den Blutzucker, indem es die periphere Sensibilität gegenüber Insulin vermindert. Es ist nicht so

wirksam wie die Sulfonylharnstoffe und verursacht oft Übelkeit und Magenverstimmungen. Es hilft jedoch, das Gewicht niedrig zu halten und wird daher vereinzelt bei übergewichtigen Patienten verschrieben.

13.4.3 Übergewichtige Diabetiker

Diese Patienten benötigen meist weder Tabletten noch Insulin, wenn sie ihr Gewicht durch eine Einschränkung der Nahrungszufuhr reduzieren. Eine übermäßige Nahrungszufuhr bedeutet eine Belastung für das Pankreas. Wenn dabei Insulin nur in beschränktem Ausmaß zur Verfügung steht, entsteht ein Diabetes mellitus. Die Diät muß deshalb so berechnet sei, daß die Patienten abnehmen. Je nach dem Grad der Adipositas enthält die Diät 3500 kJ (800 kcal) bis 5000 kJ (1200 kcal) pro Tag. Wenn das Gewicht wieder im Normalbereich liegt, normalisiert sich auch der Blutzucker, der Urin wird zuckerfrei und die Diabetessymptome verschwinden.

Der Patient muß danach allerdings weiter eine Diät einhalten, jedoch nicht so streng wie in der Phase der Gewichtsabnahme.

13.5 Komplikationen des Diabetes mellitus

Das Hauptziel bei der Behandlung eines Diabetes mellitus besteht darin, die Beschwerden des Patienten zu beseitigen und seine Arbeitsfähigkeit zu erhalten. Darüber hinaus soll jedoch auch das Risiko der verschiedenen Komplikationen, die nach jahrelangem Bestehen eines Diabetes mellitus auftreten können, verringert werden.

Komplikationen sind umso seltener, je besser der Blutzucker eingestellt ist.

Dies erfordert eine sorgfältige Einhaltung der Diät und eine ebenso sorgfältige Anpassung der Insulindosis. Ein Diabetiker sollte seinen Arzt in regelmäßigen Abständen aufsuchen, damit Blut und Urin kontrolliert werden können. Leider können auch Komplikationen, insbesondere an den Augen, den Nieren und am Nervensystem bei Diabetikern auftreten, die sich streng an die ärztlichen Anweisungen gehalten haben. Diese sind:

1. Erhöhtes Risiko einer **koronaren Herzerkrankung** und eines **Schlaganfalls**. Ein Diabetes verstärkt die Atherombildung in den Koronar- und den Hirnarterien. Ein Herzinfarkt ist bei Diabetikern eine häufige Todesursache.
2. **Retinopathie**. Eine Degeneration der Netzhaut (Retina) kommt gehäuft bei Patienten vor, die über 20 Jahre an einem Diabetes mellitus gelitten haben. Blutungen können auftreten und so schwer sein, daß sie zur Erblindung führen (Abb. 13.8, 13.9). Die Augen sollten deshalb einmal jährlich untersucht werden, da eine vorbeugende Therapie mit Laserstrahlen die Blutungen in der Retina verhindern kann.
3. **Nephropathie** (Kimmelstiel-Wilson-Syndrom). Der Diabetes mellitus führt im Laufe der Zeit zu einer Schädigung der Nieren. Diese Nierenerkrankung hat schließlich ein Nierenversagen mit Albuminurie, Beinödemen, Hypertonie und schließlich Urämie zur Folge. Diese stellt eine häufige Todesursache beim Diabetes dar. Das früheste Zeichen ist die Mikroalbuminurie.
4. **Neuropathie**. Ein Befall der peripheren Nerven führt zu einem Reflexverlust, Schmerzen in den Beinen, einer Muskelatrophie und einer Gangunsicherheit.
5. **Periphere Arteriosklerose**. Insbesondere bei älteren Patienten kann die Arteriosklerose der Beinarterien zu einer Beeinträchtigung der Blutversorgung der unteren Extremitäten führen. Jede kleine Verletzung an den Zehen heilt nur langsam und ist infektionsgefährdet. Aus einer infizierten Wunde kann sich eine Gangrän entwickeln, die u. U. die Amputation des ganzen Beines notwendig macht (Abb. 13.10). Deshalb müssen alle Diabetiker zu einer sorgfältigen Fußpflege angehalten werden. Die Strümpfe sollten keine Löcher haben und die Schuhe gut passen. Die Füße müssen warm und trocken gehalten werden, dürfen aber keiner direkten Wärmeeinwirkung (Heizkörper, Kamin) ausgesetzt sein. Die Zehennägel sollten nicht zu kurz geschnitten werden, damit sie an den Seiten nicht einwachsen.
6. **Infektionen**. Ein diabetisches Koma wird häufig durch Infektionen, z. B. eine Angina, eine Pneumonie, eine Pyelitis, eine Appendizitis oder eine Phlebitis, gefördert. Deshalb müssen Infektionen sofort gezielt behandelt werden.
7. **Schwangerschaft**. Diabetische Mütter bringen in der Regel große Babies zur Welt, die häufig mehr als 4,5 kg bei der Geburt wiegen. Auch Totgeburten mit starker Ödembildung

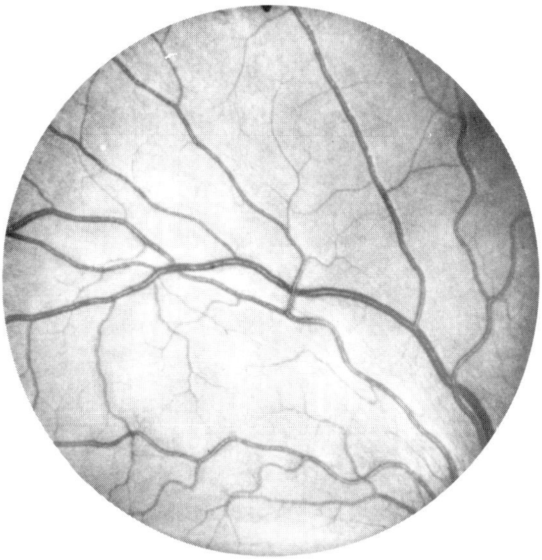

Abb. 13.8 Normale Netzhaut, im Augenspiegel betrachtet

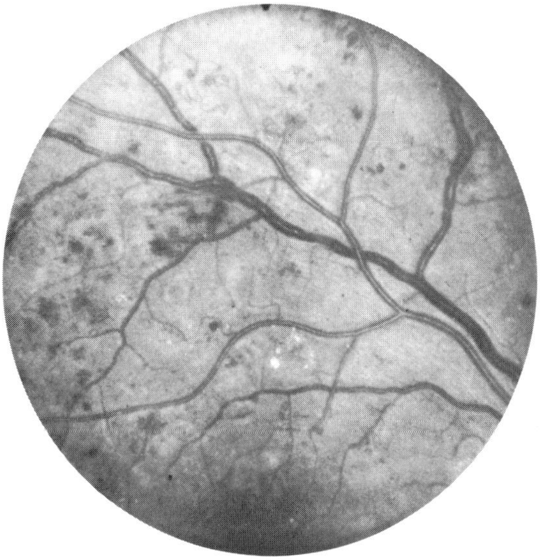

Abb. 13.9 Retina bei einem schweren Diabetes mellitus mit zahlreichen kleinen Blutungsherden

kommen öfter vor. Da die Schädigung des Kindes im letzten Schwangerschaftsmonat entsteht, führen viele Geburtshelfer zur Vermeidung dieses Risikos in der 38. Woche einen Kaiserschnitt durch. Der Diabetes muß während der gesamten Schwangerschaft besonders sorgfältig überwacht werden. Wenn die Einstellung gut ist, stehen auch die Chancen für ein gesundes Baby sehr gut.

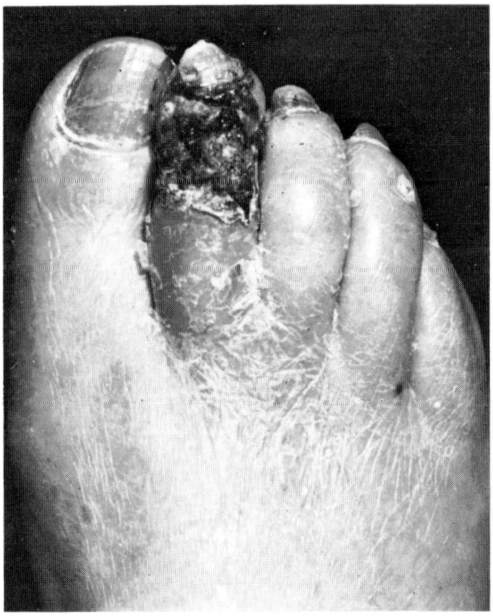

Abb. 13.10 Gangrän einer Zehe bei Diabetes mellitus

13.6 Diabetisches Koma (diabetische Ketoazidose)

Vor der Einführung des Insulins starben junge Leute mit einem Diabetes mellitus fast immer im diabetischen Koma. Heute ist das diabetische Koma aufgrund der früheren Diagnose und der wirksamen Behandlung selten. Es gibt jedoch immer wieder Patienten, besonders ältere oder geistig verlangsamte Menschen, die den Arzt nicht aufsuchen, wenn sich Symptome entwickeln. Sie werden zunehmend schläfrig und gleiten in ein Koma.

Bei Patienten, bei denen der Diabetes bereits bekannt ist, ist das Koma meist die Folge einer gleichzeitig bestehenden Infektion, wie einer Pneumonie, einer Pyelitis oder einer Gastroenteritis. Der Patient kann sich z. B. zu krank fühlen, um zu essen und versehentlich die Insulininjektion vergessen. Der Blutzucker steigt schnell an, und es kommt zu einer Ketoazidose. Das Koma wird häufig durch Erbrechen eingeleitet.

Symptome

1. Zuerst tritt Schläfrigkeit mit großem Durst und einer Polyurie auf, gefolgt von einem Koma, aus dem der Patient nicht geweckt werden kann.
2. Die Atmung ist tief und seufzend, wobei der Atem nach Azeton riecht.
3. Kalte Extremitäten, eingesunkene Augäpfel, eine trockene Zunge, faltige Haut und ein niedriger Blutdruck sind Zeichen der Dehydratation (Flüssigkeitsverlust).
4. Der Blutzuckerspiegel ist sehr hoch.
5. Der Urin enthält große Mengen Zucker und Ketonkörper.

Therapie/Pflege

- Die erfolgreiche Therapie des diabetischen Komas erfordert eine konstante Überwachung und eine enge Zusammenarbeit zwischen Ärzten, Pflegenden und dem Laborteam (Abb. 13.11). Viele Patienten sterben immer noch im diabetischen Koma.

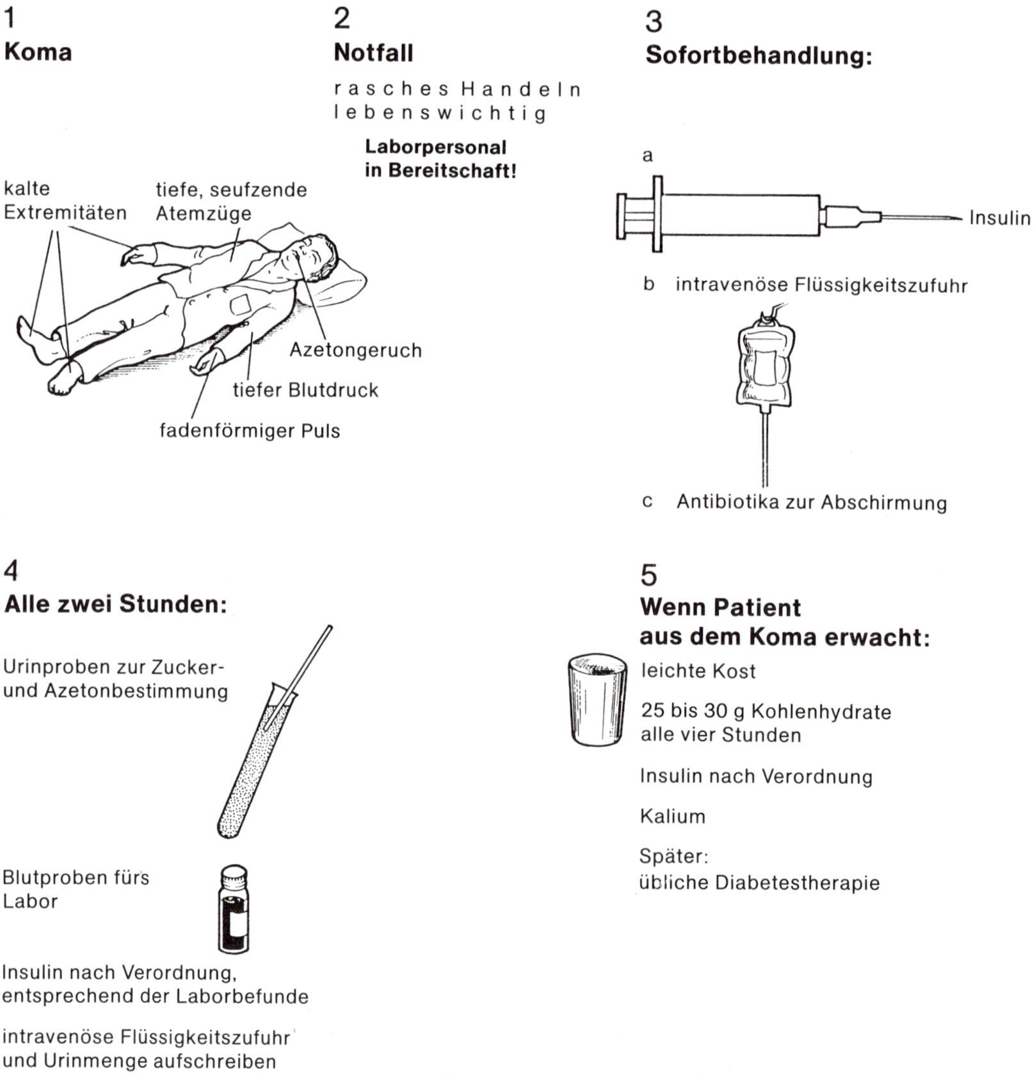

Abb. 13.11 Therapie des diabetischen Komas

Die Basistherapie besteht aus der Zufuhr von Insulin und einem ausreichenden Flüssigkeits- und Elektrolytersatz.

- Der klinische Zustand des Patienten, die Blutwerte und Urinbefunde sind ständig zu kontrollieren. Die zugeführte Flüssigkeit und das Insulin, die Menge des ausgeschiedenen Urins und die Resultate der Blut- und Urinuntersuchungen müssen protokolliert werden.
- Die Patienten sind stark dehydriert, da sie große Mengen Urin in den Stunden oder Tagen vor dem Koma ausgeschieden haben. Ein weiterer Flüssigkeitsverlust kann durch Erbrechen hinzukommen. Die **Flüssigkeit** muß intravenös durch Infusionen zugeführt werden, in den meisten Fällen verabreicht man zunächst isotonische Kochsalzlösungen. Der erste Liter kann rasch infundiert werden, etwa innerhalb einer halben Stunde. Danach wird die Infusionsgeschwindigkeit dem Zustand des Patienten angepaßt. Bei einer schweren Ketoazidose müssen alkalische Lösungen (Natriumbikarbonat) infundiert werden.
- **Insulin** wird am besten über eine kontinuierliche intravenöse Infusion verabreicht. Anfangs können ohne weiteres 20 bis 40 Einheiten lösliches Insulin in eine Kochsalzlösung gegeben werden. Danach wird die Menge den Resultaten der wiederholten Blut- und Urinzuckerbestimmungen angepaßt. Mit Hilfe einer Insulinpumpe, die mit einer konstanten Frequenz arbeitet und über einen Vierwegehahn an den Infusionsschlauch angeschlossen ist, kann ständig eine gleichmäßige Insulinmenge, z. B. 6 Einheiten pro Stunde, in die Kochsalzlösung abgegeben werden. Eine Alternative stellt die stündliche intramuskuläre Insulininjektion, meist 20 I.E. zu Beginn, danach 10 I.E. jede Stunde, dar.
- In jedem Fall sind regelmäßige Bestimmungen von Blutzucker und Elektrolyten wichtig, um den Verlauf beurteilen zu können. Das Ziel besteht darin, den Blutzucker innerhalb von 4 bis 6 Stunden auf ein nahezu normales Niveau zu bringen.
- Die Senkung des Blutzuckers kann zu einer Senkung des Kaliumspiegels im Blut führen. Es kann deshalb notwendig werden, der Infusion Kalium zuzufügen.
- Wenn das Koma durch eine Infektion ausgelöst wurde, z. B. eine Pneumonie oder eine Infektion der Harnwege, ist eine Antibiotikatherapie notwendig. Die Antibiotika werden häufig mit der Infusionslösung verabreicht.
- Der Urin sollte alle zwei Stunden auf Zukker und Azeton untersucht werden. Für diesen Zweck ist ein Dauerkatheter nötig.
- Wenn der Patient zu Beginn des Komas mehrfach erbrochen hat, ist es ratsam, den Magen über eine Magensonde zu entleeren.

Verlauf

1. Wenn der Patient das Bewußtsein wiedererlangt und sich der Blutzucker und die Elektrolyte normalisieren, kann die Infusionsgeschwindigkeit reduziert werden. Die Infusionen sollten jedoch nicht entfernt werden, bevor sicher ist, daß der Patient genügend Flüssigkeit trinken kann, ohne daß Übelkeit auftritt.
2. Das lösliche Insulin kann dann subkutan injiziert werden. In den ersten Tagen sind meistens je 3 Injektionen notwendig.
3. Die Patienten erhalten eine leichte Diät mit häufigen kleinen Mahlzeiten. Der Kaloriengehalt ist in diesem Stadium nicht so entscheidend. (Manchmal wird die Insulinproduktion wieder aufgenommen.)

14 Erkrankungen des endokrinen Systems

Das endokrine System besteht aus einer Reihe von endokrinen Drüsen und speziellen Zellen, die Hormone produzieren und diese direkt ins Blut abgeben.

Hormone sind chemische Signalstoffe.

Wenn sie ins Blut gelangen, beeinflussen sie den Stoffwechsel und die Funktion der Zellen. Das endokrine System bestimmt, ähnlich wie das Nervensystem, wie der Körper auf Einflüsse aus der Umgebung reagiert. Die Umgebung wird von unseren 5 Sinnen wahrgenommen: Sehen, Hören, Schmecken, Riechen und Berühren. Diese Sinne geben Impulse an die Zellen des Nervensystems weiter.

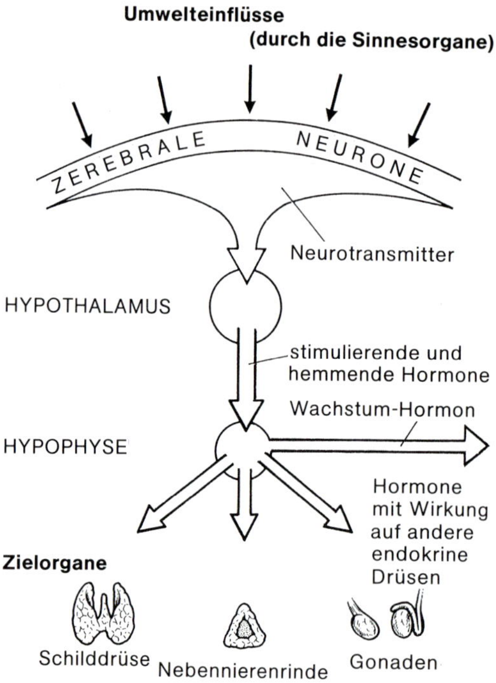

Abb. 14.1 Umwelteinflüsse setzen Neurotransmitter (Übertrâgersubstanzen) im Gehirn frei. Diese beeinflussen das endokrine System

14.1 Hypothalamus

Der Hypothalamus besteht aus Gruppen von spezialisierten Zellen, die an der Hirnbasis lokalisiert sind. Er liegt oberhalb der Hypophyse und ist mit ihr durch einen Stiel, der Blutgefäße und Nervenfasern enthält, verbunden.

Unter dem Einfluß von Neurotransmittern aus den Nervenzellen des Gehirns produzieren die Zellen des Hypothalamus eine Reihe von Hormonen, die nur auf die Hypophyse wirken. Einige stimulieren die Zellen der Hypophyse zur Ausschüttung ihrer Hormone (**Releasing Hormone**: „freisetzende" Hormone), andere hemmen die Aktivität der Hypophyse (**Inhibitorische Hormone**: hemmende Hormone). Viele dieser Hormone konnten isoliert werden, einige davon, z. B. TRH (Thyreotropin releasing hormone), GnRH (Gonadotropin releasing hormone) und ACTH (Adrenocorticotropin) werden klinisch eingesetzt, um die Funktion der Hypophyse oder anderer Drüsen zu testen (Abb. 14.1).

14.2 Hypophyse

14.2.1 Anatomie und Physiologie

Die Hypophyse produziert das Wachstumshormon und beeinflußt die Aktivität von drei weiteren, sehr wichtigen endokrinen Drüsen: Schilddrüse, Nebennierenrinde und Gonaden.

Nicht alle endokrinen Organe jedoch werden von der Hypophyse gesteuert. Die Nebenschilddrüsen und das Nebennierenmark sind unabhängig von der Hypophysenaktion. Zusätzlich gibt es Ansammlungen endokriner Zellen im Pankreas (Langerhanssche Inseln), in der Darmwand und in der Niere, die Hormone als Antwort auf Veränderungen im Stoffwechsel des Körpers ohne Einfluß der Hypophyse produzieren.

Alle Teile des endokrinen Systems – der Hypothalamus, die Hypophyse und alle endokrinen Organe oder Zellen – können an einem Tumor oder einem anderen Leiden erkranken. Dies führt zu Veränderungen im Hormonhaushalt des Körpers, wobei entweder ein Hormonüberschuß oder ein -mangel entsteht und zu ausgeprägten Störungen des Allgemeinbefindens führt.

Die Hypophyse liegt in einer knöchernen Grube an der Schädelbasis („Türkensattel", Sella turcica). Sie wird vom Hypothalamus, der durch den Hypophysenstiel mit ihr verbunden ist, kontrolliert. Die Hypophyse hat zwei deutlich getrennte Abschnitte, den Vorderlappen und den Hinterlappen.

Hormone des Hypophysenvorderlappens (HVL) (Abb. 14.2)

1. **Wachstumshormon** (Somatotropin). Eine Überproduktion dieses Hormons führt bei jungen Leuten zu Riesenwuchs und bei älteren Menschen zu einer Akromegalie (Größenzunahme der Akren, d. h. Hände, Füße usw.). Ein Mangel an Wachstumshormon bei Kindern führt zu einem Minderwuchs und in extremen Fällen zu einem Zwergwuchs.
2. **Gonadotropine**. Diese Hormone sind für die normale Funktion der Hoden beim Mann und der Eierstöcke bei der Frau notwendig.
3. **Prolaktin**. Dieses Hormon stimuliert nach einer Schwangerschaft die Milchproduktion und hält sie aufrecht. Eine Überschußproduktion durch Tumoren führt ebenfalls zu einer Milchsekretion (Galaktorrhoe) sowie zu unregelmäßigen Regelblutungen oder einer Amenorrhoe bei der Frau und beim Mann zu Störungen der Hodenfunktion.
4. **ACTH**. Es regt die Nebennierenrinde zur Produktion von Corticosteroiden an, die zur Erhaltung des Elektrolytgleichgewichts und bei verschiedenen Stoffwechselprozessen wichtig sind.
5. **Thyreotropin (TSH)**. Dieses reguliert die Produktion der Schilddrüsenhormone durch die Schilddrüse. Wenn es fehlt, wird kein Thyroxin mehr gebildet.

Hypophysenhinterlappen (HHL)

Im Hypophysenhinterlappen werden die Hypothalamushormone **Oxytocin** und ADH (Antidiuretisches Hormon) gespeichert.

14.2.2 Überproduktion an Wachstumshormon

Das Krankheitsbild hängt davon ab, ob die Wachstumsfugen (Epiphysen) der Knochen schon geschlossen sind oder nicht. Vor dem Schließen der Epiphysenfuge führt die Überproduktion des Wachstumshormons zu einem Riesenwuchs, nach dem Verschließen der Epiphysenfuge zu einer Akromegalie.

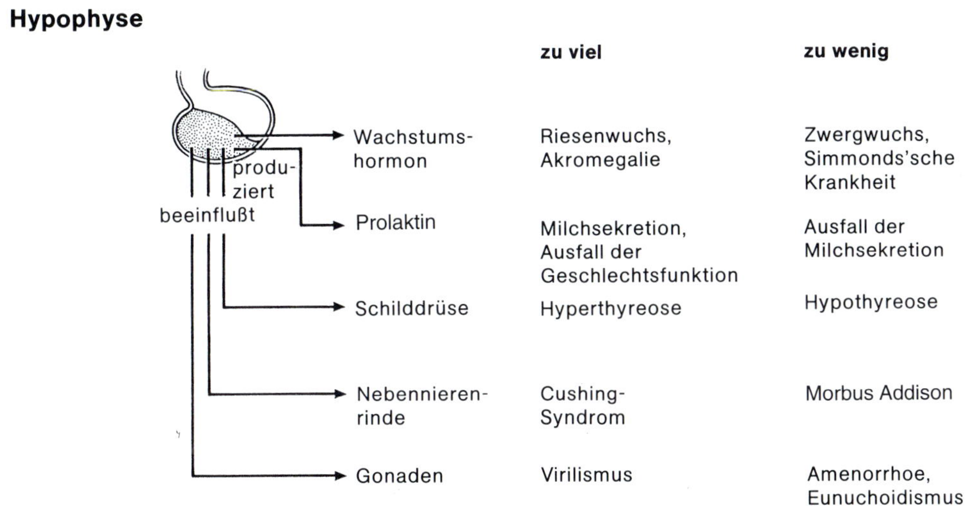

Abb. 14.2 Die Funktionen des Hypophysenvorderlappens

14.2.2.1 Riesenwuchs (Gigantismus)

Wenn sich in der Kindheit oder Jugend ein Tumor der Hypophyse entwickelt, der zu einem Überschuß an Wachstumshormon führt, kommt es durch das überschießende Knochenwachstum zu einer starken Zunahme der Körpergröße. Einige Patienten werden 240 cm bis 270 cm groß.

14.2.2.2 Akromegalie

Sobald die Epiphysenfugen verschlossen sind, führt das von einem Tumor produzierte überschüssige Wachstumshormon zu einem verstärkten Knochenwachstum ohne Zunahme der Körperlänge. Das Gesicht wird breit und zeigt charakteristische grobe Züge und eine verdickte Haut. Insbesondere vergrößert sich der Unterkiefer (Prognathie), Hände und Füße wachsen. Die Hände werden tatzenartig breit. Man sagt, der Patient habe einen „kissenartigen" Händedruck, der die Folge des übermäßigen Wachstums der Weichteilstrukturen der Hand ist (Abb. 14.3, 14.4).

Diagnostik

Die Bestimmung des Wachstumshormonspiegels im Blut ist sehr hilfreich. Er kann jedoch auch bei gesunden Menschen, die ängstlich sind, erhöht sein. In dieser Gruppe normalisiert sich der Wachstumshormonspiegel jedoch, wenn peroral Glukose verabreicht wird. Bei Tumorpatienten bleibt er hoch.

Eine streng seitliche Röntgenaufnahme des Schädels kann eine Vergrößerung der Sella turcica zeigen. **Computertomographie** (CT) und **Kernspintomographie** (Magnetic Resonance Imaging, MRI) sind unverzichtbar, da sie selbst Tumoren darstellen können, die nicht größer als 1 Millimeter sind.

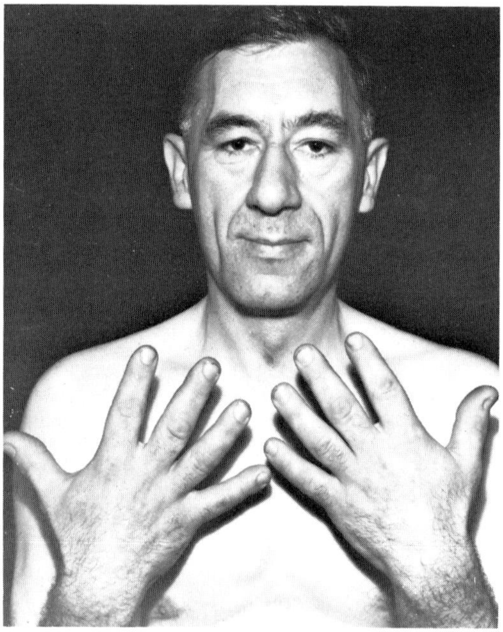

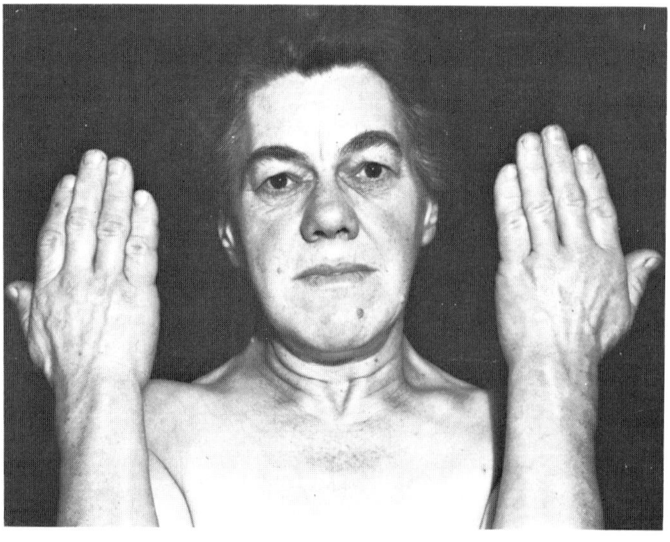

Abb. 14.3, 14.4 Zwei Patienten mit Akromegalie. Auffallend sind die vergröberten Gesichtszüge, der große Unterkiefer und die breiten Finger und Hände

Therapie

- **Chirurgische Maßnahmen**. Wenn Augensymptome bestehen (weil der Tumor auf den Sehnerv drückt), muß ein operativer Eingriff durchgeführt werden. Wenn der Tumor lokalisiert werden kann, ist ebenfalls eine Operation vorzuziehen, bei der der Tumor entfernt wird.
- Wenn es nicht gelingt, den Tumor in der Hypophyse zu lokalisieren, kann entweder die ganze Drüse entfernt oder eine Strahlentherapie durchgeführt werden, um den Tumor zu zerstören.
- Bei allen Therapieformen müssen die Hypophysenhormone später zugeführt werden. Nach Hormonmangelerscheinungen wird sowohl klinisch als auch durch Blutuntersuchungen bei den Nachuntersuchungen geforscht.
- **Octreotide** (Sandostatin®) hemmen die Sekretion des Wachstumshormons aus der Hypophyse. Da diese Substanzen auf viele andere Hormone hemmend wirken, können sie auch bei anderen Erkrankungen mit einem Hormonüberschuß eingesetzt werden. Das Medikament muß subkutan verabreicht werden, in der Regel dreimal täglich.

14.2.3 Prolaktinom

Ein Prolaktinom ist der häufigste Tumor des Hypophysenvorderlappens.

Meist bestehen mehrere kleine Knoten (Mikroadenome), die oft keine Beschwerden hervorrufen. Eine Prolaktinüberproduktion kann zu einer Galaktorrhoe und einer Amenorrhoe (Ausbleiben der Menstruation) bei Frauen und zu einer Impotenz und Unfruchtbarkeit bei Männern führen.

Wenn keine Symptome vorhanden sind (die ein sofortiges Eingreifen erfordern), ist die Unfruchtbarkeit der häufigste Grund für einen Arztbesuch. Die Patienten erhalten Medikamente wie Bromocriptin (Pravidel®), die das Prolaktin hemmen.

14.2.4 Hypophysenvorderlappeninsuffizienz (Hypopituitarismus)

Die Hypophyseninsuffizienz ist die Folge einer Zerstörung der Hypophyse. Die häufigsten Ursachen sind Tumoren oder eine schwere Blutung in der Hypophyse.

Ungeachtet der Ursache kommt es immer zu einer Funktionseinschränkung der Schilddrüse, der Nebennierenrinde und der Gonaden.

Wenn die Erkrankung bei einem Kind auftritt, kommt es zu einem Wachstumsstillstand aufgrund des Wachstumshormonmangels.

Symptome

Es kommt zu einem zunehmenden Ausfall der Hypophysenfunktion. Interessanterweise gehen die von der Hypophyse abhängigen Funktionen nacheinander verloren, zuerst die am wenigsten wichtige Prolaktinsekretion.

1. Ausgeprägte Müdigkeit und verschlechtertes Allgemeinbefinden als Folge des Steroid- und Schilddrüsenhormonmangels.
2. Verlust der Geschlechtsfunktion in Form einer Amenorrhoe und einer Atrophie der Geschlechtsorgane.
3. Niedriger Blutdruck, ebenfalls eine Folge des Steroidhormonmangels.
4. Bei einer lange bestehenden Schilddrüsenunterfunktion hat der Patient eine dünne Haut und verliert seine Achsel- und Schambehaarung. Das Erscheinungsbild entspricht einer vorzeitigen Vergreisung, was bei Jugendlichen besonders auffallend ist.

Diagnostik

Die Anamnese ist bei der Diagnosestellung von großer Wichtigkeit. Sie kann z. B. Hinweise auf eine Blutung in der Hypophyse nach einer schweren Geburt liefern. Wenn nach einer solchen Blutung die Menstruation nicht wieder eingetreten oder keine Milchproduktion in Gang gekommen ist, sollte die Diagnose in Betracht gezogen werden. Bei einem Mann muß man an eine Hypophyseninsuffizienz denken, wenn sich eine Impotenz entwickelt hat. Das Erscheinungsbild der Patienten mit der dünnen unbehaarten Haut ist ein wichtiger Schlüssel zur Diagnose.

Die Diagnose wird bestätigt, indem die Fähigkeit der Hypophyse, Hormone als Reaktion auf Streß (z. B. in Form einer Hypoglykämie) zu produzieren oder auf Hypothalamushormone wie TRH oder GnRH anzusprechen, getestet wird. Eine niedrige Cortisonproduktion der Nebennierenrinde ist ein Hinweis darauf, daß die Hypophyse nicht genügend ACTH produziert.

Therapie

Die Therapie besteht aus dem Ersatz der fehlenden Hormone. Die Patienten erhalten Hydrokortisontabletten (20 mg morgens und 10 mg abends). In dieser Art und Weise arbeitet auch die Nebennierenrinde, die morgens viel und abends weniger produziert. Außerdem werden je nach Geschlecht Schilddrüsenhormone und Östrogene bzw. Androgene verabreicht.

14.2.5 Zwergwuchs

Ein Wachstumshormonmangel in der Kindheit führt zu einem Minderwuchs. Wenn gleichzeitig auch die Gonadotropine fehlen, entwickelt das Kind keine sekundären Geschlechtsmerkmale. In diesen Fällen bleiben der unbehaarte Körper und die hohe Kinderstimme bestehen.

Hypophysenerkrankungen sind jedoch nur für wenige Fälle von Minderwuchs verantwortlich:

Häufigere Ursachen sind:

1. Mangelernährung (der häufigste Grund weltweit)
2. chronische Infektionen in der Kindheit, z. B. Zöliakie
3. angeborene Herzfehler
4. erblich bedingter Zwergwuchs, z. B. der unproportionierte Zwergwuchs bei Achondroplasie (Zirkus-Zwerge).

14.2.6 Diabetes insipidus

Ein Diabetes insipidus kann als Folge einer Schädigung des Hypophysenhinterlappens auftreten. Eine der im Hypothalamus produzierten und im Hypophysenhinterlappen gespeicherten Substanzen ist das **antidiuretische Hormon (ADH)**, das auch Vasopressin genannt wird. Durch seine Wirkung auf die Nieren wird ein Flüssigkeitsverlust verhindert.

Ohne ADH kann der Urin nicht konzentriert werden.

Die betroffenen Patienten scheiden eine große Menge von verdünntem Urin aus. Sie sind sehr durstig und stehen oft mehrmals in der Nacht auf, um große Mengen Flüssigkeit zu trinken.

Die häufigste Ursache hierfür ist eine Operation der Hypophyse oder eine Kopfverletzung.

Die **Therapie** besteht im Ersatz des Hormons in Form eines Nasensprays, das ein- bis zweimal täglich angewendet werden muß. Diese langwirksame Form des Hormons wird Desmopressin genannt (Minirin®).

14.3 Schilddrüse (Glandula thyreoidea)

14.3.1 Anatomie und Physiologie

Die Schilddrüse liegt im unteren Teil des Halses. Sie besteht aus zwei Lappen auf jeder Seite der Trachea, die durch ein zentrales Segment (Isthmus genannt), das eine Brücke über die Trachea bildet, verbunden sind. Die wichtigste Funktion der Schilddrüse ist die Produktion des Hormons **Thyroxin**. Zu seiner Herstellung wird Jod benötigt.

Das Schilddrüsenhormon steuert die Stoffwechselgeschwindigkeit.

Zuviel Thyroxin führt zu einer Steigerung des Grundumsatzes mit Gewichtsverlust, Nervosität und Herzklopfen. Diesen Zustand bezeichnet man als **Hyperthyreose** (in der schweren Form Thyreotoxikose genannt). Zu wenig Thyroxin führt zu den entgegengesetzten Symptomen und wird als **Hypothyreose** bezeichnet.

Sowohl eine Unterfunktion als auch eine Überfunktion der Schilddrüse kann mit einer Vergrößerung des Organs verbunden sein.

14.3.2 Struma (Kropf)

Eine vergrößerte Schilddrüse wird als Struma oder Kropf bezeichnet (Abb. 14.5, 14.6).

Es gibt verschiedene Formen einer Schilddrüsenvergrößerung (Abb. 14.7):

1. Die **einfache (blande) Struma**. Hier arbeitet die Schilddrüse normal. Sie kann sich knotig anfühlen, es gibt jedoch keine Hinweise auf eine Hyper- oder Hypothyreose.
2. Die **hyperthyreote Struma**. Hier ist die Vergrößerung der Schilddrüse mit Zeichen einer vermehrten Thyroxinproduktion verbunden. Es gibt zwei Unterformen:
   - die diffuse hyperthyreote Struma (Morbus Basedow)
   - das Schilddrüsenadenom (knotig).
3. Die maligne Struma.

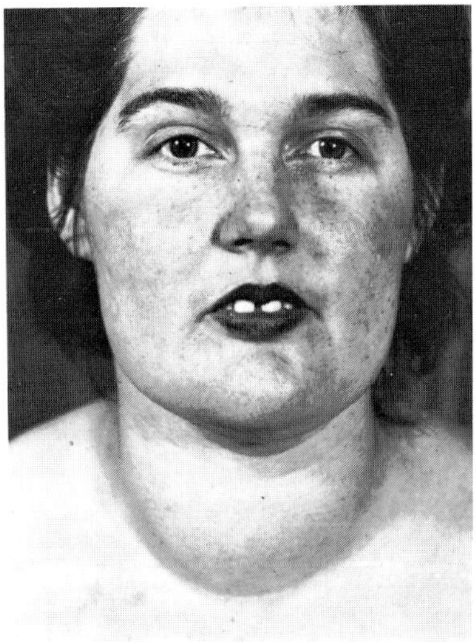

Abb. 14.5 Kropf (blande Struma)

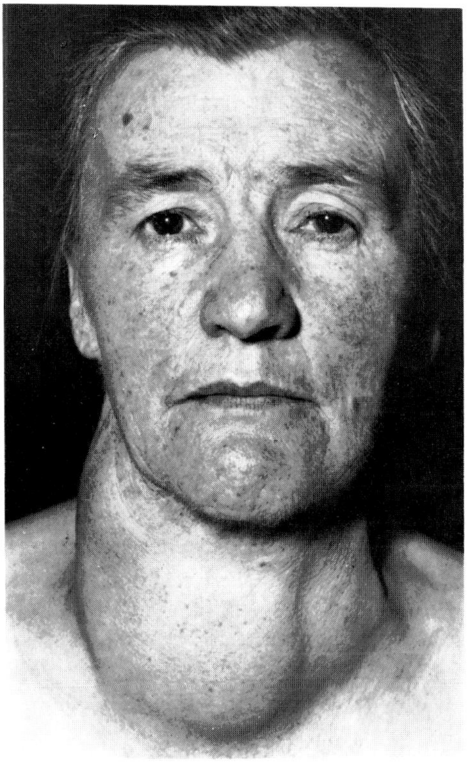

Abb. 14.6 Struma. Der Kropf wurde entfernt, weil er Drucksymptome auslöste

Art der Struma	**Hormonsekretion**	**Befunde und Symptome**	**Behandlung**
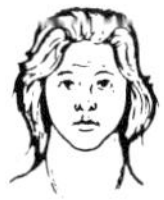 Blande Struma	normal	manchmal lokale Druckzeichen	Jod Thyroxin chirurgische Entfernung, wenn konservative Therapie erfolglos
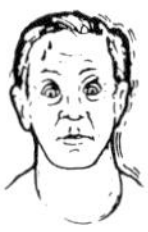 toxische Struma	erhöht	Reizbarkeit Gewichtsverlust Schwitzen Zittern Exophthalamus Herzklopfen	Medikamente: - Carbimazol - Thiamazol - radioaktives Jod chirurgisch: - Teilresektion
maligne Struma	normal	harte Struma lokale Drucksymptome Metastasen	Totalresektion
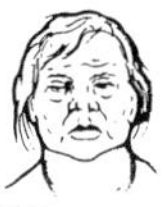 Myxödem (Hashimoto)	vermindert	Verdickung der Haut Haarausfall langsamer Puls geistige Verlangsamung Verstopfung Müdigkeit	Thyroxin

Abb. 14.7 Verschiedene Strumatypen

14.3.2.1 Einfache (blande) Struma (Jodmangelstruma)

Diese Kropfform tritt in Jodmangelgebieten (in denen Jod im Trinkwasser fehlt) endemisch auf.

Solche Gebiete sind z. B. Gebirgsregionen (Süddeutschland, Schweiz, Österreich, Piemont).

Eine einfache Struma tritt in bestimmten Lebensphasen häufiger auf, z. B. während einer Schwangerschaft und in der Pubertät. In den meisten Fällen besteht keine Notwendigkeit für eine Behandlung. Durch die Beigabe von Jod zum Trinkwasser in Jodmangelgebieten und die Verwendung von jodiertem Kochsalz kann die Strumahäufigkeit gesenkt werden.

Eine Therapie ist notwendig:

1. wenn die Struma weiterwächst und Drucksymptome zur Folge hat, z. B. Schluckschwierigkeiten oder Atembeschwerden.
2. wenn sie ernste kosmetische Probleme verursacht.

In diesen Fällen ist die chirurgische Entfernung der Schilddrüse angezeigt. Man muß immer bedenken, daß eine einfache Struma auch zu einer Hyperthyreose führen oder maligne werden kann.

14.3.2.2 Hyperthyreote Struma

Sie ist definiert als Schwellung der Schilddrüse in Verbindung mit einer Überproduktion von Schilddrüsenhormon. Es gibt zwei Hauptformen:

1. **Diffuse hyperthyreote Struma**: Die diffuse Schilddrüsenvergrößerung kommt vor allem bei jüngeren Menschen vor und ist als **Morbus Basedow** bekannt.
2. **Knotige hyperthyreote Struma**: Hier bilden sich ein oder mehrere Knoten (Adenome) in der Schilddrüse, die für die Überproduktion des Hormons verantwortlich sind. Adenome kommen eher bei älteren Patienten vor.

Die Überproduktion des Schilddrüsenhormons durch die Schilddrüse führt zu einer **Steigerung des Stoffwechsels** im Körper. Die hiermit verbundenen Symptome sind:

1. Ängstlichkeit, Nervosität
2. Gewichtsverlust trotz eines guten Appetits
3. Schweißausbrüche

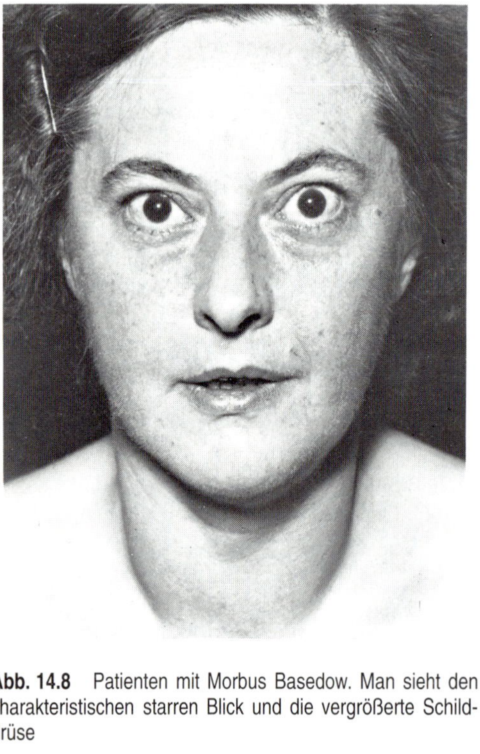

Abb. 14.8 Patienten mit Morbus Basedow. Man sieht den charakteristischen starren Blick und die vergrößerte Schilddrüse

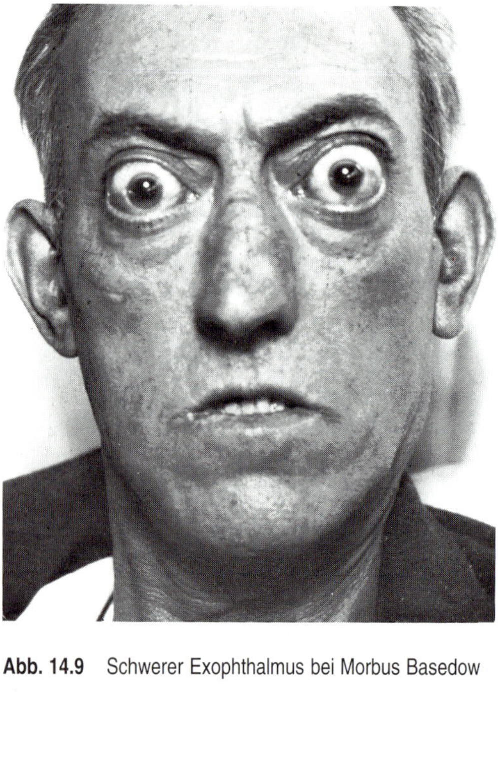

Abb. 14.9 Schwerer Exophthalmus bei Morbus Basedow

4. feines Zittern (Tremor). Dieses Zeichen wird am besten beobachtet, wenn die Hände ausgestreckt sind
5. Tachykardie und subjektives Herzklopfen
6. Exophthalmus. Dies ist das charakteristische Hervorquellen der Augäpfel, das man besonders beim Morbus Basedow (Abb. 14.8, 14.9) sieht. Es kann lange bevor die Störung der Schilddrüsenhormonproduktion auffällt, auftreten
7. Diarrhoe.

Diagnostik

Wenn die klassischen Symptome bestehen, kann die klinische Verdachtsdiagnose gestellt werden. Diese wird durch Bestimmung der Schilddrüsenhormone und des TSH im Blut bestätigt. Das TSH ist hierbei erniedrigt, und die Schilddrüsenhormone sind erhöht.

Therapie

- **Thyreostatika,** z. B. Carbimazol und Thiouracil, hemmen die Bildung der Schilddrüsenhormone. Sie bekämpfen die Symptome, wirken jedoch erst nach einigen Tagen. Aus diesem Grund werden sie anfangs oft mit einem Betablocker kombiniert, der eine schnellere Kontrolle der Symptome gewährleistet. Eine ernste Nebenwirkung dieser Medikamente ist die Verminderung der Leukozyten. Dies kann zu schweren Infektionen und sogar zum Tod führen. Der erste Hinweis auf eine niedrige Leukozytenzahl ist häufig eine Halsentzündung. Die Patienten müssen darauf aufmerksam gemacht werden, daß sie in diesen Fällen sofort einen Arzt aufsuchen und ein Blutbild anfertigen lassen.
- **Radioaktives Jod**. Da Jod von der Schilddrüse aufgenommen wird, schädigt radioaktiv markiertes Jod die Drüse und macht sie hierdurch weniger aktiv. Dies kann zu einer Normalisierung der Schilddrüsenfunktion führen, es kann aber auch eine Unterfunktion entstehen. In diesem Fall müssen nach der Radiojodtherapie Schilddrüsenhormone verabreicht werden.
- Eine totale oder teilweise **Thyreoidektomie** wird durchgeführt, wenn:
  1. durch die konservative Therapie die Beschwerden nicht gebessert werden,
  2. wenn Drucksymptome aufgrund der Schilddrüsenvergrößerung aufgetreten sind.

Die meisten Patienten erhalten präoperativ Thyreostatika, um die Risiken der Operation herabzusetzen.

14.3.2.3 Maligne Struma

Die maligne Entartung einer Struma ist selten. Die Struma wird hart und schmerzhaft und führt häufig zu Drucksymptomen. Eine Metastasierung ins Skelett erfolgt manchmal vor der Diagnosestellung. Die Therapie besteht in der Operation, falls möglich. Diese kann mit einer Radiojodtherapie kombiniert werden.

14.3.3 Hypothyreose

Während ein Überschuß an Schilddrüsenhormon zu einer Steigerung des Grundumsatzes führt, reduziert ein Mangel den Grundumsatz. Bei Erwachsenen entwickelt sich das klinische Bild einer Hypothyreose, bei Kleinkindern ein Kretinismus.

14.3.3.1 Hypothyreose des Erwachsenen (Myxödem)

Ursachen

1. Folge einer operativen Entfernung der Schilddrüse
2. Folge einer Therapie mit Thyreostatika oder Radiojod
3. Zerstörung von Schilddrüsengewebe durch abnorme Antikörper im Blutkreislauf (Hashimoto-Erkrankung).

Symptome

1. Gewichtsverlust, rasche Ermüdbarkeit und verschlechtertes Allgemeinbefinden,
2. trockene, rauhe, verdickte Haut,
3. Haarausfall,
4. langsamer Puls (Bradykardie),
5. Gedächtnisstörungen. Es ist wichtig, alle Patienten mit Demenzverdacht auf eine Hypothyreose zu untersuchen,
6. starke Kälteempfindlichkeit,
7. eine Obstipation kommt häufig vor.

Diagnostik

Eine Anamnese und das typische klinische Erscheinungsbild (Abb. 14.10) machen die Diagnosestellung meistens leicht. Die Diagnose wird durch erniedrigte Schilddrüsenhormonspiegel im Blut gesichert. Außerdem versucht die Hypophy-

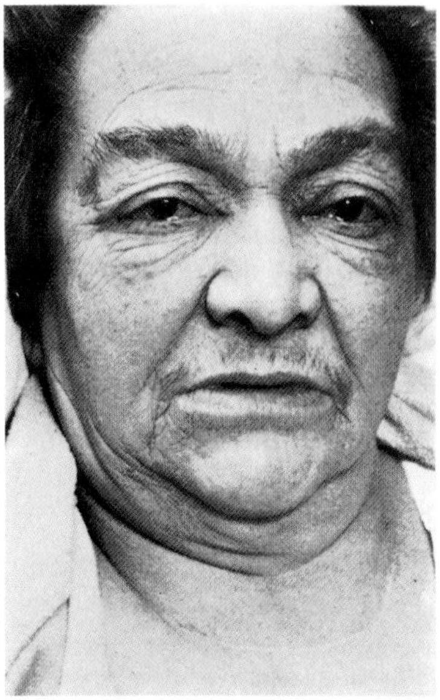

Abb. 14.10 Hypothyreose. Man sieht das aufgedunsene dicke Gesicht, ein typisches Erscheinungsbild. Der Zustand entwickelt sich nach einer Thyreoidektomie wegen einer toxischen Struma. (Die Narbe am Hals ist noch sichtbar)

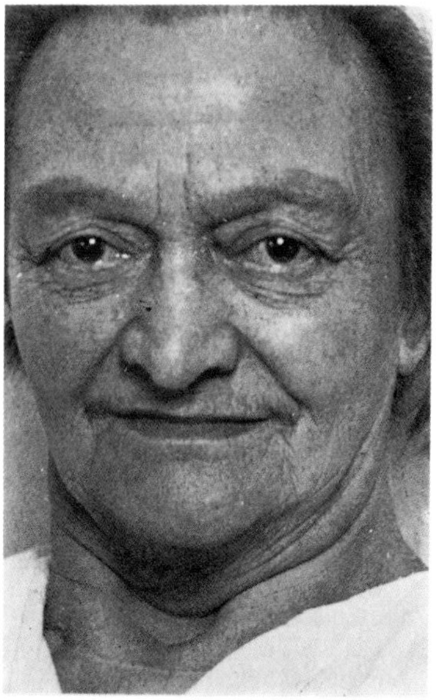

Abb. 14.11 Hypothyreose nach Therapie mit Schilddrüsenhormonen. Man sieht die deutliche Befundbesserung (gleiche Patientin wie in Abb. 14.10)

se, die Schilddrüsenfunktion aufrechtzuerhalten, indem sie vermehrt TSH (Thyreoidea-stimulierendes Hormon) produziert, das daher im Blut erhöht ist.

Therapie

Der Mangelzustand wird mit peroral verabreichten Schilddrüsenhormonpräparaten behoben. Die Dosis ist individuell verschieden und muß durch regelmäßige Bestimmung der Thyroxin- und TSH-Spiegel im Blut ermittelt werden (Abb. 14.11).

Wichtig ist, eine Überdosierung und somit Symptome einer Hyperthyreose zu vermeiden. Bei älteren Menschen kann die Anhebung der Grundumsatzrate und der Herzfrequenz durch die Hormonzufuhr eine Angina pectoris auslösen.

14.3.3.2 Kretinismus

Der Kretinismus entwickelt sich aufgrund eines angeborenen Schilddrüsenhormonmangels. Er ist meist die Folge einer fehlenden oder nicht voll funktionsfähigen Schilddrüse (Abb. 14.12).

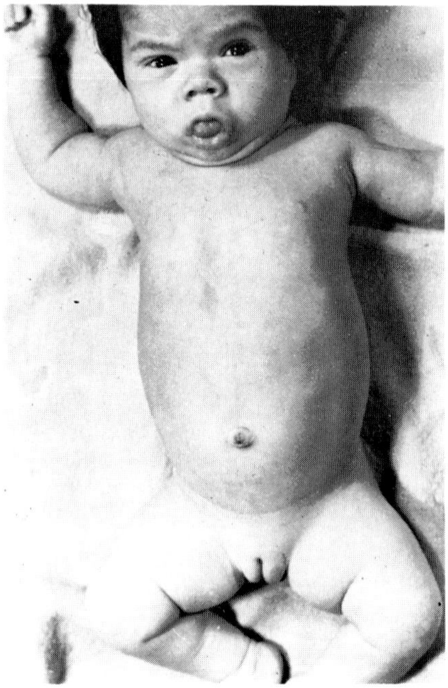

Abb. 14.12 Kretin im Alter von 8 Monaten. Die dicke, aus dem Mund tretende Zunge ist typisch. Außerdem besteht eine Nabelhernie

Symptome

1. Die Symptome bilden sich innerhalb der ersten 6 Monate aus, sind jedoch bei der Geburt noch nicht sichtbar.
2. Das Kind bleibt in seinem körperlichen Wachstum und in seiner geistigen Entwicklung zurück.

Wenn die Erkrankung nicht erkannt und behandelt wird, bleibt das Kind ein geistig zurückgebliebener Zwerg.

3. Das Abdomen ist aufgebläht. Die Kinder haben eine flache Nase, eine trockene Haut, eine spärliche Behaarung und eine große, plumpe Zunge.

Diagnostik

Im Blut ist das Thyroxin erniedrigt und das TSH erhöht. **Bei allen neugeborenen Kindern** wird 5 Tage nach der Geburt Blut aus der Ferse entnommen und zur TSH-Bestimmung ins Labor gesandt, um alle Kinder mit angeborenem Schilddrüsenhormonmangel zu entdecken.

Therapie

Es ist äußerst wichtig, daß ein Kretinismus so früh wie möglich erkannt wird, da die frühe Behandlung zu einer vollständigen Heilung führen kann (Abb. 14.13, 14.14). Wenn die Therapie zu spät beginnt, kann ein dauerhafter geistiger Schaden zurückbleiben. Wie beim Erwachsenen wird Thyroxin verschrieben, wobei die Dosierung vom Alter des Kindes abhängt.

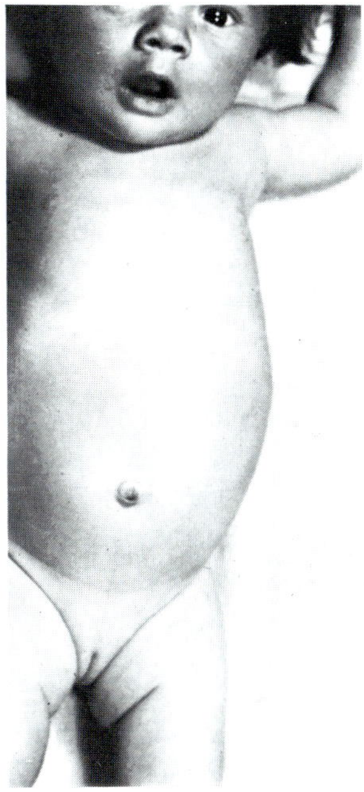

Abb. 14.13 Gleiche Patientin wie in Abb. 14.12. Drei Monate nach Beginn einer Therapie mit Schilddrüsenhormon

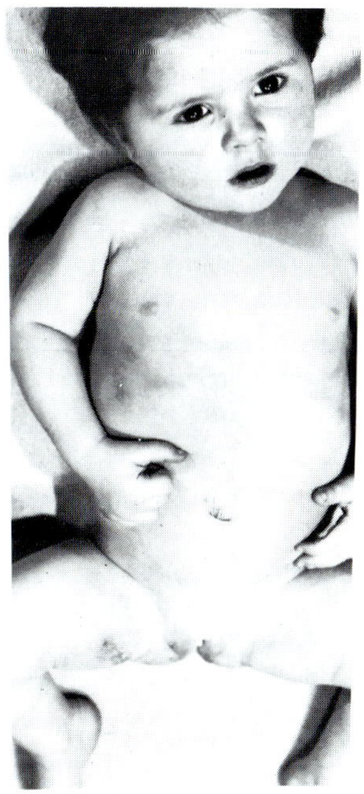

Abb. 14.14 Gleiche Patientin wie in Abb. 14.12. Elf Monate nach Beginn der Therapie. Der Gesundheitszustand des Kindes ist jetzt normal

14.4 Nebennieren

14.4.1 Anatomie und Physiologie

Die Nebennieren bestehen aus zwei in Aufbau und Funktion unterschiedlichen Teilen: der Nebennierenrinde und dem Nebennierenmark.

Nebennierenrinde (NNR)

Die Nebennierenrinde produziert folgende Hormone:

1. **Hydrocortison (Cortisol).** Dieses wichtige Hormon hat viele Wirkungen. Es spielt eine Rolle bei der Kontrolle des Kohlenhydratstoffwechsels und kann Proteine in Glukose um-

wandeln. Es vermindert die Ausscheidung von Natrium. Außerdem hemmt es Entzündungsprozesse und Allergien. Vor allem wegen dieser Eigenschaften wird Cortison zur Behandlung vieler Erkrankungen eingesetzt.

2. **Aldosteron**. Dieses Hormon reguliert den Elektrolythaushalt, insbesondere von Natrium und Kalium. Aldosteron hält Natrium im Körper zurück und fördert die Ausscheidung von Kalium.
3. **Geschlechtshormone**. Hierzu gehören die verschiedenen androgenen Hormone, die eine vermännlichende Wirkung haben und das Körperwachstum fördern.

Regelsystem: Corticotropin (ACTH) aus der Hypophyse regt die Nebennieren zur Produktion von Cortison und anderen Hormonen an.

Nebennierenmark (NNM)

Das Nebennierenmark bildet die Hormone **Adrenalin** und **Noradrenalin**. Beide werden zur Behandlung verschiedener Krankheitszustände eingesetzt (s. auch S. 340).

14.4.2 Morbus Addison

Bei dieser Erkrankung herrscht ein **Mangel** an allen Hormonen der Nebennierenrinde (NNR-Insuffizienz).

Ursachen

1. Atrophie der Nebenniere, vermutlich als Folge einer Zerstörung durch abnorme Antikörper.
2. Tuberkulose der Nebennieren. Die Nebennieren müssen weitgehend zerstört sein, damit Krankheitszeichen auftreten.

Symptome

1. Es entwickelt sich ein ausgeprägter Schwächezustand, der in späteren Stadien so schwer sein kann, daß der Patient kaum in der Lage ist, sich zu bewegen. Eine erhebliche Gewichtsabnahme ist ebenfalls ein frühes Merkmal.
2. Die Haut und die Schleimhäute zeigen eine charakteristische Verfärbung (Pigmentierung). Häufig sieht man braune Flecken auf den Lippen, im Mund und um die Brustwarzen. Die Pigmentierung kann auch am ganzen Körper vorkommen und ist an Körperstellen, die dem Sonnenlicht ausgesetzt sind oder auf die Druck ausgeübt wird (z. B. durch Gürtel oder enganliegende Kleidung), besonders auffallend
3. Übelkeit mit zeitweise auftretender Diarrhoe und Erbrechen ist häufig.
4. Der Blutdruck ist niedrig. Die systolischen Werte liegen oft unter 100 mm Hg.
5. Die Veränderungen der Elektrolyte im Blut sind charakteristisch. Die Natrium- und Chloridspiegel sind erniedrigt und das Kalium ist erhöht, insbesondere während der akuten Phasen. Der Nüchtern-Blutzucker ist häufig niedrig.
6. Der Cortisolspiegel ist beim Morbus Addison im Blut niedrig und steigt nach der Injektion von ACTH nicht an (ACTH stimuliert normalerweise die NNR zur Cortisolproduktion). Dieser Test wird bei der Diagnosestellung des Morbus Addison eingesetzt.

Wenn ein Morbus Addison nicht diagnostiziert und behandelt wird, kommt es zu einem plötzlichen Kollaps, der sog. **Addisonschen Krise**. Dieser wird oft durch Erbrechen, eine Diarrhoe oder eine Lungenentzündung eingeleitet. Der Blutdruck fällt auf gefährliche Werte ab, der Puls wird schnell und fadenförmig und die Extremitäten sind kalt. Wenn keine Behandlung eingeleitet wird, stirbt der Patient.

Therapie

- Patienten mit einem Morbus Addison erhalten Hydrocortison (z. B. 30 mg pro Tag). Die Symptome verschwinden unter dieser Therapie.
- Einige benötigen zusätzlich eine kleine Dosis Fludrocortison (ein Mineralokortikoid wie Aldosteron) zur Normalisierung des Elektrolythaushalts.

Therapie/Pflege der akuten Addison-Krise

- Puls und Blutdruck der Patienten müssen in kurzen Abständen gemessen werden, das Fußende des Bettes wird hochgestellt.
- Die Patienten werden fast immer auf einer Intensivstation versorgt.
- Intravenöses Hydrocortison wird zunächst als Infusion in hohen Dosen verabreicht, später kann die Dosis allmählich reduziert werden. Wichtig ist die **Vorbeu-**

gung. Der Patient muß dazu angehalten werden, bei jeder Infektion den Arzt aufzusuchen, da die Steroiddosis dann erhöht werden muß.

14.4.3 Cushing-Syndrom

Ein Cushing-Syndrom tritt auf, wenn **Hydrocortison** (Cortisol) im Übermaß gebildet wird.

Mögliche **Ursachen** sind:

1. Ein Tumor der Hypophyse, der übermäßig viel ACTH produziert und so die Nebennierenrinde zur Produktion von Hydrocortison anregt.
2. Ein Tumor (Adenom) der Nebennierenrinde, der große Cortisolmengen produziert.
3. Einige Formen des Bronchialkarzinoms produzieren überschüssiges ACTH.
4. Eine Steroidtherapie mit Cortison oder Prednison führt, wenn sie in hohen Dosen über längere Zeit verordnet wird, ebenfalls zu einem Cushing-Syndrom.

Symptome

1. Adipositas, die vor allem das Gesicht (Vollmondgesicht) und den Stamm (Stammfettsucht) betrifft, die Extremitäten jedoch ausspart.
2. Akne, ein männlicher Behaarungstyp (Hirsutismus) und rötliche Streifen (Striae) am Bauch und am Gesäß.
3. Bluthochdruck.
4. Diabetes mellitus.
5. Osteoporose.
6. Muskelschwäche.
7. Depression.

Diagnostik

Normalerweise wird Hydrocortison von den Nebennieren über Nacht gebildet und ins Blut freigesetzt, so daß die Cortisonspiegel im Blut morgens höher sind als abends (Tagesschwankungen). Beim Cushing-Syndrom sind die **Cortisolspiegel** im Blut ständig hoch, es gibt keine Tagesschwankungen mehr.

Wenn die Diagnose „Cushing-Syndrom" gestellt ist, sind weitere Untersuchungen notwendig, um die Ursache zu finden. Der **ACTH-Spiegel** im Blut ist erhöht, wenn die Ursache der Erkrankung in der Hypophyse liegt. Er ist niedrig, wenn es sich um ein Nebennierenrindenadenom handelt. Eine seitliche Röntgenaufnahme des Schädels zeigt, ob die Sella turcica vergrößert ist (Hinweis auf einen Hypophysentumor). Eine Lungenaufnahme kann einen Hinweis auf ein Bronchialkarzinom liefern. Eine Röntgenaufnahme des Abdomens zeigt gelegentlich Verkalkungen als Hinweis auf einen Nebennierentumor. Ansonsten kann der auslösende Tumor in der Regel mit Hilfe der Computer-und der Kernspintomographie entdeckt werden.

Therapie

Hypophysenadenome und Nebennierenrindentumoren müssen operativ entfernt werden.

Adrenogenitales Syndrom (Virilisierung)

Beim Adrenogenitalen Syndrom steht die überschüssige Sekretion der männlichen Geschlechtshormone im Vordergrund.

Die anderen Nebennierenrindenhormone können jedoch ebenfalls erhöht sein.

Symptome

1. Die auffallendsten Symptome sieht man bei **Frauen**, die männliche Merkmale, z. B. einen Bartwuchs (Hirsutismus) entwickeln. Die Stimme wird tiefer, und die Muskulatur nimmt zu. Die Geschlechtsorgane verändern sich: die Klitoris wird deutlich größer. Außerdem besteht eine Amenorrhoe. Eine Akne ist häufig.
2. Bei erwachsenen **Männern** sind die Symptome weniger auffallend. Im allgemeinen ähnelt das Bild einem Cushing-Syndrom, bei dem eine übermäßige Ausschüttung von Sexualhormonen für viele Veränderungen verantwortlich ist.
3. Bei Jungen kommt es zu einer vorzeitig einsetzenden Pubertät mit Bartwuchs, einer Vergrößerung des Penis und einem ausgeprägten Muskelwachstum – ein Zustand, der Pseudopubertas praecox genannt wird.
4. Wenn während einer Schwangerschaft eine Überfunktion der Nebennierenrinden auftritt, entsteht bei Mädchen das Bild der Virilisierung (Vermännlichung): Das Kind kann äußerlich für einen Jungen gehalten werden. Eine pränatale Überproduktion von Nebennierenrindenhormonen führt bei Jungen zu einer Vergrößerung der äußeren Geschlechtsorgane.

Diagnostik

Im Blut werden männliche Geschlechtshormone (Androgene) im Überschuß gefunden und im Urin als 17-Ketosteroide ausgeschieden. Diese können nachgewiesen werden.

Therapie

Die Therapie hängt davon ab, ob ein Tumor oder nur eine Hyperplasie (Vermehrung der hormonproduzierenden Zellen) zugrunde liegt. Tumoren (bei Erwachsenen wahrscheinlicher als bei Kindern) werden entfernt.

- Wenn nur eine Hyperplasie besteht (was bei Kindern meist der Fall ist) wird Hydrocortison verabreicht, welches die Aktivität der Nebennierenrinde hemmt.

Phäochromozytom

Die häufigste Erkrankung des Nebennierenmarks ist das Phäochromozytom.

Dieser Tumor produziert Adrenalin, das Hormon des Nebennierenmarks, im Überschuß.

Die Hauptauswirkung dieser Überproduktion ist ein **Bluthochdruck**, der charakteristischerweise anfallsartig auftritt. Während dieser Attacken klagt der Patient über starke Kopfschmerzen, Schweißausbrüche und Erbrechen. Der Blutdruck ist stark erhöht.

Wenn die Diagnose vermutet wird, können durch spezielle chemische Untersuchungen Abkömmlinge des Adrenalins (Katecholamine, insbesondere Vanillinmandelsäure) im Überschuß im Urin nachgewiesen werden.

Therapie

- Die Behandlung besteht in der operativen Entfernung des Tumors.
- Voraussetzung ist jedoch eine präoperative Therapie mit Alpha- und Betarezeptorenblokkern, um eine Blutdruckkrise bei der Operation zu verhindern.

14.5 Nebenschilddrüsen (Glandulae parathyreoideae)

14.5.1 Anatomie und Physiologie

Die vier Nebenschilddrüsen liegen direkt hinter der Schilddrüse. sie produzieren das **Parathormon**.

Die Hauptaufgabe der Nebenschilddrüsen ist die Regulation des Kalzium- und Phosphorgehalts des Blutes und der Knochen.

Die Funktionen von **Kalzium** sind:

1. Knochenbildung (jede Störung des Kalziumhaushalts führt zu einer ungenügenden Knochenentwicklung und zu Knochendeformitäten).
2. Regulation der Ansprechbarkeit von Muskeln und Nerven.
3. Mitwirkung bei vielen enzymatischen und zellulären Prozessen.

Die regelrechte Resorption und der Einbau von Kalzium in den Knochen wird durch drei Faktoren geregelt.

1. **Vitamin D** beeinflußt die Resorption von Kalzium aus dem Darm. Das resorbierte Kalzium ist für einen regelrechten Knochenaufbau und die Verkalkung des Knochens wichtig. Ein Vitamin D-Mangel führt deshalb zu ausgeprägten Knochenveränderungen: Rachitis bei Kindern und Osteomalazie bei Erwachsenen.
2. Das Hormon der Nebenschilddrüsen (**Parathormon**) reguliert den Kalziumaustausch zwischen Knochen und Blut. Eine starke Ausschüttung des Hormons führt zu einer Freisetzung von Kalzium aus dem Knochen mit der Folge, daß die Knochen weich, brüchig und frakturanfällig werden. Auf der anderen Seite führt ein Parathormonmangel zu einem niedrigen Kalziumspiegel im Blut und damit zur Tetanie (s. S. 337).
3. **Calcitonin** wird von den parafollikulären Zellen der Schilddrüse gebildet. Als Gegenspieler des Parathormons führt es zu einer vermehrten Einlagerung von Kalzium in den Knochen.

14.5.2 Tumoren der Nebenschilddrüsen

Tumoren der Nebenschilddrüsen sind sehr selten. Sie führen zu einer Überproduktion von Parathormon. Das daraus resultierende Krankheitsbild wird **Hyperparathyreoidismus** genannt.

Symptome

1. Erhöhter Kalziumspiegel im Blut (**Hyperkalzämie**). Dies ist das erste Zeichen, das allein einige Jahre lang bestehen kann. Bei einer ausgeprägten Hyperkalzämie kommt es zu Schwäche, Appetit- und Gewichtsverlust. Generalisierte Muskel- und Gelenkbeschwerden sind häufig. In schweren Fällen können Übelkeit und Erbrechen auftreten.
2. **Knochenveränderungen**. Da ein Parathormonüberschuß zu einer vermehrten Freisetzung von Kalzium aus den Knochen führt, werden die Knochen weich und frakturanfällig.
3. Ausscheidung von Kalzium im Urin. Aufgrund des vermehrten Kalziumgehalts im Urin können sich **Harnsteine** entwickeln, die in schweren Fällen das Nierenbecken verlegen. Dies kann zu einer Nierenschädigung und zur Urämie führen. In einigen Fällen sind die Nierensteine klein genug, um über die ableitenden Harnwege mit dem Urin ausgeschieden zu werden. Dies ist oft mit starken Schmerzen und Blut im Urin (Hämaturie) verbunden.

Diagnostik

Die Diagnose wird aufgrund der beschriebenen Symptome und durch die Bestimmung der Blutspiegel von Kalzium und Parathormon, die ständig über dem Normalbereich erhöht sind, gestellt.

Verlauf und Therapie

Wenn die Erkrankung nicht behandelt wird, werden die Patienten aufgrund der knöchernen Veränderungen bettlägerig oder können an Nierenversagen sterben.

Die Therapie besteht in der Entfernung des Tumors. Wenn dies früh genug erfolgt, ist eine vollständige Heilung möglich.

14.5.3 Schädigung der Nebenschilddrüsen bei einer Schilddrüsenoperation

Die Nebenschilddrüsen werden nicht selten im Rahmen einer Schilddrüsenoperation verletzt oder mit entfernt. Die Folge ist ein **Mangel an Parathormon**, der zu einem niedrigen Kalziumspiegel im Blut und zu den klinischen Symptomen einer Tetanie führt. In den meisten Fällen tritt die Tetanie jedoch nur vorübergehend auf, weil sich die verbliebenen, nicht beschädigten Nebenschilddrüsen kompensatorisch vergrößern und auf Vitamin D- und Kalziumgaben, die den Blutkalziumspiegel erhöhen, ansprechen.

14.5.4 Tetanie

Eine Tetanie kann auf verschiedene Arten zustande kommen:

1. **Parathormonmangel**. Diese seltene Ursache ist meist die Folge einer Verletzung oder einer versehentlichen Entfernung der Nebenschilddrüsen während einer Schilddrüsenoperation.
2. **Vitamin D-Mangel**. Vitamin D ist für die Regulation der Kalziumresorption aus dem Darm wichtig. Wenn Vitamin D fehlt, kann eine Hypokalzämie und somit eine Tetanie die Folge sein.

Symptome

1. In den Händen und Füßen treten schmerzhafte Krämpfe auf. Die Hände nehmen eine charakteristische Stellung ein, wobei die Daumen in die Handflächen gedrückt und die Finger gestreckt werden. Dies bezeichnet man als „Pfötchenstellung" (Abb. 14.15). Da die Füße ähnliche Krämpfe aufweisen, spricht man auch von Karpopedalspasmen. Schon ein Druck auf die Arme, z. B. durch das Anlegen einer Staubinde, kann die Krämpfe auslösen. Diese Reaktion bezeichnet man als Trousseau-Zeichen. Es ist sehr wichtig, bei Patienten nach einer Thyreoidektomie gezielt nach diesem Phänomen zu suchen, da das Trousseau-Zeichen der erste Hinweis auf eine Schädigung der Nebenschilddrüsen sein kann.
2. Generalisierte Krampfanfälle sind besonders bei Kindern häufig.
3. Kehlkopfspasmen. Ein plötzlicher Spasmus der Kehlkopfmuskulatur führt zu Atemnot, Zyanose und zu einem Stridor (pfeifendes Atemgeräusch).
4. Das Chvostek-Zeichen: Das Beklopfen der Äste des Nervus facialis im Gesicht führt zu Zuckungen der Gesichtsmuskulatur, insbesondere im Bereich der Mundwinkel. Die Ursache ist die erhöhte Reizbarkeit der Nerven bei einer Tetanie.

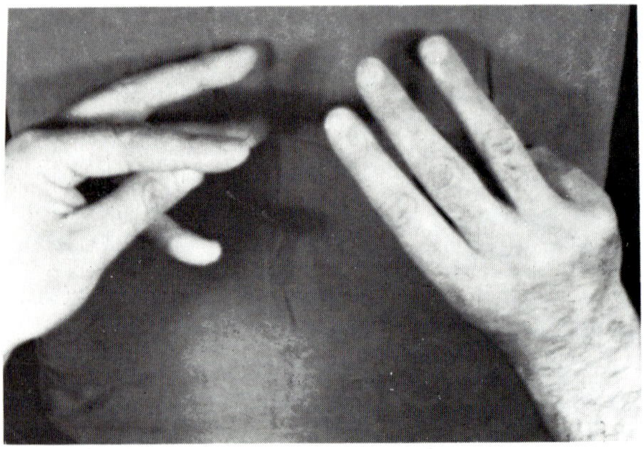

Abb. 14.15 Tetanie mit der charakteristischen Stellung der Hände

Therapie

Die Therapie hängt von der zugrunde liegenden Ursache ab.

- Die durch einen niedrigen Kalziumspiegel hervorgerufenen Spasmen können durch eine langsame intravenöse Injektion von Kalziumglukonat gelöst werden.
- Wenn die Nebenschilddrüsen nicht normal arbeiten, ist eine langdauernde Behandlung mit Vitamin D (Calciferol) notwendig. Dabei muß der Kalziumspiegel im Blut regelmäßig kontrolliert werden, damit man die Dosis entsprechend anpassen kann.

Differentialdiagnose: Hyperventilation

Die häufigste Ursache der Tetanie-Symptome ist ein übermäßig tiefes Atmen (Hyperventilation).

Dies führt zu komplexen Veränderungen im Säure-Basenhaushalt, da der Patient zuviel Kohlendioxid, das eine Säure ist, ausatmet. Der pH-Wert des Blutes verschiebt sich in den alkalischen Bereich (Alkalose). Als Folge davon kommt es zu einer Verminderung des ionisierten Kalziums im Blut und damit zu den Symptomen einer Tetanie.

Bei einer Hyperventilationstetanie läßt man den Patienten in eine Papiertüte oder einen Plastikbeutel ein- und ausatmen. Dadurch wird die übermäßige Ausatmung von Kohlensäure verhindert.

14.6 Die Verwendung von Hormonen in der Medizin

Hormone werden in der Medizin nicht nur zum Ersatz fehlender natürlicher Hormone eingesetzt, sondern auch zur Behandlung anderer Erkrankungen.

14.6.1 Hydrocortison und verwandte Steroide

Hydrocortison ist eines der wichtigsten Steroidhormone, die von der Nebennierenrinde produziert werden.

Diese Corticosteroide beeinflussen Entzündungsprozesse und allergische Reaktionen im Körper.

Hydrocortison wird deshalb häufig verschrieben, um überschießende entzündliche oder allergische Reaktionen zu unterdrücken.

Unglücklicherweise tritt bei den meisten Erkrankungen, bei denen Hydrocortison hilft, nach dem Absetzen des Medikaments ein Rezidiv auf. Außerdem kommt es bei einer längeren Anwendung von Steroiden und bei hohen Dosierungen zu schweren Nebenwirkungen. Insbesondere entsteht eine Salzretention, die Ödeme und eine Blutdruckerhöhung zur Folge hat. Heute gibt es viele ähnliche synthetisch hergestellte Substanzen, die eine therapeutische Wirkung, aber geringere Nebenwirkungen besitzen.

Hydrocortison (Cortisol)

Dieses Hormon ist sowohl peroral als auch als intramuskuläre Injektion wirksam. Es wird vor allem zum Ersatz bei einer Unterfunktion der Nebennierenrinde eingesetzt.

1. **Morbus Addison**: Bei dieser Erkrankung ist Hydrocortison lebensrettend. Die normale Dosis liegt bei 30 mg pro Tag. Gelegentlich wird zusätzlich ein halogeniertes Glucocorticoid (Fludrocortison) verabreicht, das eine stärkere kochsalzsparende Wirkung hat.
2. **Hypophysäre Erkrankungen**: Wenn die Stimulation der Nebennierenrinde durch die Hypophyse unterbleibt, kommt es zur Atrophie der Nebennierenrinde. In diesen Fällen muß Hydrocortison täglich eingenommen werden.
3. **Doppelseitige Adrenalektomie**: Die operative Entfernung beider Nebennieren wird in bestimmten Fällen beim Morbus Cushing durchgeführt. Hohe Hydrocortisondosen sind prä- und postoperativ notwendig, danach muß eine Erhaltungsdosis lebenslang eingenommen werden.

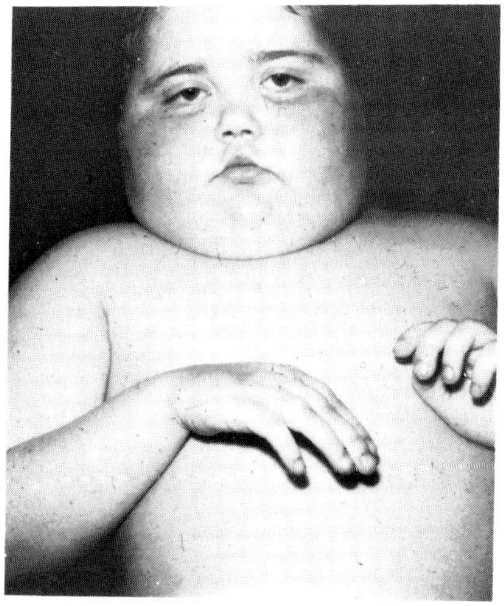

Abb. 14.16 Patient mit nephrotischem Syndrom, das mit hohen Dosen Prednisolon behandelt wurde. Das aufgedunsene Gesicht (Vollmondgesicht) ist die Folge einer langdauernden Steroidbehandlung

Prednisolon

Prednisolon ist eine synthetische Substanz, die ähnliche Eigenschaften wie Hydrocortison hat, aber weniger leicht zu einer Salzretention führt. Viele andere ähnliche Steroide sind inzwischen auf dem Markt (z. B. Prednison, Triamcinolon, Dexamethason). Ihr Hauptanwendungsgebiet sind überschießende entzündliche oder allergische Reaktionen. Sie beseitigen die Ursache dieser Reaktionen nicht, sondern mildern lediglich die Krankheitszeichen.

Prednisolon wird bei folgenden Erkrankungen eingesetzt:

1. **Rheumatoide Arthritis**. Wenn die Erkrankung aktiv ist und auf leichtere Medikamente nicht anspricht, kann Prednisolon (oder eine ähnliche Substanz) den Schmerz und die Gelenkschwellungen wirksam bekämpfen und eine größere Beweglichkeit ermöglichen. Die Dosis sollte so niedrig wie möglich gehalten werden, um unerwünschte Nebenwirkungen zu vermeiden.
2. **Asthma**. Prednisolon kann in besonders schweren, therapieresistenten Fällen eingesetzt werden. Es behebt die Atembehinderung sehr wirksam.
3. **Colitis ulcerosa**. Prednisolon kann die Entzündung und die Geschwürbildung im Kolon günstig beeinflussen. Der Erfolg hält allerdings oft trotz fortgesetzter Therapie nicht an.
4. Das **nephrotische Syndrom**. Insbesondere bei Kindern kann eine Steroidtherapie zur Reduktion der Ödeme und der Albuminurie hilfreich sein. Dazu sind jedoch hohe Prednisolondosen notwendig (s. Abb. 14.16).
5. **Bluterkrankungen**. Steroide können zur Rückbildung einer hämolytischen Anämie führen und bei einer allergischbedingten Purpura helfen.
6. **Allergien**. (z. B. Medikamentenallergie, Heuschnupfen oder allergische Hautkrankheiten). Prednisolon sollte nur bei sehr schweren Erkrankungen, die auf Antihistaminika nicht ansprechen, eingesetzt werden.
7. **Kollagenosen**. Steroide müssen in relativ hohen Dosen eingesetzt werden und können bei diesen Erkrankungen lebensrettend wirken.

Corticotropin (ACTH)

ACTH ist das Hormon des Hypophysenvorderlappens, das die Nebennieren zur Produktion von Hydrocortison anregt. Die Wirkung des ACTH ist der des Hydrocortisons ähnlich, wenn die Nebennierenrinde normal funktioniert. ACTH muß intramuskulär injiziert werden.

Hydrocortison, Prednisolon und die anderen Steroide sind auch zur lokalen Behandlung von Entzündungen erhältlich:

- in Form von Augentropfen für akute entzündliche Augenerkrankungen,
- in Form von Salben oder Sprays für Hautveränderungen wie Ekzeme,
- als Injektionsflüssigkeit für (Gelenk-)Injektionen, insbesondere an den Knien bei der rheumatoiden Arthritis oder anderen Entzündungen,
- in Form von Einläufen bei der Colitis ulcerosa.

Nebenwirkungen der Steroide

1. Die **Kochsalzretention** im Körper führt zu Ödemen und einem Blutdruckanstieg. Patienten, die über längere Zeit Steroide einnehmen, sollten eine salzarme Diät einhalten.
2. Die Umwandlung von Proteinen in Kohlenhydrate, die zu einem erhöhten Blutzucker führt, kann einen Diabetes mellitus (**Steroiddiabetes**) auslösen. Diabetiker, die Hydrocortison einnehmen, benötigen oft mehr Insulin.
3. Der verminderte Widerstand gegenüber **Infektionen** ist eine Folge der Unterdrückung der entzündlichen Reaktionen, die normalerweise einer Infektion entgegenwirken. So kann sich z. B. eine bestehende Tuberkulose sehr schnell unter einer Steroidtherapie ausbreiten. Die Lunge sollte deshalb immer vor der Therapie geröntgt werden, um eine Tuberkulose auszuschließen. Ebenso dürfen Patienten mit einem Magen- oder Duodenalulkus Hydrocortison nur in Notfällen erhalten, da die Ulkusheilung verzögert wird und auch Ulkusperforationen vorgekommen sind.
4. Akne, Adipositas und eine Entkalkung der Knochen (Osteoporose) treten bei hohen Steroiddosen auf. Als Folge einer hochdosierten Steroidtherapie kann sich ein **Cushing-Syndrom** entwickeln (Abb. 14.16).
5. **Nebennierenversagen**. Wenn Hydrocortison zugeführt wird, ist die natürliche Sekretion der Nebennieren unterdrückt, die Drüse wird inaktiv. Deshalb kann bei einer plötzlichen Unterbrechung der Steroidbehandlung eine Nebenniereninsuffizienz auftreten. Dies ist besonders gefährlich, wenn zur gleichen Zeit eine Operation durchgeführt wird.

Vorsichtsmaßnahmen

- Patienten, die Steroide einnehmen, müssen darauf aufmerksam gemacht werden, daß das plötzliche Absetzen der Medikation ohne medizinische Überwachung gefährlich ist.
- Bei jedem Unwohlsein sollte der Arzt aufgesucht werden.
- Eine Steroidtherapie muß immer ausschleichend beendet werden.

14.6.2 Adrenalin und Noradrenalin

Adrenalin und Noradrenalin werden vom Nebennierenmark produziert.

Wirkung

1. Verengung der Blutgefäße in der Haut und in den Schleimhäuten
2. Erschlaffung der glatten Muskulatur der Bronchiolen in den Lungen
3. Erhöhung des Blutzuckerspiegels durch Freisetzung von Glukose aus der Leber ins Blut
4. Steigerung von Herzfrequenz und Herzminutenvolumen.

Anwendungen von Adrenalin

1. Adrenalin kann eingesetzt werden, um **Blutungen** aus Schleimhäuten zu stoppen, bei schwerem Nasenbluten können z. B. mit Adrenalin getränkte Gazestreifen eingeführt werden. Adrenalin wird auch zusammen mit Lokalanästhetika verwendet, um die Gefäße zu verengen und Blutungen zu verringern.
2. Beim **anaphylaktischen Schock** und anderen schweren Überempfindlichkeitsreaktionen können subkutane Injektionen von Adrenalin sofortige Erleichterung bringen.
3. Bei einem **Herzstillstand** als Folge einer Asystolie wird Adrenalin direkt in das Herz injiziert, worauf das Herz manchmal wieder zu schlagen anfängt.

14.6.3 Östrogene

Östrogene werden von den Eierstöcken (Ovarien) produziert. Sie sind für die normale Geschlechtsentwicklung der Frau verantwortlich.

Menopause

Bei den meisten Frauen hört der Eisprung im Alter von etwa 50 Jahren auf. Die Menstruationen werden seltener und bleiben schließlich ganz aus (Menopause). Die Menopause ist häufig von körperlichen Symptomen begleitet, die eine Folge der abnehmenden Östrogenproduktion in den Ovarien sind. Häufig wird über Hitzewallungen im Gesicht und am Körper mit starken Schweißausbrüchen geklagt. Stimmungsschwankungen und Depressionen können auftreten.

Wenn diese Erscheinungen stark ausgeprägt sind, kann ein Östrogenpräparat Erleichterung bringen. Man weiß, daß die Zunahme von Frakturen und die Abnahme der Knochendichte nach der Menopause zum Teil durch den Abfall des Östrogenspiegels bedingt sind. Außerdem erleiden Frauen vor der Menopause seltener einen Herzinfarkt als Männer, nach der Menopause steigt die Häufigkeit jedoch an. Eine Hormonersatztherapie kann diese Risiken nachweisbar vermindern.

Eine langdauernde reine Östrogentherapie kann das Risiko eines Uteruskarzinoms erhöhen. Östrogene sollten deshalb in niedriger Dosierung zusammen mit Progesteron verabreicht werden. Dies verhindert auch die Abnahme der Knochendichte (Osteoporose) und senkt so das Frakturrisiko.

Kontrazeption (Antibabypille)

Die „Pille" enthält synthetisches Östrogen und Progesteron, die zusammen den Eisprung verhindern, ohne daß Blutungen zwischen den Zyklen auftreten. Wenn die Antibabypille regelmäßig und genau nach Vorschrift eingenommen wird, stellt sie eine völlig sichere Methode der Geburtenkontrolle dar. Die oralen Kontrazeptiva haben jedoch einige Nachteile:

1. Übelkeit, Kopfschmerzen und ein Spannungsgefühl in den Brüsten können während der ersten Zyklen auftreten.
2. Die zugeführten Hormone greifen in den Glukosestoffwechsel ein und begünstigen eine diabetische Stoffwechsellage. Diabetikerinnen stellen oft fest, daß ihr Insulinbedarf steigt, wenn sie die Pille einnehmen. Bei Patientinnen mit einer entsprechenden Veranlagung kann sich ein Diabetes mellitus entwickeln.
3. Östrogene stören den Blutgerinnungsvorgang und erhöhen die Neigung zu venösen Thrombosen und Lungenembolien, ähnlich wie eine Schwangerschaft. Es besteht außerdem eine Tendenz zur Blutdrucksteigerung.
4. Nach dem Absetzen der Pille kann eine Amenorrhoe auftreten und viele Monate lang bestehen bleiben.

Niedrig dosiertes Östrogen und Progesteron in Kombinationspräparaten verringern diese Risiken, die Pillen müssen jedoch vorschriftsmäßig eingenommen werden, um einen maximalen Schutz zu bieten.

Prostatakarzinom

Östrogene werden auch zur konservativen Behandlung des Prostatakarzinoms verordnet. Sie verzögern das Wachstum und die Ausbildung des Karzinoms und erleichtern die Symptome.

14.6.4 Androgene

Androgene sind männliche Hormone, die in erster Linie von den Hoden, jedoch auch in der Nebenniere gebildet werden. Sie sind verantwortlich für die Ausbildung der sekundären männlichen Geschlechtsmerkmale nach der Pubertät und wirken auch bei der Proteinsynthese mit. Sie werden gelegentlich bei Männern mit Androgenmangel aufgrund einer Hypophyseninsuffizienz oder einer Hodenanomalie verschrieben.

14.6.5 Andere Hormone

Folgende Hormone werden ebenfalls therapeutisch eingesetzt:

1. Antidiuretisches Hormon (ADH, Vasopressin) bei der Behandlung des Diabetes insipidus
2. Thyroxin bei der Behandlung der Hypothyreose (s. S. 332)
3. Insulin bei der Behandlung des Diabetes mellitus
4. Glukagon bei der Behandlung der Hypoglykämie.

15 Erkrankungen der Gelenke, der Knochen und des Bindegewebes

15.1 Gelenkerkrankungen

Die Knochenanteile, die ein Gelenk bilden, sind von einer glatten, festen Knorpelschicht überzogen, die von einer dicklichen viskösen Flüssigkeit „geschmiert", d. h. gleitfähig gemacht wird. Diese Gelenkschmiere wird von den epithelialen Zellen der Gelenkkapsel (Synovialis) gebildet, die das Gelenk umschließt.

Erkrankungen der Gelenke können durch verschiedene Ursachen entstehen. Die rheumatoide Arthritis ist eine chronische Multisystem-Erkrankung unbekannter Ursache, die primär die Gelenke, jedoch auch andere Körperstrukturen befällt. Arthrosen sind degenerative Erkrankungen einzelner Gelenke. Die Gicht ist eine Stoffwechselstörung, die zu schweren Gelenkschäden führt.

Eine Gelenkerkrankung kann auch durch eine Gelenkinfektion entstehen, im Rahmen einer anderen Erkrankung (z. B. Geschlechtskrankheiten) auftreten und die Folge einer Zerstörung von Nerven, die für die Gelenksensibilität verantwortlich sind, sein. Alle diese Veränderungen werden oft unter dem Sammelbegriff „Rheuma" oder „Arthritis" zusammengefaßt. Sie sind sehr häufig und für die Gesellschaft von großer Bedeutung, da sie in vielen Fällen zu Arbeitsunfähigkeit und Invalidität führen.

15.1.1 Rheumatoide Arthritis (Chronische Polyarthritis)

Die rheumatoide Arthritis ist eine chronische entzündliche Erkrankung. Sie befällt in der Regel periphere Gelenke in symmetrischer Anordnung. Der Verlauf der rheumatoiden Arthritis kann sehr unterschiedlich sein. Einige Patienten entwickeln lediglich eine leichte Entzündung ihrer Handgelenke mit minimalen Gelenkschäden, während andere an einer fortschreitenden Arthritis (= Gelenkentzündung) mit Zerstörung der Gelenkstrukturen und Funktionseinschränkungen leiden. Die meisten Patienten zeigen Krankheitsbilder, die zwischen diesen beiden Extremen liegen.

Bei der rheumatoiden Arthritis ist die Synovialis verdickt und entzündet, der Gelenkknorpel ist geschädigt („angenagt"). Die Synovialmembran kann bis in den Gelenkspalt vordringen. Das gesamte Gelenk schwillt an und schmerzt bei Bewegungen (Abb. 15.1).

Die Entzündung wird bei der rheumatoiden Arthritis durch **immunologische Vorgänge** ausgelöst.

Es bestehen Hinweise auf eine Aktivierung von Zellen des Immunsystems (T-Lymphozyten) und auf eine Produktion von abnormen Antikörpern. Möglicherweise handelt es sich um einen Autoimmunprozeß, der z. B. durch eine Virusinfektion in Gang gesetzt wird.

Die abnormen Antikörper (z. B. Rheumafaktoren), die man im Blut der meisten Patienten mit einer rheumatoiden Arthritis findet, bilden Antigen-Antikörper-Komplexe, lagern sich an der Synovialis der Gelenkkapsel an und lösen so eine Gelenkentzündung aus.

Symptome

1. Die Erkrankung ist bei Frauen dreimal häufiger als bei Männern. Das Durchschnittsalter beim Erkrankungsbeginn beträgt etwa 40 Jahre. Die rheumatoide Arthritis kann jedoch auch bei Kindern (Stillsche Erkrankung) oder bei sehr alten Menschen (senile rheumatoide Arthritis) vorkommen.

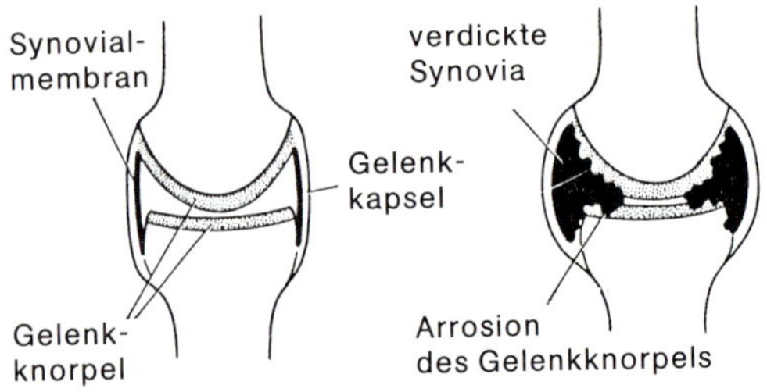

Abb. 15.1 Gelenkveränderungen bei der rheumatoiden Arthritis

2. Sie verläuft chronisch-progressiv. Phasen der Besserung mit fast vollständigem Verschwinden der Symptome kommen vor. Einige Fälle verlaufen sehr schwer und führen innerhalb weniger Jahre zur Verkrüppelung. Andere nehmen einen leichten Verlauf und führen nur zu einer geringgradigen Behinderung.
3. Die Erkrankung befällt in erster Linie die Gelenke. Häufig sind die Finger zuerst betroffen, was zu morgendlichen Schmerzen und Steifigkeit nach dem Aufstehen führt. Die Füße, Knöchel, Knie, Handgelenke, Ellenbogen und Schultern können ebenfalls befallen sein, im Spätstadium auch die Wirbelsäule. Die befallenen Gelenke schwellen an und werden druckschmerzhaft. Die umgebenden Weichteile sind verdickt und die Beweglichkeit ist eingeschränkt. Die Schmerzen können so stark sein, daß sie den Schlaf stören und das Gehen erschweren. In schweren Fällen werden die Gelenke versteift und deformiert (Abb. 15.2, 15.3), so daß die Patienten u. U. nicht mehr ohne fremde Hilfe auskommen werden. Glücklicherweise sind diese Fälle selten.
4. Auch im Frühstadium bestehen Allgemeinsymptome. Die Patienten klagen über Erschöpfung und Gewichtsverlust. Die Körpertemperatur kann erhöht sein. Es besteht immer eine leichte Anämie. Dic BSG (Blutsenkungsgeschwindigkeit) ist erhöht.

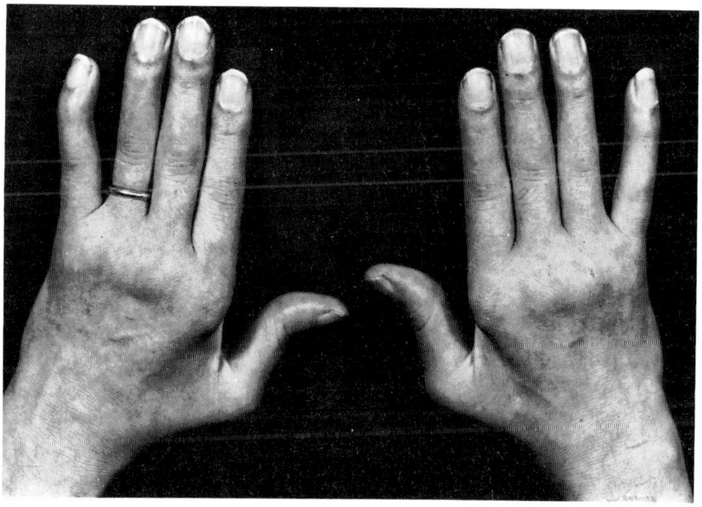

Abb. 15.2 Frühstadium der rheumatoiden Arthritis der Hände. Man sieht die charakteristischen Schwellungen und die beginnenden Gelenkdeformierungen

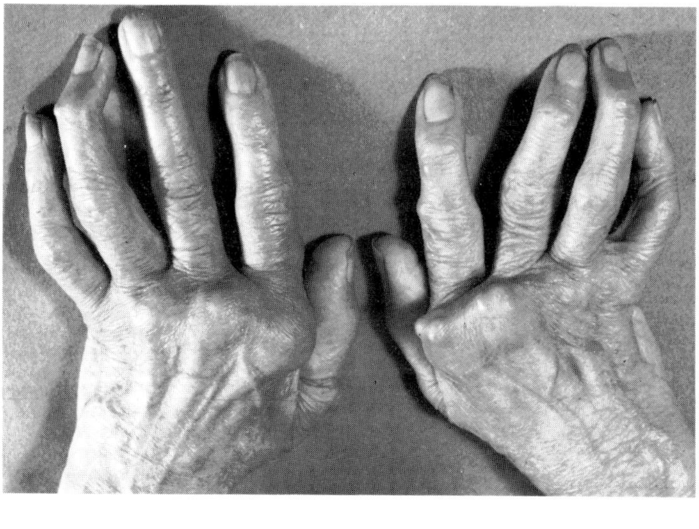

Abb. 15.3 Fortgeschrittene rheumatoide Arthritis der Hände mit grotesken Deformitäten und der typischen Fehlstellung der Finger

Diagnostik

Die Diagnose ist leicht zu stellen, wenn die Erkrankung ausgeprägt ist.

Charakteristische Merkmale sind Schwellungen und Schmerzen in verschiedenen Gelenken (insbesondere in den Hand- und Fußgelenken), ein verschlechtertes Allgemeinbefinden und der chronische Verlauf mit Phasen der Besserung.

Im Blut kann man in der Mehrzahl der Fälle **Rheumafaktoren** (Autoantikörper gegen Gammaglobulin) nachweisen. Ein stark positiver Rheumafaktor spricht dafür, daß die Erkrankung wahrscheinlich schwerer verlaufen und auch andere Systeme außer den Gelenken befallen wird.

Therapie/Pflege

Da es keine spezifische Behandlung der rheumatoiden Arthritis gibt, bestehen die Ziele der Therapie aus Schmerzerleichterung, Bekämpfung der entzündlichen Veränderungen, Vermeidung zunehmender Gelenkschäden und Erhaltung der Gelenkfunktion.

- In der **akuten Phase**, wenn die Gelenke geschwollen und schmerzhaft sind, muß Bettruhe eingehalten werden, um die Schmerzen und die Entzündung zu verringern.
- Tagsüber sollte eine feste Rückenstütze angebracht werden. Ein Bettbogen kann die befallenen Gliedmaßen vom Gewicht der Bettdecke entlasten. Die Beine müssen gestreckt gehalten werden. Unter die Knie darf kein Kissen gelegt werden, da dies zu Beugekontrakturen führen könnte (Abb. 15.4).
- Wenn die akuten Schmerzen und Schwellungen zurückgehen, können aktive Bewegungsübungen durchgeführt werden, um die Muskelstärke und die Gelenkbeweglichkeit zu erhalten. Auch darf der Patient zunehmend längere Zeit aufstehen.

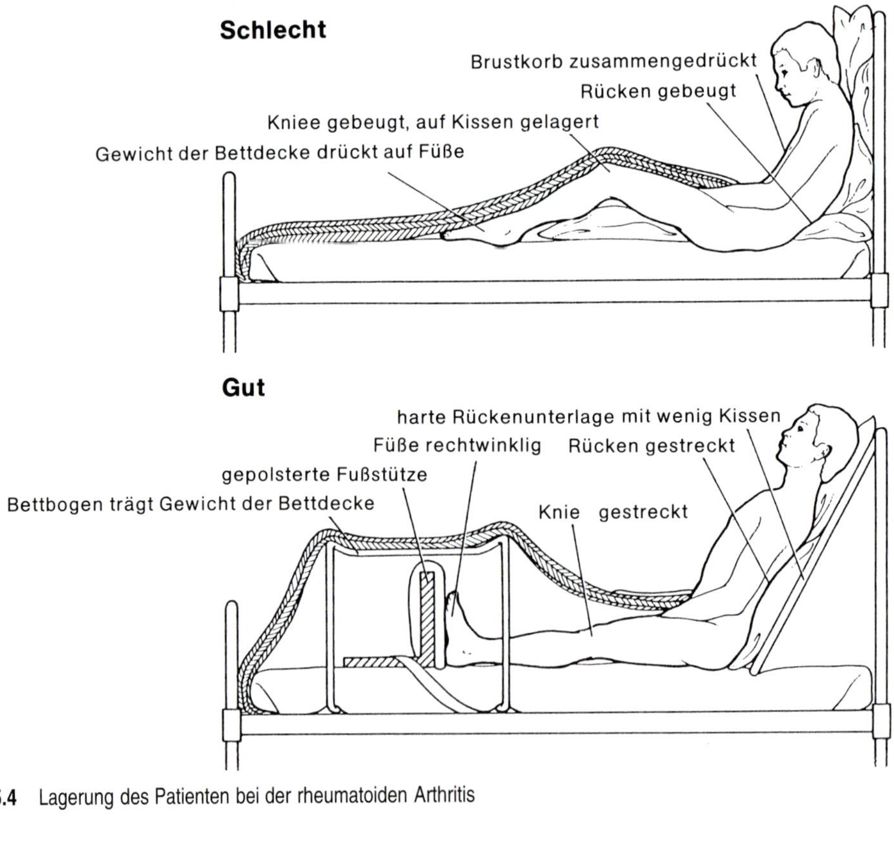

Abb. 15.4 Lagerung des Patienten bei der rheumatoiden Arthritis

- Es gibt Berichte, daß Diäten mit einem hohen Anteil an Omega 3-Fettsäuren, die in bestimmten Fischölen enthalten sind, die Symptome der rheumatoiden Arthritis bessern.
- Die meist vorhandene Anämie zu beheben, ist schwierig. Sie kann eine Folge der Krankheitsaktivität oder des Eisenmangels aufgrund einer Blutung im oberen Gastrointestinaltrakt (Nebenwirkung der entzündungshemmenden Medikamente) sein. Bei einem Eisenmangel werden Eisenpräparate verschrieben.
- Akut schmerzhafte Gelenke sollten in leichten Plastikschienen immobilisiert werden.
- Bei den mehr chronischen Fällen führt eine Injektion von Prednisolon in die Gelenke zu einer Schmerzlinderung und zum Rückgang der Schwellung. Bei einem besonders starken Befall einzelner Gelenke sollte ein orthopädisches Konsil veranlaßt werden.
- Paraffinbäder können die Steifigkeit der Hände und Füße vermindern. Da Bewegungen unter Wasser leichter durchzuführen sind, werden oft Übungen im Gehbad verordnet. Alle Bewegungsübungen sollten weitergeführt werden, wenn der Patient aus dem Krankenhaus entlassen wird.
- **Medikamente** können zur Erleichterung der Symptome eingesetzt werden.
  - **Nichtsteroidale antientzündliche Medikamente** wie Acetylsalicylsäure (Aspirin) oder Indometacin reichen in der Regel aus, um die quälenden Gelenkschmerzen und die Steifigkeit zu beheben. Eine längere Anwendung kann jedoch Magenschmerzen und sogar eine Magenblutung (Bluterbrechen) zur Folge haben.
  - **Steroide** wie Prednisolon (s. S. 339) führen bald zu einer Schmerzlinderung und zur Erleichterung der Gelenksteifigkeit. Doch wiegen die Nebenwirkungen bei einer längeren Behandlung die Vorteile auf. Aus diesem Grund werden heute bei der rheumatoiden Arthritis Steroide nur kurzfristig eingesetzt, mit Ausnahme einer lokalen Injektion in das geschwollene Gelenk.
  - Um das Fortschreiten der Erkrankung zu verlangsamen, werden sog. **„Basistherapeutika“** eingesetzt:

1. Goldsalze (z. B. Aureotan®). Mit kleinen Anfangsdosen von 10 mg wird die Reaktion des Patienten auf Goldpräparate getestet. Danach werden intramuskuläre Injektionen von bis zu 50 mg bis zu einer Gesamtdosis von 1 g pro Woche verabreicht. Eine solche Serie von Injektionen führt meist zu einer allmählichen Besserung der Symptome. Sie kann nach einer Pause von einigen Monaten wiederholt werden. Gold kann jedoch auch toxische Reaktionen auslösen, die zu einer schweren Dermatitis, einer Agranulozytose oder einer Nephritis führen können. Vor jeder Injektion sollte der Urin auf Eiweiß untersucht werden. Auch häufige Blutbilder sind notwendig.
2. D-Penicillin (Metalcaptase®) wirkt ähnlich wie Gold. Man beginnt mit kleinen Dosen (250 mg) und steigert die Dosis langsam. Im Laufe von drei Monaten kommt es zu einer Besserung der Symptome. Zu den Nebenwirkungen gehören Hautausschläge, eine Agranulozytose und eine Proteinurie.
3. Die Malariamittel Chloroquin (Resochin®) und Hydroxychloroquin (Quensyl®) können zur Langzeitbehandlung der rheumatoiden Arthritis eingesetzt werden. Um Erfolge zu erzielen, müssen sie jedoch mehrere Monate lang eingenommen werden. Die wichtigste Nebenwirkung ist eine Netzhautschädigung. Die Patienten müssen deshalb regelmäßig von einem Augenarzt untersucht werden.
4. Sulfasalazin (Azulfidine®) trägt ebenfalls zur Verlangsamung des Krankheitsprozesses bei und ist weniger toxisch. Die Anfangsdosis liegt bei 500 mg und wird bis auf 2 bis 3 g pro Tag im Verlauf von zwei Monaten gesteigert. Nebenwirkungen sind Übelkeit, Hautausschläge, Blutbildveränderungen und eine Proteinurie.
5. Auch Immunsuppressiva wie Cyclophosphamid, Azathioprin und Methotrexat verlangsamen das Fortschreiten

der Erkrankung. Ihre Nebenwirkungen umfassen eine Knochenmarksdepression und Schädigungen der Nieren und der Leber.

Chronische Fälle

- **Operative Eingriffe** kommen bei der Behandlung von schwer geschädigten Gelenken in Frage. Das Gelenk wird eröffnet und die verdickte Synovialis entfernt (Synovektomie). Dies führt zu einer Schmerzerleichterung und verbessert die Beweglichkeit des Gelenks.
- In einigen schweren Fällen wird ein Gelenkersatz durchgeführt, um die Funktion wiederherzustellen. Diese Methode ist besonders an den Hüft- und Kniegelenken erfolgreich.
- Wenn die Patienten nicht in ihrem alten Beruf weiterarbeiten können, stehen Umschulungsprogramme und Rehabilitationszentren zur Verfügung. Alle Möglichkeiten sollten genutzt werden, um die Unabhängigkeit und Arbeitsfähigkeit der Patienten zu erhalten.
- Die Patienten benötigen unsere volle Unterstützung, wenn sie lernen müssen, mit ihrer chronisch-invalidisierenden Erkrankung umzugehen.

15.1.2 Spondylarthritis ankylopoetica (Morbus Bechterew)

Diese chronische entzündliche Erkrankung befällt primär die Wirbelsäulengelenke.

Sie kann jedoch auch an anderen Gelenken und Organen vorkommen. Die Spondylarthritis ankylopoetica ist bei Männern dreimal häufiger als bei Frauen.

Symptome

1. Allgemeinsymptome wie Gewichtsverlust und ein unbestimmtes Krankheitsgefühl sind möglich.
2. Häufig beginnt die Erkrankung mit morgendlichen Kreuzschmerzen. In der Regel kommt es gleichzeitig zu einer verminderten Beweglichkeit der Wirbelsäule und zu eingeschränkten Atembewegungen des Thorax.
3. Im Laufe der Erkrankung wird die Wirbelsäule immer mehr versteift und verkrümmt. Der Kopf wird unbeweglich nach unten gehalten. Die Thoraxbewegungen sind so eingeschränkt, daß bei Anstrengungen Atemnot auftreten kann. Die Patienten klagen über anhaltende Rückenschmerzen und eine schwere Bewegungseinschränkung.
4. Röntgenaufnahmen der Wirbelsäule zeigen im Spätstadium der Erkrankung häufig, daß die einzelnen Wirbel miteinander verschmolzen sind und eine starre Säule bilden („Bambusrohr").

Therapie

Die Behandlung ist symptomatisch. Sie zielt auf eine Verhinderung der Haltungsveränderungen.

- Indometacin hilft gegen Schmerzen und Steifigkeit. Gelegentlich wird auch Phenylbutazon, ein sehr wirksames antientzündliches Medikament, eingesetzt. Es kann jedoch ernste Nebenwirkungen haben und zu einer schweren aplastischen Anämie (s. S. 257) oder einer Agranulozytose (s. S. 266) führen.
- Die Patienten sollten regelmäßig krankengymnastische Übungen zum Erhalt der aufrechten Körperhaltung und der Wirbelsäulenbeweglichkeit durchführen.

15.1.3 Gicht

Die Gicht ist wie der Diabetes mellitus eine Stoffwechselerkrankung. Sie beruht auf einer Störung im Proteinstoffwechsel, die mit einer Vermehrung von Purinen einhergeht. Diese Purine werden zu Harnsäure abgebaut.

Bei der Gicht kommt es zu einem Anstieg der **Harnsäure** im Blut, entweder aufgrund einer vermehrten Produktion oder durch eine verminderte Ausscheidung von Harnsäure über die Nieren.

Als Folge davon lagern sich Harnsäurekristalle in Gelenken, Knorpeln und Weichteilgeweben ab.

Symptome

1. Akute Gichtanfälle kommen typischerweise bei übergewichtigen Männern vor, die in größeren Mengen Alkohol konsumieren.
2. In einem einzelnen Gelenk treten starke Schmerzen auf. Typischerweise ist das **Groß-**

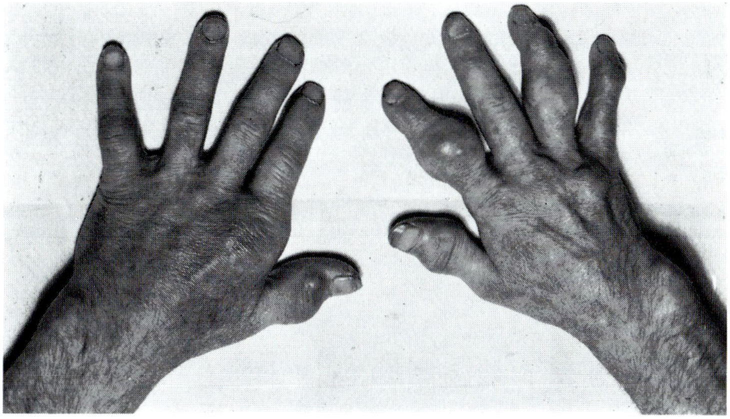

Abb. 15.5 Chronische Gicht. Das Bild zeigt das typische Erscheinungsbild der Hände mit Schwellungen und Gelenkdeformitäten

zehengrundgelenk betroffen. Es schwillt an, wird rot und sehr schmerzhaft.

3. Der Patient ist aufgrund der starken Schmerzen stark beeinträchtigt.
4. Zwischen den akuten Anfällen nehmen die Schmerzen etwas ab. In den befallenen Gelenken entwickelt sich eine chronische Arthritis.
5. Charakteristische Gichtknoten (Gichttophi) treten in den Ohrläppchen und in der Nähe der Fingergelenke auf (Abb. 15.5). Es handelt sich um Ansammlungen von Harnsäurekristallen in den Weichteilen, die oft ulzerieren.

Therapie/Pflege

- 1. **Akuter Gichtanfall**. Colchicin, das Gift der Herbstzeitlosen, ist das beste Medikament zur Schmerzlinderung bei der akuten Gicht. Es kann in Tablettenform (0,5 mg je Stunde) verabreicht werden, bis die Schmerzen verschwinden oder bis eine Diarrhoe eintritt (eine Nebenwirkung des Colchicins). Die maximale Dosis liegt bei 6 mg.

  Auch nichtsteroidale antientzündliche Medikamente können verschrieben werden. Sie müssen jedoch zu Beginn in hohen Dosen verabreicht werden, um eine Wirkung zu zeigen (z. B. Indometacin 100 mg, gefolgt von 50 mg alle 6 Stunden über insgesamt 24 Stunden. Bei sehr schweren Gichtanfällen haben sich auch intravenöse Kortikosteroide (z. B. Prednisolon) als wirksam erwiesen.
- Das befallene Gelenk muß durch einen Bettbogen von jedem Druck entlastet und am besten in Wattepackungen hochgelagert werden.
- 2. **Chronisches Stadium**.
- Allopurinol (z. B. Zyloric®) hemmt den Abbau der Purine zu Harnsäure. Wenn es regelmäßig eingenommen wird, kann der Harnsäurespiegel im Blut gesenkt und die Gichtanfälle verhindert werden.
- Übergewichtige Patienten erhalten eine Reduktionsdiät. Alkohol darf nur in mäßigen Mengen getrunken werden.

15.1.4 Arthrose (Arthrosis deformans)

Die Arthrose ist eine sehr häufige Gelenkerkrankung, die vorwiegend nach dem 40. Lebensjahr auftritt. Es handelt sich um eine **degenerative Erkrankung**. Die genaue Ursache ist unbekannt. Eine Verletzung und eine Überlastung der Gelenke durch Übergewicht können die Entstehung einer Arthrose begünstigen. Auch eine erbliche Belastung spielt eine Rolle.

Die gewichttragenden Gelenke der unteren Gliedmaßen sind am häufigsten betroffen, insbesondere die Knie- und Hüftgelenke. Bei diesen Patienten beobachtet man oft auch degenerative Veränderungen an den Fingerendgelenken, die zu knötchenförmigen Schwellungen (Heberdenschen Knoten) führen.

Die Arthrose unterscheidet sich von der anderen bei Erwachsenen ebenfalls häufigen rheumatoiden Arthritis dadurch, daß sie als lokale Erkrankung auf einzelne Gelenke begrenzt bleibt und wenig Allgemeinsymptome hervorruft. Die Patienten klagen über Schmerzen, Schwellungen und eine Bewegungseinschränkung im befallenen Gelenk.

Typischerweise nehmen die Schmerzen bei Bewegungen zu.

Therapie

- Am wichtigsten ist die Ruhigstellung der Gelenke und die Schmerzlinderung mit leichten Analgetika (z. B. Paracetamol).
- Adipösen Patienten sollte eine Gewichtsabnahme empfohlen werden.
- Manchmal wird eine Wärmeapplikation auf das Gelenk als angenehm empfunden.
- Wenn die Schmerzen durch diese Maßnahmen nicht gelindert werden, können intraartikuläre Injektionen von Prednisolon oder Hydrocortison helfen. Sie sollten jedoch sparsam eingesetzt werden, insbesondere am Kniegelenk.
- Krankengymnastik kann zur Stärkung der Muskulatur sinnvoll sein und hilft dabei, die Beweglichkeit wiederzuerlangen, wenn die Gelenkschmerzen zurückgegangen sind.
- Insbesondere bei älteren Patienten mit schwerer Hüftgelenksarthrose kann eine Totalendoprothese (TEP) zur Wiederherstellung der Beweglichkeit und zur Schmerzerleichterung eingesetzt werden.

15.1.5 Gelenkverletzungen

Verletzungen gehören zu den häufigsten Gelenkerkrankungen. Sie werden in chirurgischen Lehrbüchern ausführlich beschrieben.

Selbst geringfügige Traumen können zu einer Arthrose führen.

15.1.6 Infektiöse Arthritiden

Diese Gelenkentzündungen werden durch **Mikroorganismen** verursacht. Da einige Formen sehr selten sind, sollen nur die häufigeren erwähnt werden.

1. **Akute septische Arthritis**. Eiterbildende Mikroorganismen wie Streptokokken, Staphylokokken und Pneumokokken können entweder direkt oder auf dem Blutweg (hämatogen) in ein Gelenk gelangen. In der Regel ist nur ein Gelenk betroffen. Die Folge ist eine akute Entzündung mit Schwellung, Schmerzen und einer Berührungsempfindlichkeit des Gelenks. Eine Eiterbildung ist möglich. In den meisten Fällen liegt eine schwere Erkrankung mit hohem Fieber und Schüttelfrost vor.

   Die Behandlung besteht in der chirurgischen Drainage durch Absaugen und Säuberung des Gelenks oder in einer Gelenkeröffnung. Außerdem ist eine hochdosierte Antibiotikatherapie mit Flucloxacillin (gegen Staphylokokken) oder Penicillin (gegen Streptokokken) erforderlich.
2. **Tuberkulöse Arthritis**. Diese Arthritisform wird meist bei jungen Erwachsenen beobachtet. In der Regel ist nur ein Gelenk befallen, z. B. das Hüftgelenk oder das Ellbogengelenk. Die tuberkulöse Infektion kann sich in die umgebenden Muskeln und Weichteile ausbreiten und einen Abszeß bilden. Dieser Abszeß hat einige Besonderheiten: Er setzt sich nicht selten bis in die Haut fort und bricht durch. Da er, im Gegensatz zu einem durch Eitererreger verursachten Abszeß keine lokale Erwärmung zeigt, wird ein tuberkulöser Abszeß auch als kalter Abszeß bezeichnet.

   Die Diagnose der Tuberkulose als Abszeßursache ist sehr wichtig, da die spezifische Behandlung in der Ruhigstellung des Gelenks und einer tuberkulostatischen Therapie (z. B. mit Isoniazid und einem weiteren Medikament) besteht. Die Röntgenuntersuchung des Gelenks bestätigt zusammen mit einer Gelenkpunktion und der Kultur der gewonnenen Flüssigkeit die Diagnose.
3. **Gonokokkenarthritis**. Dies ist die Hauptursache einer bakteriellen Arthritis bei jungen Erwachsenen. Gonokokken lösen häufig eine Arthritis an mehreren Gelenken aus, z. B. in den Knie-, Schulter-und Handgelenken. Meist findet man in der Anamnese eine vor kurzem durchgemachte Gonorrhoe. Die Gonokokken können aus dem Genitaltrakt, dem Rachen oder dem Rektum gewonnen und kultiviert werden. Auch Blutkulturen können bei einer Gonokokkeninfektion positiv sein. Allgemeinsymptome wie Fieber und Hautausschläge sind möglich.

In den meisten Fällen ist Penicillin als Therapie hochwirksam. Bei penicillinresistenten Fällen muß man z. B. auf Spectinomycin zurückgreifen.

4. **Syphilitische Arthritis**. Die Syphilis führt nur selten zu einem direkten Gelenkbefall. Viel häufiger kommt es zum Übergreifen einer luetischen Knocheninfektion auf die Gelenke oder zu einer neuropathischen Gelenkzerstörung (s. u. Charcot-Gelenke).

   Die kongenitale Syphilis führt jedoch häufig zu einer chronischen Schwellung beider Kniegelenke (Clutton-Syndrom).

15.1.7 Neuropathische Gelenkerkrankungen

Bei einigen Erkrankungen des ZNS sind auch die sensiblen Nerven der Gelenke und Muskeln betroffen, wodurch es zum **Verlust der Schmerzempfindung** kommen kann. Weil keine Schmerzen auftreten, werden kleine Verletzungen oder Überlastungen häufig übersehen und nicht ausgeheilt. Die Folge ist eine schwere Arthrose, die zu einer fast vollständigen Gelenkzerstörung führen kann. Die Gelenke sind stark geschwollen und können oft ohne Schmerzen in jeder beliebigen, auch abnormen, Richtung bewegt werden.

Charcot, der berühmte französische Neurologe, hat als erster diese Form bei neurologischen Erkrankungen beschrieben. Man spricht deshalb auch von „Charcot-Gelenken". Am häufigsten kommen sie bei der Tabes dorsalis, im Spätstadium der Syphilis, vor. Gelegentlich sieht man sie beim Diabetes mellitus und bei der selteneren Erkrankung Syringomyelie.

15.1.8 Arthritis bei Vitaminmangelerkrankungen

Beim Skorbut (Vitamin C-Mangel) kommt es zu Einblutungen in die Gelenke, die zu Schmerzen und Schwellungen führen. Bei der Rachitis (Vitamin D-Mangel) ist eine Arthritis eher selten, da in erster Linie Bänder und Knochen betroffen sind.

15.2 Bandscheibendegeneration

Die Bandscheiben (Zwischenwirbelscheiben) befinden sich zwischen den Wirbelkörpern und er-

a
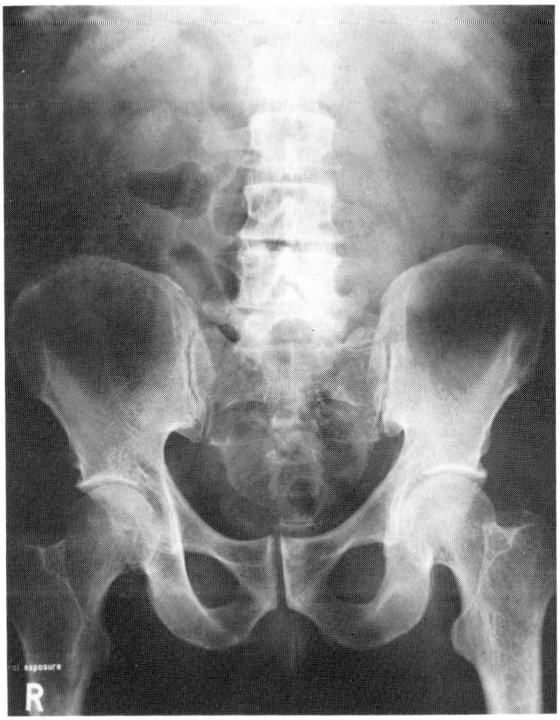

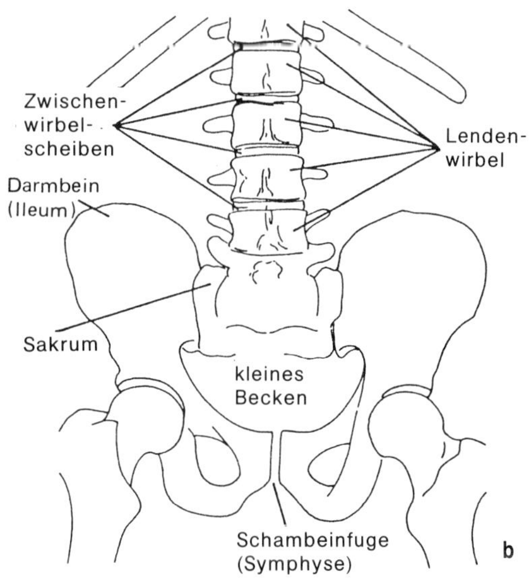

b

Abb. 15.6 **a, b** Röntgenaufnahme. Normalbefund des Beckens und der Lendenwirbelsäule

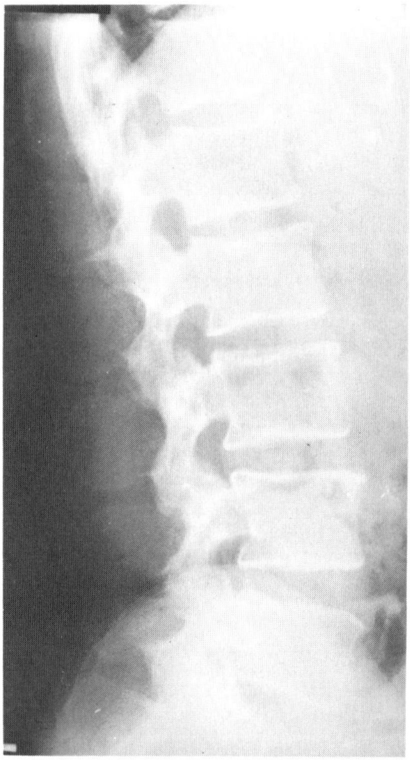

a

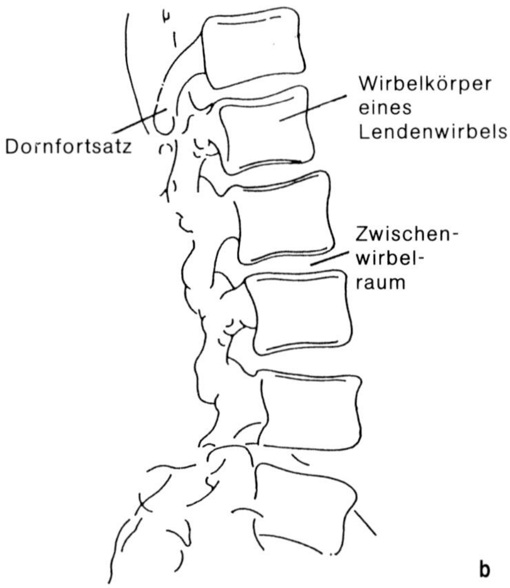

b

Abb. 15.7 a, b Seitliche Röntgenaufnahme einer normalen Lendenwirbelsäule

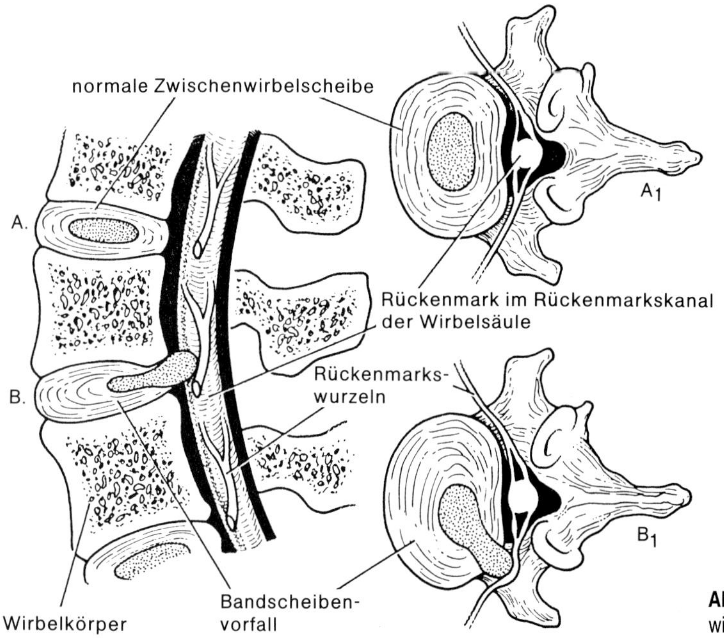

Abb. 15.8 Bandscheiben (Zwischenwirbelscheiben)

möglichen so die Beweglichkeit der Wirbelsäule. Sie wirken als eine Art Wasserkissen bzw. Puffer und bestehen aus einer festen äußeren Schicht aus Knorpel und Bindegewebe (Anulus fibrosus) und einem weichen, zusammendrückbaren, lockeren Kern im Zentrum (Nucleus pulposus) (Abb. 15.6, 15.7, 15.8). Bei schweren Belastungen kann der äußere Ring geschädigt werden und sich ein Teil des inneren Kerns nach außen vorwölben. Dieser Vorgang wird **Bandscheibenvorfall** (Diskusprolaps) genannt.

Die herausquellende Bandscheibe kann in den Rückenmarkskanal ragen und die darin verlaufenden Nervenwurzeln komprimieren.

Ein Bandscheibenvorfall im Bereich der Halswirbelsäule drückt auf die Armnerven, während ein Diskusprolaps im Lendenwirbelbereich die Wurzeln des Ischiasnervs, der zu den Beinen zieht, trifft.

15.2.1 Lumbaler Bandscheibenvorfall

Ein Bandscheibenvorfall im Lendenbereich ist eine häufige Erkrankung, die oft nach dem Heben großer Lasten oder bei ungewohnten körperlichen Betätigungen (z. B. beim Umgraben des Gartens) entsteht. Oft sind übergewichtige Patienten betroffen. Der Patient kann von einem plötzlichen heftigen Schmerz im Kreuzbereich überfallen werden („Hexenschuß" oder Lumbago). Er kann oft nur unter stärksten Schmerzen gehen und kann sich kaum aus der gebückten Haltung erheben. Die Schmerzen können ins Gesäß, in die Rückseite des Oberschenkels und in das Bein ausstrahlen, wenn die Bandscheibe auf den Nervus ischiadicus drückt (Ischialgie). In anderen Fällen kommt es zu mehreren, leichteren Schmerzattakken im Kreuz, die schließlich zu dauernden Rükkenschmerzen und einer Versteifung führen.

Die Röntgenuntersuchung der Lendenwirbelsäule zeigt eine Verschmälerung des Zwischenwirbelraums auf der Höhe der vorgefallenen Bandscheibe.

Therapie/Pflege

- In der akuten Phase ist Bettruhe auf einer harten Matratze, die auf einem Brett liegt, oder im Stufenbett notwendig.
- Nichtsteroidale leichte Analgetika können zur Schmerzerleichterung verschrieben werden.
- In manchen Fällen wirkt eine Streckvorrichtung günstig. Hierzu werden an den Beinen Gewichte angebracht und über das Bettende gehängt, wodurch ein Zug auf die Wirbelsäule ausgeübt wird.

  Die meisten Patienten sprechen auf Bettruhe und Schmerzmittel an und können allmählich wieder ihre körperliche Aktivität aufnehmen.
- Bei chronischen Beschwerden besteht die Möglichkeit, ein Korsett zu tragen, das den Rücken stärkt und Bewegungen verhindern soll, die die Schmerzen verstärken.
- Wenn sich der Patient erholt hat, sollte er an Gewicht abnehmen und regelmäßige krankengymnastische Übungen zur Stärkung der Rücken- und Bauchmuskulatur durchführen, um einen erneuten Bandscheibenvorfall zu verhindern.

15.2.2 Zervikaler Bandscheibenvorfall

Der Vorfall kann plötzlich mit starken Schmerzen im Nacken, die in die Arme ausstrahlen, beginnen. Der Patient hält den Kopf meist steif nach einer Seite und vermeidet jede Bewegung des Halses, da hierdurch Schmerzen verstärkt werden. Bei älteren Patienten kann sich dieser Zustand auch allmählich entwickeln. In diesen Fällen liegen degenerative Veränderungen der Halswirbelsäule (zervikale Spondylose) zugrunde. Sie führen zu Schmerzen sowie zu einem Kribbeln und Taubheitsgefühl in den Armen und Fingern.

Therapie/Pflege

- In der akuten Phase ist Bettruhe notwendig. Kopf und Hals werden mit Hilfe von festen Kissen in einer möglichst angenehmen Stellung gehalten.
- Später kann der Hals durch eine orthopädische Halskrause aus Plastik- oder Gummimaterial ruhiggestellt werden. Diese trägt der Patient, wenn er das Bett verläßt.
- Schmerzmittel können in der akuten Phase notwendig sein.

Manchmal wirkt sich auch ein mechanischer Zug an der Halswirbelsäule günstig aus.

15.3 Bindegewebserkrankungen

Kollagen, ein Protein, ist der wichtigste Bestandteil des Bindegewebes.

Bei den sog. **Kollagenosen** kommt es zu Veränderungen der Kollagenfasern. Da diese im ganzen Körper verteilt sind, insbesondere in der Haut und in den Blutgefäßen, können diese Erkrankungen zu vielen verschiedenen Krankheitszeichen führen.

Der Nachweis von Antikörpern im Blut der betroffenen Patienten spricht dafür, daß es sich bei diesen Krankheiten um eine Störung im Immunsystem (**Autoimmunerkrankungen**) handelt. Der Körper bildet Antikörper gegen körpereigene Proteine (Autoantikörper). Diese verbinden sich mit den Proteinen und führen so zu einer Entzündung und Zerstörung der Gewebe.

15.3.1 Systemischer Lupus erythematodes (SLE)

Diese Erkrankung kommt vor allem bei jungen Frauen vor und ist für schwere Veränderungen im gesamten Körper verantwortlich:

1. Häufig besteht Fieber. Die BSG (Blutsenkungsgeschwindigkeit) ist erhöht.
2. Eine Hautrötung erscheint auf den Wangen (typische „Schmetterlingsform") und am Stamm.
3. Eine Pleuritis und eine Perikarditis können auftreten.
4. Wenn die Nieren befallen sind, findet man Proteine und Erythrozyten im Urin als Hinweis auf eine Nephritis.

Die Verdachtsdiagnose wird aufgrund der klinischen Merkmale gestellt und durch den Nachweis antinukleärer Antikörper (ANA) im Blut bestätigt.

Therapie

Steroide in hohen Dosen, z. B. 60 mg Prednisolon täglich, können die Symptome bessern. Sie wirken jedoch nicht immer lebensverlängernd, wenn die Nieren mitbeteiligt sind.

15.3.2 Panarteriitis nodosa

Diese Erkrankung kommt bei Männern häufiger als bei Frauen vor und beginnt meist im fortgeschrittenen Lebensalter. Sie ist durch eine ausgedehnte **Entzündung der kleinen Arterien** charakterisiert. Thrombosen dieser kleinen Arterien können in nahezu jedem Organ im Körper auftreten und zu Komplikationen wie Herzinfarkt, Glomerulonephritis, Bluthochdruck oder Neuritis führen. Häufig bestehen Fieber, Gewichtsverlust und eine Verschlechterung des Allgemeinbefindens. Die am häufigsten befallenen Organe sind die Nieren, das Herz, die Leber und der Gastrointestinaltrakt. Die Erkrankung kann einen langwierigen Verlauf nehmen und vor allem bei einer Nierenbeteiligung zum Tode führen.

Die Diagnose wird aufgrund der klinischen Merkmale und der hohen BSG vermutet. Eine Biopsie aus einem befallenen Organ zeigt die typische Entzündung der kleinen Arterien. Mit Hilfe einer Angiographie lassen sich Aneurysmen der kleinen Arterien darstellen.

Therapie

Ohne Behandlung ist die Prognose schlecht. Mit einer Kombination aus Prednison und einem Zytostatikum (z. B. Cyclophosphamid) können die Symptome beherrscht, die Erkrankungsaktivität begrenzt und die Überlebenszeit verlängert werden.

15.3.3 Arteriitis temporalis (Riesenzellarteriitis)

Diese Erkrankung tritt am häufigsten bei älteren Menschen auf. Es handelt sich um eine Entzündung der Arterien, insbesondere im Bereich der Arteria temporalis und der Arteria ophthalmica. Die Krankheit beginnt mit einem verschlechterten Allgemeinbefinden, Fieber und Kopfschmerzen im Bereich der Schläfen.

Ein Befall der Arteria ophthalmica kann zur Erblindung führen.

Die Diagnose ist meist aufgrund der klinischen Befunde offensichtlich, sie kann durch eine Biopsie aus der Arteria temporalis bestätigt werden. Der Chirurg bindet die Arterie ab und entfernt ein kleines Segment für die histologische Untersuchung. Hierbei findet man typische Veränderungen der Arterie mit Riesenzellen.

Therapie

Steroide müssen unverzüglich verordnet werden, da sie nicht nur die Symptome erleichtern, sondern auch vor der Erblindung schützen.

15.3.4 Polymyalgia rheumatica

Auch die Polymyalgia rheumatica ist eine Erkrankung des älteren Menschen, die sich durch ein verschlechtertes Allgemeinbefinden, Fieber und eine hohe BSG auszeichnet. Zusätzlich klagen die Patienten über Schmerzen und Steifigkeit der Muskulatur.

Die Krankheit spricht auf Steroide an. Sie kann mit einer Arteriitis temporalis kombiniert sein.

15.3.5 Sklerodermie (Progressive systemische Sklerose)

Diese chronische Kollagenose führt zu einer zunehmenden Verhärtung und zu einem Elastizitätsverlust der Haut. Durch Schrumpfung der Haut bilden sich schmerzlose Kontrakturen. Gleichzeitig kann es zu einem Befall der inneren Organe kommen. Es gibt keine zufriedenstellende Behandlung.

15.4 Weichteilrheumatismus

Mit Weichteilrheumatismus bezeichnet man immer wieder auftretende Schmerzen und Versteifungen der Muskeln im Rücken oder in anderen Weichteilen des Bewegungsapparates. Es handelt sich nicht um eine klar definierte Erkrankung. Häufig können die Symptome auf psychische Einflüsse zurückgeführt werden.

Wenn keine Ursache gefunden wird, ist die Behandlung symptomatisch. Wärmeanwendungen und Massagen können helfen, ebenso leichte Analgetika wie Paracetamol.

15.5 Knochenerkrankungen

Die häufigsten Knochenerkrankungen entstehen durch Verletzungen, Tumoren und Infektionen und werden von Chirurgen oder Orthopäden behandelt. Die meisten Knochenerkrankungen, denen man in der Inneren Medizin begegnet, sind selten. Deshalb sollen hier nur die wichtigsten und interessantesten Krankheitsbilder besprochen werden.

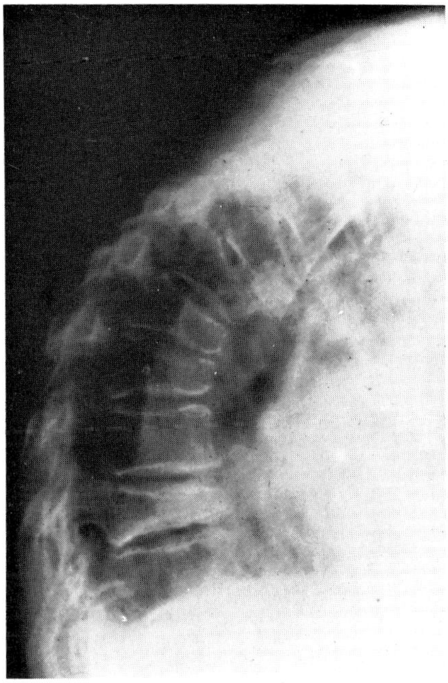

Abb. 15.9 Osteoporose der Wirbelsäule. Man sieht die Kompression und das Zusammensintern mehrerer Wirbel

1. Die Knochenveränderungen bei der **Akromegalie** (s. S. 326), dem **Riesenwuchs** (s. S. 326), der **Rachitis** (s. S. 300) und dem seltenen **Hyperparathyreoidismus** (s. S. 337) wurden bereits beschrieben.
2. Mit **Osteoporose** wird eine Verdünnung der Knochen beschrieben, die auf einer Verminderung der Knochenmasse beruht (Abb. 15.9).

   Das Verhältnis zwischen Mineralien und Proteinen bleibt gleich. Histologisch sieht man eine Abnahme des kortikalen Durchmessers und eine Verminderung der Anzahl und der Größe der Knochenbälkchen.

   Die Osteoporose ist im höheren Alter und bei bettlägerigen Patienten sehr häufig und kann auch als Nebenwirkung einer längeren Steroidbehandlung auftreten. Sie führt zu einer größeren Frakturanfälligkeit der betroffenen Knochen (z. B. Handgelenk, Oberschenkelhals) und zu Rückenschmerzen. Röntgenaufnahmen zeigen die zusammengesinterten verdünnten Wirbelkörper.

   Da körperliche Bewegung die Knochen stärkt, ist es wichtig, die Patienten so bald wie möglich zu mobilisieren und Gymnastik bei älte-

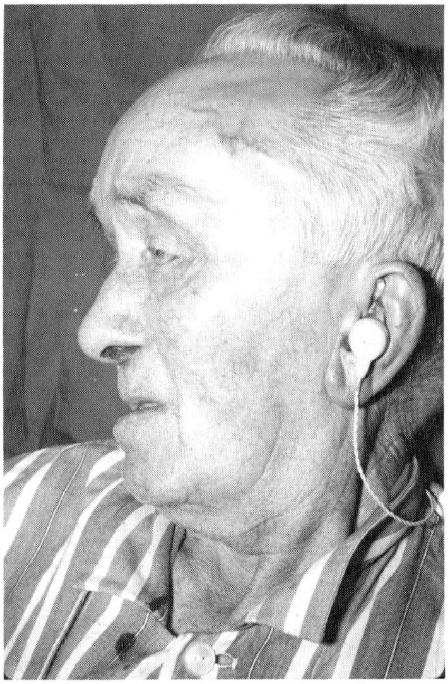

Abb. 15.10 Morbus Paget. Der Schädel ist auffallend vergrößert. Dies führt häufig zu Taubheit

ren Menschen zu unterstützen. Die Nahrung sollte einen hohen Anteil an Kalzium (z. B. Milch und Käse) enthalten, außerdem können Kalziumtabletten zusätzlich eingenommen werden. Bei Frauen nach der Menopause wirken Östrogenpräparate günstig, da sie die Entwicklung einer Osteoporose verhindern oder verlangsamen.

3. Als **Osteomalazie** bezeichnet man eine Erweichung der Knochen aufgrund einer unzureichenden Mineralisierung.

   Sie kann die Folge eines Vitamin D-Mangels in der Ernährung (s. S. 301), einer Malabsorption von Nahrungsmitteln und Vitaminen bei Darmerkrankungen (s. S. 181) oder einer unzureichenden Sonneneinstrahlung sein.

   Die veränderten Knochen neigen zu Deformierungen und Frakturen, insbesondere im Bereich des Beckens und der unteren Gliedmaßen. Frühsymptome sind Schmerzen und Muskelschwäche. Die Patienten zeigen nicht selten einen watschelnden Gang. Die Erkrankung spricht in der Regel auf hohe Dosen Vitamin D an. Die Frakturen heilen, und die Muskelkraft kehrt zurück.

4. Knochenfrakturen, die nicht die Folge einer Verletzung, sondern einer Knochenerkrankung sind, werden als pathologische Frakturen bezeichnet.

   Die häufigste Ursache einer pathologischen Fraktur sind Metastasen, die von einem bösartigen Tumor in einem anderen Organ oder Gewebe ausgehen und über den Blutkreislauf in die Knochen gelangen. Am häufigsten entstehen Knochenmetastasen beim Prostatakarzinom, beim Mammakarzinom und beim Schilddrüsenkarzinom. Die Metastasen führen zu Nekrosen und somit zu einer Zerstörung des Knochens.

5. Beim **Plasmozytom** (multiplen Myelom) kommt es zu einem ausgedehnten Befall des Skelettsystems durch Myelomzellen. Die Erkrankung hat eine schlechte Prognose. Die Patienten klagen meist über starke Schmerzen in den Knochen. Oft findet man auch eine ausgeprägte Anämie. Spontanfrakturen sind häufig.

6. Die Osteiitis deformans, die auch als **Morbus Paget** bezeichnet wird, ist eine relativ häufige Knochenerkrankung. Die Ursache ist unbekannt. Die Erkrankung führt zu einer zunehmenden Verdickung und Verbiegung der Knochen, insbesondere im Bereich des Schädels, der Tibia, des Femurs, der Wirbelsäule und des Beckens (Abb. 15.10). Die Erkrankung tritt nach dem 40. Lebensjahr auf, Männer sind häufiger befallen als Frauen. Der Kopfumfang nimmt zu, so daß größere Hutnummern gekauft werden müssen. Die Beine werden krumm und verdickt, die Wirbelsäule weist eine vermehrte Krümmung (Rundrücken) auf, so daß die Körpergröße abnimmt. Die Röntgenuntersuchung zeigt die typische Knochenverdickung. In schweren Fällen können Calzitonin-Injektionen und Analgetika die Schmerzen erleichtern.

7. Bei der **Achondroplasie** führt die angeborene Störung der Knochenentwicklung während der Fetalzeit zu kurzen Gliedmaßen, einem normal großen Rumpf und einem großen Kopf. Diese Menschen zeigen einen Zwergwuchs und entwickeln im späteren Leben häufig eine Wirbelsäulendeformität, die zu einer Rückenmarkskompression führen kann. Die meisten Zwergclowns im Zirkus sind Achondroplastiker.

8. Bei der seltenen **Osteogenesis imperfecta** liegt eine außergewöhnliche Knochenbrüchig-

keit vor, die zu häufigen Frakturen und als Folge davon zu grotesken Deformierungen führt. Die Erkrankung tritt im Kindesalter auf und beruht auf einer vererbten Störung der Knochenbildung. Viele dieser Patienten haben typischerweise blaue Skleren.

Sachregister

Toohey
Lehrbuch der
Inneren Medizin
für Pflegeberufe

6. Auflage
ISBN 3 432 **95636** 3

Zur Verbesserung zukünftiger Auflagen ist Ihre Meinung über dieses Buch für uns von großem Interesse. Wir bitten Sie deshalb um Beantwortung der nachfolgenden Fragen (bitte gut lesbar ausfüllen, nicht mit Bleistift):

---

1. Wie ist das Thema behandelt?

☐ zu ausführlich

☐ zu kurz

☐ angemessen

2. Wie ist der Stoff aufbereitet?

	leicht verständlich	schwer verständlich	übersichtlich	unübersichtlich	didaktisch gut	didaktisch weniger gut
Text						
Abbildungen						
Tabellen						
Gliederung						

3. Welches Kapitel hat Sie besonders angesprochen (warum)? ______________________________

____

____

4. Welches Kapitel hat Ihnen am wenigsten zugesagt (warum)? ______________________________

____

____

Bitte wenden!

5. Bemerkungen, Kritik, Hinweise auf Fehler, Anregungen:

Wir nehmen Sie gerne in unsere Informationskartei auf.
Dazu bitten wir Sie um folgende Angaben:

Name, Vorname

Adresse

Beruf (Studienfachrichtung)

Semesterzahl

Bitte trennen Sie dieses Blatt heraus und senden Sie es im Kuvert an:

Ferdinand Enke Verlag, Postf. 300366, D-70443 Stuttgart

Besten Dank für Ihre Bemühungen!